A Arte do
CONTORNO CORPORAL
Uma Abordagem Abrangente

Thieme Revinter

Assista a 14 vídeos *on-line* em MediaCenter.Thieme.com!

Visite a página MediaCenter.Thieme.com e, quando solicitado durante o processo de registro, digite o código abaixo.

J9A2-A43U-4YTT-4HV9

	WINDOWS & MAC	**TABLET**
Navegador(es) Recomendado(s)	Versões mais recentes de navegador nas principais plataformas e qualquer sistema operacional móvel que suporte reprodução de vídeo HTML5. *Todos os navegadores devem estar habilitados para JavaScript*	
Plug-in Flash Player	Flash Player 9 ou Superior. *Para usuários de Mac: ATI Rage 128 GPU não suporta o modo de tela cheia com escalonamento do equipamento.*	Tablet, PCs com Android e OS suportam Flash 10.1.
Recomendado para melhor aproveitamento	Resoluções do monitor: • Normal (4:3) 1024 × 768 ou superior • Panorâmico (16:9) 1280 × 720 ou superior • Panorâmico (16:10) 1440 × 900 ou superior Conexão à internet de alta velocidade (mínima 384 kbps) é sugerida.	Conexão *wi-fi* ou dados móveis é necessário.

Conecte-se conosco nas redes sociais

A Arte do CONTORNO CORPORAL
Uma Abordagem Abrangente

Al S. Aly, MD, FACS
Professor of Plastic Surgery, Plastic Surgery Consultant
Cleveland Clinic Abu Dhabi
Abu Dhabi, United Arab Emirates

Fabio X. Nahas, MD, PhD, MBA, FACS
Adjunct Professor, Division of Plastic Surgery
Federal University of São Paulo
São Paulo, Brazil

Illustrações

Sarah Taylor ▪ Brenda Bunch
Tiffany Slaybaugh Davanzo ▪ Craig Durant

Thieme
Rio de Janeiro • Stuttgart • New York • Delhi

Dados Internacionais de Catalogação na Publicação (CIP)

AL477a

Aly, Al S.
A Arte do Contorno Corporal: Uma Abordagem Abrangente/Al S. Aly & Fabio X. Nahas; tradução de Mônica Regina Brito, Antonio Juliano Trufino, Silvia Spada – 1. Ed. – Rio de Janeiro – RJ: Thieme Revinter Publicações, 2019.

640 p.: il; 21 x 28 cm.
Título Original: *The art of body contouring: a comprehensive approach*
Inclui Referências & Índice Remissivo
ISBN 978-85-5465-119-0

1. Procedimentos Cirúrgicos Reconstrutivos – métodos. I. Nahas, Fabio X. II. Título.

CDD: 617.95
CDU: 616-089.844

Nota: O conhecimento médico está em constante evolução. À medida que a pesquisa e a experiência clínica ampliam o nosso saber, pode ser necessário alterar os métodos de tratamento e medicação. Os autores e editores deste material consultaram fontes tidas como confiáveis, a fim de fornecer informações completas e de acordo com os padrões aceitos no momento da publicação. No entanto, em vista da possibilidade de erro humano por parte dos autores, dos editores ou da casa editorial que traz à luz este trabalho, ou ainda de alterações no conhecimento médico, nem os autores, nem os editores, nem a casa editorial, nem qualquer outra parte que se tenha envolvido na elaboração deste material garantem que as informações aqui contidas sejam totalmente precisas ou completas; tampouco se responsabilizam por quaisquer erros ou omissões ou pelos resultados obtidos em consequência do uso de tais informações. É aconselhável que os leitores confirmem em outras fontes as informações aqui contidas. Sugere-se, por exemplo, que verifiquem a bula de cada medicamento que pretendam administrar, a fim de certificar-se de que as informações contidas nesta publicação são precisas e de que não houve mudanças na dose recomendada ou nas contraindicações. Esta recomendação é especialmente importante no caso de medicamentos novos ou pouco utilizados. Alguns dos nomes de produtos, patentes e design a que nos referimos neste livro são, na verdade, marcas registradas ou nomes protegidos pela legislação referente à propriedade intelectual, ainda que nem sempre o texto faça menção específica a esse fato. Portanto, a ocorrência de um nome sem a designação de sua propriedade não deve ser interpretada como uma indicação, por parte da editora, de que ele se encontra em domínio público.

Tradução:
MÔNICA REGINA BRITO (CAPS. 1 A 10)
Médica-Veterinária, Tradutora, SP

ANTONIO JULIANO TRUFINO (CAPS. 11 A 17)
Membro Titular da Sociedade Brasileira de Cirurgia Plástica (SBCP)
Membro da American Society of Plastic Surgeons (ASPS)
Membro da International Confederation for Plastic Reconstructive and Aesthetic Surgery (IPRAS)
Mestre em Medicina pela Universidade do Porto, Portugal
Graduado em Medicina pela Universidade Estadual de Londrina (UEL)
Residência Médica em Cirurgia Geral pela Universidade Estadual de Londrina (UEL)
Residência Médica em Cirurgia Plástica pelo Hospital Fluminense – Serviço do Prof. Ronaldo Pontes (MEC e SBCP)
Diretor da Clínica Trufino – Londrina, PR
Cirurgião Plástico do Hospital Fluminense – Serviço do Prof. Ronaldo Pontes, Rio de Janeiro – RJ

SILVIA SPADA (CAPS. 18 A 23)
Tradutora Especializada na Área da Saúde, SP

Revisão Técnica:
ANTONIO JULIANO TRUFINO
Membro Titular da Sociedade Brasileira de Cirurgia Plástica (SBCP)
Membro da American Society of Plastic Surgeons (ASPS)
Membro da International Confederation for Plastic Reconstructive and Aesthetic Surgery (IPRAS)
Mestre em Medicina pela Universidade do Porto, Portugal
Graduado em Medicina pela Universidade Estadual de Londrina (UEL)
Residência Médica em Cirurgia Geral pela Universidade Estadual de Londrina (UEL)
Residência Médica em Cirurgia Plástica pelo Hospital Fluminense – Serviço do Prof. Ronaldo Pontes (MEC e SBCP)
Diretor da Clínica Trufino – Londrina, PR
Cirurgião Plástico do Hospital Fluminense – Serviço do Prof. Ronaldo Pontes, Rio de Janeiro – RJ

Título original:
The art of body contouring: a comprehensive approach
Copyright © 2017 Thieme Medical Publishers, Inc.
Thieme Publishers New York
ISBN 978-16-2623-656-1

© 2019 Thieme Revinter Publicações Ltda.
Rua do Matoso, 170, Tijuca
20270-135, Rio de Janeiro – RJ, Brasil
http://www.ThiemeRevinter.com.br
Thieme Medical Publishers
http://www.thieme.com

Impresso no Brasil por Zit Editora e Gráfica Ltda.
5 4 3 2 1
ISBN 978-85-5465-119-0

Todos os direitos reservados. Nenhuma parte desta publicação poderá ser reproduzida ou transmitida por nenhum meio, impresso, eletrônico ou mecânico, incluindo fotocópia, gravação ou qualquer outro tipo de sistema de armazenamento e transmissão de informação, sem prévia autorização por escrito.

Dedicatória

Gostaria de dedicar este livro a Hana, Adam, Tracy, Essam,
e minha mãe e meu pai.

Al S. Aly

Gostaria de dedicar este livro a meu pai (*In Memorian*), médico exemplar;
à minha dedicada mãe; à minha amada esposa Roberta; e
aos meus queridos filhos Marcella Pia e Gianlucca.

Fabio X. Nahas

Colaboradores

José Horácio Aboudib, MD
Plastic Surgeon, Dr. José Horácio Aboudib Plastic Surgery; Member of the Brazilian Society of Plastic Surgery; President of the Brazilian Society of Plastic Surgery, 2012-2013; Coordinator of Plastic Surgery Department, Rio de Janeiro State University; Doctor of Sciences, Rio de Janeiro State University

Jamil Ahmad, MD, FRCSC
The Plastic Surgery Clinic, Mississauga, Ontario, Canada

Gary J. Alter, MD
Assistant Clinical Professor, Department of Plastic Surgery, UCLA School of Medicine, Beverly Hills, California

Al S. Aly, MD, FACS
Professor of Plastic Surgery, Plastic Surgery Consultant, Cleveland Clinic Abu Dhabi, Abu Dhabi, United Arab Emirates

Ricardo Arnt, MD
Plastic Surgeon, Private Practice, Porto Alegre, Rio Grande do Sul, Brazil

Ricardo Baroudi, MD
Clinica Dr. Ricardo Baroudi Cirurgia Plástica, São Paulo, Brazil

Antonio Roberto Bozola, MD
IMAGEM Cirurgia Plástica, Professor, São José do Rio Preto, Brazil

Andrés Fernando Cánchica Cano, MD
Resident, Department of Plastic and Reconstructive Surgery, Serviço de Cirurgia Plástica Osvaldo Saldanha, Santos, São Paulo, Brazil

Mauro F.S. Deos, MD
Plastic Surgeon; Full Member, Brazilian Society of Plastic Surgery; Past President, Brazilian Society of Plastic Surgery, Rio Grande do Sul, Brazil

Sabina Aparecida Alvarez de Paiva, MD
Chief Resident, Serviço de Cirurgia Plástica, Dr. Ewaldo Bolivar de Souza Pinto, Santos, São Paulo, Brazil

Barry E. DiBernardo, MD
Medical Director, New Jersey Plastic Surgery; Past President, New Jersey Society of Plastic Surgeons, 2005-2006; Associate Clinical Professor in Plastic and Reconstructive Surgery, University of Medicine and Dentistry of New Jersey

Gabriella DiBernardo, BS
Research Fellow, Department of Plastic Surgery, University of Pittsburgh, Pittsburgh, Pennsylvania

Lydia Masako Ferreira, MD, PhD
Head and Full Professor, Department of Plastic Surgery, Federal University of São Paulo, Vila Clementino, São Paulo, Brazil

Osvaldo Saldanha Filho, MD
Professor of Osvaldo Saldanha Plastic Surgery Service, accredited by Brazilian Society of Plastic Surgery; Certified by the Board of Brazilian Society of Plastic Surgery; Full Member of Brazilian Society of Plastic Surgery

Onelio Garcia, Jr., MD, FACS
Vol. Assistant Professor, Division of Plastic Surgery, University of Miami Leonard M. Miller School of Medicine, Miami, Florida

Raul Gonzalez, MD
Professor, Faculty of Medicine, University of Ribeirão Preto, Ribeirão Preto, São Paulo, Brazil; Clínica Raul Gonzalez, Ribeirão Preto, São Paulo, Brazil

David E. Guarin, MD
Plastic Surgeon, Universidad del Valle, Cali, Colombia

Eduardo Gus, MD
Fellow, Division of Plastic and Reconstructive Surgery, University of Toronto, Toronto, Ontario, Canada

Alfredo E. Hoyos, MD
Plastic Surgeon, International ASAPS Member, Private Practice, Bogota, Colombia

Kamran Khoobehi, MD, FACS
Clinical Professor of Surgery, Director of Aesthetic Surgery Training, Louisiana State University, New Orleans, Louisiana

Daniel Kushner
Medical Student, FAU Charles E. Schmidt College of Medicine, Florida Atlantic University, Boca Raton, Florida

Michael R. Lee, MD
Plastic Surgeon, Park Cities Cosmetic Surgery, Dallas, Texas

Frank Lista, MD
Assistant Professor, Department of Surgery, University of Toronto, Toronto, Ontario, Canada

Fabio X. Nahas, MD, PhD, MBA, FACS
Adjunct Professor, Division of Plastic Surgery, Federal University of São Paulo, São Paulo, Brazil

Beatriz Nicaretta, MD
Consultant, Department of Plastic Surgery, IASO General Hospital, Athens, Greece

Luiz Haroldo Pereira, MD
Member, Brazilian Society of Plastic Surgery, Copacabana, Rio de Janeiro, Brazil

Jason Pozner, MD, FACS
Adjunct Clinical Faculty, Department of Plastic Surgery, Cleveland Clinic Florida, Weston, Florida

Rod J. Rohrich, MD, FACS
Clinical Professor and Founding Chairman, Distinguished Teaching Professor, Department of Plastic Surgery, University of Texas Southwestern Medical Center; Founding Partner, Dallas Plastic Surgery Institute, Dallas, Texas

Lorne King Rosenfield, MD
Private Practice, Burlingame, California; Clinical Professor, Department of Plastic Surgery, University of California at San Francisco, San Francisco, California; Adjunct Clinical Assistant Professor, Department of Plastic Surgery, Stanford University Medical Center, Stanford, California

Cristianna Bonetto Saldanha, MD
Specialist in General Surgery, Santa Casa de Misericórdia de Santos, Santos, São Paulo, Brazil

Osvaldo Saldanha, MD, PhD
Head of Osvaldo Saldanha Plastic Surgery Service, accredited by Brazilian Society of Plastic Surgery; Certified by the Board of Brazilian Society of Plastic Surgery; President of Brazilian Society of Plastic Surgery, 2006-2007; Director Accredited Services of Plastic Surgery of Brazilian Society of Plastic Surgery

Paulo R. Sanjuan, MD
Chief Resident, Serviço de Cirurgia Plástica, Dr. Ewaldo Bolivar de Souza Pinto, São Paulo, Brazil

Fernando Serra, MD, PhD
Professor, Department of Plastic Surgery, Rio de Janeiro State University; Member, Brazilian Society of Plastic Surgery, Rio de Janeiro, Brazil

Aris Sterodimas, MD
Head, Departments of Plastic and Reconstructive Surgery, IASO General Hospital, Athens, Greece

Geo N. Tabbal, MD
Assistant Professor, Department of Plastic Surgery, University of Texas Southwestern Medical Center, Dallas, Texas

Carlos Oscar Uebel, MD, PhD
Professor and Chairman, Division of Plastic Surgery, Pontifical Catholic University of Rio Grande do Sul, Porto Alegre, Rio Grande do Sul, Brazil

Simeon Wall, Jr., MD, FACS
Plastic Surgeon, Private Practice, The Wall Center for Plastic Surgery & Jade MediSpa, Shreveport, Louisiana; Assistant Clinical Professor, Department of Plastic Surgery, University of Texas Southwestern Medical Center, Dallas, Texas; Assistant Clinical Professor, Division of Plastic Surgery, Louisiana State University Health Sciences Center at Shreveport, Shreveport, Louisiana

Jules A. Walters III, MD
Plastic Surgeon, Khoobehi & Associates, New Orleans, Louisiana

Introdução

Al Aly e Fabio Nahas fizeram um excelente trabalho juntando duas instituições muito importantes de cirurgia de contorno corporal. Ao longo das últimas décadas, brasileiros e americanos descreveram a maioria das técnicas de melhora do contorno corporal. É uma experiência única ter especialistas destes países mostrando o modo com que eles diagnosticam e corrigem estas deformidades.

Os capítulos são bem equilibrados, com um raro, porém importante, conjunto de itens a serem abrangidos em livros de cirurgia plástica. Isto faz deste um livro muito completo, que torna possível avaliar os possíveis riscos das zonas anatômicas de perigo envolvidos em cada técnica, bem como o possível risco de complicações para cada uma das técnicas descritas.

Também é importante salientar que os vários autores corrigem deformidades similares com diferentes técnicas e abordagens. Em um pensamento reflexivo, é sensato perguntar se pacientes com deformidades similares se beneficiariam de diferentes abordagens, dependendo da elasticidade do tecido, proporções ou condições genéticas. Isto pode conceder aos leitores um grande arsenal para trabalhar em diferentes casos.

O material de apoio, como ilustrações e vídeos, realmente melhora a qualidade do livro. Leitores terão uma oportunidade de aprendizado especial com este material, pois será possível compreender de forma mais adequada o artigo técnico escrito no livro, especialmente os detalhes que diferenciam as técnicas e os estilos dos cirurgiões.

Contorno corporal é a cirurgia mais abrangente na cirurgia plástica. A continuidade da correção das deformidades de contorno melhora o resultado final. No entanto, há riscos envolvidos na realização de múltiplas cirurgias, e o Capítulo 12, Riscos e Limites da Lipoaspiração, ilustra isso de forma bastante científica. Os capítulos são muito abrangentes e incluem todos os aspectos do contorno corporal, assim como o que possibilita ao cirurgião plástico corrigir deformidades em todas as áreas. Aperfeiçoamentos e procedimentos complementares são abordados de forma muito elegante, pois, em alguns capítulos, há uma seção chamada Procedimentos Complementares que visa a melhorar o resultado final quando realizado em combinação com a cirurgia principal.

A informação de alta qualidade contida neste livro é fundamentada em pesquisa, especialmente no Capítulo 2, Visão Geral da Abdominoplastia. Em outros capítulos, os autores que criaram ou aperfeiçoaram técnicas demonstram os detalhes de suas técnicas e seus resultados melhorados. É interessante ver a ampla experiência em abdominoplastia reversa do Dr. Deos no Capítulo 3, Abdominoplastia Reversa Tencionada, e as novas ideias de remodelamento e transferência de gordura do Dr. Wall. Gluteoplastia de aumento e cirurgia genital são dois campos prósperos em contorno corporal que foram muito bem debatidos no livro, e estes procedimentos parecem estar crescendo rápido, tanto em número quanto em popularidade. Esta ampla variedade de formas inovadoras de diagnosticar e tratar deformidades do contorno corporal demonstra o quão atualizado é o material neste livro.

Os autores merecem ser elogiados pelo esforço em escrever um livro tão completo sobre um assunto que, embora extensivamente estudado por muitos autores, ainda era muito escasso na literatura médica. A reunião de uma equipe tão importante de autores e obtenção das informações valiosas, que este livro oferece, é um desafio que poderia ser obtido apenas por cirurgiões profundamente envolvidos com a especialidade, como Al Aly e Fabio Nahas.

O título, *A Arte do Contorno Corporal: Uma Abordagem Abrangente*, resume a ideia do livro. A palavra "abrangente" é o pilar do livro, pois procedimentos de contorno corporal devem sempre ser encarados de forma abrangente. Estou firmemente convencida de que este livro é uma oportunidade educacional única para aqueles que desejam aumentar seu conhecimento neste assunto.

Lydia Masako Ferreira, MD, PhD
Head and Full Professor, Department of Plastic Surgery
Federal University of São Paulo
Vila Clementino, São Paulo, Brazil

O título deste livro descreve precisamente a sua essência: uma abordagem abrangente à arte de contorno corporal. Contorno corporal não é apenas a remoção de pele excessiva ou a redução de saliências adiposas, é a avaliação de um corpo que passou por mudanças por causa da perda de peso, ganho de peso, gravidez e/ou efeitos da gravidade. Uma vez reconhecida essas mudanças, o cirurgião planeja o que pode possivelmente e idealmente ser alcançado de um ponto de vista artístico, para recriar um corpo mais elegante pela cirurgia, com cicatrizes minimamente visíveis e um alto grau de segurança.

Os editores deste livro, que em minha opinião são os expoentes mais importantes do contorno corporal, convidaram um grupo brilhante de coautores para contribuir com o seu conhecimento e inovações nas áreas específicas de contorno corporal, tornando cada capítulo excelente. O conteúdo, embora não compartimentalizado, inclui a maioria das áreas do corpo, como o abdome, torso e região lombar, membros superiores e inferiores, nádegas e panturrilhas, bem como uma inclusão inédita de contorno das genitálias masculina e feminina. A mama é minimamente abrangida, pois seria o assunto de outro tratado.

Este livro se sobressai em sua abrangência do abdome, pois o abdome é omniabrangente. O leitor é provido com uma compreensão abrangente da função fisiológica do abdome, da anatomia muscular profunda e superficial normal, e da anatomia de um abdome convexo e de sua diástase do reto abdominal. Há um capítulo notável em que o Dr. Nahas utiliza a técnica de CT para avaliar os efeitos da abdominoplastia, comparando-a a imagens pré-operatórias. O capítulo do Dr. Osvaldo Saldanha sobre lipoabdominoplastia mostra resultados espetaculares. Um menor descolamento e atenção ao suprimento sanguíneo e nervoso da parede abdominal, associado à lipoaspiração seletiva da área, pode fornecer resultados incríveis; portanto, a lipoabdominoplastia pode contornar o corpo com uma menor probabilidade de hematoma, necrose do retalho e o risco mais temido de embolia pulmonar. Capítulos sobre abdominoplastia de alta tensão e miniabdominoplastia também são incluídos, juntamente com um capítulo sobre correção da abdominoplastia malsucedida. Neste capítulo sobre casos secundários e atípicos de abdominoplastia, o Dr. Nahas demonstra sua ampla experiência com casos difíceis, incluindo pacientes com obesidade mórbida com ulceração cutânea, seromas prolongados e até mesmo casos de herniação. Cada caso difícil é tão bem avaliado e ilustrado que proporciona ao leitor uma visão sobre o manejo seguro e eficaz do que parece ser um problema sem solução.

Lipoaspiração, como esperado, é completamente abordada. Novamente, a ênfase é na segurança. O capítulo específico sobre riscos e limitações da lipoaspiração é notável e de grande valia para ser lido e relido por todos os cirurgiões plásticos. Este capítulo destaca a abundância de métodos disponíveis, mas delineia aqueles que funcionam de forma eficaz para os autores. Na verdade, o capítulo demonstra que a lipoaspiração criteriosa e injeção de gordura inovadora fornecem o melhor resultado, particularmente nos flancos e nas nádegas.

Gluteoplastia de aumento, que tem ganhado uma popularidade significativa nos Estados Unidos, é bem abrangida. A ênfase desta seção é sobre a inserção de implantes glúteos. Um dos autores, Dr. Fernando Serra, que escreveu sua tese de PhD sobre gluteoplastia de aumento, escreve com base fundamentada sobre a anatomia e formato dos glúteos, o plano seguro para inserção de um implante protético, e cuidados pós-operatórios seguros. Gluteoplastia de aumento com injeção de gordura também é abrangida no Capítulo 16, Lipoescultura: Técnica de Injeção de Gordura no Corpo.

Em resumo, a informação atualizada reunida neste livro, a originalidade das técnicas apresentadas, e a ênfase em cirurgia segura, todas as quais são o resultado do trabalho árduo e dos esforços dos Drs. Aly e Nahas, tornam este livro único e gratificante. As contribuições excepcionais deste livro na área de contorno corporal beneficiarão tremendamente os cirurgiões plásticos iniciantes e experientes interessados neste campo em evolução.

Luis O. Vasconez, MD
Professor of Plastic Surgery (Emeritus)
University of Alabama-Birmingham
Birmingham, Alabama

Prefácio

A gênese deste livro surgiu durante um simpósio de contorno corporal que participamos em Chicago alguns anos atrás. A segunda edição do prévio livro de Aly sobre contorno corporal, intitulado *Body Contouring After Massive Weight Loss*, estava sendo organizada naquele momento, e pensamos que seria uma ideia excelente aumentar o escopo da nova edição para incluir todas as cirurgias de contorno corporal, especialmente por termos frequentado diferentes instituições de cirurgia plástica: americana e brasileira.

Durante o processo de organização de um projeto agora muito mais ambicioso, percebemos que, embora os dois volumes sejam títulos relacionados, eles deveriam permanecer independentes. Desta forma, começamos a construir este novo título em paralelo para a revisão do *Body Contouring After Massive Weight Loss*. Mal podemos esperar para ver os títulos juntos, quando a segunda edição do *Body Contouring After Massive Weight Loss* for publicada. Já passaram mais de 10 anos desde que a primeira edição foi publicada, e os autores cobrirão neste volume a totalidade do campo e enfatizarão onde suas abordagens mudaram desde a publicação da primeira edição, bem como as novas descobertas que fizeram.

Deste modo, ao agrupar os assuntos e autores do livro *A Arte do Contorno Corporal: Uma Abordagem Abrangente*, esforçamo-nos em reunir algumas das melhores mentes da América do Norte, Brasil e do resto do mundo. Propositadamente convidamos especialistas com diferentes pontos de vista para aumentar e ampliar a base de conhecimento dos leitores ao lidar com a variedade de problemas de contorno corporal encontradas na prática de um cirurgião plástico.

Um dos principais problemas nos livros de cirurgia plástica é a falta de consistência entre os capítulos. Portanto, criamos um padrão a ser seguido em todos os capítulos, de modo que o tema fosse debatido e abrangido por inteiro. Um quadro contendo as Decisões Críticas e *Nuances* Cirúrgicas é exclusivo deste livro. Este quadro visa a orientar os cirurgiões sobre os detalhes e indicações da técnica específica que está sendo debatida em cada capítulo.

Muitos colaboradores forneceram vídeos que aumentam consideravelmente o potencial de uma experiência de aprendizado abrangente dos leitores. Diversas ilustrações e casos, alguns dos quais são casos secundários, consolidam a compreensão do material para os leitores.

A Arte do Contorno Corporal: Uma Abordagem Abrangente é um desafio que nós dois assumimos para superar um déficit na educação de contorno corporal. Este livro facilitará a compreensão de várias técnicas modernas para abordar deformidades específicas, levando a resultados mais bem-sucedidos. Com sorte, fornecerá ao leitor o aprendizado que vivenciamos durante a revisão e edição destes capítulos.

Al S. Aly, MD
Fabio X. Nahas, MD

Prefácio da Edição Brasileira

O desenvolvimento desta obra foi o desafio de tentar unir, ao mesmo tempo, o conhecimento das duas escolas mais importantes na área de contorno corporal, a brasileira e a americana. A escola brasileira trouxe contribuições importantes ao longo das últimas seis décadas, quando as principais técnicas relativas a esta área foram desenvolvidas.

Após o crescimento mundial do número de cirurgias bariátricas no mundo, americanos e brasileiros lideraram a evolução de um novo desafio que foi a cirurgia plástica para a correção de deformidades após grandes perdas ponderais. Muitas técnicas foram desenvolvidas, nos últimos anos, para este novo tipo de paciente. Entretanto, conceitos de técnicas utilizadas em pacientes após grandes perdas ponderais podem ser aplicados a pacientes que nunca foram obesos e vice-versa. Este livro trouxe a fusão do conhecimento adquirido, nos últimos anos, destes dois tipos de pacientes, aplicado à cirurgia do contorno corporal em pacientes sem grande perda de peso corporal na óptica de proeminentes cirurgiões plásticos brasileiros e americanos, ampliando o conceito de cirurgia do contorno corporal.

Esta obra é bastante ampla, visando à correção de deformidades em várias partes do corpo. Esperamos que os leitores tenham o mesmo prazer ao ler esta obra que tivemos ao criá-la. Fizemos este livro colocando nossos corações em cada página. Desejamos aos cirurgiões plásticos uma ótima leitura reflexiva.

Fabio Nahas e Al Aly

AGRADECIMENTOS

Desde que a primeira edição deste livro foi publicada há mais de 10 anos, muitas coisas mudaram em minha vida. Larguei a clínica particular que Al Cram e eu iniciamos a favor de uma posição acadêmica na *University of California Irvine* (UCI). Embora tenha trabalhado com residentes muito competentes na UCI, eu sentia muita falta de trabalhar com Al Cram. Até hoje, sempre que realizo um procedimento de contorno corporal em um paciente com perda de peso maciça, eu sinto a falta dele. Al e eu tivemos mais uma oportunidade de trabalhar juntos em um curso de cirurgia ao vivo que demos durante meu trabalho em Irvine. Operar com Al novamente era um prazer absoluto, e reforçava o quanto eu sentia falta de nossa colaboração. Pelo fato de eu e Al termos desenvolvido estes procedimentos juntos, sentia que ele era a única pessoa que compreendia o que precisava ser feito e a única pessoa que eu poderia confiar completamente. Desde então, Al fechou o consultório que abrimos juntos e, tenho que confessar que, quando escutei que ele iria se aposentar, senti que um capítulo importante de minha vida havia terminado. Sinto falta de Al Cram todos os dias que estou na prática e sempre serei grato por sua amizade, apoio e colaboração.

Após passar 4 anos na UCI, eu mudei para um novo projeto emocionante. Em 2014, mudei para a *Cleveland Clinic Abu Dhabi*, onde estive envolvido em iniciar uma unidade de cirurgia plástica a partir do zero. Se eu viver e praticar tempo suficiente, contarei ao leitor em Agradecimentos da próxima edição como tudo tem corrido.

Este é o 20º ano que realizo cirurgias de contorno corporal após uma perda de peso maciça. Acredito que tenho feito esta cirurgia por mais tempo do que qualquer cirurgião ainda vivo. Sinto-me sortudo e honrado por ter tido a oportunidade de falar, ensinar ou realizar demonstrações cirúrgicas ao vivo em mais de 30 países. Eu sei que falo por Al Cram quando digo que o que mais valorizamos são as amizades com as muitas pessoas maravilhosas que encontramos durante nossas carreiras docentes. Estas pessoas definitivamente nos ensinaram muito mais do que qualquer coisa que eu possa ter-lhes ensinado. Quero agradecer a todas elas, e elas sabem quem são, por tudo o que fizeram por mim.

Gostaria de agradecer às pessoas mais afetadas pela escrita deste livro, minha família. Perto de finalizar a primeira edição, eu sofri uma parada cardíaca. Um evento como esse faz você acordar, e forçou-me a reconsiderar o que é importante na vida. Demorei muito mais tempo para trabalhar nesta edição, pois percebi que não posso abandonar meu tempo e contribuições como marido, pai, irmão e filho. Apesar dos ajustes que fiz, ainda tive que usar do meu tempo com a família para finalizar este projeto, e quero ter a certeza de que eles saibam que eu os valorizo e os amo muito.

E por último, mas não menos importante, gostaria de agradecer a Fabio Nahas. Fabio é um cirurgião renomado, fabuloso, que é um ótimo clínico e pesquisador, o que é uma combinação muito difícil de encontrar em uma pessoa. Fabio é requintado em tudo o que faz. Ele é um grande amigo, e este livro não teria sido concebido ou concluído sem suas ideias, persistência e apoio. Obrigado, meu amigo, eu te amo e me importo muito com você.

Al S. Aly

Durante a criação de um livro, os autores precisam ter princípios e objetivos semelhantes. Houve uma integração imediata quando Al Aly me convidou para participar deste livro. Nossos valores são muito similares. Nós dois queríamos criar um livro sobre contorno corporal, com uma abordagem abrangente que também pudesse reunir a maioria das tendências mundiais de avaliação das deformidades, bem como o uso de técnicas específicas. Também concordamos em estabelecer padrões para os capítulos com base em itens específicos, que é um diferencial importante nos livros de cirurgia plástica. A adição do volume sobre a correção de deformidades do contorno corporal em pacientes de peso normal foi uma extensão significativa do assunto, pois muitos princípios usados nestes casos estão relacionados e podem ser aplicados à correção de pacientes com deformidades secundárias à perda de peso maciça. Estes detalhes tornaram este livro uma unidade muito completa. Com tudo isso em mente, começamos a desenvolver esta empreitada, o que acabou sendo uma experiência muito enriquecedora.

Cada um de nós tem uma história diferente no aprendizado sobre contorno corporal. A minha começou durante minha residência no Brasil. Meu pai, um professor de coloproctologia na Universidade de São Paulo, tratou muitos pacientes com câncer colorretal. Pacientes com câncer colorretal podem desenvolver metástase na parede abdominal, necessitando de reconstrução da parede abdominal. Ele me pediu para ajudá-lo naqueles casos, e comecei a estudar as técnicas para corrigir esta deformidade. Ele me ensinou que os pacientes deveriam ter o melhor tratamento possível. Dito isto, tentei extrair a quantidade mais expressiva de conhecimento na área. Quando fiz meu programa de bolsa na *University of Alabama* em Birmingham, tive a oportunidade única de conhecer um mentor muito especial, o Dr. Luis O. Vasconez. Na década de 1990, ele trabalhava em reparação da parede abdominal após reconstrução com retalho TRAM. Aprendi com ele a "técnica de separação dos componentes" para a reconstrução da parede abdominal. Além disso, tive o privilégio de juntar-me à equipe de pesquisa em cirurgia plástica endoscópica na *University of Alabama*, que era liderada pelo Dr. Vasconez. Naquela equipe, eu era responsável pelo desenvolvimento de pesquisa sobre a correção da diástase do reto abdominal com o uso de laparoscopia. Em seguida, voltei ao Brasil, onde fiz minha tese de Doutorado sobre reconstrução da parede abdominal. A professora Lydia Masako Ferreira convidou-me para fazer parte do corpo docente de cirurgia plástica da Universidade Federal de São Paulo, e entrei em um novo estágio de meu envolvimento com a cirurgia de contorno corporal, com todas as oportunidades de desenvolver minha pesquisa neste campo. Neste período, participei em aproximadamente 250 publicações, a maioria sobre cirurgia de contorno corporal, e tive a oportunidade de apresentar meu trabalho e realizar cirurgias em 26 países.

Perdi muitas horas de interação familiar durante a organização deste livro. Minha família foi muito paciente e bondosa, e não tenho palavras para expressar minha gratidão.

Quando Al me convidou para participar deste livro, fiquei surpreso e muito empolgado. Sabia que seria um imenso desafio e uma grande honra fazer parte do livro. Neste processo, tive a oportunidade de conhecer melhor não só um ótimo cirurgião, como também um ser humano incrível, um homem de visão e com um coração imenso. Al é inovador e simples em sua técnica e atitudes, ele tem gestos bondosos e um senso comum muito bom. Em resumo, ele é um amigo que qualquer um gostaria de ter. E sou sortudo por ter este privilégio.

Obrigado Al por esta experiência maravilhosa.

Fabio X. Nahas

SUMÁRIO

1 Alterações Fisiológicas e Anatômicas da Parede Abdominal ... 1
Fabio X. Nahas

2 Visão Geral da Abdominoplastia ... 15
Fabio X. Nahas • Al S. Aly

3 Abdominoplastia Reversa Tensionada ... 65
Mauro F.S. Deos • Ricardo Arnt • Eduardo Gus

4 Lipoabdominoplastia: Técnica Saldanha ... 85
*Osvaldo Saldanha • Osvaldo Saldanha Filho • Cristianna Bonetto Saldanha
Sabina Aparecida Alvarez de Paiva • Paulo R. Sanjuan
Andrés Fernando Cánchica Cano*

5 Lipoabdominoplastia Associada à Mamoplastia ... 109
Carlos Oscar Uebel

6 Abdominoplastia Completa com *SAFELipo* Circunferencial do Tronco e Excisão do Tecido Adiposo Subscarpal ... 137
Simeon Wall, Jr. • Michael R. Lee

7 Abdominoplastia com Alta Tensão ... 185
Lorne King Rosenfield

8 Miniabdominoplastia: Classificação e Tratamento ... 225
Antonio Roberto Bozola

9 Casos Secundários e Atípicos na Abdominoplastia ... 253
Fabio X. Nahas

10 Abordagem Tradicional à Braquioplastia ... 275
Ricardo Baroudi

11 Princípios da Lipoaspiração ... 297
Geo N. Tabbal • Jamil Ahmad • Frank Lista • Rod J. Rohrich

12 Riscos e Limites da Lipoaspiração ... 323
Fabio X. Nahas • Lydia Masako Ferreira

13	**Lipoaspiração do Tronco e das Coxas**
Luiz Haroldo Pereira ▪ Beatriz Nicaretta ▪ Aris Sterodimas	341
14	**Lipoaspiração das Extremidades Superiores e Inferiores**
Onelio Garcia, Jr.	361
15	**Abordagem Alternativa para Lipoaspiração de Repetição**
Simeon Wall, Jr.	397
16	**Lipoescultura: Técnicas de Injeção de Gordura no Corpo**
Kamran Khoobehi ▪ Jules A. Walters III	429
17	**Novas Tecnologias na Lipoaspiração**
*Jason Pozner ▪ Barry E. DiBernardo ▪ Gabriella DiBernardo
Daniel Kushner*	445
18	**Aumento dos Glúteos com Implantes**
José Horácio Aboudib ▪ Fernando Serra	459
19	**Implantes de Panturrilha**
Raul Gonzalez	475
20	**Lipoescultura de Alta Definição do Abdome**
Alfredo E. Hoyos ▪ David E. Guarin	493
21	**Lipoescultura do Tórax e Braços**
Alfredo E. Hoyos ▪ David E. Guarin	521
22	**Contorno da Genitália Externa Feminina**
Gary J. Alter	555
23	**Contorno da Genitália Masculina**
Gary J. Alter	581
	Créditos	601
	Índice Remissivo	603

VÍDEOS

2-1 Visão Geral da Abdominoplastia
Fabio X. Nahas

3-1 TRAT Tipo 1
Mauro F.S. Deos

3-2 TRAT Tipo 2
Mauro F.S. Deos

4-1 Lipoabdominoplastia: Técnica Saldanha
Osvaldo Saldanha

5-1 Lipoabdominoplastia
Carlos Oscar Uebel

7-1 Marcação da Alta Tensão Lateral
Lorne King Rosenfield

7-2 Cirurgia com Alta Tensão Lateral
Lorne King Rosenfield

8-1 Miniabdominoplastia
Antonio Roberto Bozola

10-1 Abordagem Tradicional à Braquioplastia
Ricardo Baroudi

13-1 Lipoaspiração do Tronco e Coxas
Luiz Haroldo Pereira, Beatriz Nicaretta, Aris Sterodimas

14-1 Lipoaspiração dos Membros Superiores e Inferiores
Onelio Garcia, Jr.

16-1 Lipoaspiração e Lipoenxertia
Kamran Khoobehi, Jules A. Walters III

18-1 Gluteoplastia
José Horácio Aboudib

18-2 Simulação de Gluteoplastia em um Cadáver
José Horácio Aboudib

Capítulo 1

Alterações Fisiológicas e Anatômicas da Parede Abdominal

Fabio X. Nahas

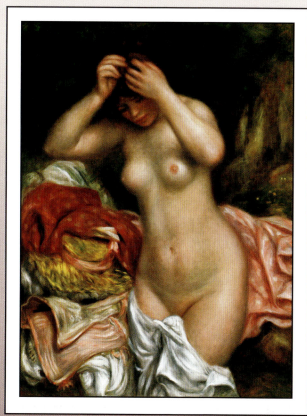

Pierre-Auguste Renoir: Bather arranging her hair

Aparede abdominal apresenta alterações anatômicas e funcionais significativas em pacientes que tiveram prévias gestações ou que tenham perdido peso. É essencial que os cirurgiões plásticos compreendam a anatomia complexa desta região, de modo que a técnica correta possa ser selecionada para recontornar o abdome. Conhecimento da anatomia normal e familiaridade com o contorno delicado da parede abdominal anterior possibilitarão uma tomada de decisão eficaz em relação ao que pode ser melhorado com uma abdominoplastia. Visto que a anatomia das pacientes é variável, abordaremos os diferentes tipos de deformidades adquiridas e congênitas com base nas características anatômicas individuais.

Anatomia Cirúrgica

REFERÊNCIAS E UNIDADES ANATÔMICAS DO ABDOME

Unidades anatômicas são áreas que devem ser respeitadas durante a abdominoplastia. As unidades anatômicas do abdome são as áreas limitadas pelas depressões e pregas cutâneas naturais. Nos limites dessas áreas, há inserções, depressões, projeções ósseas e estruturas anatômicas que devem ser preservadas e marcadas durante a cirurgia. Estas referências anatômicas servem como guias para orientar o cirurgião na criação de contornos estéticos, ou na restauração desses detalhes em pacientes que os tinham.

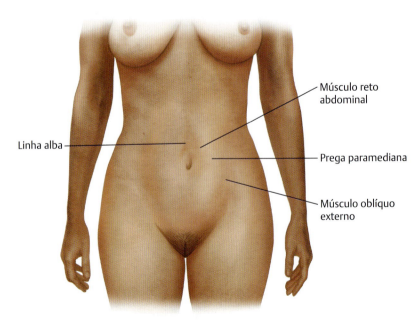

Fig. 1-1

Na área supraumbilical, há uma área de leve depressão na linha média sobre a linha alba, entre os músculos retos abdominais. Este sulco existe como resultado da projeção externa dos músculos retos e das inserções cutâneas na linha alba na linha média supraumbilical. Esta linha é mais evidente em atletas com músculos retos hipertrofiados e uma pequena quantidade de gordura no abdome anterior. Na área supraumbilical, há uma inserção mais intensa, por causa da extensão das intersecções tendíneas horizontais dos músculos retos na pele de cada lado da aponeurose do músculo reto. Estas formarão três ou quatro depressões cutâneas horizontais de cada lado. Por esta razão, descolamento da área supraumbilical durante a abdominoplastia é mais difícil, quando comparado ao descolamento no abdome inferior.

Duas pregas paramedianas definem as bordas laterais dos músculos retos, que são mais visíveis em pacientes musculosas. Estas pregas estão localizadas na projeção das linhas semilunares, onde um músculo reto abdominal mais projetado se encontra com os músculos planos do flanco. Essas pregas geralmente se estendem do abdome superior até um nível abaixo do umbigo. A extensão visual dessas pregas depende dos diferentes tipos corporais. Há uma prega cutânea abdominal inferior que é muito discreta em pacientes magras. Esta prega define uma unidade anatômica e é uma boa área para realizar uma incisão abdominal.

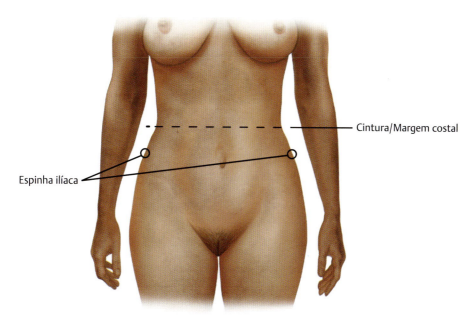

Fig. 1-2

Na região supraumbilical, há duas margens costais, que são áreas de projeção importantes. O limite superior do abdome é o sulco inframamário, outra área em que uma incisão pode ser realizada nos procedimentos de abdominoplastia reversa. De modo ideal, a cintura deve ser 3 a 4 cm acima do nível do umbigo, e a projeção abaixo da cintura deve gradualmente aumentar em uma continuação com a projeção das espinhas ilíacas anteriores.

É importante avaliar a quantidade de pele acima e abaixo do umbigo. Esta relação é extremamente variável. Geralmente, as pacientes apresentam uma maior distância entre o processo xifoide e o umbigo do que entre o umbigo e o púbis.

Esta relação será usada para avaliar o tipo de excisão cutânea a ser usada na abdominoplastia. Pacientes mais baixas tendem a apresentar uma relação mais equilibrada entre estas distâncias.

Existe uma projeção natural no abdome inferior, quando comparado à área supraumbilical. O cirurgião deve manter esta pequena projeção durante a abdominoplastia.

ANATOMIA DA PELE E TECIDO SUBCUTÂNEO

Na parede abdominal anterior não há variação na espessura epidérmica. A derme torna-se progressivamente mais espessa em direção à parede abdominal posterior. A espessura do tecido subcutâneo no abdome anterior varia de acordo com seu nível. Geralmente, a gordura extra-abdominal se acumula no abdome inferior. A projeção na área supraumbilical pode ser o resultado do excesso de gordura intra-abdominal.

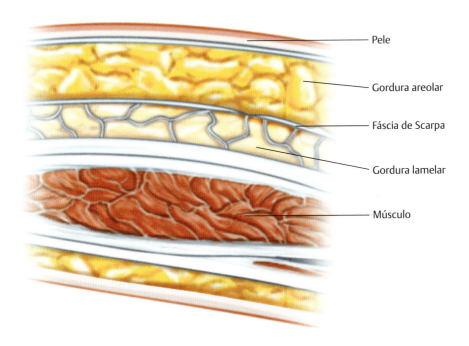

Fig. 1-3

O tecido subcutâneo na parede abdominal anterior é dividido em duas camadas: a superficial, que é composta de tecido adiposo areolar, e a camada profunda, que tem uma distribuição lamelar de tecido adiposo. O plano areolar é distribuído uniformemente ao longo da parede abdominal anterior. Na área infraumbilical existe uma maior variação na espessura do tecido adiposo, dependendo do peso da paciente. A camada areolar é muito densa, enquanto que a camada lamelar é mais frouxa e fácil de dissecar. A fáscia de Scarpa separa estas duas camadas. Esta fáscia é mais espessa no abdome inferior e, à medida que avança na direção da área supraumbilical, tende a diminuir em espessura e a se dividir entre o tecido subcutâneo. Na área infraumbilical, a fáscia não é uma estrutura bem definida na linha média. É essencial estar ciente destes detalhes anatômicos quando existe uma diferença na espessura subcutânea entre o retalho e a área inferior à incisão abdominal. Nestes casos, remoção da camada lamelar abaixo da fáscia de Scarpa pode ser realizada. Esta remoção pode ser feita até o nível do novo umbigo ou em toda a extensão do retalho abdominal.

SUPRIMENTO SANGUÍNEO

O plexo arterial subdérmico é o principal suprimento sanguíneo para a pele abdominal. É uma rede complexa de vasos superficiais que está localizada profundamente na derme. Estes vasos são abastecidos pela artéria epigástrica superficial, artéria circunflexa ilíaca superficial e pelas perfurantes das artérias epigástricas superior e inferior. Ramos superficiais das artérias intercostais e artérias lombares também fazem parte deste suprimento arterial.

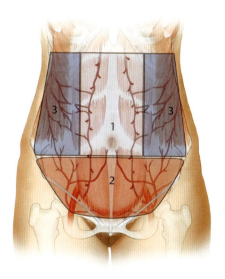

Fig. 1-4

As zonas de suprimento sanguíneo (como demonstrado, de acordo com Huger) têm um papel importante na prevenção de necrose. Há três áreas de suprimento sanguíneo, que foram descritas em uma perspectiva cirúrgica. É importante conhecer estas áreas, pois são úteis para guiar o cirurgião durante a dissecção do retalho abdominal. A zona 1 está localizada na região supraumbilical, sobre a qual o fluxo arterial principal provém das perfurantes da artéria epigástrica superior profunda. Esta zona é a área mais importante e deve ser preservada o máximo possível durante o descolamento do retalho. O cirurgião pode preservar algumas destas artérias por meio de uma dissecção mais localizada.

INERVAÇÃO SENSITIVA

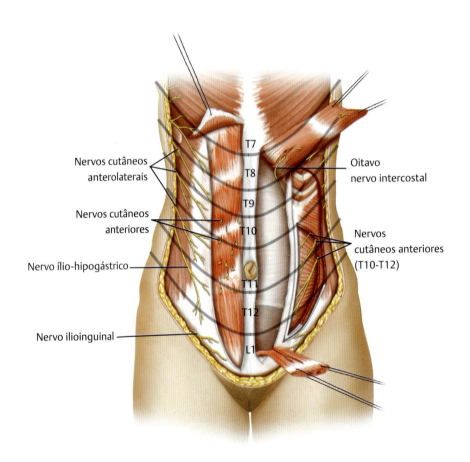

Fig. 1-5

A inervação sensitiva da parede abdominal segue um padrão de dermátomo segmentar. Os nervos intercostais, subcostais, ílio-hipogástrico e ilioinguinais são responsáveis pela sensibilidade da inervação da parede abdominal anterior. Os nervos intercostais são ramos que se originam de T7 a T11. Os nervos subcostais se originam de T12, enquanto que o nervo ílio-hipogástrico se origina de T12 e L1, e os nervos ilioinguinais se originam de L1. Ramos provenientes de T7 a T9 inervam a área supraumbilical, de T10 inervam a área periumbilical, e os ramos que se originam de T12 e L1 fornecem inervação à área infraumbilical.

SISTEMA LINFÁTICO

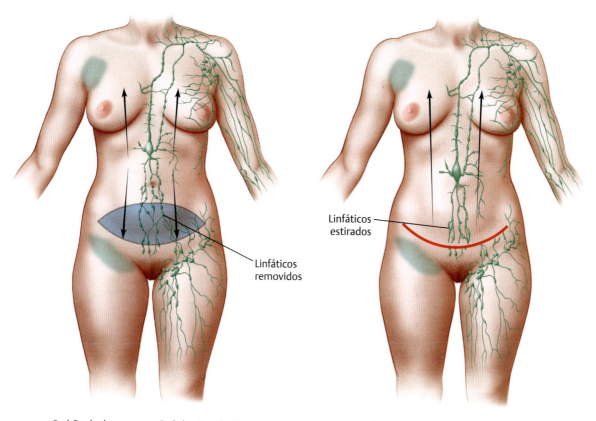

Padrão de drenagem pré-abdominoplastia   Padrão de drenagem pós-abdominoplastia

Fig. 1-6

Embora seja sabido que o sistema linfático do tecido subcutâneo da área supraumbilical drena para os linfonodos axilares, enquanto que o sistema infraumbilical drena para os linfonodos inguinais superficiais, um estudo recente demonstrou que a área infraumbilical também pode drenar para os linfonodos profundos localizados dentro da cavidade abdominal. Esta é uma possível causa de formação de seromas, pois muitos desses vasos são cortados durante a abdominoplastia. A área periumbilical também pode drenar para os linfonodos periaórticos abdominais profundos.

ANATOMIA MIOAPONEURÓTICA

A parede abdominal anterior é composta por músculos e tendões em forma de lâmina, e a fáscia disposta em uma anatomia muito complexa. Dois músculos centrais e seis músculos laterais têm uma relação funcional e anatômica interdependentes.

O músculo reto abdominal tem um formato retangular e achatado. Origina-se inferiormente na crista do púbis e se insere superiormente nas cartilagens costais da quinta até a sétima costela, no processo do esterno.

O músculo reto abdominal apresenta três ou quatro intersecções tendíneas, e está envolvido por duas aponeuroses: a bainha dos retos anterior e posterior. Estas aponeuroses são formadas por prolongamentos dos músculos transverso e oblíquos interno e externo.

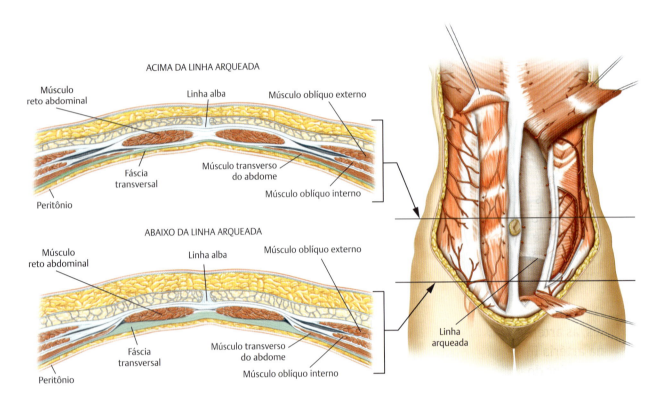

Fig. 1-7

A bainha do reto anterior cobre toda a superfície anterior do músculo reto abdominal. Sua composição difere de acordo com seu nível. Acima da linha arqueada, a bainha anterior é formada por fibras aponeuróticas que se originam dos músculos oblíquos externo e interno. Abaixo da linha arqueada, os músculos oblíquos interno e externo e a aponeurose do transverso se unem para formar a bainha do reto anterior. A bainha do reto anterior se torna progressivamente mais espessa e mais resistente em direção à região infraumbilical. A linha arqueada está em uma posição variável entre o umbigo e o púbis. Está geralmente localizada entre o primeiro e segundo terços mais cefálicos da distância entre o umbigo e o púbis.

A bainha do reto posterior não cobre toda a superfície posterior do músculo reto e não está presente abaixo da linha arqueada. Acima deste nível, esta bainha é formada por fibras aponeuróticas dos músculos oblíquos interno e transverso. Abaixo da linha arqueada, o músculo é separado do peritônio pela fáscia transversal, que é composta por um tecido conectivo frouxo.

Há várias inserções fortes entre a bainha do reto anterior e o músculo reto, especialmente aquelas provenientes das intersecções tendíneas. Esta é a principal razão pela qual uma plicatura da aponeurose anterior funciona na correção de diástase do reto abdominal. Quando a bainha do reto anterior é plicada, há um movimento dos músculos retos junto com a aponeurose anterior, corrigindo, assim, a posição dos músculos retos do abdome. Por outro lado, a ligação entre os músculos retos e a aponeurose posterior é bastante frouxa. No entanto, se estes músculos estiverem inseridos em uma posição mais lateral na caixa torácica, pode ocorrer recidiva da plicatura, pois a contração muscular repetida pode resultar em ruptura da sutura no abdome superior.

O suprimento arterial ao músculo reto do abdome provém de duas artérias dominantes, as artérias epigástricas superior e inferior. A artéria epigástrica inferior se origina na artéria ilíaca externa. Esta artéria ruma para fora do peritônio, sobre a superfície posterior do músculo reto, e penetra no músculo no nível da linha arqueada. Durante a dissecção do músculo reto a partir de sua bainha posterior, é importante evitar lesão desta artéria e da veia homônima. Também existem algumas artérias segmentares que rumam lateralmente e penetram na superfície posterior do músculo.

Na face lateral anterior da parede abdominal, há três músculos planos: oblíquo externo, oblíquos interno e transverso. As fibras do músculo oblíquo externo são perpendiculares ao músculo oblíquo interno. Há um tecido conectivo frouxo entre estes músculos. Esta é a razão pela qual a plicatura da aponeurose do oblíquo externo funciona, visto que ocorre uma redução real da distância entre sua origem e inserção após o procedimento. Esta correção promove uma contração mais eficaz do músculo e um efeito estético positivo, especialmente na cintura. O suprimento arterial para o músculo oblíquo externo e sua inervação penetram no músculo lateralmente à linha axilar anterior. Este é o limite da dissecção lateral do músculo oblíquo externo, quando seu avanço é realizado, a fim de evitar lesão ao seu suprimento neurovascular.

A ligação entre os músculos oblíquo interno e transverso é muito forte. A irrigação segmentar e a inervação dos músculos retos estão situadas no plano entre esses dois músculos; portanto, a dissecção nesta camada é muito difícil. É importante salientar que o músculo transverso junto com seu par contralateral são os únicos músculos que envolvem a cavidade abdominal; deste modo, eles exercem um papel importante no equilíbrio e função da parede abdominal.

UMBIGO

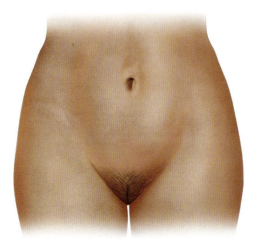

Fig. 1-8

A posição umbilical pode variar de acordo com os diferentes formatos abdominais. Considera-se um umbigo idealmente estético quando está localizado acima das cristas ilíacas. Um umbigo esteticamente atraente também deve ter uma depressão central, com um capuz cutâneo superior, e também deve ser moldado verticalmente. Muitas técnicas de onfaloplastia foram descritas, com diferentes formatos umbilicais e incisões do retalho cutâneo. Independente da técnica utilizada é importante obter uma tensão adequada de fechamento cutâneo e transformar um umbigo de formato horizontal em um de formato mais vertical, o que representa um sinal de juventude.

> ### Zonas Anatômicas de Perigo
>
> - Durante uma abdominoplastia, o cirurgião deve evitar um descolamento agressivo na área supraumbilical. A dissecção deve permanecer o mais próximo possível da borda medial do músculo reto, a fim de preservar a maior quantidade possível de perfurantes do reto abdominal.
> - Durante a remoção de gordura do retalho, a fáscia de Scarpa deve ser conservada com o retalho, pois muitos vasos linfáticos estão localizados nesta fáscia.
> - As unidades anatômicas devem ser respeitadas o máximo possível durante a realização de incisões.
> - Hérnias pequenas podem ser encontradas na linha média. É muito comum encontrar, entre as fibras da linha alba, pequenos defeitos que devem ser corrigidos.

Alterações Fisiológicas

MATRIZ EXTRACELULAR E DEFORMIDADES DA PAREDE ABDOMINAL

A qualidade da camada abdominal mioaponeurótica pode ser determinada por fatores adquiridos, congênitos ou genéticos que podem contribuir com a deformidade individual desta camada. Uma avaliação correta destes fatores pode fazer diferença no resultado operatório, visto que a causa da deformidade deve orientar a correção específica. Em alguns casos, a estrutura aponeurótica é tão fraca que uma correção cirúrgica com o uso de tecidos locais pode não ser possível.

A matriz extracelular é responsável pela resistência e flexibilidade dos tecidos. Fibras colágenas estão dentro da matriz celular. A parede abdominal é uma estrutura anatômica complexa, composta basicamente de aponeurose e músculos. Dentro da aponeurose, há dois tipos de colágeno, tipos I e III. O colágeno tipo I fornece resistência aponeurótica, enquanto que o tipo III é responsável pela flexibilidade da fáscia. A relação entre a quantidade de colágeno tipos I e III é única ao indivíduo (uma condição genética) e refletirá a qualidade da aponeurose. Pacientes com hérnias inguinais diretas têm uma parede abdominal fraca e são modelos ideais para avaliar a qualidade aponeurótica da parede abdominal. É sabido que pacientes com um nível relativamente elevado de colágeno tipo III são mais propensos a desenvolver hérnias inguinais diretas. Portanto, os pacientes com uma maior relação entre colágeno tipo III para o tipo I podem ter deformidades mioaponeuróticas abdominais mais extensas. Foi demonstrado que há uma relação aumentada entre o colágeno tipo III para o tipo I em pacientes idosos; por esta razão, pacientes mais velhos tendem a desenvolver um abdome de maior diâmetro com a idade.

Há colágenos dos tipos I, III, IV e V nos músculos. Estes tipos de colágeno são distribuídos no epimísio, perimísio e endomísio. Embora, como descrito, ocorra um aumento na relação dos tipos III para o tipo I com a idade, há uma redução geral no colágeno dos tipos I e III nos músculos retos, como demonstrado por Calvi *et al*. Portanto, a frouxidão da camada mioaponeurótica aumenta, à medida que a pessoa envelhece.

Frouxidão ocorre globalmente nos tecidos dos pacientes. Pacientes com maior quantidade de pele excessiva geralmente possuem maior frouxidão mioaponeurótica. Foi demonstrado que pacientes com tipos mais complexos de deformidades mioaponeuróticas têm mais excesso cutâneo. Isto ocorre, pois, a qualidade da matriz extracelular da pele, da aponeurose e dos músculos será similar no mesmo indivíduo. Brauman demonstrou que não existe uma relação direta entre a correção da diástase do músculo reto e o resultado estético. Isto é provavelmente decorrente das diferentes relações entre os tipos de colágeno entre os indivíduos. Por esta razão, os resultados podem ser melhores em alguns pacientes após a correção da diástase, enquanto que em outros não há um efeito benéfico perceptível. Rodrigues *et al*. também demonstraram que pacientes com uma diástase ampla podem não ter um aumento proporcional na pressão intra-abdominal após plicatura dos músculos retos. Este estudo corrobora os achados relacionados com a qualidade individual da aponeurose.

Cirurgiões plásticos devem estar cientes das qualidades da parede abdominal ao planejar uma abdominoplastia. Cada paciente apresenta características anatômicas e fisiológicas únicas.

LEITURAS SELECIONDAS

Brauman D. Diastasis recti: clinical anatomy. Plast Reconstr Surg 122:1564, 2008.

Calvi EN, Nahas FX, Barbosa MV, et al. Collagen fibers in the rectus abdominis muscle of cadavers of different age. Hernia 18:527, 2014.

Destro MWB. Pele e tecido subcutâneo. In Petroianu A, ed. Anatomia Cirúrgica. Rio de Janeiro: Guanabara Koogan, 1999.

Esper FE. Inervação da parede torácica e abdominal. In Petroianu A, ed. Anatomia Cirúrgica. Rio de Janeiro: Guanabara Koogan, 1999.

Faria-Correa MA. Endoscopic abdominoplasty, mastopexy, and breast reduction. Clin Plast Surg 22:723, 1995.

Girotto JA, Ko MJ, Redett R, et al. Closure of chronic abdominal wall defects: a long-term evaluation of the components separation method. Ann Plast Surg 42:385, 1999.

Guerra AJ, Rodrigues H. Paredes do abdome. In Petroianu A, ed. Anatomia Cirúrgica. Rio de Janeiro: Guanabara Koogan, 1999.

Hollinshead WH. Livro-texto de Anatomia Humana. São Paulo: Harper & Row do Brasil, 1980.

Huger WE Jr. The anatomic rationale for abdominal lipectomy. Am Surg 45:612, 1979.

Levine JP, Karp NS. Restoration of abdominal wall integrity as a salvage procedure in difficult recurrent abdominal wall hernias using a method of wide myofascial release. Plast Reconstr Surg 107:707, 2001.

Lowe JB III, Lowe JB, Baty JD, et al. Risks associated with "components separation" for closure of complex abdominal wall defects. Plast Reconstr Surg 111:1276, 2003.

Monkhouse WS, Khalique A. Variations in the composition of the human rectus sheath: a study of the anterior abdominal wall. J Anat 145:61, 1986.

Nahas FX. Studies on the endoscopic correction of diastasis recti. Oper Tech Plast Reconstr Surg 3:58, 1996.

Persichetti P, Simone P, Scuderi N. Anchor-line abdominoplasty: a comprehensive approach to abdominal wall reconstruction and body contouring. Plast Reconstr Surg 116:289, 2005.

Pitman GH. Liposuction and body contouring. In Aston SJ, Beasley RW, Thorne CHM, eds. Grabb and Smith's Plastic Surgery, ed 5. New York: Lippincott-Raven, 1997.

Rodrigues MA, Nahas FX, Reis RP, et al. Does diastasis width influence the variation of the intra-abdominal pressure after correction of rectus diastasis? Aesthet Surg J 35:583, 2015.

Rohrich RJ, Lowe JB, Hackney FL, et al. An algorithm for abdominal wall reconstruction. Plast Reconstr Surg 105:202, 2000.

Rubinstein E. Vascularização da parede abdominal. In Petroianu A, ed. Anatomia Cirúrgica. Rio de Janeiro: Guanabara Koogan, 1999.

Schlosser MB, Nahas FX. Padrão de drenagem linfática superficial do abdome infraumbilical após abdominoplastia. Master's degree thesis. São Paulo: University of São Paulo, 2013.

Zukowski ML, Ash K, Spencer D, et al. Endoscopic intracorporeal abdominoplasty: a review of 85 cases. Plast Reconstr Surg 102:516, 1998.

Capítulo 2

Visão Geral da Abdominoplastia

Fabio X. Nahas ▪ *Al S. Aly*

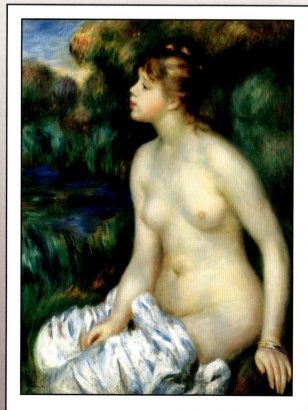

Pierre-Auguste Renoir: Bather

Deformidades da parede abdominal anterior são muito comuns, especialmente após gestações e perda de peso maciça (MWL). A abdominoplastia é uma cirurgia significativa, em que o excesso de pele e gordura é removido, e a camada músculo-aponeurótica é reposicionada. Portanto, tanto o paciente como o cirurgião plástico esperam um resultado satisfatório. Embora tenha sido demonstrado que esta cirurgia aumenta a qualidade de vida, a autoestima e a autoimagem do paciente, bem como aumenta sua confiança nos encontros sexuais, esta é ainda uma das principais cirurgias estéticas envolvida em problemas médico-legais.

É de máxima importância que o cirurgião compreenda a anatomia da parede abdominal e suas implicações cirúrgicas. No Capítulo 1, uma anatomia cirúrgica detalhada do abdome e de sua condição fisiológica foi explicada. Encorajamos os leitores a estudar aquele capítulo antes de ler este. Isto será muito útil para compreender alguns dos procedimentos especiais descritos aqui.

Indicações e Contraindicações

Instabilidade no peso e gestações promovem deformidades no abdome. Excesso de pele, deformidade músculo-aponeurótica e depósitos de gordura podem ocorrer nestes casos. Portanto, pacientes que buscam esta operação geralmente apresentam um histórico de ganho e perda de peso, ou de gestações prévias.

A abdominoplastia, que é considerada um procedimento eletivo, é contraindicada em pacientes com problemas graves de saúde. Pacientes cujas expectativas sejam irreais devem ser reconsiderados – especialmente aqueles com transtorno dismórfico corporal (BDD). Estes indivíduos devem ser avaliados por um psiquiatra ou psicólogo especializado neste distúrbio. De acordo com um de nossos estudos, mais de 50% dos pacientes que se apresentam para abdominoplastia têm BDD. Existem diferentes níveis de gravidade do BDD, e pacientes exibindo sintomas dos níveis mais graves não devem ser submetidos à abdominoplastia. Contudo, o estudo realizado por Felix *et al.* corrobora a ideia de que pacientes com formas moderadas a leves do transtorno podem demonstrar melhora nos sintomas de BDD após a abdominoplastia.

Uma contraindicação relativa é a presença de cicatrizes no abdome superior. A extensão e posição destas cicatrizes devem ser avaliadas antes da cirurgia. Em pacientes com estas cicatrizes, um descolamento mais conservador deve ser realizado.

Pacientes com doença pulmonar obstrutiva crônica (COPD) devem ser avaliados por um pneumologista para determinar se a cirurgia é contraindicada, e terapia pulmonar deve ser realizada antes da cirurgia, se a condição pulmonar do paciente permitir. Plicatura dos músculos retos, tensionamento da pele e o posicionamento pós-operatório do paciente pode limitar a ventilação pulmonar. A capacidade pulmonar diminuirá em pacientes normais do segundo ao sétimo dia do pós-operatório, retornando ao normal após o décimo quinto dia do pós-operatório, como demonstrado em nosso prévio estudo.

Abdominoplastia não é indicada como uma alternativa para perda de peso; é um procedimento complementar no processo de perda de peso. Pacientes MWL são em muitas formas diferentes dos pacientes de peso normal. É importante diferenciar o que ocorre nos vários tecidos destes pacientes, comparado àqueles de pacientes normais.

DIFERENÇAS ENTRE PACIENTES DE PESO NORMAL E PACIENTES COM PERDA DE PESO MACIÇA

Obviamente, em algum momento os pacientes com MWL ganharam uma grande quantidade de peso. Eles geralmente mantêm um peso corporal significativo durante anos antes de recorrerem à cirurgia bariátrica, por meio da qual eles finalmente são capazes de alcançar uma perda de peso substancial. Após esta mudança radical no peso corporal, todos os tecidos que se expandiram (e retraíram) pelos efeitos do acúmulo de gordura (e perda) passarão por algumas mudanças. Uma alteração na qualidade cutânea é o aspecto mais evidente visto nestes pacientes: o tônus da pele deles é geralmente deficiente, com um alto grau de flacidez. Além disso, estes tecidos também passam por alterações estruturais subcutâneas e músculo-aponeurótica.

O tecido mais estudado de pacientes com MWL é a pele. As propriedades biomecânicas da pele foram estudadas por Choo *et al.*, que verificaram que a pele do abdome medial de pacientes com MWL era mais forte do que as amostras da área lateral, como determinado por estudos de tensiometria. Apesar deste fato, eles mostraram a presença de uma menor quantidade de fibras colágenas na pele do abdome medial, comparado aos abdomes no grupo-controle (pacientes com BMI normais e sem histórico de perda de peso). Eles também verificaram que a coloração da elastina mostrou que as fibras eram menores do que no grupo-controle. Orpheu *et al.* mostraram diminuição no número de fibras colágenas em pacientes com MWL. Estas alterações podem ser causadas não só pelo estiramento e contração mecânica da pele durante o ganho e perda de peso, como também por déficits nutricionais.

O tecido subcutâneo de pacientes com MWL pós-bariátricos também apresenta uma alteração macroscópica relevante, comparado aos pacientes com BMI normal e aos pacientes com MWL que perderam peso por meio de uma dieta nutricionalmente balanceada. Em pacientes pós-bariátricos, há um aumento na camada lamelar e uma infiltração adiposa do sistema fascial superficial. Isto demonstra que há uma alteração na distribuição de gordura no tecido subcutâneo promovida pela cirurgia bariátrica, provavelmente em razão de uma perda de nutrientes específicos.

A camada músculo-aponeurótica também é afetada pelos efeitos de expansão e contração nos pacientes com MWL e pelos seus estados nutricionais. No entanto, não existem estudos sobre as propriedades histológicas e biomecânicas dos músculos abdominais e aponeuroses destes pacientes. É sabido que a incidência de hérnia incisional pós-derivação gástrica aberta foi relatada ser de aproximadamente 20%. Isto está relacionado não apenas com a alta pressão exercida pela gordura abdominal logo após a cirurgia bariátrica, quando os pacientes ainda não perderam peso, como também com o perfil nutricional destes pacientes e com a qualidade da própria fáscia. Pelo fato de haver expansão da pele durante o ganho de peso, também ocorre estiramento dos músculos e fáscias, com possível modificação estrutural da orientação do colágeno.

Uma parede abdominal normal apresenta uma tensão uniforme ao longo das aponeuroses anterior e posterior. Este fato foi verificado por meio do uso de um tensiômetro acoplado à bainha anterior e posterior do músculo reto do abdome, quando a aponeurose era deslocada na direção da linha média. Em pacientes com MWL, a tensão possivelmente varia ao longo da borda medial dos músculos retos, pois há geralmente mais pressão na área do umbigo ou imediatamente acima do umbigo nos pacientes obesos. À medida que perdem uma quantidade significativa de gordura visceral, haverá mais flacidez nesta área, facilitando, assim, a aproximação da aponeurose na linha média em pacientes com uma fáscia abdominal frouxa e naqueles com hérnias incisionais. Entretanto, se o paciente ainda for obeso após a MWL, o reparo de hérnia pode ser difícil. Portanto, nem todos os pacientes que tiveram uma perda de peso significativa devem ser tratados da mesma maneira. A indicação para a correção músculo-aponeurótica deve seguir as mesmas diretrizes, de acordo com a quantidade de perda de peso e do BMI do paciente após a cirurgia bariátrica. Também é importante avaliar se o paciente tem ou não hérnias incisionais.

Avaliação do Paciente
AVALIAÇÃO CLÍNICA DA DEFORMIDADE

O abdome deve ser minuciosamente avaliado para assimetrias, nível do umbigo, flexibilidade da pele e para quaisquer deformidades músculo-aponeuróticas. Visto que uma assimetria abdominal pode ser secundária a um desvio da coluna vertebral, é importante mostrar aos pacientes no pré-operatório a presença de quaisquer assimetrias, pois eles geralmente não estão cientes disto antes de serem avaliados para cirurgia. Desvio da coluna vertebral tem uma alta incidência na população em geral, e tais deformidades podem afetar a posição central do umbigo e a posição da espinha ilíaca superior anterior. Outra avaliação importante é a comparação entre a quantidade de pele supraumbilical e infraumbilical, de modo que o cirurgião possa estimar o avanço do retalho.

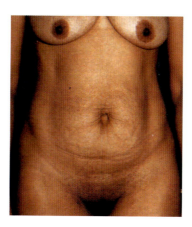

Fig. 2-1

Esta paciente tem assimetria abdominal. Note o desvio umbilical para o lado esquerdo e sua cintura assimétrica.

Considerações para a Correção do Excesso de Gordura

O tecido subcutâneo da parede abdominal anterior pode ser tratado de diferentes maneiras, de acordo com a quantidade de pele em excesso. Pacientes com pouco ou nenhum excesso cutâneo podem ser tratados com lipoaspiração, com uma técnica combinada de lipoaspiração superficial e profunda. Lipoaspiração profunda diminuirá o volume de gordura do abdome, enquanto que a remoção de gordura superficial promoverá retração cutânea e a criação de pregas onde indicado, simulando o contorno delicado da parede abdominal. Geralmente, uma lipoaspiração circunferencial é realizada, corrigindo as faces anterior e posterior do abdome. Lipoenxertia também pode ser realizada nas nádegas para melhorar o contorno geral.

Em pacientes com pele em excesso, existem algumas alternativas técnicas para corrigir o excesso subcutâneo, independente da remoção de retalho (em que a pele e a gordura subjacente são removidas juntas). Lipoaspiração de um retalho abdominal descolado é uma alternativa para lidar com a gordura excessiva. Em 1995, Matarasso descreveu as áreas perigosas, em que maior cautela deve ser exercida na lipoaspiração. Áreas de particular risco para lipoaspiração são as áreas mais distais e centrais do abdome. Cinco anos depois, Matarasso publicou outro artigo, adicionando o fato de que a lipoaspiração deveria ser realizada na camada profunda, apenas abaixo da fáscia de Scarpa.

A gordura em excesso também pode ser removida de um retalho abdominal descolado pela realização de lipectomia sob visão direta. Este é um método mais preciso, pois o cirurgião pode visualizar o nível em que a gordura está sendo removida. A fáscia de Scarpa é uma estrutura bem definida no abdome inferior. À medida que o cirurgião a disseca acima do umbigo na direção do xifoide, a fáscia começa a propagar suas fibras colágenas pelo tecido subcutâneo, tornando a remoção de gordura abaixo da fáscia complicada.

Lipoabdominoplastia é uma técnica inovadora, em que o tecido abaixo da fáscia de Scarpa é removido por lipoaspiração, mantendo a fáscia. Lipoaspiração é realizada em toda a parede abdominal, e o retalho abdominal permanece conectado à aponeurose, exceto pela área acima da diástase que se estende 1 a 2 cm lateralmente às bordas mediais dos músculos retos. O retalho é, então, puxado para baixo na direção da incisão abdominal inferior, sem qualquer descolamento. Esta técnica é detalhada no Capítulo 4.

Classificações Estéticas das Deformidades de Parede Abdominal

As deformidades da parede abdominal podem variar e, portanto, uma solução cirúrgica específica é aplicável a cada uma das deformidades. Estas deformidades dependem das características genéticas, idade e gestações prévias. Para que os cirurgiões possam facilmente compreender qual técnica é mais adequada para corrigir uma deformidade específica, duas classificações foram descritas. Uma é com base no excesso de pele e tecido subcutâneo, e a outra foi criada de acordo com o tipo de deformidade músculo-aponeurótica que o paciente apresenta. Estas classificações não são para todos os pacientes. Há algumas exceções que são descritas no Capítulo 9. Para cada deformidade, uma técnica específica é sugerida.

Classificação com Base no Excesso de Pele e do Tecido Subcutâneo

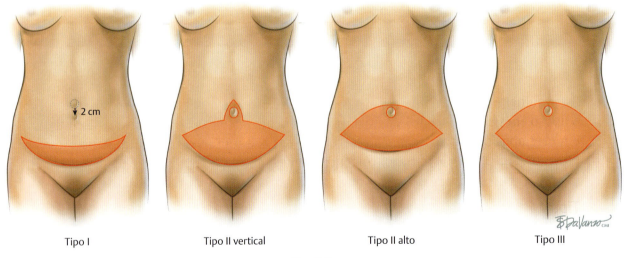

Tipo I   Tipo II vertical   Tipo II alto   Tipo III

Fig. 2-2

Os pacientes são classificados como de tipos 0, I, II e III, de acordo com a quantidade de pele e gordura.

Tipo 0

Os pacientes do tipo 0 têm pouco ou nenhum excesso de pele e uma pele de boa qualidade. O excesso cutâneo pode ser o resultado de uma prévia gestação ou perda de peso. Estes pacientes são tratados apenas com lipoaspiração, como descrito anteriormente.

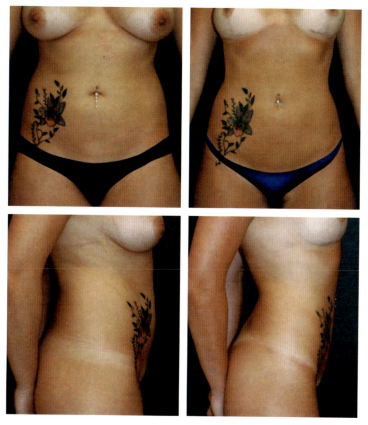

Fig. 2-3

Esta mulher nulípara do tipo 0 de 29 anos de idade queria corrigir o excesso de tecido adiposo em seu abdome anterior e posterior, e eliminar sua ptose mamária. Ela é vista 6 meses após a lipoaspiração circunferencial, em que 3.200 mL de gordura foram removidos. Sua ptose mamária foi corrigida ao mesmo tempo.

Tipo I

Pacientes do tipo I têm um pequeno ou leve excesso de pele, e um umbigo em posição mais alta. Uma incisão é realizada tangencial à linha dos pelos suprapúbicos. A extensão da incisão é geralmente menor do que aquela usada nas abdominoplastias clássicas. O retalho abdominal é elevado, expondo a linha alba do púbis até 2 cm abaixo do processo xifoide. O pedículo umbilical é seccionado, e a pele umbilical permanece conectada ao retalho abdominal. O defeito muscular é corrigido, e o excesso de pele removido em uma área marcada com o formato de uma canoa indígena. Com o uso de fios de sutura de náilon 4-0, o umbigo é reinserido na aponeurose em uma posição não mais do que

2 ou 3 cm abaixo de sua posição original. Esta técnica permite que o cirurgião corrija com segurança uma hérnia umbilical. Este é um achado muito comum em pacientes magras com uma diástase do músculo reto grande, o que é típico em um paciente com uma deformidade do tipo I.

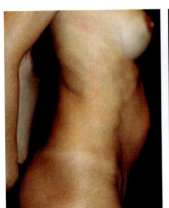
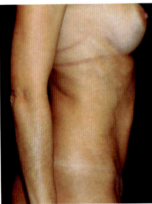
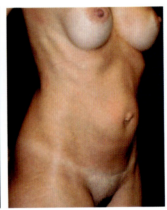
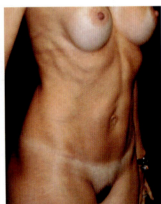

Fig. 2-4

Esta mulher de 43 anos de idade, que teve duas gestações e dois partos, queixava-se de projeção excessiva de seu abdome anterior. Nós corrigimos sua deformidade do tipo I removendo o excesso de pele abdominal inferior e reinserindo o umbigo 2 cm abaixo de sua posição original. Uma hérnia umbilical também foi corrigida. Ela é vista 1 ano após a cirurgia.

Tipo II

Pacientes do tipo II têm um excesso leve de pele e um umbigo bem posicionado. Pacientes com excesso moderado de pele e um umbigo bem posicionado ou posicionado alto também são incluídos neste grupo. Nestes casos, o cirurgião não pode remover toda a área de pele entre o umbigo e a região púbica, pois não haverá pele o suficiente com o retalho para cobrir esta área. Nestes casos, duas alternativas cirúrgicas podem ser usadas, dependendo das características da paciente.

Tratamento do Tipo II Vertical Este procedimento é indicado nos pacientes tipo II com um peso corporal estável, naqueles com uma prega abdominal baixa e em pacientes com uma cicatriz supraumbilical mediana. Em tais casos, a ressecção cutânea é realizada próximo do púbis, preservando parte da pele infraumbilical. Como resultado, uma cicatriz mediana é formada no abdome inferior, que é contínua com a cicatriz abdominal transversa suprapúbica. Após o descolamento, o excesso de pele é removido, possibilitando a sutura do retalho sob uma tensão adequada. Com este procedimento, o abdome terá uma cicatriz em forma de âncora, com uma pequena cicatriz vertical mediana. Caso não haja pele o suficiente e o orifício umbilical (a área do retalho onde o umbigo estava inserido) não alcance a incisão inferior após a tração cutânea, as bordas cutâneas do orifício são aproximadas, e uma cicatriz vertical será formada entre o umbigo e a área púbica.

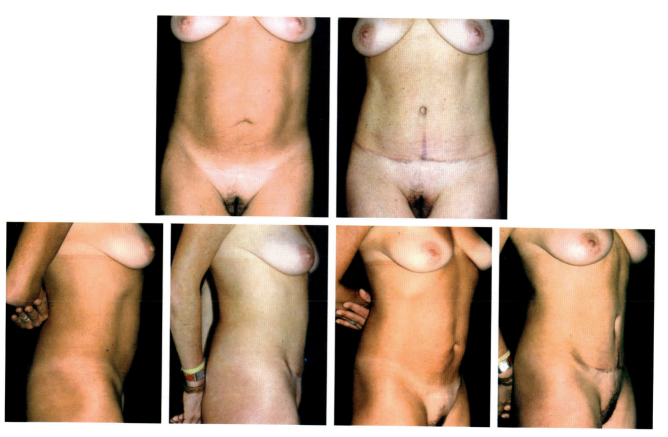

Fig. 2-5

Esta mulher de 42 anos de idade, que teve duas gestações e dois partos, queixava-se do formato de seu abdome anterior. Ela é vista 6 meses após a correção de uma deformidade do tipo II, com uma cicatriz vertical. Note a melhora do umbigo e a posição da camada músculo-aponeurótica.

Tratamento do Tipo II Alto   Esta cirurgia é indicada para pacientes do tipo II que tenham uma prega abdominal alta ou para aqueles cujo peso tenha flutuado durante toda a vida. Pacientes com uma prega abdominal alta têm uma tendência a desenvolver uma cicatriz mais discreta. Isto ocorre porque a incisão é realizada entre as unidades estéticas do abdome. Se o paciente ganha peso após a cirurgia, uma cicatriz vertical pode resultar em retração, dividindo, assim, o abdome inferior em duas áreas de projeção subcutânea. Nestes casos, uma incisão posicionada alta é preferível. A incisão é realizada 2 a 3 cm acima da linha de implantação dos pelos púbicos, na prega cutânea abdominal do paciente, e é estendida pelo abdome anterior. O descolamento expõe a área localizada 1 a 2 cm lateral à borda medial dos músculos retos no abdome superior, a porção medial dos músculos oblíquos externos no abdome inferior, e a porção próxima do umbigo. Após a remoção do excesso de pele e gordura, o retalho abdominal residual pode ser reduzido removendo-se o tecido adiposo abaixo da fáscia de Scarpa, se o retalho for mais espesso do que a área suprapúbica. A fáscia é mantida intacta no retalho. Em pacientes mais obesos, esta manobra ajuda a suavizar a transição entre o retalho e a área inguinal.

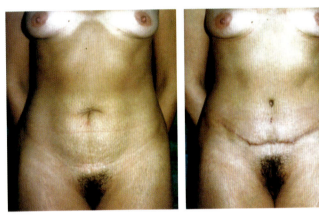

Fig. 2-6

Esta mulher de 32 anos de idade, que teve duas gestações e dois partos, queixava-se do excesso de pele e gordura com projeção de seu abdome anterior, com uma prega abdominal alta. Ela é vista 6 meses após correção de sua deformidade do tipo II, com uma cicatriz posicionada alta na prega abdominal.

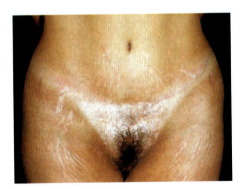

Fig. 2-7

Esta mulher de 26 anos de idade tem uma cicatriz posicionada alta, observada dois anos após a cirurgia. A cicatriz foi posicionada discretamente na transição das unidades abdominais.

Tipo III

Pacientes do tipo III têm acentuado excesso cutâneo no abdome, e o umbigo em uma posição normal ou alta.

Nestes casos, a remoção de uma área fusiforme horizontal de pele e tecido subcutâneo, desde o umbigo até a linha de implantação dos pelos do púbis, é realizada. A área de descolamento na região supraumbilical é similar àquela descrita nos pacientes do tipo II. O retalho abdominal também pode ser adelgaçado com a remoção de tecido adiposo abaixo da fáscia de Scarpa, sempre que necessário.

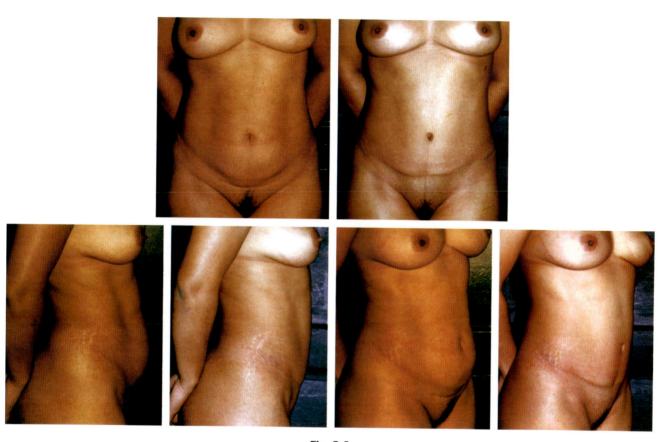

Fig. 2-8

Esta mulher de 32 anos de idade, que teve duas gestações e dois partos, queixava-se de projeção excessiva de seu abdome anterior. Ela é vista 1 ano após correção de sua deformidade do tipo III, em que o excesso de pele foi removido do umbigo até a área púbica.

Umbilicoplastia

A umbilicoplastia é uma parte da abdominoplastia. Geralmente, o umbigo é transposto pelo retalho abdominal. Nestes casos, as técnicas que podem fornecer resultados consistentemente bons são aquelas que resultam em linhas quebradas. A umbilicoplastia descrita por Avelar utiliza este princípio de quebrar as linhas da cicatriz. Nesta técnica, o umbigo é cortado no formato de um escudo. Um nível umbilical estimado é marcado no retalho abdominal, e o retalho é, então, incisado em uma forma de "Y", e um cone de tecido subcutâneo é removido. Em seguida, o retalho é puxado até a área púbica, e o espaço virtual formado pela incisão em Y se torna um espaço real em que o umbigo será transposto. O pedículo umbilical é, então, fixado à aponeurose. Esta fixação ajuda a regular a possível tensão cutânea durante a sutura da pele umbilical no retalho abdominal. Se houver pouca tensão, o pedículo é encurtado; se houver tensão excessiva, a fixação é realizada na base do pedículo, puxando o umbigo em direção à pele. Geralmente, após plicatura da bainha anterior do músculo reto do abdome, parte do pedículo umbilical fica presa na área de plicatura. Nestes casos, é fácil recrutar parte do pedículo conectando-o à aponeurose, diminuindo assim a tensão durante a sutura da pele. A principal maneira de alcançar um umbigo ideal é transformando um umbigo horizontal em um vertical, com a colocação de suturas na pele com mínima tensão.

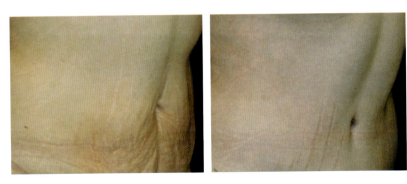

Fig. 2-9

Esta mulher de 24 anos de idade havia perdido 58 kg e tinha um umbigo bastante horizontal. Ela é vista 1 ano após a abdominoplastia com um umbigo orientado mais verticalmente.

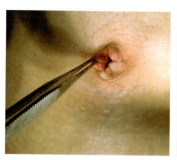 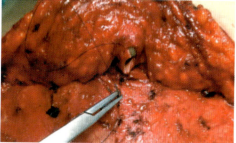

Fig. 2-10

"Flutuação" umbilical é uma técnica realizada em pacientes com uma deformidade de excesso cutâneo do tipo I. Nestes pacientes, o pedículo umbilical é rompido e permanece inserido no retalho cutâneo abdominal. O umbigo é geralmente reinserido na aponeurose, no nível da espinha ilíaca anterior superior, 2 ou 3 cm abaixo de sua posição original.

Alguns pacientes do tipo I também desenvolvem uma hérnia umbilical. Há uma expansão da pele umbilical na face central do umbigo. Nestes casos, uma incisão em estrela é realizada no umbigo, e a pele é removida de sua área interna. Portanto, é possível remover a pele umbilical extra exatamente onde há excesso; a incisão facilita o acesso à aponeurose, local onde a hérnia está localizada. Um afastador pode ser usado para acomodar o acesso à área da plicatura aponeurótica. As incisões finais são escondidas nas pregas naturais do umbigo.

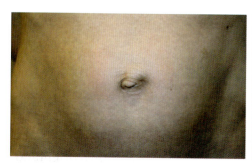 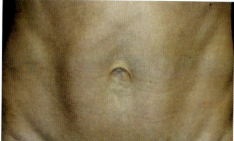

Fig. 2-11

Esta paciente do tipo I tinha uma hérnia umbilical. Ela é vista 1 ano após correção da hérnia, mobilização do umbigo 2 cm inferiormente, e correção do excesso cutâneo, que foi removido por três incisões intraumbilicais.

Classificação com Base na Deformidade Músculo-Aponeurótica

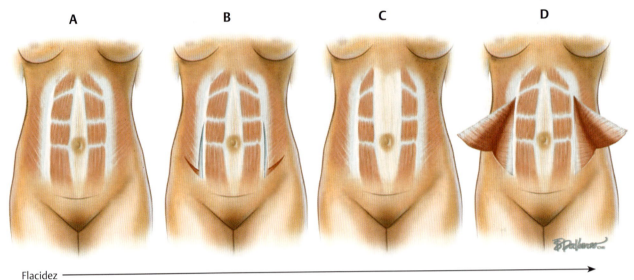

Fig. 2-12

As deformidades músculo-aponeuróticas são classificadas em quatro tipos diferentes: A, B, C e D. Há um aumento de flacidez e deformidade de A (menos flacidez) a D (mais flacidez).

Tipo A

Pacientes do tipo A têm uma diástase do músculo reto abdominal causada por gravidez. A diástase do músculo reto se apresenta com um formato fusiforme, pois a inserção e a origem dos músculos retos estão próximas da linha média, e a separação muscular ocorre principalmente na área umbilical.

Uma diástase do músculo reto abdominal é corrigida por plicatura da bainha anterior do músculo reto abdominal com um fio de sutura de náilon 2-0. A primeira camada é realizada com suturas triangulares, em que a agulha penetra próximo da linha média e ruma superiormente na aponeurose por 2 ou 3 cm em uma direção lateral. A agulha é, então, inserida mais lateralmente na aponeurose do músculo reto contralateral, rumando inferiormente em direção à linha média, formando, assim, um triângulo. Suturas são realizadas a cada 1 cm. Uma sutura contínua, realizada com fio de náilon 2-0, é usada para a segunda camada. A plicatura visa apenas à correção da diástase. Se a camada músculo-aponeurótica ainda estiver flácida, a deformidade será classificada como do tipo B, e outra técnica será usada para corrigi-la.

Correção de uma diástase envolve muitas forças variáveis, como elasticidade do tecido, contratura cicatricial, contração muscular repetida, variações fisiológicas ou pressão intra-abdominal (especialmente por causa da posição gravitacional dos órgãos), vômito pós-operatório e outros aspectos, como aqueles que resultam de exercícios físicos.

Todas essas forças tendem a levar os músculos retos do abdome para suas posições pré-operatórias. Portanto, realizamos vários estudos prospectivos para avaliar a posição pós-operatória dos músculos retos do abdome, usando suturas de náilon e PDS, com um tempo de acompanhamento mínimo de 6 meses até uma média de 7 anos de acompanhamento.

Demonstramos que a plicatura dos músculos retos do abdome funciona para corrigir a diástase fusiforme que resulta da gravidez. Um de nossos estudos mostrou que a plicatura pode permanecer intacta mesmo após uma gravidez. Um estudo realizado por Veríssimo *et al.* mostrou que a plicatura triangular encurta o comprimento da aponeurose em 8% das pacientes. Este é um fato positivo, pois durante a gravidez não há apenas uma diástase horizontal, mas também um alongamento vertical da aponeurose.

Nosso grupo de estudo realizou um estudo contínuo comparando três técnicas de plicatura:

1. Sutura em duas camadas.
2. Sutura contínua de camada única.
3. Sutura com farpas.

Foi constatado que a sutura contínua de camada única é a mais rápida e mais eficaz para plicatura. Achamos que este tipo de plicatura pode ser realizado com segurança em pacientes sem um alongamento vertical significativo da camada músculo-aponeurótica.

Embora tenhamos sido os primeiros a descrever a plicatura laparoscópica da bainha posterior do músculo reto abdominal, achamos que há poucas indicações para o uso desta técnica, pois os pacientes requerem uma quantidade variável de ressecção cutânea, e a realização de uma plicatura com o uso da abordagem aberta é mais fácil para o cirurgião. Pacientes com uma diástase e ausência de excesso cutâneo têm uma inserção lateral dos músculos retos do abdome. Nestes casos, uma plicatura não é indicada; em vez, as bainhas dos músculos retos devem ser avançadas pelo acesso aberto. Embora a tecnologia robótica tenha facilitado o uso da abordagem laparoscópica, a mesma é indicada primariamente para a correção de defeitos da parede abdominal em vez da correção de uma diástase.

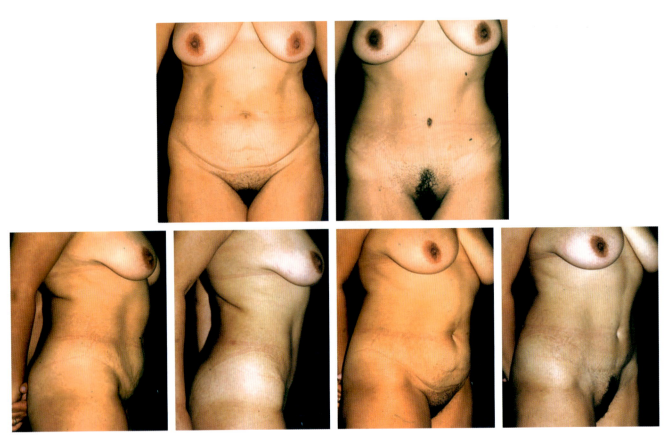

Fig. 2-13

Esta mulher de 44 anos de idade, que teve duas gestações e dois partos, queixava-se de projeção excessiva de seu abdome anterior. Sua deformidade do tipo A (uma diástase do reto abdominal secundária à gravidez) foi corrigida por plicatura da bainha anterior do músculo reto do abdome. Ela é vista 2 anos após a plicatura.

Tipo B

Pacientes do tipo B ainda apresentam alguma flacidez da camada músculo-aponeurótica após a correção da diástase. Estes pacientes também podem apresentar um alongamento vertical da parede abdominal, que pode aumentar a flacidez músculo-aponeurótica. Pacientes que necessitam de melhora da cintura também se beneficiam desta técnica. Os homens também podem-se beneficiar desta técnica. No entanto, nestes pacientes, somente a parte vertical da plicatura é realizada, de modo que ocorra uma melhor definição da linha semilunar. Se uma plicatura em L for realizada em homens, uma tração indesejável da cintura ocorrerá.

Uma plicatura em L da aponeurose oblíqua externa deve ser realizada além da plicatura da bainha anterior do reto abdominal. A técnica de plicatura da aponeurose oblíqua externa é similar àquela descrita para a correção da diástase do músculo reto do abdome.

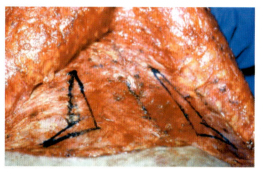

A área da plicatura em L da aponeurose do oblíquo externo

Fig. 2-14

A força resultante é um vetor em direção à área púbica. A plicatura em L promove muitas melhorias da camada músculo-aponeurótica. A plicatura de uma aponeurose de um músculo diminui a distância entre sua origem e sua inserção; portanto, promove uma melhora da função muscular. Esta técnica tem um efeito estético importante na cintura, pois causa dois vetores de tração em direção à área púbica. Além disso, por ser realizada na região da linha semilunar, causa uma depressão naquela área, que é um efeito estético desejável. Isto pode causar uma melhora do contorno delicado do abdome, especialmente visto em pacientes magros. Se o cirurgião aumenta a área de plicatura da bainha anterior do músculo reto do abdome lateralmente à borda medial dos músculos retos para aumentar a tensão da parede abdominal, o contorno delicado do abdome pode ser apagado, pois este é definido pelas projeções dos músculos abdominais.

À medida que a plicatura em L se estende para o abdome superior, a área do umbigo (que geralmente não é plicada) é reforçada. Também foi demonstrado que estas plicaturas não alteram de modo significativo a pressão intra-abdominal, comparado à plicatura da bainha anterior do músculo reto do abdome, e a redução da função ventilatória dos pacientes é similar à dos pacientes submetidos apenas à plicatura da aponeurose anterior. É importante salientar que a camada entre os músculos oblíquos externo e interno é composta por tecido conectivo muito frouxo. Com a plicatura, ocorre um deslizamento do músculo oblíquo externo sobre o músculo interno, o que torna a técnica muito eficiente.

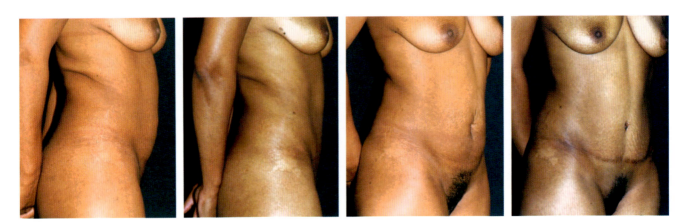

Fig. 2-15

Esta mulher de 37 anos de idade, que teve 3 gestações e 3 partos, queixava-se de falta de definição do abdome e de uma parede abdominal excessivamente projetada, uma deformidade do tipo B. Nós realizamos uma plicatura da bainha anterior do músculo reto abdominal, associada a uma plicatura em L da aponeurose do oblíquo externo. Ela é vista 1 ano após a realização do procedimento. Note a prega medial supraumbilical criada pela correção da diástase e a leve depressão lateral ao músculo reto conquistada com a plicatura em L.

Tipo C

Pacientes do tipo C têm uma diástase congênita do reto abdominal. Estes pacientes são diferentes daqueles com diástase do reto abdominal secundária à gravidez, porque seus músculos retos são inseridos lateralmente nos rebordos costais. Estes pacientes são classificados pelos cirurgiões gerais como tendo uma hérnia epigástrica. Embora esta hérnia supraumbilical nem sempre esteja presente, ela é um defeito frequentemente associado.

Nestes casos, a bainha aponeurótica dos músculos retos deve ser avançada. Para corrigir uma diástase congênita do reto abdominal, uma incisão é realizada ao longo da bainha anterior do reto abdominal, próximo da linha alba, e o músculo reto é dissecado de sua bainha posterior. Em seguida, uma invaginação da linha alba é realizada com suturas invertidas com fio de náilon 2-0, aproximando, assim, a bainha posterior do reto abdominal. Estes músculos, ainda inseridos na bainha anterior, são avançados em direção à linha média e ancorados na linha alba invaginada com as mesmas suturas. Portanto, ambas as bainhas anterior e posterior do reto abdominal são avançadas.

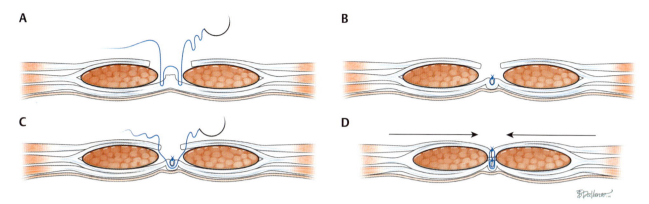

Fig. 2-16

Para avançar as bainhas do reto do abdome, uma incisão é feita ao longo da bainha anterior do reto abdominal *(A)*, o mais próximo possível da linha alba. O músculo reto é, então, separado de sua bainha posterior. Uma plicatura que causa invaginação da linha alba é realizada na bainha posterior *(B)*. Conforme a plicatura é realizada, o recesso lateral das bainhas do reto abdominal é aproximado um do outro *(C)*. Finalmente, a bainha anterior do reto abdominal é aproximada de sua bainha contralateral. Esta sutura é ancorada na bainha posterior para garantir uma separação entre os músculos retos esquerdo e direito, evitando, assim, fibrose entre eles. A aparência final é mostrada *(D)*.

Esta técnica foi com base em nosso estudo cadavérico de 1998, em que a tensão foi reduzida na borda aponeurótica medial após liberação dos músculos retos de suas aponeuroses posteriores. Usando esta técnica, uma correção mais eficaz foi alcançada no abdome superior.

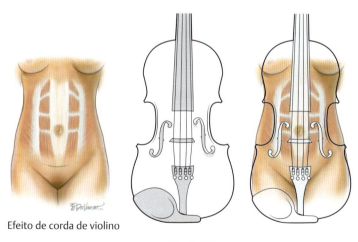

Efeito de corda de violino

Fig. 2-17

Nestes pacientes, pode haver recidiva se uma plicatura da bainha anterior do reto abdominal for realizada. Isto acontece, pois, à medida que os músculos retos são inseridos lateralmente nos rebordos costais, pode resultar em um *efeito de corda violino*. Tal como no violino, as "cordas" paralelas nunca tocam uma na outra. Nestes casos, a recidiva é apenas no abdome superior. Pelo fato de não haver recidiva da plicatura no abdome inferior, a saliência no abdome superior é geralmente maior do que no estado pré-operatório, e requer uma reoperação tão extensa quanto a abdominoplastia primária para avançar a bainha do reto abdominal. Quando a bainha do reto é avançada, os músculos retos se contraem em uma nova posição dentro da bainha aponeurótica, evitando o efeito de corda de violino.

Cirurgiões plásticos nem sempre reconhecem esta deformidade. Pelo fato de homens terem uma parede abdominal menos distensível do que as mulheres, quando eles apresentam uma diástase congênita do reto abdominal, a deformidade abdominal se torna mais evidente após os 30 anos de idade, e estes homens buscam a correção com um cirurgião geral. Mulheres, talvez por terem uma parede abdominal mais frouxa, tendem a viver com esta deformidade até após a gravidez. Então, elas buscam um cirurgião plástico por causa da deterioração da aparência previamente mais firme de seus abdomes. Se o cirurgião plástico corrige a diástase por meio de plicatura da bainha anterior do reto abdominal, pode haver uma recidiva. O número relativo de pacientes que buscam abdominoplastia que apresentam esta deformidade congênita varia de 5,3 a 8%, de acordo com dois de nossos estudos anteriores.

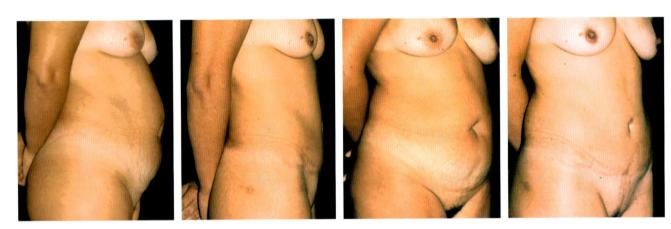

Fig. 2-18

Esta mulher de 42 anos de idade, que teve 3 gestações e 3 partos, buscou a correção da projeção excessiva de seu abdome anterior, particularmente na área supraumbilical. Sua deformidade do tipo C foi tratada com o avanço das bainhas do reto abdominal, que corrigiu a projeção supra-abdominal. Ela é vista 1 ano após a cirurgia.

Tipo D

Pacientes do tipo D têm uma diástase do reto abdominal secundária à gestação e associada à flacidez músculo-aponeurótica da área do flanco, com uma cintura pouco definida. Plicatura da bainha anterior do reto abdominal e avanço dos músculos oblíquos externos são indicados nestas pacientes. A aponeurose oblíqua externa é incisada ao longo da linha semilunar, com o limite superior sendo os rebordos costais, e o limite inferior sendo o ligamento inguinal refletido. O músculo oblíquo externo é dissecado lateralmente em direção à linha axilar anterior, onde seu pedículo neurovascular penetra no músculo. Uma incisão aponeurótica é realizada paralela ao ligamento inguinal refletido. Este músculo é avançado até a linha média e, se possível, suturado ao músculo contralateral. A plicatura da bainha anterior do reto é realizada da mesma forma que a descrita para pacientes com deformidade do tipo A.

Em um estudo cadavérico, constatamos que o avanço dos músculos oblíquos externos é mais eficaz para criar uma definição da cintura do que a correção da diástase do reto abdominal.

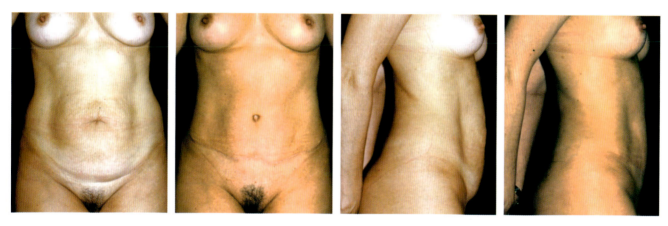

Fig. 2-19

Esta mulher de 38 anos de idade, que teve 3 gestações e 3 partos, queixava-se de projeção excessiva de seu abdome anterior e perda de definição da cintura. Sua deformidade foi classificada como do tipo D. Nós corrigimos a diástase do reto por plicatura da bainha anterior do reto abdominal e avanço dos músculos oblíquos externos. Ela é vista 2 anos após a cirurgia.

Planejamento e Preparo Pré-Operatórios

A cirurgia de um paciente com o melhor peso corporal possível oferece uma grande vantagem para o cirurgião plástico e o paciente. Entretanto, nem sempre é possível para os pacientes alcançarem seus pesos corporais ideais antes da cirurgia, mas o alcance de um peso estável para a cirurgia é favorável para o melhor resultado possível.

Se o paciente estiver acima do peso e durante a avaliação inicial, houver dificuldade em avançar o retalho no teste da preensão, ele é aconselhado a perder peso antes da cirurgia para maximizar o resultado final. Diversos fatores nutricionais devem ser considerados, e um especialista deve avaliar um paciente que esteja disposto a perder peso. A cirurgia de pacientes com sobrepeso ou obesidade não é contraindicada e, em condições especiais, pacientes com obesidade mórbida podem colher os benefícios desta cirurgia. Foi comprovado que a abdominoplastia pode proporcionar um aumento na qualidade de vida, autoestima e autoimagem em pacientes com peso normal ou sobrepeso. O cirurgião deve visar a uma melhora em todas essas áreas.

Além do estado nutricional, o perfil psicológico do paciente deve ser avaliado durante a primeira consulta. Foi demonstrado que mais de 50% dos candidatos de abdominoplastia apresentam transtorno dismórfico corporal (BDD), que é determinado pelo questionário de Avaliação do Transtorno Dismórfico Corporal (BDDE). Este teste permite a classificação dos pacientes pelo grau de gravidade do transtorno. Aparentemente, pacientes com um grau leve a moderado de BDD podem aproveitar os benefícios da cirurgia plástica, como demonstrado por Felix *et al*. Portanto, se sinais de BDD são detectados durante a consulta, o paciente deve ser avaliado por um especialista e, dependendo dos achados, a cirurgia pode ser realizada e pode beneficiar este indivíduo.

O número de gestações prévias de uma paciente pode ter um impacto no grau de sua deformidade abdominal. Por outro lado, se a paciente ainda não estiver certa sobre a possibilidade de futuras gestações após a abdominoplastia, uma avaliação mais cuidadosa deve ser realizada. O grau de deformidade e questões sociais devem ser explorados, quando esta cirurgia é indicada. Embora tenha sido demonstrado em um relato de caso que não houve recidiva da diástase do reto abdominal após uma gravidez no segundo ano do pós-operatório, a correção da camada músculo-aponeurótica deve sempre que possível ser evitada em pacientes que pretendam engravidar novamente.

Tabagismo e pílulas anticoncepcionais devem ser descontinuados pelo menos 15 dias antes da cirurgia e no pós-operatório. Complicações respiratórias, necrose do retalho e efeito trombofílico podem ser reduzidos com essas medidas.

Um histórico clínico e familiar de eventos tromboembólicos e condições associadas à saúde deve ser investigado. Hipertensão, diabetes e idade superior a 60 anos são fatores que devem ser levados em conta ao se considerar técnicas mais invasivas.

Um exame clínico detalhado deve incluir o teste de preensão para avaliar a pele em excesso. A diástase do reto abdominal pode ser palpada em pacientes com excesso leve a moderado de gordura abdominal. Também é importante avaliar a inserção dos músculos retos nos rebordos costais. Se esta inserção for lateral, uma abordagem diferente pode ser necessária. A localização e aparência do umbigo também devem ser consideradas. Uma avaliação detalhada da parede abdominal deve ser realizada para detectar possíveis hérnias da parede abdominal, como hérnias umbilicais, epigástricas, inguinais e incisionais, especialmente quando uma lipoaspiração será realizada. Ultrassonografia da parede abdominal pode ser realizada nos casos em que o cirurgião plástico suspeita da presença de hérnias da parede abdominal e não é capaz de identificá-las no exame clínico.

A definição da cintura também deve ser examinada, bem como o contorno detalhado do abdome, suas depressões e projeções. Também é importante avaliar a quantidade de tecido adiposo intra-abdominal. Pacientes com uma grande quantidade de gordura dentro da cavidade abdominal terão uma limitação no resultado estético de uma abdominoplastia. A alteração músculo-aponeurótica causada pela correção desta camada será menos evidente, e a remoção de tecido adiposo será parcial, pois não é possível remover uma quantidade significativa de gordura da cavidade abdominal. Esta limitação deve ser discutida com o paciente antes da cirurgia.

Avaliações pré-operatórias, como contagem de eritrócitos, teste de coagulação, nível sérico de glicose e ensaios de sódio, potássio, ureia e creatinina, podem revelar o estado de saúde pré-operatório do paciente. Estas avaliações são importantes, especialmente quando a anestesia geral é programada. Uma avaliação cardíaca é indicada para pacientes com sintomas cardiovasculares e para aqueles com mais de 40 anos de idade.

Fotografias devem ser tiradas nas incidências frontal, oblíqua e lateral. Pode ser necessário obter imagens com o paciente realizando uma leve flexão abdominal, a fim de mostrar a dimensão da diástase do reto abdominal.

Um termo de consentimento informado deve claramente indicar os riscos e desvantagens associados a este procedimento específico, e deve detalhar os cuidados pós-operatórios necessários, de modo que o paciente compreenda as limitações da cirurgia e sua responsabilidade em relação ao procedimento. Isto é particularmente importante, pois a abdominoplastia é o procedimento com o maior número de questões médico-legais na cirurgia plástica no Brasil. Vila-Nova da Silva *et al.* demonstraram que a falta do termo de consentimento informado e registros médicos deficientes são fatores que influenciam na decisão judicial nos processos judiciais de cirurgia plástica no Brasil.

Técnica Cirúrgica

ANESTESIA

Anestesia geral é realizada em todos os pacientes sendo submetidos à abdominoplastia. Brometo de pancurônio (Pancuron ou Pavulon) é usado para alcançar relaxamento muscular, a fim de permitir a correção da camada músculo-aponeurótica de forma mais eficiente. A dose inicial é de 0,3 mg/kg de peso corporal, com uma dose de manutenção de 0,15 mg/kg/h sempre que necessário.

MARCAÇÕES

As marcações são feitas com a paciente na posição supina. A linha média é marcada, e o paciente deve-se inclinar sobre o antebraço. A prega abdominal é marcada com uma cor diferente, pois esta pode não ser uma marcação final. A incisão não deve ser colocada acima desta prega. No entanto, se esta prega estiver localizada na área do biquíni, este é um bom local para fazer as incisões. Com a paciente novamente na posição supina, uma linha horizontal é marcada acima da linha de implantação dos pelos pubianos, estendendo-se 10 a 12 cm. Esta linha é ligada às linhas laterais previamente marcadas. O excesso cutâneo é estimado com o teste de preensão. Se necessário, a linha lateral inferior pode ser rebaixada para ficar localizada na área que seria coberta pelo biquíni. A excursão do retalho é simulada, e a futura extremidade lateral da cicatriz é marcada. Com esta manobra, geralmente não é necessário estender a incisão mais lateralmente no final do procedimento. O excesso de pele é estimado, e uma marca é realizada na área superior da excisão com o uso e uma régua para obter simetria. É importante manter alguma gordura na junção entre a linha suprapúbica e as linhas inferiores laterais, pois nesta área a porção subcutânea do retalho pode estar muito tensa durante a sutura. Além disso, um coxim adiposo é desenhado na área suprapúbica para compensar a falta de tecido subcutâneo da área supraumbilical original do retalho.

Após marcar a paciente na posição supina, é importante colocá-la na posição ortostática para avaliar os efeitos das forças da gravidade exercidas nos tecidos, deslocando as marcações inferiormente. O desenho fusiforme pode mudar para uma linha mais côncava na superfície superior. Caso isto ocorra, pode ser necessário desenhar uma linha compensatória que deve ser apenas um guia para uma remoção adicional de pele durante a cirurgia, se possível. É desejável ter a incisão abdominal final marcada em um nível de 6 a 7 cm acima do capuz clitoriano, quando a pele púbica é puxada para cima.

POSICIONAMENTO DO PACIENTE

O paciente é colocado na posição supina. Flexão da cama pode ser necessária, portanto, a área do quadril deve coincidir com o ponto em que a mesa de cirurgia pode ser dobrada. Se uma lipoaspiração da região dorsal e/ou lombar for realizada durante a mesma cirurgia, o paciente é colocado em posição prona para a lipoaspiração e, então, virado para a posição supina para ser submetido à abdominoplastia.

TÉCNICA

A incisão cutânea possibilita o acesso ao tecido subcutâneo areolar. Uma quantidade variável de tecido adiposo é mantida sobre a área púbica, com base na ausência estimada de gordura supraumbilical. Esta depressão supraumbilical é criada pelo estiramento do tecido subcutâneo secundário à diástase do reto abdominal durante a gravidez. É aconselhável manter alguma gordura além da face lateral da área púbica, visto que estas áreas potencialmente provocam mais tensão para a aproximação subcutânea após remoção do excesso de retalho. Entre a espinha ilíaca anterior e a área púbica, a fáscia de Scarpa é incisada, e o cirurgião tem acesso ao tecido adiposo lamelar, que é digitalmente separado rombamente até a fáscia subcutânea fina. Esta fáscia é puxada e incisada para que a aponeurose possa ser acessada com segurança. Com o acesso à aponeurose em ambos os lados, o retalho é erguido pelo assistente, facilitando, assim, a criação do coxim adiposo suprapúbico previamente descrito. A dissecção supra-aponeurótica é estendida até o umbigo. O umbigo é, então, incisado com o uso de uma incisão em forma de escudo. A dissecção supra-aponeurótica é estreitada deste ponto até 2 cm abaixo do xifoide. Este túnel se estende até uma linha 2 cm lateralmente ao longo da borda medial dos músculos retos. Após a exposição de toda a camada músculo-aponeurótica, o tratamento das deformidades desta camada é realizado de acordo com as técnicas previamente descritas, dependendo do tipo de deformidade.

Em alguns casos, como plicatura em L da aponeurose do oblíquo externo, um pouco de dissecção abdominal superior pode ser necessário para fazer esta plicatura 3 a 4 cm acima da área umbilical. O retalho cutâneo abdominal é avançado e grampeado na pele pubiana. O excesso de pele e tecido subcutâneo a ser removido é estimado e ressecado. Neste momento, a gordura abaixo da fáscia de Scarpa é removida sempre que indicado. O local da transposição umbilical é marcado com uma incisão em Y. Uma excisão em forma de cone do tecido adiposo é realizada no retalho na área do umbigo. Revisão da hemostasia é realizada, e pontos de adesão são colocados, com um total de 20 a 30 pontos fixando o subcutâneo na aponeurose. O retalho é avançado sobre seus dois terços laterais, em direção à linha média e inferiormente. O terço medial do retalho é avançado diretamente em sentido inferior, evitando uma dobra medial. A sutura é realizada em camadas; o tecido subcutâneo é aproximado com fio de náilon 3-0, e a derme é fechada com uma sutura subdérmica contínua com fio Monocryl 4-0. Para a sutura intradérmica, o mesmo fio Monocryl é utilizado. Drenos de Penrose (1 cm) são usados pela face lateral da incisão. Gaze é colocada nas incisões, adesivos estéreis transparentes são colados, e um modelador de baixa compressão é usado.

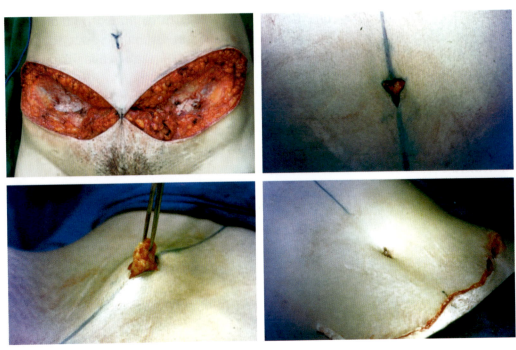

Fig. 2-20

Estas fotos mostram a área de transposição umbilical, marcada na pele em um formato de "Y" depois de o excesso de retalho abdominal ser removido e conectado à área púbica. O retalho abdominal é incisado, e três retalhos são criados, que serão projetados para o interior para alcançar o umbigo, mantendo, assim, a cicatriz ao redor do umbigo em uma posição oculta. Um pedaço em forma de cone de gordura é removido, para que uma leve depressão seja criada ao redor do umbigo. Note esta leve depressão, com a sutura do umbigo escondida em seu interior.

PROCEDIMENTOS COMPLEMENTARES

Uma lipoaspiração um tanto conservadora pode ser realizada nos flancos e cintura. No abdome posterior, uma lipoaspiração regular é realizada, sempre que necessário. Uma elevação do monte pubiano é outro procedimento que pode ser facilmente realizado em combinação com a abdominoplastia. A correção de hérnias umbilicais e de outros defeitos da parede abdominal também é realizada durante uma abdominoplastia. Em alguns casos de hérnias umbilicais grandes, é aconselhável realizar uma neoumbilicoplastia para que não haja risco de necrose do pedículo umbilical.

Cuidados Pós-Operatórios

Durante a cirurgia e no período pós-operatório, os pacientes usam dispositivos de compressão intermitente da panturrilha até o primeiro dia, quando começam a andar. O modelador de baixa compressão é usado durante o primeiro mês do pós-operatório. Rodrigues *et al.* demonstraram em estudos recentes que há um aumento significativo na pressão intra-abdominal após o uso de modeladores pós-cirúrgicos. Além disso, Berjeaut *et al.* demonstraram que modeladores pós-cirúrgicos podem diminuir de forma significativa o fluxo da veia femoral. O uso de modeladores pós-cirúrgicos está sendo atualmente reavaliado e podemos mudar nossa rotina pós-operatória após este estudo.

Quando pontos de adesão são colocados, drenos de Penrose são usados, e removidos dentro de 48 horas após a cirurgia. Nos poucos casos em que esta técnica não é utilizada, um dreno de aspiração é colocado e removido, quando o líquido coletado em 24 horas é inferior a 30 mL.

Os pacientes são mantidos na posição de Fowler quando estão na cama durante a primeira semana do pós-operatório. Quando estão em pé, eles são instruídos a inclinar o tronco para frente e dobrar ligeiramente os joelhos durante a primeira semana. Ao longo dos 3 dias seguintes, eles podem ficar retos gradualmente. Os pacientes podem dirigir 3 semanas após a cirurgia e realizar exercícios após o primeiro mês do pós-operatório. O carregamento de peso, ou realização de exercícios abdominais ou de qualquer exercício que inclua a contração dos músculos abdominais, é permitido 45 dias após a cirurgia, quando plicaturas aponeuróticas são realizadas. Um período de 90 dias sem exercícios abdominais é necessário nos pacientes com avanços da musculatura abdominal. Exposição ao sol é permitida 3 meses após a cirurgia nas áreas onde não há cicatrizes. Um período de 8 meses a 1 ano deve ser observado antes da exposição solar das cicatrizes.

Dez sessões de drenagem linfática manual são indicadas, começando 7 a 10 dias após a cirurgia. A drenagem manual deve ser em direção à área axilar e flancos. Embora tenhamos demonstrado com linfangiografia que a drenagem linfática muda seu fluxo principalmente para a cadeia axilar, alguns pacientes apresentam drenagem para os linfonodos profundos, e até mesmo para a cadeia inguinal um mês após a cirurgia.

Resultados e Desfechos
TRATAMENTO DE DIVERSAS DEFORMIDADES

Nesta seção serão apresentados alguns pacientes; seus casos demonstram o tratamento de cada um dos tipos de deformidade e os resultados que podem ser alcançados.

Caso 1: Tipo 0

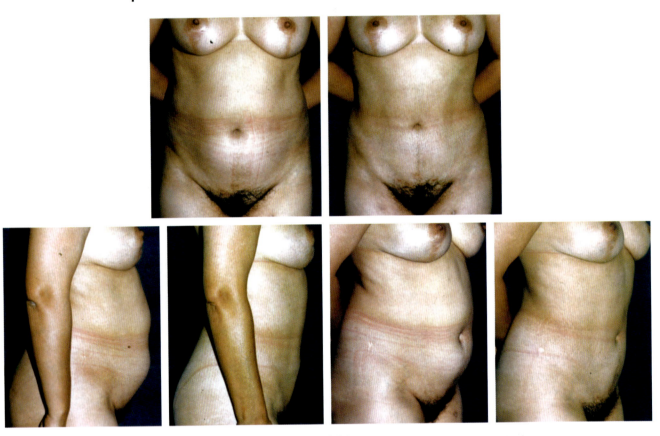

Fig. 2-21

Esta nulípara de 42 anos de idade estava descontente com a projeção de seu abdome. Por causa da ausência de diástase e excesso cutâneo muito pequeno, uma lipoaspiração foi realizada, e 3.200 mL de tecido adiposo foram removidos. Ela é vista 6 meses após o procedimento.

Caso 2: Tipo II/B

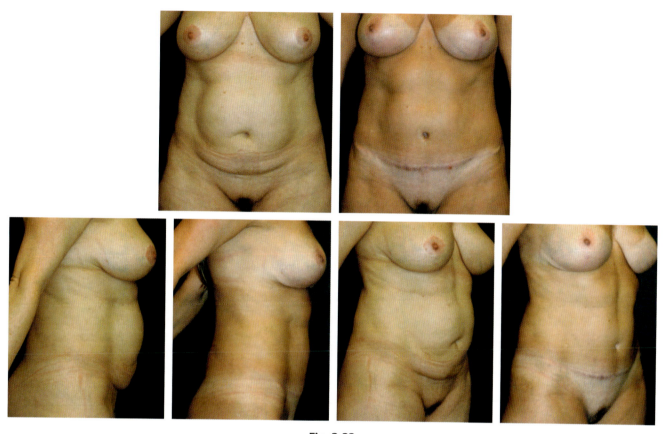

Fig. 2-22

Esta mulher de 46 anos de idade com uma deformidade do tipo II/B queixou-se de projeção excessiva de seu abdome, bem como da ptose em sua mama previamente operada. Ela recusou ser submetida a uma lipoaspiração. Visto que ela apresentava uma prega abdominal alta, uma incisão alta foi realizada. Após a plicatura da bainha anterior do reto abdominal, havia flacidez no abdome inferior e flancos. Uma plicatura em L da aponeurose do oblíquo externo foi realizada. Ela é vista 6 meses após a cirurgia, com um abdome de aparência natural com projeção reduzida.

Caso 3: Tipo II Vertical/B

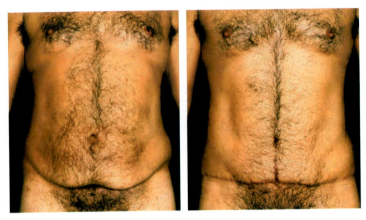

Fig. 2-23

Este homem de 46 anos de idade havia perdido 20 kg e se queixava de pele excessiva em seu abdome. Ele foi classificado como tendo uma deformidade do tipo II vertical/B. Durante a cirurgia, observou-se que ele tinha uma camada músculo-aponeurótica muito flácida; portanto, além da correção da diástase, uma plicatura vertical do músculo oblíquo externo foi realizada (tipo B vertical). Em homens, a plicatura do oblíquo externo é realizada apenas verticalmente, não em "L", de modo que a cintura não seja acentuada, como seria ideal no corpo de uma mulher. Não havia pele supraumbilical suficiente para remover toda a pele entre o umbigo e a área púbica e, então, uma incisão vertical foi realizada de modo a preservar parte da pele infraumbilical (tipo II vertical). Lipoaspiração dos flancos e tórax anterior e lateral também foi realizada. Ele é mostrado 8 meses após a cirurgia. Note as depressões acentuadas ao longo da linha semilunar, formadas pela plicatura vertical do oblíquo externo, e a aparência mais masculina de seu torso.

Caso 4: Tipo II Alto/B

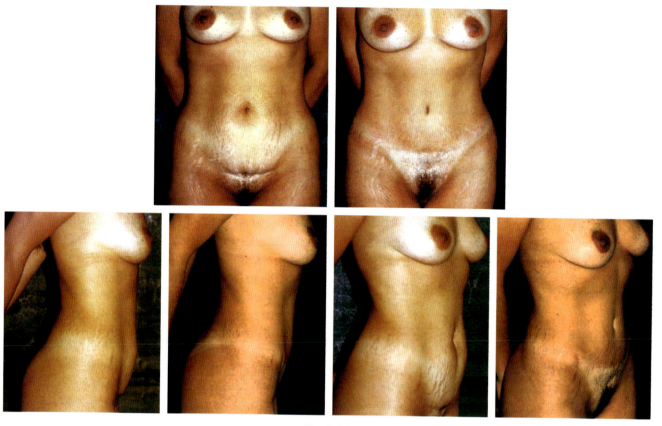

Fig. 2-24

Esta mulher de 26 anos de idade com uma deformidade do tipo II alto/B solicitou melhoria de seu contorno corporal e abdome. Uma abdominoplastia foi indicada, com lipoaspiração na face lateral das coxas e face lateral do abdome. Durante a abdominoplastia, após aproximação das bordas mediais dos músculos retos do abdome, ainda havia flacidez da parede abdominal anterior. Nestes casos, uma plicatura em L da aponeurose do oblíquo externo é indicada (tipo B). No entanto, não havia excesso de pele para transportar o retalho até a área pubiana e, portanto, a incisão abdominal alta foi indicada (tipo II alto). A cicatriz foi alta, pois estava na transição apropriada entre as unidades anatômicas abdominais. Dois anos após a cirurgia, pode-se observar que a cicatriz é muito discreta e apagada. Note as depressões mais acentuadas ao longo da linha semilunar, formadas pela plicatura do oblíquo externo.

Caso 5: Tipo II Alto/C

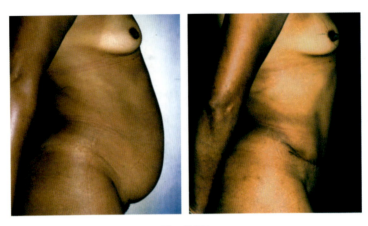

Fig. 2-25

Esta mulher de 40 anos de idade tinha um abdome projetado desde a infância, que havia sido exacerbado por duas gestações. Sua deformidade foi classificada como tipo II alto/C. No exame clínico, foi possível sentir uma inserção lateral dos músculos retos do abdome (tipo C). Havia pele o suficiente para transportar o retalho até a área pubiana. Pelo fato de o peso da paciente não ser instável, uma cicatriz alta foi realizada (tipo II alto). Ela é vista 1 ano após a cirurgia. Note a visível melhora da projeção do abdome promovida pelo avanço das bainhas do reto abdominal.

Caso 6: Tipo C

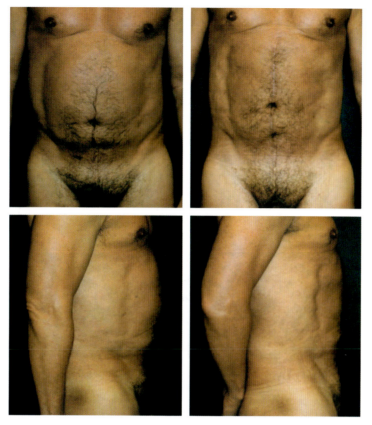

Fig. 2-26

Este homem de 68 anos de idade não tinha excesso de pele, mas tinha um abdome superior projetado. Uma inserção lateral dos músculos retos do abdome podia ser palpada na área supraumbilical (tipo C). Neste caso, apenas a correção da camada músculo-aponeurótica foi realizada por meio de um acesso direto, avançando as bainhas do reto abdominal. Note a visível melhora da área supraumbilical. Ele é visto 8 meses após o procedimento.

Caso 7: Tipo III/A

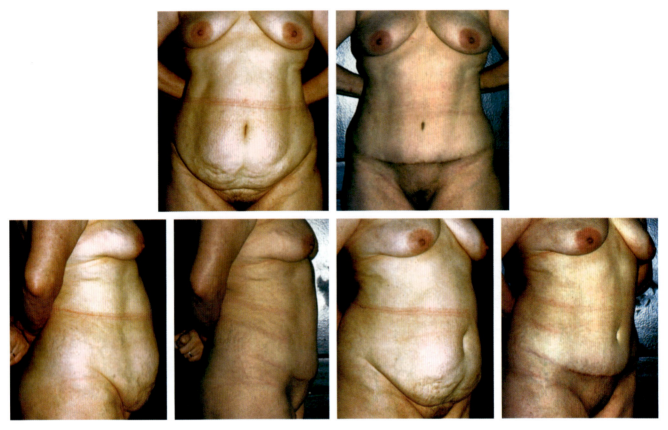

Fig. 2-27

Esta mulher de 54 anos de idade com um BMI de 32 apresentava uma deformidade abdominal do tipo III/A e uma diástase do reto abdominal de 3 cm. Ela é exibida 1 ano após a cirurgia, demonstrando melhora da redundância cutânea e uma melhor tensão da parede abdominal, obtida pela plicatura da bainha anterior do reto abdominal. Note também a elevação da região pubiana, que era uma das queixas da paciente.

Caso 8: Tipo III/A

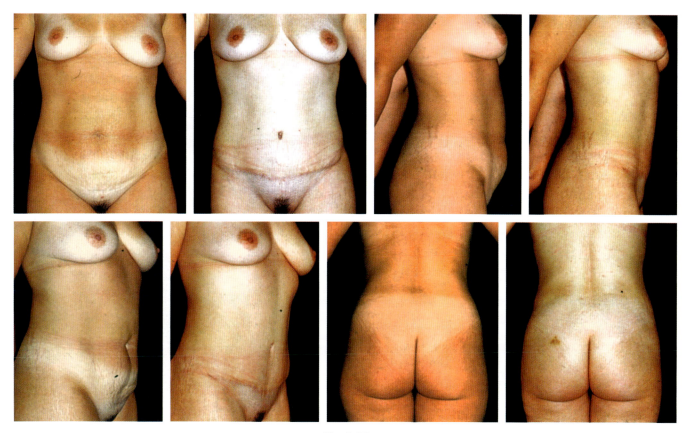

Fig. 2-28

Esta mulher de 36 anos de idade apresentava uma deformidade do tipo III/A, com lipodistrofia na área lombar e face lateral das coxas e flancos. Sua principal queixa era a projeção anterior de seu abdome. Toda a pele entre o umbigo e a área púbica foi removida (tipo III). O único procedimento músculo-aponeurótico foi uma plicatura da bainha anterior do reto abdominal (tipo A). Ela é exibida 2 anos após a cirurgia, demonstrando melhora da projeção anterior de seu abdome e contornos melhorados, onde a lipoaspiração foi realizada.

Caso 9: Tipo III/A

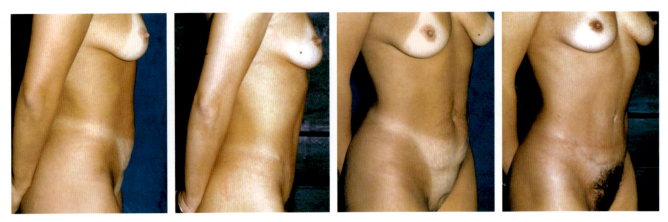

Fig. 2-29

Esta mulher de 26 anos de idade, que teve 1 gestação e 1 parto, apresentou uma deformidade do tipo III/A. Ela tinha uma diástase de 2 cm com um bom tônus muscular e um grande excesso de pele infraumbilical. A diástase foi corrigida, e o excesso de pele entre a área púbica e o umbigo foi removido. Dois anos após a cirurgia, a melhora da tensão muscular da parede abdominal e de seu contorno abdominal é evidente.

Caso 10: Tipo III/A

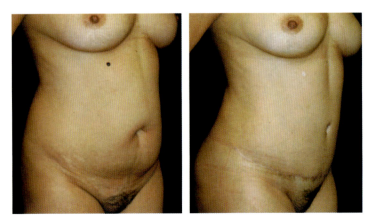

Fig. 2-30

Esta mulher de 37 anos de idade estava insatisfeita com seu contorno corporal em geral, incluindo uma ausência de definição da cintura e baixa projeção da região glútea. Ela apresentou uma deformidade do tipo III/A. Ela foi submetida a uma abdominoplastia com correção da diástase do reto abdominal e a uma lipoaspiração das coxas superiores, flancos, regiões lombar e sacral, e abdome posterior. Lipoenxertia foi realizada na área glútea. Note a discreta depressão criada pela plicatura dos músculos retos do abdome e o contorno delicado criado pela lipoescultura. Ela é vista 1 ano após a cirurgia.

Caso 11: Tipo III/B

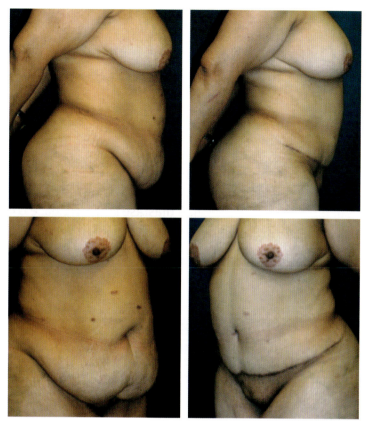

Fig. 2-31

Esta mulher de 52 anos de idade apresentou uma deformidade do tipo III/B. Embora ela tivesse uma grande quantidade de gordura intra-abdominal, o principal volume adiposo estava localizado no tecido subcutâneo. Ela também tinha uma diástase do reto abdominal e uma flacidez geral da parede abdominal anterior. Plicatura da bainha anterior do reto abdominal e da aponeurose do músculo oblíquo externo foi realizada. Ela é vista 6 meses após a cirurgia; note a redução significativa da gordura subcutânea e o aumento na tensão da camada músculo-aponeurótica.

Caso 12: Tipo III/D

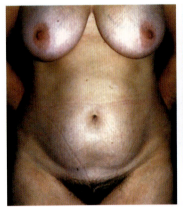
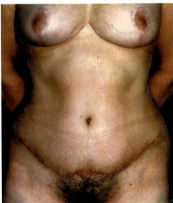

Fig. 2-32

Esta mulher de 37 anos de idade com uma deformidade do tipo III/D solicitou uma cintura mais definida (tipo D). Ela também tinha um excesso cutâneo significativo (tipo III). Ela é mostrada 6 meses após a cirurgia. Note a melhora da cintura e o posicionamento da cicatriz na prega abdominal inferior, entre as unidades anatômicas abdominais. A posição da cicatriz final pode ser colocada de acordo com o desejo da paciente em tê-la escondida na zona do biquíni.

Problemas e Complicações
MANEJO DAS COMPLICAÇÕES LOCAIS
Má Cicatrização e Defeito Cicatricial em "Orelha de Cachorro"

Nos últimos 30 anos, houve uma redução significativa no número de complicações após a abdominoplastia. Entretanto, esta cirurgia ainda tem uma gama considerável de complicações associadas. Alargamento da cicatriz, cicatrizes que são hipertróficas e discrômicas, e "orelhas de cachorro" são comuns. Tratamentos específicos podem ser aplicados para controlar estas condições, como o uso de *peelings* químicos para cicatrizes hipercrômicas, injeções intralesionais de esteroides para cicatrizes hipertróficas, remoção de pele excessiva nas "orelhas de cachorro" e excisão da cicatriz para corrigir cicatrizes largas. A qualidade da cicatriz pode ser melhorada com um planejamento cirúrgico adequado, reduzindo a tensão do retalho abdominal. O uso de tiras de Micropore ou de uma bainha de silicone sobre a cicatriz também pode melhorar a qualidade da cicatriz. Colocar a paciente bem sentada durante a cirurgia, após o fechamento cutâneo, permite que o cirurgião identifique e trate as "orelhas de cachorro". Estas são medidas preventivas que não evitarão todas as complicações, mas podem certamente diminuir suas incidências.

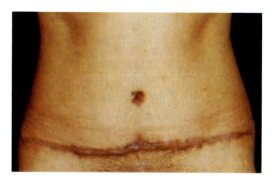

Fig. 2-33

Esta paciente tem uma cicatriz hipertrófica e hipercrômica, bem como estenose umbilical, 6 meses após a abdominoplastia.

Perda da Sensibilidade

A dissecção do retalho e tração após abdominoplastia pode resultar em sensibilidade reduzida da pele abdominal. As regiões mais prováveis de serem afetadas estão entre o umbigo e o púbis. As principais modalidades de perda de sensibilidade são pressão e calor. Portanto, estes pacientes são mais expostos a acidentes de queimadura de contato em superfícies quentes, como fornos quentes e churrasqueiras. Por outro lado, quando a lipoabdominoplastia é realizada, a inervação do retalho abdominal é mantida intacta, preservando a sensibilidade cutânea nestas áreas.

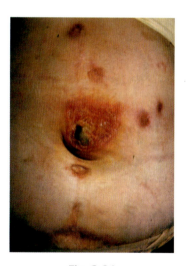

Fig. 2-34

Esta mulher de 54 anos de idade sofreu uma queimadura como resultado da falta de sensibilidade após uma abdominoplastia realizada 10 anos antes. A queimadura foi causada pelo uso de uma toalha quente aplicada sobre a área supraumbilical para melhorar o que ela pensou ser um linfonodo inflamatório, mas era na verdade uma pequena hérnia epigástrica. A queimadura foi corrigida e, então, a hérnia foi corrigida 1 ano depois.

Constrição Umbilical

Embora não seja uma complicação comum, a constrição umbilical pode ser problemática. Ao tentar obter um umbigo mais jovial e bonito, alguns cirurgiões plásticos tendem a diminuir a quantidade de pele deixada no pedículo umbilical. Entretanto, se houver tensão excessiva nas bordas da pele a serem suturadas no umbigo, pode ocorrer deiscência, e uma cicatriz circular retrairá a área umbilical. Após a plicatura da bainha anterior do reto abdominal, ocorre um encurtamento esperado do pedículo umbilical. A fixação do pedículo umbilical na fáscia anterior do reto abdominal permite que o cirurgião controle a altura do pedículo e, consequentemente, a tensão nas bordas cutâneas durante a sutura. Portanto, em alguns casos, o pedículo cutâneo deve ser avançado superficialmente com o uso da aponeurose como um degrau, a fim de se obter redução da tensão da sutura cutânea entre a pele umbilical e o retalho abdominal. O umbigo deve sempre ser desenhado com incisões quebradas. O umbigo deve-se encaixar no espaço criado no retalho abdominal pelas incisões cutâneas, de modo que uma linha quebrada seja formada quando suturado, a fim de evitar constrição da cicatriz. Outra maneira de diminuir a tensão cutânea da pele umbilical é fixando a derme do retalho abdominal em dois ou três pontos em torno do umbigo, e então suturando a pele com uma tensão muito menor.

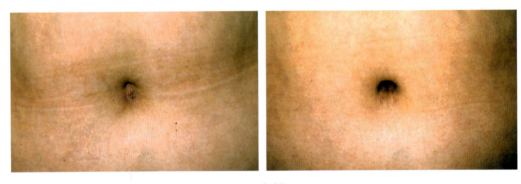

Fig. 2-35

Esta mulher de 42 anos de idade desenvolveu estenose umbilical 3 meses após uma abdominoplastia. Ela é demonstrada após correção com retalhos de transposição.

Seroma

O seroma é a complicação mais frequente da abdominoplastia. Foi considerado como uma complicação inevitável até que Baroudi e Ferreira descreveram, em 1998, o uso de pontos de adesão para prevenir um seroma. Em 2007, Nahas *et al.* demonstraram que esta técnica era eficiente em pacientes com fatores de risco para o desenvolvimento de seroma, como aqueles indivíduos com sobrepeso, aqueles que apresentavam perda de peso maciça e aqueles com cicatrizes supraumbilicais. di Martino *et al.* mostraram que o uso de pontos de adesão durante uma abdominoplastia era mais bem-sucedido na prevenção de um seroma do que quando a lipoabdominoplastia era realizada. Cola de fibrina também foi usada para prevenir um seroma, mas não foi bem-sucedida, pois a cola de fibrina não promove uma aderência forte entre o retalho abdominal e a aponeurose. Portanto, um seroma pode ser prevenido na maioria dos casos. No entanto, quando um seroma ocorre, aspiração do fluido deve ser realizada a cada 3 ou 4 dias, até que haja uma redução no volume para menos de 20 a 40 mL. Se um seroma não for reconhecido ou não for aspirado, sua absorção pode ser retardada, e uma cápsula formar-se-á ao seu redor. Uma deformidade do abdome ocorrerá secundária à contração desta cápsula ao redor da coleção líquida, da mesma forma que ocorre em torno de uma prótese mamária. Para tratar a chamada *pseudobursa*, é necessário remover a cápsula e usar pontos de adesão para religar o subcutâneo à aponeurose. Uma extensa dissecção é geralmente necessária para corrigir esta complicação secundária.

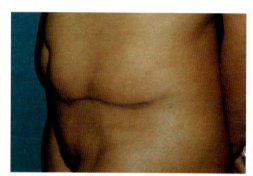 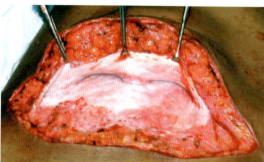

Fig. 2-36

Esta paciente foi submetida a uma abdominoplastia 1 ano antes e desenvolveu uma deformidade no abdome inferior por causa de uma fibrose que ocorreu nos primeiros 3 meses depois da cirurgia primária. Note a pseudobursa, que é muito similar a uma cápsula formada ao redor de um implante. A pseudobursa também apresenta uma contração capsular, que é responsável pela saliência na foto oblíqua da paciente. A cápsula foi removida, e o tecido foi fechado com pontos de adesão para evitar recidiva.

Necrose de Retalho

Embora a necrose de retalho seja uma complicação multifatorial, tensão e dissecção excessivas são duas causas técnicas comuns de necrose após a abdominoplastia. A necrose do retalho abdominal pode ser uma complicação dramática, dependendo de sua extensão. Um plano pré-operatório apropriado, com base no tipo de pele e deformidade subcutânea, pode prevenir a tensão excessiva do retalho abdominal. Uma dissecção conservadora também pode ser realizada no abdome superior para diminuir o número de vasos cortados. Um túnel estreito acima do umbigo pode preservar algumas artérias perfurantes do músculo reto abdominal, aumentando o fluxo arterial do retalho. Mayr *et al.* demonstraram que na dissecção extensiva há uma redução no fluxo sanguíneo na área inferior do retalho abdominal para 17,2%, comparado ao fluxo sanguíneo normal. Por esta razão, os cirurgiões devem ser cuidadosos durante a realização de lipoaspiração do retalho descolado.

Lipectomia do retalho sob visão direta pode ser uma escolha mais adequada, quando uma redução da espessura do retalho é necessária. Pontos de adesão também podem diminuir a tensão do retalho. Estas suturas são progressivamente colocadas ligando o retalho abdominal à aponeurose, avançando o retalho e, consequentemente, diminuindo a tensão sobre a borda cutânea.

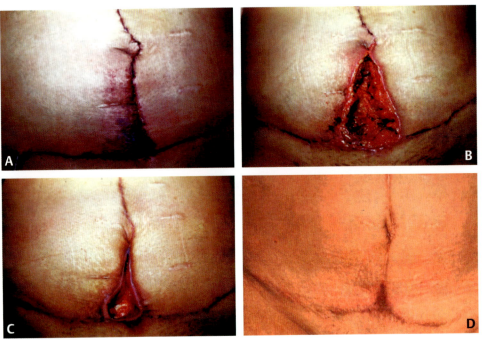

Fig. 2-37

Três dias após uma abdominoplastia em âncora, o sítio de incisão desta mulher de 59 anos de idade desenvolveu necrose. A cicatrização foi alcançada por intenção secundária *(A)*. Ela é mostrada 15 dias *(B)* e 45 dias *(C)* após a cirurgia. A cicatrização foi concluída 2 meses e meio após a cirurgia *(D)*.

Hematoma

Muitos fatores podem aumentar a incidência de hematoma após a abdominoplastia. O cirurgião deve estar ciente de que o espaço entre o retalho cutâneo abdominal e a aponeurose pode-se expandir quando um hematoma ocorre. Portanto, para evitar este imenso espaço morto, pontos de adesão podem ser usados quando esta complicação ocorre, a fim de limitar um hematoma potencialmente grande, e um pequeno hematoma pode ser formado.

Um pequeno hematoma é tratado de modo conservador, enquanto que um grande hematoma deve ser cirurgicamente removido para evitar fibrose secundária. Em tais casos, um seroma pode ocorrer secundariamente, que pode ser avaliado por ultrassonografia. Seroma geralmente ocorre 12 a 15 dias após a cirurgia. O seroma secundário deve ser sequencialmente aspirado.

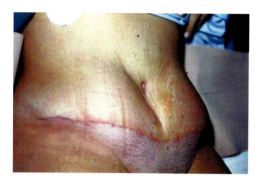
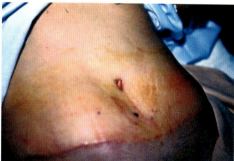

Fig. 2-38

Esta paciente desenvolveu um hematoma no terceiro dia do pós-operatório. O hematoma foi evacuado para prevenir infecção e a formação de uma cápsula.

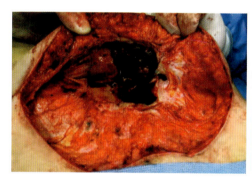
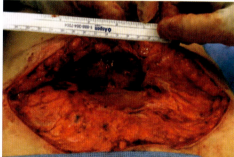

Fig. 2-39

Esta paciente tinha um hematoma crônico secundário a uma abdominoplastia realizada 3 anos antes. Após a remoção dos restos do conteúdo sanguíneo, foi possível identificar uma cápsula espessa, que foi incisada e removida. Pontos de adesão foram usados, similar à correção de uma pseudobursa provocada por um seroma.

Infecção

A infecção não é uma complicação frequente da abdominoplastia. A incidência varia de 0,7% a 3,5%, de acordo com Alderman *et al.* Uma contagem de leucócitos pode ajudar a identificar a presença de infecção. Um *swab* local também pode ajudar na identificação do microrganismo responsável por esta condição; no entanto, uma cultura positiva isolada pode indicar apenas colonização. Uma cultura quantitativa é um método mais confiável para o diagnóstico de infecção. Alguns retalhos isquêmicos com necrose podem distorcer o diagnóstico, dando a impressão de que a infecção é local. Quando infecção é diagnosticada, é geralmente tratada clinicamente com o uso de antibióticos selecionados pelo comitê de controle de infecções do hospital, cujos membros estão cientes dos possíveis agentes bacterianos locais.

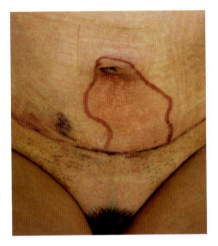

Fig. 2-40

Uma maneira eficaz de monitorar uma infecção cutânea é marcando com uma caneta os limites da vermelhidão cutânea e acompanhando sua extensão após o uso de antibióticos. Isto fornecerá ao cirurgião plástico uma ideia da eficácia dos antibióticos. A infecção de pele acima é mostrada na parte distal do retalho no sexto dia do pós-operatório, com a área de vermelhidão marcada para servir como um parâmetro para a avaliação da evolução da infecção.

Recidiva da Deformidade Músculo-Aponeurótica

A correção de recidiva de uma deformidade músculo-aponeurótica requer uma cirurgia quase tão extensa quanto a cirurgia primária; portanto, a deformidade deve ser prevenida. A recidiva pode ocorrer por diversas razões; a causa mais comum de recidiva da diástase do reto abdominal é o uso de plicatura da bainha anterior do reto abdominal em pacientes com uma inserção lateral dos músculos retos nos rebordos costais (pacientes do tipo C). Pacientes com uma aponeurose fraca também podem ter uma recidiva da deformidade, dependendo da composição aponeurótica e tipos predominantes de colágeno.

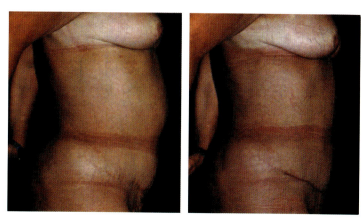

Fig. 2-41

Esta paciente do tipo C de 52 anos de idade teve uma recidiva da diástase do músculo reto abdominal. Ela foi tratada com plicatura da bainha anterior do reto abdominal. A paciente é demonstrada 1 ano após o avanço das bainhas do reto abdominal.

COMPLICAÇÕES SISTÊMICAS

As complicações sistêmicas mais comuns após a abdominoplastia são pulmonares. Atelectasia pode ocorrer como resultado da ventilação pós-operatória limitada e deve ser tratada com terapia respiratória pulmonar. A complicação mais temida após uma abdominoplastia é a trombose venosa profunda (DVT); a segunda mais grave é a embolia pulmonar. De todos os procedimentos de cirurgia estética, a abdominoplastia tem a maior incidência de DVT, particularmente quando um procedimento intra-abdominal é realizado. Entretanto, a incidência diminuiu nas últimas décadas desde o início da administração de heparina de baixo peso molecular e do uso de rotina de dispositivos de compressão mecânica da panturrilha. Recentemente, publicamos um artigo sobre o aumento da pressão intra-abdominal após o uso de modeladores pós-cirúrgicos, e outro artigo sobre o aumento de estase da veia femoral comum após o uso destes dispositivos. Esta pode ser uma causa de DVT, e estamos atualmente estudando os efeitos do não uso destas malhas de compressão externa. Visto que a DVT é uma condição multifatorial, a prevenção mecânica e farmacológica deve ser implementada nestes pacientes, e locomoção precoce deve ser solicitada. Também avaliamos o uso de heparina de baixo peso molecular 12 horas após a cirurgia, comparando estes pacientes a um grupo que utilizou apenas medidas preventivas mecânicas após a abdominoplastia. Constatamos que houve uma redução similar na contagem de eritrócitos, um volume similar nos reservatórios dos drenos e um acúmulo similar abaixo do retalho abdominal, verificado por ultrassonografia em ambos os grupos. Aparentemente, não há aumento de sangramento quando heparina de baixo peso molecular é usada durante 7 dias após a cirurgia.

Decisões Críticas e Nuances Cirúrgicas

- O tipo de deformidade abdominal deve ser diagnosticado, e técnicas específicas devem ser usadas para corrigi-lo.
- É de máxima importância compreender a anatomia local, para que o tratamento apropriado possa ser corretamente implementado. Um diagnóstico preciso da deformidade abdominal ajudará a prevenir complicações.
- Um planejamento pré-operatório adequado ajuda a evitar tensão excessiva do retalho e diminui o risco de recidiva de deformidades músculo-aponeuróticas.
- Dissecção reduzida e pontos de adesão devem ser usados para prevenir complicações.
- Caso haja dúvida se o paciente for um tipo C com uma inserção lateral dos músculos retos, uma ultrassonografia pode ser valiosa para avaliar o posicionamento do músculo reto abdominal. Se uma plicatura for realizada nestes casos, pode haver uma recidiva, e uma cirurgia tão extensa quanto a original deve ser realizada para corrigi-la.
- Durante a realização de uma abdominoplastia, o cirurgião deve usar pontos de adesão para evitar a formação de seroma e diminuir a tensão nas bordas cutâneas. A única exceção é quando houver uma indicação para que o tempo cirúrgico seja reduzido.
- Quando há fibrose entre a fáscia e o tecido subcutâneo na abdominoplastia secundária, o tecido fibrótico deve ser removido da aponeurose, e uma capsulotomia deve ser realizada para liberar o tecido subcutâneo. Pontos de adesão devem ser usados.
- Não há necessidade de drenos de aspiração quando pontos de adesão são utilizados.
- Modeladores pós-operatórios não devem ser muito apertados; foi constatado que seu uso pode resultar em estase da veia femoral. Estamos atualmente avaliando suas indicações.
- Em pacientes do tipo C com sobrepeso, quando a plicatura da bainha posterior do reto abdominal é realizada, pode ser difícil evitar a passagem da agulha na parede intestinal. Nestes casos, uma incisão de 2 cm na bainha posterior do reto abdominal, bem como no peritônio, prevenirá lesão intestinal durante a plicatura da bainha posterior do músculo reto do abdome.
- Em pacientes do tipo B, tensão excessiva nas plicaturas horizontais na área inguinal deve ser evitada durante a plicatura em L da aponeurose do oblíquo externo. Isto pode diminuir a resistência aponeurótica na região inguinal, resultando em uma hérnia.
- Na dissecção da bainha posterior do reto abdominal de pacientes do tipo C, é preciso cuidado com os vasos epigástricos inferiores que passam sobre a superfície posterior dos músculos retos, penetrando os músculos acima da linha arqueada.

LEITURAS SELECIONADAS

Alderman AK, Collins ED, Streu R, Grotting JC, Sulkin AL, Neligan P, Haeck PC, Gutowski KA. Benchmarking outcomes in plastic surgery: national complication rates for abdominoplasty and breast augmentation. Plast Reconstr Surg 2124:2127, 2009.

Avelar J. Abdominoplasty—systematization of a technique without external umbilical scar. Aesthetic Plast Surg 2:141, 1978.

Axer H, Keyerlyngk DG, Prescher A. Collagen fibers in linea alba and rectus sheaths. I. General scheme and morphological aspects. J Surg Res 96:127, 2001.

Barbosa MV, Ayaviri NA, Nahas FX, Juliano Y, Ferreira LM. Improving tension decrease in components separation technique. Hernia 18:527, 2014.

Barbosa MV, Nahas FX, Ferreira LM. A practical dressing to the umbilical stalk. J Plast Reconstr Aesthet Surg 61:851, 2008.

Barbosa MV, Nahas FX, Garcia EB, Ayaviri N, Juliano Y, Ferreira LM. Use of the anterior rectus sheath for abdominal wall reconstruction: a study in cadavers. Scand J Plast Reconstr Surg Hand Surg 19:1, 2007.

Barbosa MV, Nahas FX, Oliveira-Filho RS, Ayaviri N, Novo NF, Ferreira LM. A variation in the component separation technique that preserves linea semilunaris: a study in cadavers and a clinical case. J Plast Reconstr Aesthet Surg 63:524, 2010.

Barbosa MV, Nahas FX, Sabia Neto MA, Ferreira LM. Strategies in umbilical reconstruction. J Plast Reconstr Aesthet Surg 62:e147, 2009.

Baroudi R, Ferreira C. Seroma: how to avoid it and how to treat it. Aesthetic Surg 18:439, 1998.

Berjeaut RH, Nahas FX, Dos Santos LK, et al. Does the use of compression garments increase venous stasis in the common femoral vein? Plast Reconstr Surg 135:85e, 2015.

Calvi EN, Nahas FX, Barbosa MV, Calil JA, Ihara SS, Juliano Y, Ferreira LM. Collagen fibers in the rectus abdominis muscle of cadavers of different age. Hernia 18:527, 2014.

Choo S, Marti G, Nastai M, Mallalieu J, Shermak MA. Biomechanical properties of skin in massive weight loss patients. Obes Surg 20:1422, 2010.

Costa-Ferreira A, Rebelo M, Vásconez LO, et al. Scarpa fascia preservation during abdominoplasty: a prospective study. Plast Reconstr Surg 125:1232, 2010.

da Silva DB, Nahas FX, Bussolaro R, de Brito MJ, Ferreira LM. The increasing growth of plastic surgery lawsuits in Brazil. Aesthetic Plast Surg 34:541, 2010.

de Brito MJ, Felix DE, Nahas FX, Tavares H, Cordás TA, Dini GM, Ferreira LM. Body dysmorphic disorder should not be considered an exclusion criterion for cosmetic surgery. J Plast Reconstr Aesthet Surg 68:270, 2015.

de Brito MJ, Nahas FX, Barbosa MV, Dini G, Kimura AK, Farah AB, Ferreira LM. Abdominoplasty and its effect on body image, self-esteem, and mental health. Ann Plast Surg 65:5, 2010.

de Brito MJ, Nahas FX, Bussolaro RA, Shinmyo LM, Barbosa MV, Ferreira LM. Effects of abdominoplasty on female sexuality: a pilot study. J Sex Med 9:918, 2012.

de Brito MJ, Nahas FX, Cordás TA, Tavares H, Ferreira LM. Body dysmorphic disorder in patients seeking abdominoplasty, rhinoplasty, and rhytidectomy. Plast Reconstr Surg 137:462, 2016.

de Brito MJ, Nahas FX, Ferreira LM. Should plastic surgeons operate on patients diagnosed with body dysmorphic disorder? Plast Reconstr Surg 129:406e, 2012.

de Brito MJ, Nahas FX, Ferreira LM. Reply: Should plastic surgeons operate on patients diagnosed with body dysmorphic disorders? Plast Reconstr Surg 130:622e, 2012.

di Martino M, Nahas FX, Barbosa MV, Montecinos Ayaviri NA, Kimura AK, Barella SM, Novo NF, Ferreira LM. Seroma in lipoabdominoplasty and abdominoplasty: a comparative study using ultrasound. Plast Reconstr Surg 126:1742, 2010.

Fabian TC, Croce MA, Pritchard FE, Minard G, Hickerson WL, Howell RL, Schurr MJ, Kudsk KA. Planned ventral hernia. Staged management for acute abdominal wall defects. Ann Surg 219:643; discussion 651, 1994.

Farah AB, Nahas FX, Ferreira LM, Mendes JA, Juliano Y. Skin sensibility of the abdomen after abdominoplasty. Plast Reconstr Surg 114:577, 2004.

Felix GA, de Brito MJ, Nahas FX, Tavares H, Cordás TA, Dini GM, Ferreira LM. Patients with mild to moderate body dysmorphic disorder may benefit from rhinoplasty. J Plast Reconstr Aesthet Surg 67:646, 2014.

Ferreira LM, Castilho HT, Hochberg J, et al. Triangular mattress suture in abdominal diastasis to prevent epigastric bulging. Ann Plast Surg 46:130, 2001.

Friedland JA, Maffi TR. MOC-PS(SM): CME article: abdominoplasty. Plast Reconstr Surg 121(4 Suppl):1, 2008.

Hafezi F, Nouhi A. Safe abdominoplasty with extensive liposuctioning. Ann Plast Surg 57:149, 2006.

Henriksen NA, Yadete DH, Sorensen LT, et al. Connective tissue alteration in abdominal wall hernia. Br J Surg 98:210, 2011.

Hobar PC, Rohrich RJ, Byrd S. Abdominal-wall reconstruction with expanded musculofascial tissue in a posttraumatic defect. Plast Reconstr Surg 94:379, 1994.

Johnson D, Harrison DH. A technique for repairing massive ventral incisional hernias without the use of a mesh. Br J Plast Surg 52:399, 1999.

Matarasso A. Abdominolipoplasty: a system of classification and treatment for combined abdominoplasty and suction-assisted lipectomy. Aesthetic Plast Surg 15:111, 1991.

Matarasso A. Liposuction as an adjunct to a full abdominoplasty. Plast Reconstr Surg 95:829, 1995.

Matarasso A. Liposuction as an adjunct to a full abdominoplasty revisited. Plast Reconstr Surg 106:1197, 2000.

Mayr J, Holm C, Höfter E, Becker A, Pfeiffer U, Mühlbauer W. Effects of aesthetic abdominoplasty on abdominal wall perfusion: a quantitative evaluation. Plast Reconstr Surg 114:1586, 2004.

Mendes Dde A, Nahas FX, Veiga D, Mendes F, Figueiras RG, Gomes HC, Ely PB, Novo NF, Ferreira LM. Ultrasonography for measuring rectus abdominis muscles diastasis. Acta Cir Bras 22:182, 2007.

Nahas FX. Advancement of the external oblique muscle flap to improve waistline: a study in cadavers. Plast Reconstr Surg 108:550, 2001.

Nahas FX. An aesthetic classification for abdominoplasty based on the myoaponeurotic layer. Plast Reconstr Surg 108:1787, 2001.

Nahas FX. Commentary on: Improvements in vertebral-column angles and psychological metrics after abdominoplasty with rectus plication. Aesthet Surg J 36:588, 2016.

Nahas FX. Discussion: Evaluation of the long-term stability of sheath plication using absorbable sutures in 51 patients with diastasis of the recti muscles: an ultrasonographic study. Plast Reconstr Surg 130:720e, 2012.

Nahas FX. How to deal with the umbilical stalk during abdominoplasty. Plast Reconstr Surg 106:1220, 2000.

Nahas FX. A pragmatic way to treat abdominal deformities based on skin and subcutaneous excess. Aesthetic Plast Surg 125:365, 2001.

Nahas FX. Pregnancy after abdominoplasty. Aesthetic Plast Surg 26:284, 2002.

Nahas FX. Studies on the endoscopic correction of rectus diastasis. Oper Tech Plast Reconstr Surg 3:58, 1996.

Nahas FX. Wide abdominal rectus plication abdominoplasty for the treatment of chronic intractable low back pain. Plast Reconstr Surg 127:232, 2011.

Nahas FX, Augusto SM, Ghelfond C. Nylon versus polydioxanone in the correction of rectus diastasis. Plast Reconstr Surg 107:700, 2001.

Nahas FX, Augusto SM, Ghelfond C. Should diastasis recti be corrected? Aesthetic Plast Surg 21:285, 1997.

Nahas FX, Barbosa MV, Ferreira LM. Factors that may influence failure of the correction of the musculoaponeurotic deformities of the abdomen. Plast Reconstr Surg 124:334, 2009.

Nahas FX, di Martino M, Ferreira LM. Fibrin glue as a substitute for quilting suture in abdominoplasty. Plast Reconstr Surg 129:212, 2012.

Nahas FX, Farah AB, Ferreira LM. Skin sensibility to pressure measured with a system of loads. Plast Reconstr Surg 117:318, 2006.

Nahas FX, Ferreira LM. Concepts on correction of the musculoaponeurotic layer in abdominoplasty. Clin Plast Surg 37:527, 2010.

Nahas FX, Ferreira LM, Ely PB, Ghelfond C. Rectus diastasis corrected with absorbable suture: a long-term evaluation. Aesthet Plastic Surg 35:43, 2011.

Nahas FX, Ferreira LM, Ghelfond C. Does quilting suture prevent seroma in abdominoplasty? Plast Reconstr Surg 119:1060, 2007.

Nahas FX, Ferreira LM, Ghelfond C, Augusto SM. Long-term follow-up of correction of rectus diastasis. Plast Reconstr Surg 115:1736, 2005.

Nahas FX, Ferreira LM, Mendes JA. An efficient way to correct recurrent rectus diastasis. Aesthetic Plast Surg 28:189, 2004.

Nahas FX, Ishida J, Gemperli R, Ferreira MC. Abdominal wall closure after selective aponeurotic incision and undermining. Ann Plast Surg 41:606, 1998.

Nahas FX, Kimura AK, Barbosa MV, Juliano Y, Ferreira LM. Components separation technique with limited subcutaneous undermining: a cadaver study. Ann Plast Surg 67:303, 2011.

Nahas FX, Martino M, Ferreira LM. Seroma after lipoabdominoplasty: fat thickness of the abdominal wall is probably a contributory factor. Plast Reconstr Surg 127:2133, 2011.

Nahas FX, Solia D, Ferreira LM, Novo NF. The use of tissue adhesive for skin closure on body contouring surgery. Aesthetic Plast Surg 28:165, 2004.

Orpheu SC, Coltro PS, Scopel GP, et al. Collagen and elastic content of abdominal skin. Obes Surg 20:480, 2010.

Orsi JV, Nahas FX, Gomes HC, Veiga D, Novo NF, Ferreira LM. [Impact of obesity on the functional capacity of women] Rev Assoc Med Bras 54:106, 2008.

Rodrigues MA, Nahas FX, Gomes HC, Ferreira LM. Ventilatory function and intra-abdominal pressure in patients who underwent abdominoplasty with plication of the external oblique aponeurosis. Aesthetic Plast Surg 37:993, 2013.

Rodrigues MA, Nahas FX, Reis RP, Ferreira LM. Does diastasis width influence the variation of the intra-abdominal pressure after correction of rectus diastasis? Aesthet Surg J 35:583, 2015.

Shinmyo LM, Nahas FX, Ferreira LM. Guidelines for pubic hair restoration. Aesthetic Plast Surg 30:104, 2006.

Veríssimo P, Nahas FX, Barbosa MV, de Carvalho Gomes HF, Ferreira LM. Is it possible to repair diastasis recti and shorten the aponeurosis at the same time? Aesthetic Plast Surg 38:379, 2014.

Vila-Nova da Silva DB, Nahas FX, Ferreira LM. Factors influencing judicial decisions on medical disputes in plastic surgery. Aesthet Surg J 35:477, 2015.

Capítulo 3

Abdominoplastia Reversa Tensionada

Mauro F.S. Deos • Ricardo Arnt • Eduardo Gus

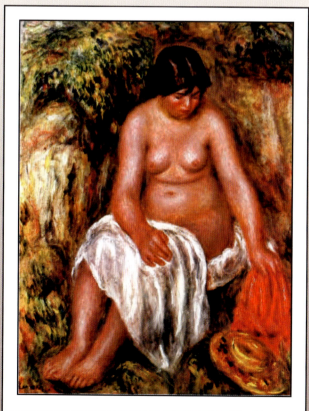

Pierre-Auguste Renoir: Bather in a landscape

A parede abdominal é uma das regiões que tem, com maior frequência, uma ampla gama de variações e deformidades anatômicas, incluindo excesso e má distribuição de gordura, flacidez cutânea ou muscular, hérnias e outros problemas associados a estas características.

A abdominoplastia tradicional e procedimentos de miniabdominoplastia, com ou sem lipoaspiração, geralmente abordam a maioria desses problemas. Entretanto, uma pele abdominal com ou sem excesso de gordura – especialmente na região abdominal supraumbilical – ainda é um desafio para a maioria dos cirurgiões plásticos. Miniabdominoplastias produzem resultados insuficientes, e abdominoplastias convencionais resultam em uma cicatriz posicionada proximalmente ou em uma cicatriz vertical infraumbilical adicional.

Ressecção da pele e tecido adiposo no abdome superior foi descrita pela primeira vez por Thorek, em 1942. Em 1977, Rebello e Franco descreveram e sistematizaram a abordagem para a cirurgia plástica abdominal pelo sulco inframamário. Originalmente, a técnica envolvia fixação do retalho exclusivamente ao sulco mamário, o que resultava em seu deslocamento inferior ou até mesmo em cicatriz hipertrófica, visto que o peso do retalho constantemente exercia tensão sobre as suturas.

A técnica apresentada neste capítulo, chamada de *abdominoplastia reversa tensionada* (TRA), difere dos prévios procedimentos em duas formas significativas:
1. Tração e fixação do retalho: o retalho é colocado sob extensa tração em direção ao sulco mamário e é fortemente fixado à aponeurose muscular abdominal, minimizando, desse modo, a tensão sobre a cicatriz e prevenindo as complicações mencionadas anteriormente.
2. Extensão da incisão inframamária e da amplitude da área de descolamento: pacientes com maiores quantidades de pele a ser removida requerem unificação da incisão na linha média, resultando em um retalho único em forma de "U". Alternativamente, pacientes com pouca ou moderada flacidez cutânea supraumbilical, e sem diástase da parede abdominal, podem ser tratadas com incisões limitadas nas regiões inframamárias, resultando, assim, em dois túneis de descolamento sem unificação na, ou atravessando a, linha média.

Anatomia Cirúrgica

Zonas Anatômicas de Perigo

Não existem zonas anatômicas de perigo específicas a serem consideradas quando esta técnica é utilizada, particularmente aquelas envolvendo referências anatômicas vasculares ou nervosas. Isto é um resultado do rico suprimento vascular anastomótico da parede abdominal.

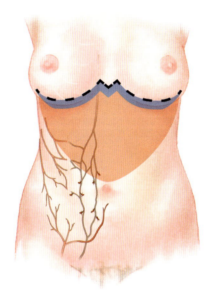

Fig. 3-1

A parede abdominal anterolateral consiste em pele, tecido subcutâneo e uma camada muscular. A parede abdominal é delimitada superiormente pelo processo xifoide e rebordo costal, lateralmente pela crista ilíaca e músculos oblíquos, e inferiormente pelo púbis e ligamento inguinal.

É de máxima importância que os cirurgiões compreendam o padrão de vascularização da parede abdominal. Ao contrário da abdominoplastia convencional, que preserva o suprimento sanguíneo proveniente da região abdominal superior, a TRA preserva os vasos do segmento inferior. De acordo com Huger, o principal suprimento sanguíneo da parede abdominal anterior é fornecido pela arcada epigástrica profunda, que é formada pelas artérias epigástricas superior e inferior (zona de Huger I). As anastomoses entre os sistemas superior e inferior ocorrem principalmente na linha média, entre o rebordo costal e o umbigo. Há uma dominância clara do sistema arterial epigástrico inferior. A parede abdominal anterolateral também é irrigada pelos ramos perfurantes segmentares das artérias intercostal e lombar (zona de Huger III). Há uma menor contribuição do fluxo retrógrado dos vasos perfurantes da artéria ilíaca circunflexa profunda para o sistema superficial (zona de Huger II).

Indicações e Contraindicações

Assim como todos os outros procedimentos cirúrgicos, as indicações corretas para a técnica e a seleção apropriada da paciente são a base de resultados bem-sucedidos. O maior benefício da técnica de TRA é a capacidade de tratar deformidades do abdome supraumbilical por uma abordagem direta. Isto resulta em uma área muito menor de descolamento, quando comparado àquela associada à abdominoplastia convencional.

A abdominoplastia convencional e a miniabdominoplastia devem sempre ser consideradas primeiro, pois as cicatrizes tendem a ser cobertas pelas roupas e favorecem as forças gravitacionais. Contudo, a TRA deve ser considerada em pacientes com uma ou mais das seguintes condições:

- Flacidez cutânea na porção supraumbilical do abdome, quando não há pele excessiva o suficiente para uma abdominoplastia convencional (esta é a indicação primária para a TRA).
- Cicatrizes prévias inframamárias de boa qualidade (p. ex., após mamoplastia redutora ou mastopexia).
- Associação à cirurgia mamária, como mamoplastia de aumento ou mamoplastia redutora, pois o acesso pelo sulco mamário pode ser usado para ambos os procedimentos (a mamoplastia de aumento pode ser realizada com o uso de implantes ou pela inserção retromamária de retalhos dermoadiposos que seriam removidos da porção mais cranial do retalho abdominal).
- Cicatrizes abdominais transversas prévias (p. ex., após cirurgias hepáticas ou outras cirurgias no abdome superior) que podem dificultar a tração inferior do retalho ou prejudicar seu suprimento vascular.
- Indicações para lipoaspiração extensa do retalho abdominal, pois esta técnica é realizável por uma área limitada de descolamento, com menor comprometimento vascular e mínimo risco de necrose.
- Mamas com bases amplas, mesmo sem prévias incisões, pois este formato mamário tende a esconder melhor a cicatriz resultante.
- Prévia abdominoplastia convencional com resultados insatisfatórios e uma quantidade insuficiente de pele excessiva para uma abdominoplastia secundária.
- Um desejo de evitar uma cicatriz umbilical ou deslocamento umbilical.

A única contraindicação a esta técnica é um histórico de cicatrização hipertrófica e queloide.

Avaliação da Paciente
AVALIAÇÃO CLÍNICA DA DEFORMIDADE

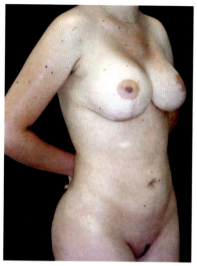

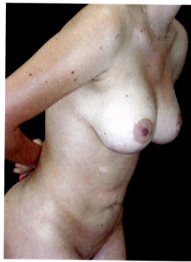 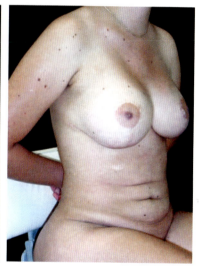

Fig. 3-2

O exame físico é inicialmente realizado com a paciente na posição supina. A paciente é, então, solicitada para realizar uma manobra de Valsalva, de modo que o cirurgião possa determinar a presença de diástase muscular ou de hérnias. Exames de imagem podem ser necessários se uma hérnia for suspeita. O grau de lipodistrofia e a necessidade de lipoaspiração adicional também devem ser avaliados nesse momento. Em seguida, a paciente é solicitada para levantar e sentar. Nestas posições, a paciente deve inclinar para frente, para que o cirurgião possa avaliar melhor a quantidade de excesso cutâneo e a localização no abdome, onde este excesso predomina.

Planejamento e Preparo Pré-Operatórios

A extensão da cicatriz inframamária e a amplitude da dissecção são determinadas pela intensidade de excesso cutâneo supraumbilical. Isto deve ser avaliado com a paciente na posição ortostática exercendo tração superior sobre o retalho na direção das mamas, e determinando a quantidade de pele que pode ser removida. Isto resultará em pacientes sendo colocadas em um de dois grupos.

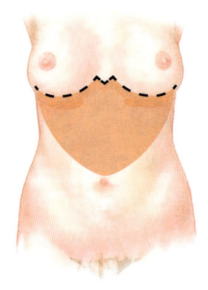

Fig. 3-3

Grupo 1 Pacientes do grupo 1 têm maiores quantidades de pele a serem removidas e requerem unificação da incisão na linha média. Para pacientes neste grupo, o retalho é dissecado na direção da cicatriz umbilical para formar um túnel único em forma de "U". Mais frequentemente, o limite inferior da área de descolamento é a cicatriz umbilical, que resolve a maioria dos casos de flacidez cutânea no abdome supraumbilical e, algumas vezes, até mesmo na porção infraumbilical. Ocasionalmente, pacientes com excessos cutâneos hipogástricos requerem ressecções cutâneas seletivas locais. Em pacientes que requerem plicatura completa da linha média abdominal, a área de descolamento deve ser estendida caudalmente em direção ao púbis. Nestes casos, o umbigo pode ser transportado superiormente ou tratado da mesma forma que é tratado durante uma abdominoplastia convencional.

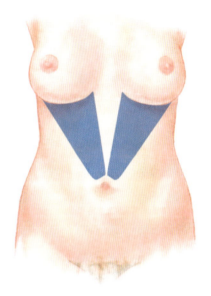

Fig. 3-4

Grupo 2 Pacientes do grupo 2 têm uma flacidez cutânea supraumbilical leve ou moderada e ausência de diástase da parede abdominal. As incisões serão limitadas às regiões inframamárias sem unificação na linha média e sem atravessar a linha média. A dissecção do retalho produzirá dois túneis oblíquos em direção à cicatriz umbilical; a largura de cada túnel será determinada pela largura da mama. Estes casos frequentemente requerem miniabdominoplastias associadas para tratar os excessos cutâneos infraumbilicais. A tração caudal do retalho abdominal inferior compensa a tração cranial menos intensa da porção supraumbilical, o que é adequado para o tratamento da maioria das pacientes.

Técnica Cirúrgica

ANESTESIA

O procedimento de TRA pode ser realizado com o uso de anestesia geral ou anestesia epidural/espinhal e sedação, dependendo das preferências do cirurgião e da equipe anestésica.

MARCAÇÕES

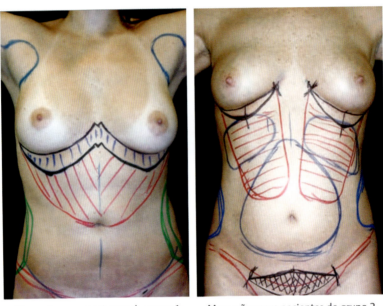

Marcações para pacientes do grupo 1   Marcações para pacientes do grupo 2

Fig. 3-5

As marcações pré-operatórias utilizadas para os grupos 1 e 2 são exibidas. A cor vermelha é usada para marcar as áreas de descolamento, a cor preta indica as incisões a serem realizadas, e as áreas em que uma lipoaspiração será realizada são demonstradas em verde e azul.

POSICIONAMENTO DA PACIENTE

A paciente deve ser colocada na posição supina, e não há necessidade de inclinar o encosto de cabeça durante o procedimento.

TÉCNICA

O retalho a ser dissecado deve ser infiltrado com solução salina e epinefrina em uma concentração de 1:500.000. A quantidade da solução varia de acordo com a extensão da área a ser tratada e das medidas da paciente. Na maioria dos casos, 1 L de solução é necessário para a superfície abdominal inteira, enquanto aproximadamente 500 mL são usados para a metade superior. Quando gordura excessiva está presente, o procedimento começa com lipoaspiração; esta pode ser limitada à região do retalho, ou pode incluir a parede abdominal inteira.

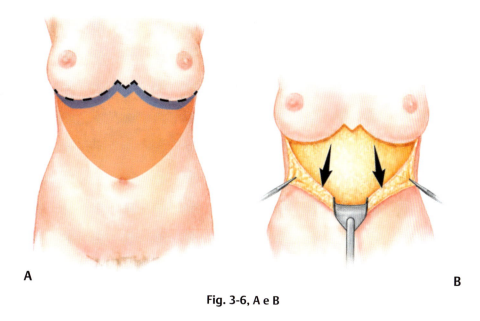

Fig. 3-6, A e B

Para pacientes em ambos os grupos, após a incisão cutânea, dissecção é realizada com eletrocautério no plano aponeurótico anterior; isto resulta em um ou dois retalhos dermoadiposos. Com frequência, a área de descolamento não precisa ser estendida para abaixo do umbigo.

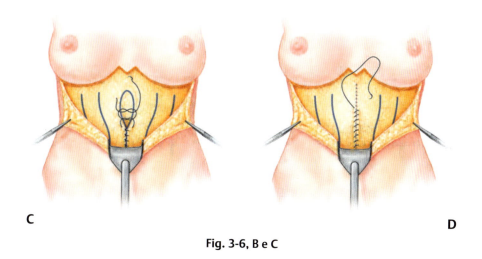

Fig. 3-6, B e C

Quando indicado, uma plicatura supraumbilical da fáscia abdominal na linha média é realizada com fios monofilamentares de náilon em dois planos. A primeira sutura aponeurótica é criada com suturas interrompidas únicas de monofilamento de náilon 2-0. A segunda linha de sutura é realizada com uma sutura contínua de monofilamento de náilon 3-0. Em casos selecionados, quando uma plicatura abdominal completa é necessária, a área descolada pode ser estendida na direção do púbis.

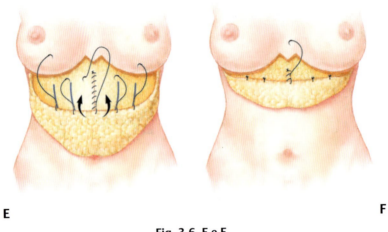

Fig. 3-6, E e F

Após a realização de dissecção e plicatura muscular, com base nas necessidades individuais, o princípio de sutura de tensão progressiva e contínua é aplicado em direção à incisão inframamária. A localização das linhas de tração é marcada com azul de metileno, com cada sutura usada para efetuar tração superior sobre o retalho.

Para pacientes no grupo 1, a tração superior do retalho é realizada com três a cinco linhas de suturas paralelas. As dissecções são amplas, e os retalhos são geralmente pesados e, portanto, uma fixação forte se faz necessária.

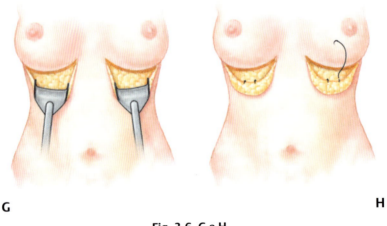

Fig. 3-6, G e H

Para pacientes no grupo 2, dois retalhos menores e mais leves são produzidos. Nestes casos, uma ou duas linhas de tração são geralmente feitas em cada túnel. As suturas de tração começam imediatamente acima da cicatriz umbilical.

Fios de sutura Vicryl 2-0 e uma agulha de 4 cm são usados para fixação e tração do retalho. O cirurgião ou o assistente deve puxar o retalho em direção à incisão, de forma que cada ponto determine uma tração superior do retalho como uma manobra de suporte para sua progressão cranial. As suturas devem incluir a fáscia de Scarpa, mas devem evitar se aproximar muito da derme. Embora os fios de sutura sejam absorvíveis e as depressões cutâneas desapareçam espontaneamente, os entalhes externos levam um longo tempo para desaparecer e isto pode ser angustiante para as pacientes.

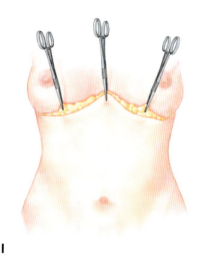

Fig. 3-6, I

Para pacientes do grupo 1 com dissecções maiores e um único retalho, após a tração e fixação do retalho, o excesso dermoadiposo é dividido na linha média e simetricamente removido.

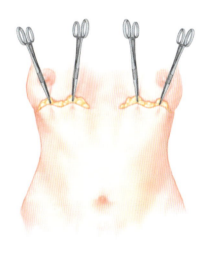

Fig. 3-6, J

Para pacientes do grupo 2 com dissecções menores e dois retalhos, a fixação com tração oblíqua superior determina o excesso cutâneo a ser removido bilateralmente; os retalhos são, então, cortados simetricamente após serem precisamente medidos.

Para preservar o sulco submamário, é importante realizar fixação profunda do retalho com o uso de Vicryl 2-0, depois cria-se um segundo plano de suturas subcutâneas realizadas com Vicryl 3-0, e por fim realizam-se suturas intradérmicas com Vicryl 4-0. Quando a incisão é unificada na linha média, a cicatriz é no formato de "M" para minimizar os riscos de cicatrização hipertrófica e retração cicatricial. Para pacientes com excesso cutâneo persistente no abdome inferior, as ressecções podem ser realizadas com dissecção limitada, como é feito em uma miniabdominoplastia. Drenos não são colocados.

PROCEDIMENTOS ADICIONAIS

A TRA pode ser associada a diversos procedimentos, mas lipoaspiração e miniabdominoplastia podem ser essenciais para resultados satisfatórios. A lipoaspiração é indicada para tratar depósitos indesejáveis e localizados de gordura; ela também reduz o peso do retalho, minimizando, desse modo, a tensão colocada sobre a cicatriz inframamária.

A miniabdominoplastia pode ser complementar para pacientes do grupo 2, em quem

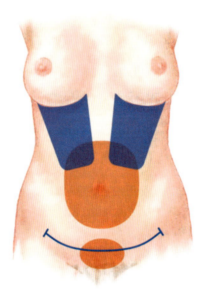

Fig. 3-7

a ressecção limitada de pele nas regiões inframamárias pode ser insuficiente para corrigir completamente a flacidez cutânea infraumbilical.

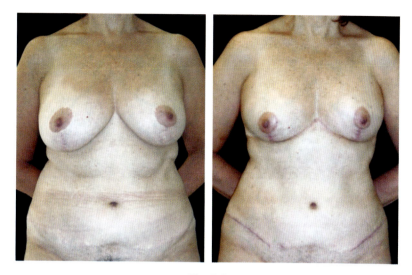

Fig. 3-8

Até mesmo nas pacientes do grupo 1 que possuem ressecções cutâneas mais amplas na região supraumbilical, excisões cutâneas nas extremidades laterais da região infraumbilical podem ser necessárias, especialmente naquelas pacientes com abdominoplastia convencional prévia. Esta paciente do grupo 1 de 52 anos de idade é exibida no pré-operatório e 6 meses após uma TRA com excisões cutâneas laterais.

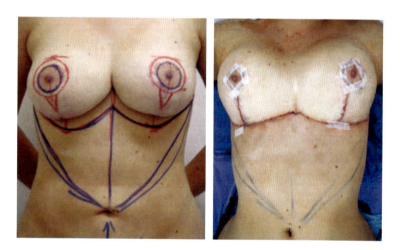

Fig. 3-9

A TRA também pode ser associada à mamoplastia de aumento, mamoplastia redutora ou mastopexia, que pode ser realizada pelas mesmas incisões de acesso, sem a necessidade de cicatrizes adicionais. Mamas com bases mais amplas sempre favorecem as indicações para TRA, pois escondem melhor as cicatrizes resultantes.

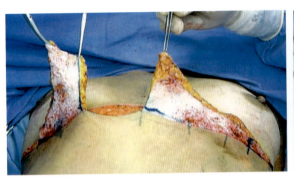 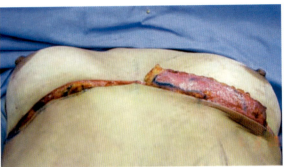

Fig. 3-10

Em determinadas situações, o excesso dermoadiposo que seria removido pode ser usado para aumentar o volume mamário, tanto durante um procedimento estético como parte de uma reconstrução oncológica de mamas previamente removida.

Cuidados Pós-Operatórios

Após o procedimento, a área abdominal dissecada é almofadada com curativos cirúrgicos (algodão envolto em gaze), e a paciente deve usar modeladores durante 4 semanas.

Nos casos de TRA com envolvimento de áreas maiores de dissecção, ou casos de pacientes com comorbidades médicas ou cirúrgicas, a paciente permanece hospitalizada por 24 horas. Em casos envolvendo uma dissecção reduzida, a paciente recebe alta hospitalar pelo menos 8 horas após a conclusão do procedimento. Locomoção precoce é encorajada durante as primeiras horas do pós-operatório.

Estas pacientes recebem anti-inflamatórios não esteroides e analgésicos regulares por 4 dias, se necessário. Todas as pacientes recebem uma dose de antibiótico durante a indução anestésica, e esta dose é repetida se o procedimento durar mais de 3 horas.

Resultados e Desfechos

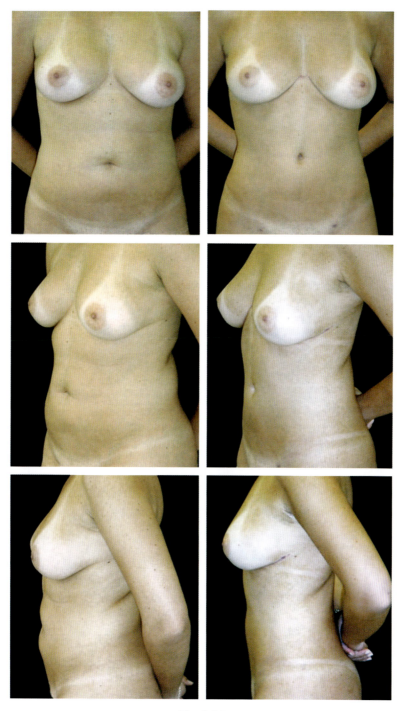

Fig. 3-11

TRA grupo 1: Esta mulher de 27 anos de idade apresentou lipodistrofia residual e flacidez cutânea 4 anos após a lipoaspiração. Ela é exibida no pré-operatório e 6 meses após a TRA.

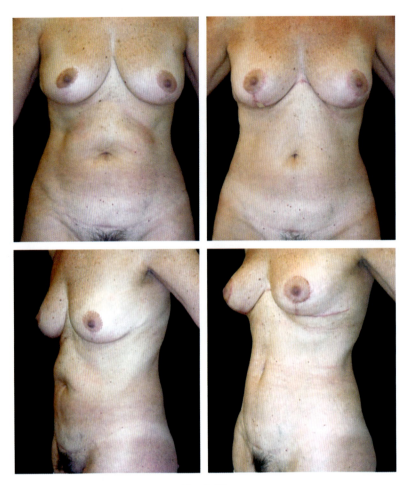

Fig. 3-12

TRA grupo 1: Esta mulher de 47 anos de idade foi submetida a uma mastopexia e mamoplastia de aumento com o excesso dermoadiposo do abdome superior que seria ressecado. Ela é demonstrada no pré-operatório e 9 meses após a cirurgia.

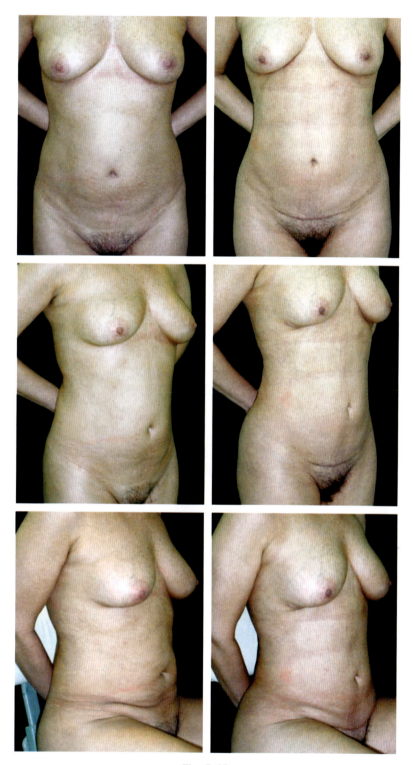

Fig. 3-13

TRA grupo 2: Esta mulher de 43 anos de idade foi submetida a uma lipoaspiração e miniabdominoplastia associada. Ela é vista no pré-operatório e 3 meses após a cirurgia.

Problemas e Complicações

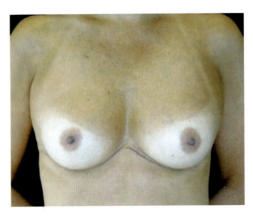

Fig. 3-14

Para pacientes no grupo 1 que requerem uma incisão pela linha média, há um risco de redundância cutânea nesta região. Isto pode produzir uma situação esteticamente desagradável, similar àquela da simastia, e é geralmente causada por uma ressecção cutânea insuficiente na linha média. Estas pacientes devem ser subsequentemente tratadas com excisão do excesso cutâneo sob anestesia local.

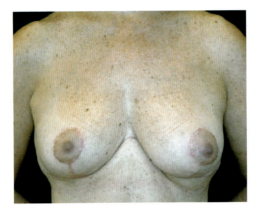

Fig. 3-15

Sulco inframamário unilateral duplo pode estar presente após a cicatrização completa. Isto é geralmente causado por uma ressecção assimétrica do excesso dermoadiposo, resultando em redundância cutânea unilateral, ou pode ser o resultado de suturas de tração assimétricas, especialmente dos pontos mais próximos ao sulco mamário.

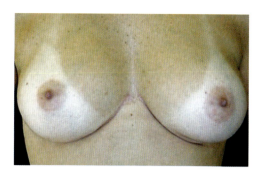

Fig. 3-16

Algumas pacientes do grupo 1 com dissecções maiores podem apresentar cicatrizes hipertróficas, frequentemente na porção central, onde uma maior ressecção cutânea é realizada. Nestes casos, uma revisão da cicatriz pode ser necessária.

Decisões Críticas e Nuances Cirúrgicas

- A TRA é uma técnica simples e rápida que pode ser aplicada em associação a outros procedimentos (p. ex., miniabdominoplastia, lipoaspiração, mamoplastia redutora e mamoplastia de aumento), com o uso de implantes ou por meio da inserção retromamária desses retalhos que seriam removidos da porção mais cranial do retalho abdominal.
- A TRA não é adequada para todas as pacientes e não substitui a abdominoplastia convencional.
- O maior benefício da TRA é a possibilidade de tratar deformidades da parede abdominal superior por meio de uma abordagem direta à região. Isto evita o uso de técnicas convencionais de abdominoplastia para tratar deformidades localizadas primariamente no abdome superior.
- A fixação do retalho na aponeurose abdominal reduz drasticamente a incidência de formação de seroma. A tração ascendente do retalho remodela o abdome superior e distribui suas forças de suporte pela aponeurose abdominal. Este princípio reduz a tensão sobre a cicatriz resultante, melhorando sua qualidade e prevenindo o deslocamento pós-operatório do novo sulco mamário.
- A TRA tem uma baixa taxa de complicação.

LEITURAS SELECIONADAS

Agha-Mohammadi S, Hurwitz DJ. Management of upper abdominal laxity after massive weight loss: reverse abdominoplasty and inframammary fold reconstruction. Aesthetic Plast Surg 34:226, 2010.

Akbas H, Guneren E, Eroglu L, et al. The combined use of classic and reverse abdominoplasty on the same patient. Plast Reconstr Surg 109:2595, 2002.

Avelar JM. Upper abdominoplasty without panniculus undermining and resection. In Avelar JM, ed. Abdominoplasty: Without Panniculus Undermining and Resection. São Paulo, Brazil: Editora Hipócrates, 2002.

Baroudi R, Ferreira C. Seroma: how to avoid it and how to treat it. Aesthet Surg J 18:439, 1998.

Baroudi R, Keppke EM, Carvalho CG. Mammary reduction combined with reverse abdominoplasty. Ann Plast Surg 2:368, 1979.

Deos MF. Lipoabdominoplasty. Bases and classification. In Saldanha O, ed. Lipoabdominoplasty. São Paulo, Brazil: Editora Dilivros, 2004.

Deos MF, Arnt RA, Gus EI. Tensioned reverse abdominoplasty. Plast Reconstr Surg 124:2134, 2009.

Deos M, Gus E, Arnt R. Reverse abdominoplasty. In Rubin JP, Jewel M, Richter D, Uebel C, eds. Body Contouring and Liposuction. St Louis: Saunders Elsevier, 2012.

Hakme F, Freitas RR, Souza BA. Historical evolution of abdominoplasty. In Avelar JM, ed. Abdominoplasty: Without Panniculus Undermining and Resection. São Paulo, Brazil: Editora Hipócrates, 2002.

Huger WE Jr. The anatomic rationale for abdominal lipectomy. Am Surg 45:612, 1979.

Hunstad J, Deos M, Repta R. Reverse abdominoplasty. In Hunstad J, Repta R, eds. Atlas of Abdominoplasty. St Louis: Saunders Elsevier, 2008.

Gradinger G, Resenfield L, Nahai F. Abdominoplasty. In Nahai F, ed. The Art of Aesthetic Surgery: Principles & Techniques. St Louis: Quality Medical Publishing, 2011.

Khan UD. Risk of seroma with simultaneous liposuction and abdominoplasty and the role of progressive tension sutures. Aesthetic Plast Surg 32:93, 2008.

Nahas FX, Ferreira LM, Ghelfond C. Does quilting suture prevent seroma in abdominoplasty? Plast Reconstr Surg 119:1060, 2007.

Pacifico MD, Mahendru S, Teixeira RP, et al. Refining trunk contouring with reverse abdominoplasty. Aesthet Surg J 30:225, 2010.

Pollock H, Pollock T. Progressive tension sutures: a technique to reduce local complications in abdominoplasty. Plast Reconstr Surg 105:2583, 2000.

Pollock T, Pollock H. Progressive tension sutures in abdominoplasty. Clin Plast Surg 31:583, 2004.

Pollock TA, Pollock H. Progressive tension sutures in abdominoplasty: a review of 597 consecutive cases. Aesthet Surg J 32:729, 2012.

Pontes R. Anatomia da parede abdominal. In Pontes R, ed. Abdominoplastia. Rio de Janeiro, Brazil: Revinter, 2004.

Rebello C, Franco T. Abdominoplasty through a submammary incision. Int Surg 62:462, 1977.

Thorek M. Plastic Surgery of the Breast and Abdominal Wall. Springfield, IL: Charles C Thomas, 1942.

Yacoub CD, Baroudi R, Yacoub MB. Extended reverse abdominoplasty. Braz J Plast Surg 27:328, 2012.

Capítulo 4

Lipoabdominoplastia: Técnica Saldanha

*Osvaldo Saldanha ▪ Osvaldo Saldanha Filho
Cristianna Bonetto Saldanha
Sabina Aparecida Alvarez de Paiva
Paulo R. Sanjuan ▪ Andrés Fernando Cánchica Cano*

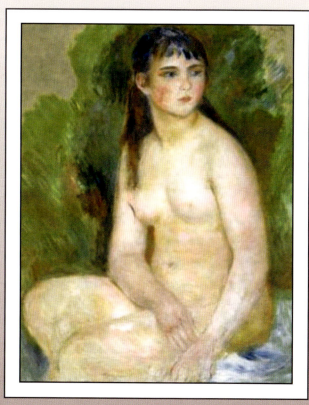

Pierre-Auguste Renoir: Naked woman

A maioria das pessoas se preocupa com a aparência física. Quando o contorno corporal mostra deformidade estética e funcional causada por uma condição genética ou como uma característica adquirida decorrente de obesidade, perda de peso, gravidez ou qualquer outra causa, o abdome é uma das regiões mais frequentemente afetadas. As deformidades podem-se apresentar como flacidez cutânea, um acúmulo localizado de gordura e diástase dos músculos retos abdominais. Estas deformidades podem levar à depressão e perda de autoestima.

De 1899 a 1957, o descolamento progressivo da parede abdominal era realizado, e, em 1957, o descolamento extenso foi padronizado por Vernon para possibilitar a transposição do umbigo.

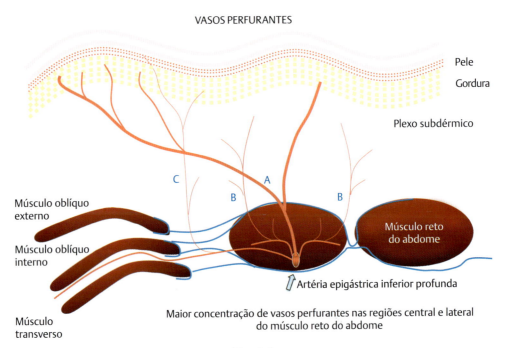

Fig. 4-1

Múltiplos pesquisadores publicaram evidência de que os vasos perfurantes representam 80% do suprimento sanguíneo da parede abdominal. Há uma maior concentração de vasos perfurantes nas regiões central e lateral do músculo reto do abdome. Nas décadas anteriores, a cirurgia abdominal era frequentemente complicada por processos isquêmicos, com necrose tecidual e deiscência da sutura estando associadas a um amplo descolamento da parede abdominal, especialmente quando lipoaspiração também era realizada. Consequentemente, técnicas modernas de descolamento foram desenvolvidas para preservar os vasos perfurantes. Desde 1980, quando Illouz introduziu seu "método Illouz" aspiração-assistido, e, cada vez mais ao longo da última década, o desenvolvimento de técnicas de abdominoplastia tem motivado os cirurgiões a buscar maneiras inovadoras de reduzir a morbidade cirúrgica, e de garantir uma recuperação mais rápida, um melhor formato corporal, menores taxas de complicações e uma redução na necrose.

Em 1985, Hakme apresentou uma nova abordagem para as lipectomias abdominais, chamada de *miniabdominoplastia*, que consiste em lipoaspiração do abdome e flancos, com ressecção elíptica da pele suprapúbica, e plicatura dos músculos supraumbilicais e infraumbilicais, sem reposicionamento do umbigo. Este conceito foi corroborado por Wilkinson e Swartz, em 1986.

Em 1991 e 1995, Matarasso concentrou-se nas complicações da lipoaspiração e abdominoplastia combinadas em dois artigos que recomendavam áreas seguras de lipoaspiração. Ele considerou o dorso e os flancos como áreas seguras, mas não estimou a região lateral do abdome como segura, e considerou a região central do abdome proibida para lipoaspiração.

Em 1995, Lockwood relatou acerca da *abdominoplastia com alta tensão lateral* (HLT), em que ele utilizou a fáscia de Scarpa para reduzir a tensão de fechamento da pele. Ele notou que o maior excesso de pele ocorre lateralmente, e não centralmente.

Desde a década de 1990, o descolamento diminuiu em extensão por causa do grande número de complicações associado ao mesmo (seroma, hematoma e, sobretudo, necrose). A tendência de abdominoplastia, com ou sem um pequeno descolamento, continuou até 1999, quando Shestak apresentou o método de *abdominolipoplastia parcial*, com lipoaspiração, mas sem descolamento.

Lipoabdominoplastia foi desenvolvida em 2000, e publicada pela primeira vez por Saldanha *et al.*, em 2001, como uma opção segura para corrigir deformidades abdominais estéticas e funcionais, com melhores resultados estéticos e maior simplicidade técnica para os cirurgiões. Os autores padronizaram uma dissecção seletiva entre as bordas mediais dos músculos retos do abdome e usaram o termo *lipoabdominoplastia* pela primeira vez. Este conceito conservador é com base na preservação dos vasos perfurantes abdominais, que são ramos dos vasos epigástricos profundos. Esta técnica conserva cerca de 80% do suprimento sanguíneo do retalho abdominal, quando comparado à dissecção tradicional. Os nervos e linfonodos linfáticos também são preservados, mantendo a sensibilidade cutânea do retalho à dor superficial e toque superficial causado por temperatura, vibração e pressão, o que é um progresso na abdominoplastia tradicional.

Princípios da Técnica

O princípio mais importante desta técnica é o estudo anatômico. A lipoabdominoplastia é fundamentada em uma compreensão da anatomia vascular da parede abdominal, particularmente dos vasos perfurantes, que são originados nas artérias epigástricas profundas. Muitos estudos avaliaram a anatomia vascular desta região com base em dissecções cadavéricas, observações clínicas e técnicas radiológicas não invasivas.

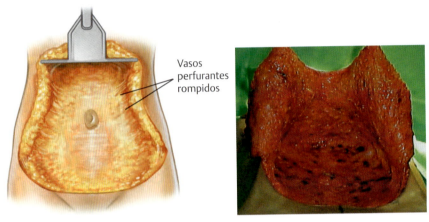

Abdominoplastia: retalho aleatório

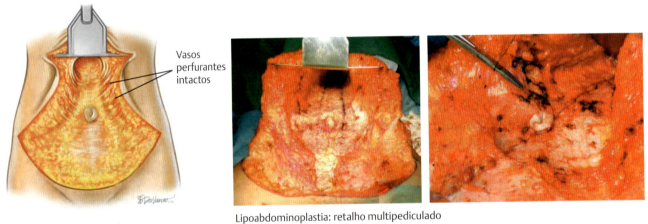

Lipoabdominoplastia: retalho multipediculado

Fig. 4-2

Na lipoabdominoplastia, uma dissecção seletiva é realizada na linha média do abdome superior entre as bordas internas do reto, formando um túnel supraumbilical. Na técnica clássica, o descolamento é mais amplo e não seletivo, passando pelas bordas do músculo reto, que é uma área dos vasos perfurantes. De acordo com Huger, na abdominoplastia clássica, o fluxo vascular normal é interrompido pelo corte dos vasos perfurantes provenientes do músculo reto do abdome.

Consequentemente, a vascularização do retalho residual é abastecida pelas intercostais e pelos ramos perfurantes subcostais e lombares, situados superior e lateralmente. Portanto, quando combinado com a lipoaspiração, o descolamento tradicional extenso pode danificar a vascularização do retalho, aumentando o risco de necrose tecidual.

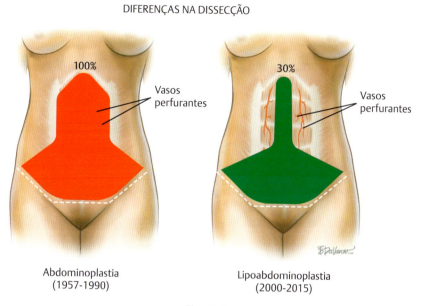

Fig. 4-3

O princípio mais importante da técnica de lipoabdominoplastia deriva dos estudos anatômicos da localização exata dos vasos abdominais perfurantes, de modo que possam ser preservados durante o procedimento. Com o uso do descolamento seletivo, é possível conservar pelo menos 80% do suprimento sanguíneo da parede abdominal, reduzir o trauma de nervos e preservar a maioria dos vasos linfáticos. Lipoaspiração é a base cirúrgica, especialmente a lipoaspiração superficial. Este procedimento fornece maior mobilidade ao retalho abdominal, de modo que este possa deslizar facilmente e alcançar a região suprapúbica.

Avaliação do Paciente

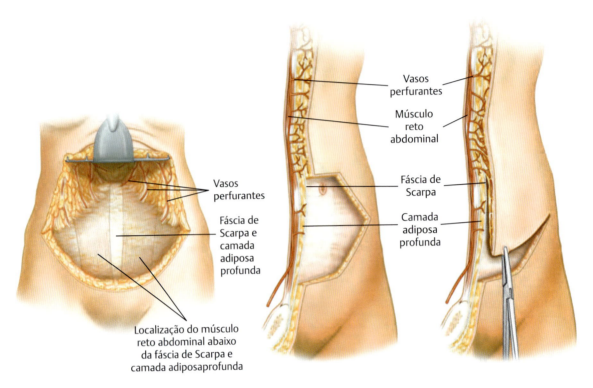

Fig. 4-4

Os princípios desta técnica podem ser usados para qualquer tipo de deformidade abdominal, como pele flácida, acúmulo de gordura e diástase do músculo reto do abdome. Para o cirurgião seguir uma curva de aprendizagem segura e desenvolver confiança com a técnica, o procedimento deve ser realizado inicialmente em pacientes com pele flácida excessiva, lipodistrofia abdominal e a possibilidade de diástase do músculo reto. Para cirurgiões novatos, evitar a realização desta cirurgia em pacientes com menos excesso cutâneo, cujo retalho possa ser muito esticado ou tenso e não alcançar a incisão inferior sem um "T" invertido. Isto significará que haverá uma menor curva de aprendizagem, pois o cirurgião já estará acostumado em realizar abdominoplastia e lipoaspiração separadamente.

A presença de qualquer tipo de hérnia deve ser excluída. Em nossa prática, uma ultrassonografia pré-operatória da parede abdominal é rotineiramente realizada em todos os pacientes para este propósito.

> ### Zonas Anatômicas de Perigo
>
> - Lipoaspiração abdominal prévia pode dificultar a garantia de mobilidade do retalho por causa das cicatrizes.
> - Cicatrizes prévias ou um procedimento laparoscópico resulta em fraqueza na parede abdominal e aumenta o risco de que a cânula atravessará a aponeurose do músculo abdominal.
> - Um túnel será, então, descolado na linha média do abdome superior, entre as bordas internas dos músculos retos do abdome, evitando a porção média destes músculos e, consequentemente, os vasos perfurantes.
> - A dissecção do túnel pode alcançar o processo xifoide, dependendo do grau de plicatura necessário.
> - Em casos limítrofes, quando não é claro onde a extensão superior proposta da ressecção pode ser alcançada, o procedimento deve ser iniciado com uma incisão suprapúbica alta.
> - Lipoabdominoplastia não deve ser realizada em pacientes com eventração ou qualquer outra síndrome que modifique a anatomia da parede abdominal.

Técnica Cirúrgica
MARCAÇÕES

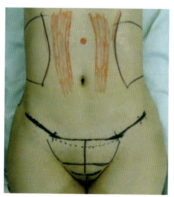 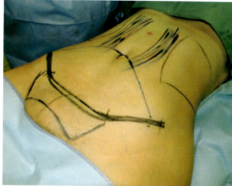

Fig. 4-5

O abdome é marcado após a prega inguinal em um padrão pendular (arciforme), como descrito por Pitanguy, com uma extensão de 28 a 30 cm, e uma inclinação de aproximadamente 25 a 35 graus na direção das cristas ilíacas. A distância da fúrcula vaginal até a linha de marcação suprapúbica é de 6 a 7 cm. A futura posição provável é desenhada 8 a 9 cm acima da posição original para orientação e demonstração. A área abdominal para lipoaspiração é marcada, incluindo a região dorsal, quando necessário. A área de diástase é marcada para melhor orientação no início da dissecção do túnel.

INFILTRAÇÃO

A região abdominal é infiltrada com uma solução salina com epinefrina de 1:500.000. Bicarbonato não é usado. Uma média de 1 a 1,5 L da solução é necessária. A região dorsal é infiltrada quando lipoaspiração é necessária naquela área.

LIPOASPIRAÇÃO ABDOMINAL

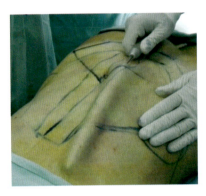

Fig. 4-6

A paciente é colocada em uma posição hiperestendida na mesa cirúrgica, de modo que a lipoaspiração possa ser realizada com segurança. A lipoaspiração começa na região supraumbilical com cânulas de 3 a 4 mm, removendo a gordura das camadas profunda e superficial, estendendo até o flanco e até a prega submamária. Como na lipoaspiração clássica, uma espessura suficiente de gordura é mantida para evitar comprometimento vascular e deformidades no contorno. Lipoaspiração da parte lateral do abdome e flancos é realizada gentilmente para segurança nestas áreas delicadas, proporcionando um contorno atlético com um resultado mais natural e removendo a aparência de "lipectomia". No abdome inferior (área a ser ressecada), não há aspiração.

Preservando a Fáscia de Scarpa

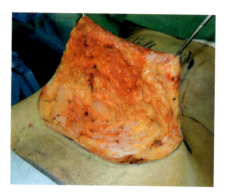

Fig. 4-7

A fáscia de Scarpa pode ser removida, mas se for preservada há menos sangramento por causa da preservação dos vasos perfurantes inferiores. Também há um suporte homogêneo para o retalho superior, que se torna mais fino à medida que é esticado para baixo.

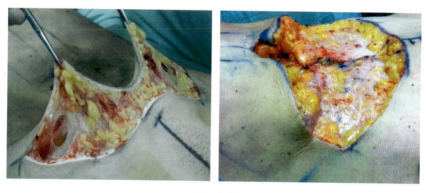

Fig. 4-8

O retalho superior fornece cicatrizes mais curtas lateralmente, pois a preservação da fáscia de Scarpa e a plicatura do músculo reto produzem uma retração centrípeta, reduzindo a largura lateral da cicatriz cirúrgica final em relação à incisão inicial em 30% dos pacientes. Também oferece uma melhor adesão entre o retalho e as camadas profundas, diminuindo seroma e hematoma.

Dissecção Seletiva

A dissecção seletiva é realizada na linha média do abdome superior, entre as bordas mediais dos músculos retos do abdome. Não limitar a dissecção desta maneira pode resultar em lesão dos vasos perfurantes, o que aumenta a morbidade e o risco de necrose do retalho abdominal.

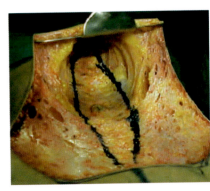 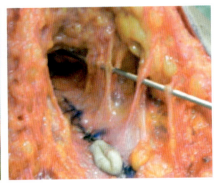

Fig. 4-9

É muito importante estar ciente de que os vasos perfurantes seguem a separação dos músculos retos; a largura ou amplitude do túnel deve ser diretamente proporcional às diástases dos músculos. Para facilitar a plicatura do músculo e criar uma melhor visão das estruturas anatômicas, um afastador Saldanha é usado. Este afastador também melhora a visualização do túnel e previne trauma na borda do retalho. Geralmente, o descolamento do túnel pode alcançar o xifoide, dependendo da necessidade de plicatura do músculo reto do abdome.

Divulsão do Retalho

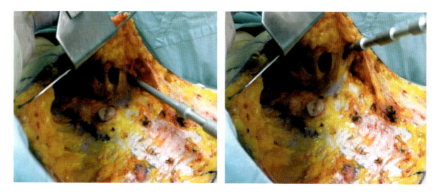

Fig. 4-10

Para facilitar a descida do retalho, uma separação com uma cânula de grande calibre ("divulsão do retalho") deve ocasionalmente ser realizada para liberar as inserções. A separação pode ser feita segurando-se o retalho com ambas as mãos e puxando-o para cima, visualizando os vasos para evitar que sejam lesionados. Isto também pode ser feito com o uso de uma cânula de 6 mm, com a extremidade distal apoiada nas costelas e empurrando para cima para liberar as inserções, novamente cuidadosamente visualizando os vasos.

Removendo o Excesso de Pele Infraumbilical e a Fusão Fáscia-Gordura

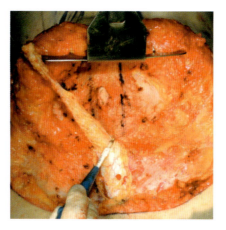

Fig. 4-11

A pele excessiva do abdome inferior deve ser removida após o cirurgião se certificar de que o retalho facilmente se estende até a sínfise púbica. Na linha média da área infraumbilical, uma elipse vertical de tecido contendo a fáscia de Scarpa e tecido adiposo deve ser removida para expor as bordas mediais dos músculos retos do abdome e para realizar a plicatura do xifoide até o púbis.

ONFALOPLASTIA

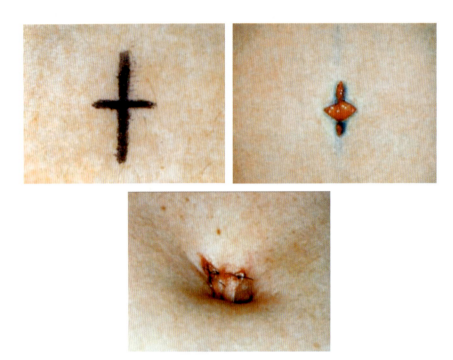

Fig. 4-12

O desenho da onfaloplastia em forma de estrela é marcado na parede abdominal, e uma forma de losango é criada no pedículo umbilical. Os pontos cardinais do pedículo umbilical são suturados aos pontos cardinais da incisão cruciforme da pele da parede abdominal. A cicatriz resulta em uma zetaplastia contínua que oferece pouca possibilidade de retração.

FECHAMENTO DA FERIDA ABDOMINAL

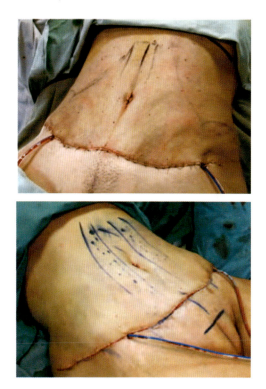

Fig. 4-13

A sutura é realizada em duas camadas, com Monocryl 4-0 nas camadas profunda e subdérmica, tentando remover a tensão do fechamento cutâneo na linha média por meio do aumento de tensão lateralmente, como recomendado por Lockwood. No final do procedimento, se houver uma tensão abdominal reduzida, é possível remover de 2 a 3 cm adicionais de pele púbica, colocando a cicatriz mais inferiormente. Geralmente, a linha marcada começa em 30 cm e termina em 28 cm, por causa da preservação da fáscia de Scarpa. Um dreno de aspiração contínua (4,2 mm) é usado durante 1 a 2 dias. Um dos drenos é posicionado no túnel. A cirurgia leva aproximadamente 2 horas, e o paciente permanece no hospital por 1 dia.

Curativo

A ferida é coberta com fita cirúrgica Micropore, e um curativo é aplicado, enquanto o paciente ainda está na mesa de cirurgia.

Cuidado Pós-Operatório

O curativo é trocado no terceiro e oitavo dias do pós-operatório. O tempo de recuperação para pacientes submetidos à lipoabdominoplastia está entre o tempo de recuperação da abdominoplastia e da lipoaspiração, pois é menos invasivo, causa pouco trauma neurovascular, e resulta em um espaço morto mais discreto, reduzindo o potencial de formação de seroma. Estes fatores resultam em menor morbidade e possibilitam que o paciente retorne rapidamente às atividades sociais e profissionais.

Resultados e Desfechos

A combinação da lipoaspiração e abdominoplastia no mesmo contexto cirúrgico melhora os resultados e leva a uma maior redução nas medidas abdominais e um melhor contorno corporal. Houve uma redução na demanda de cirurgia de revisão desde que adotamos esta técnica. A satisfação dos pacientes com este procedimento resultou em um aumento nas solicitações para lipoabdominoplastia. Nos primeiros 6 anos que implementamos esta técnica, houve um aumento de 100% em nossos procedimentos abdominais. Antes de 2000, realizávamos cirurgia abdominal em uma média de 35 pacientes por ano e, atualmente, a média é de 85 pacientes por ano.

De 1979 a 2000, realizamos 494 cirurgias de abdominoplastia tradicional. De 2000 a 2015, realizamos 1.000 procedimentos de lipoabdominoplastia. Com a nova técnica, houve uma redução de 50% na necessidade de revisões cirúrgicas. Uma redução no comprimento da cicatriz final também foi observada, quando comparado às marcações iniciais; este é provavelmente um resultado da tração da fáscia de Scarpa na pele.

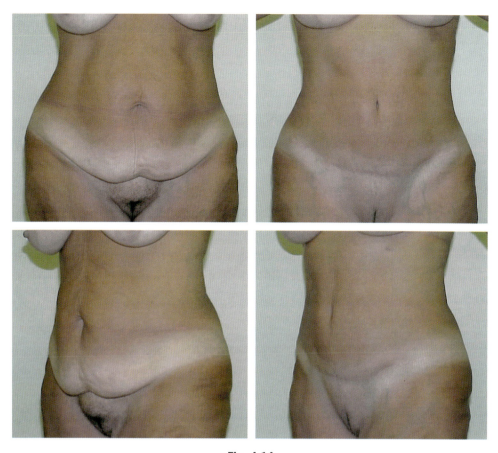

Fig. 4-14

Esta mulher é vista no pré-operatório e 6 meses após a cirurgia. Ela apresentava uma pele frouxa e uma diástase do reto abdominal; realizamos lipoabdominoplastia com lipoaspiração moderada. A fáscia de Scarpa foi preservada para criar um suporte homogêneo para o retalho lipoaspirado, que se torna mais delgado à medida que descende.

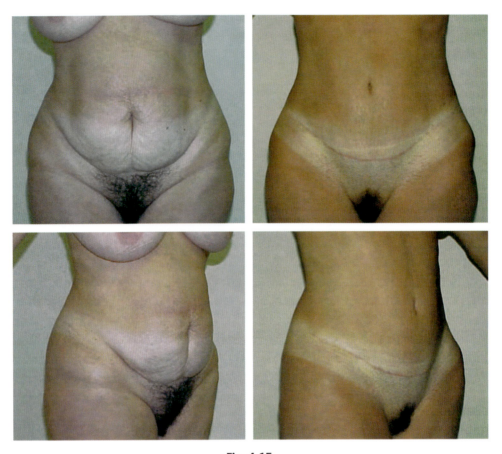

Fig. 4-15

Esta paciente pós-bariátrica tinha pele frouxa excessiva e uma diástase do reto abdominal. Uma lipoabdominoplastia foi realizada, e a fáscia de Scarpa foi preservada para criar um suporte homogêneo para o retalho lipoaspirado, que se torna mais delgado à medida que descende. Ela é vista 10 meses após a cirurgia.

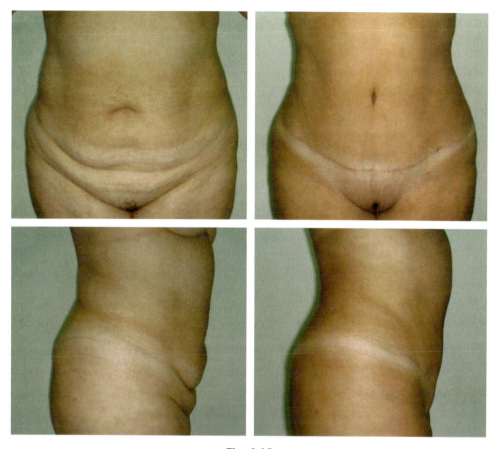

Fig. 4-16

Realizamos lipoabdominoplastia com lipoaspiração extensa e irrestrita nesta mulher com sobrepeso. Ela é vista no pré-operatório e 6 meses após a cirurgia.

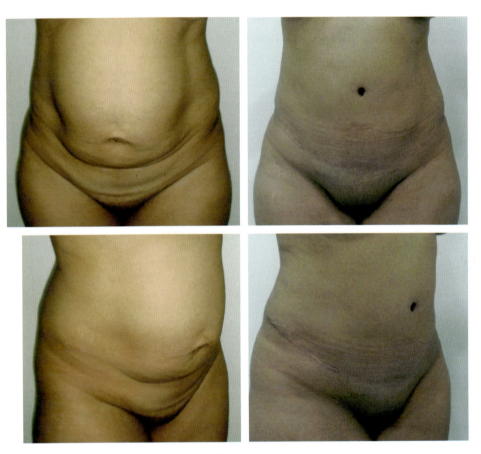

Fig. 4-17

Esta mulher apresentava uma diástase extensa do reto abdominal. Foi realizada uma lipoabdominoplastia com dissecção de um túnel amplo preservando os vasos. Os vasos perfurantes acompanham o músculo reto do abdome e, portanto, a amplitude do túnel é diretamente proporcional à diástase. Ela é vista no pré-operatório e 10 meses após a cirurgia.

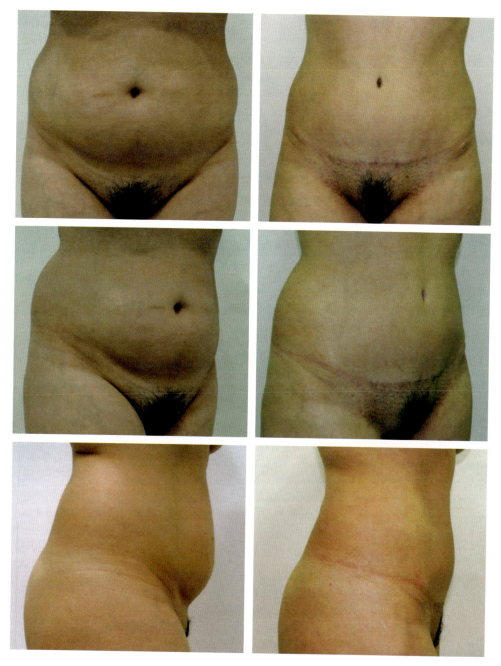

Fig. 4-18

Esta mulher com sobrepeso apresentava uma gordura abdominal protuberante. Uma lipoabdominoplastia foi realizada. A fáscia de Scarpa foi preservada para criar um suporte homogêneo para o retalho lipoaspirado, que se torna mais delgado à medida que descende. Ela é vista no pré-operatório e 6 meses após a cirurgia.

Problemas e Complicações

Quando os passos cirúrgicos descritos para lipoabdominoplastia são seguidos sistemática e cuidadosamente, este procedimento reduz consideravelmente as complicações, quando comparado àquelas da abdominoplastia tradicional, especialmente os problemas que são difíceis de tratar e que podem comprometer a relação médico-paciente.

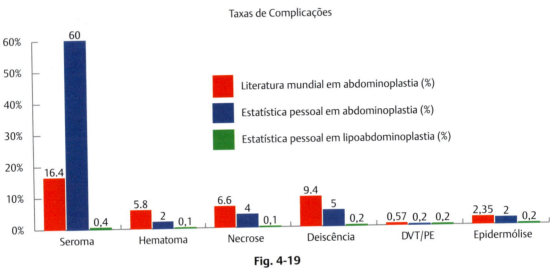

Fig. 4-19

O gráfico mostra dados de 15 anos em nossa série de lipoabdominoplastia com dissecção seletiva, comparando a porcentagem de complicações entre aquelas de nossos próprios procedimentos de abdominoplastia tradicional às publicadas na literatura médica. A incidência de seroma foi reduzida de 60 para 0,4%, epidermólise de 2 para 0,2%, deiscência de 5 para 0,2% e necrose de 4 para 0,1%. Embora a redução na incidência de hematoma de 2 para 0,2%, e a incidência de trombose venosa profunda/embolia pulmonar permanecesse a mesma em 0,2%, estas não podem ser consideradas estatisticamente significativas por causa do pequeno número de casos. A incidência de revisões cirúrgicas diminuiu de 20 para 1%.

Quadro 4-1 Revisão Cirúrgica na Lipoabdominoplastia (849 casos primários totais)

	Cicatrizes	Lipoaspiração Insuficiente	Lipoaspiração Excessiva	Flacidez Cutânea	Infecção	Outras Causas	Total	Casos Primários	Porcentagem
2000	3	–	–	–	–	–	3	15	20%
2001	5	–	–	–	–	–	5	45	11%
2002	4	1	–	1	–	–	6	55	11%
2003	3	2	–	2	–	–	7	64	11%
2004	4	2	–	1	–	–	8	62	13%
2005	3	1	–	1	–	–	5	65	8%
2006	3	1	–	1	–	–	5	68	7%
2007	4	1	–	2	–	–	7	71	10%
2008	2	1	–	–	–	–	3	75	4%
2009	1	1	–	–	–	–	2	82	2%
2010	2	–	–	–	–	–	2	85	2%
2011	3	1	–	–	–	–	4	79	5%
2012	1	–	–	–	–	–	1	83	1%

Os pacientes que haviam sido previamente submetidos a uma cirurgia bariátrica, e tinham uma alta taxa de flacidez cutânea residual, representaram 3,2% das revisões. Revisão cirúrgica de cicatrizes foi necessária em 6%, representando 63% das revisões cirúrgicas.

Quadro 4-2 Estatística Pessoal do Autor Ano a Ano do Número de Procedimentos Cirúrgicos Abdominais Realizados

	Abdominoplastia	Lipoabdominoplastia		Abdominoplastia	Lipoabdominoplastia
1979-1999	469	–	2007	–	71
2000	25	15	2008	–	75
2001	–	45	2009	–	82
2002	–	55	2010	–	85
2003	–	64	2011	–	79
2004	–	62	2012	–	83
2005	–	65	2013	–	56
2006	–	68	2014	–	59
			2015	–	62

Além disso, a técnica resulta em preservação da sensibilidade suprapúbica, uma cicatrização mais rápida, recuperação pós-operatória mais rápida, menor morbidade e um formato melhorado da cicatriz umbilical. A lipoabdominoplastia também oferece uma melhor indicação para fumantes em razão da preservação dos vasos abdominais perfurantes. A tabela fornece a estatística para nossa série de cirurgia abdominal.

Conclusão

A lipoabdominoplastia tem sido realizada com uma redução significativa nas complicações, como seroma, hematoma e necrose do retalho. Esta técnica evita a necessidade de procedimentos em dois tempos (abdominoplastia e lipoaspiração isolada) na maioria dos pacientes considerados candidatos razoáveis para abdominoplastia. Com o uso de uma abordagem conservadora, os cirurgiões podem realizar lipoaspiração com segurança na parede abdominal para obter um contorno corporal harmonioso, com baixa morbidade. O procedimento resulta em uma maior redução das dimensões abdominais e resulta em um contorno corporal melhorado.

A demanda para abdominoplastia aumentou em 100% em nossa prática, demonstrando a aceitação da técnica pelos pacientes e seu reconhecimento das melhoras que a técnica proporciona. A redução na necessidade de revisão cirúrgica é outro fato que motiva outros cirurgiões a realizar esta técnica.

Decisões Críticas e Nuances Cirúrgicas

- Um contorno corporal melhorado é alcançado, pois a lipoaspiração diminui as dimensões abdominais e espessura do retalho abdominal, resultando em um perfil mais natural.
- Pacientes limítrofes devem ser informados sobre um "T" invertido curto ou uma incisão abdominal inferior alta.
- A morbidade é reduzida por causa da preservação dos vasos perfurantes e ausência de espaço morto.
- Há uma redução no comprimento final da cicatriz, quando comparado às marcações iniciais.
- A porcentagem de complicações é baixa.
- A preservação da sensibilidade suprapúbica é importante.
- Há uma recuperação pós-operatória rápida e cicatriz mais curta.
- Esta técnica é segura para pacientes que sejam fumantes ou para aqueles previamente submetidos à cirurgia bariátrica ou abdominoplastia reversa.

LEITURAS SELECIONADAS

Baroudi R, Ferreira CA. Seroma: how to avoid it and how to treat it. Aesthet Surg 18:439, 1988.

Bolivar de Souza Pinto E, Erazo I PJ, Prado Filho FS, et al. Superficial liposuction. Aesth Plast Surg 20:111, 1996.

Callia WEP. Dermolipectomia Abdominal. São Paulo: Carlo Erb, 1963.

Castro CC, Salema R, Atias P, et al. T abdominoplasty to remove multiple scars from the abdomen. Ann Plast Surg 12:369, 1984.

Dillerud E. Abdominoplasty combined with suction lipoplasty: a study of complication, revisions, and risk factors in 487 cases. Ann Plast Surg 25:333, 1990.

El-Mrakby HH, Milner RH. The vascular anatomy of the lower anterior abdominal wall: a microdissection study on the deep inferior epigastric vessels and the perforators branches. Plast Reconstr Surg 109:539, 2002.

Hakme F. Technical details in the lipoaspiration associated with liposuction. Rev Bras Cir 75:331, 1985.

Huger WE Jr. The anatomic rationale for abdominal lipectomy. Am Surg 45:612, 1979.

Illouz YG. A new safe and aesthetic approach to suction abdominoplasty. Aesthetic Plast Surg 16:237, 1992.

Illouz YG. [A new technique for the localized lipodystrophies] Es Ver Chir Esth France 6, 1980.

Kelly HA. Report of gynecological cases (excessive growth of fat). John Hopkins Med J 10:197, 1899.

Lockwood T. High-lateral-tension abdominoplasty with superficial fascial system suspension. Plast Reconstr Surg 9:603, 1995.

Matarasso A. Abdominoplasty: a system of classification and treatment for combined abdominoplasty and suction-assisted lipectomy. Aesthetic Plast Surg 15:111, 1991.

Matarasso A. Liposuction as an adjunct to full abdominoplasty. Plast Reconstr Surg 95:829, 1995.

Munhoz AM, Kamamoto F, Saito FL, et al. Anatomical mapping of the perforant abdominal vessels and clinical application in the treatment of aesthetic deformities of the abdominal wall through lipoabdominoplasty. In Saldanha O, ed. Lipoabdominoplasty. Rio de Janeiro: Di Livros, 2006.

Pitanguy I. Abdominoplasty: classification and surgical techniques. Rev Bras Cir 85:23, 1995.

Saldanha OR. Lipoabdominoplasty. Rio de Janeiro: Di Livros, 2006.

Saldanha OR. Lipoabdominoplasty with selective and safe undermining. Aesthetic Plast Surg 22:322, 2003.

Saldanha OR, Azevedo SF, Delboni PS, et al. Lipoabdominoplasty: the Saldanha technique. Clin Plast Surg 37:469, 2010.

Saldanha OR, Azevedo SF, Saldanha Filho OR, et al. Lipoabdominoplasty. In Warren RJ, Neligan PC. Plastic Surgery, vol 2. Philadelphia: Elsevier, 2012.

Saldanha OR, Federico R, Daher PF, et al. Lipoabdominoplasty. Plast Reconstr Surg 124:934, 2009.

Saldanha OR, Pinto EB, Matos WN Jr, et al. Lipoabdominoplasty without undermining. Aesthet Surg J, 21:518, 2001.

Shestak KC. Marriage abdominoplasty expands the mini-abdominoplasty concept. Plast Reconstr Surg 103:1020, 1999

Taylor GI, Watterson PA, Zest RG. The vascular anatomy of the anterior abdominal wall: the basis for flap design. Perspect Plast Surg 5:1, 1991.

Vernon S. Umbilical transplantation upward and abdominal contouring in lipectomy. Am J Surg 94:490, 1957.

Wilkinson TS, Swartz BE. Individual modifications in body contour surgery: the "limited" abdominoplasty. Plast Reconstr Surg 77:779, 1986.

Capítulo 5

Lipoabdominoplastia Associada à Mamoplastia

Carlos Oscar Uebel

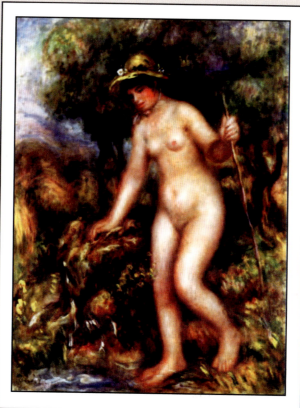

Pierre-Auguste Renoir: The spring

Desde que a abdominoplastia foi descrita pela primeira vez por Callia e Pitanguy, diversas melhorias foram publicadas na literatura. Em 1975, Sinder descreveu a incisão epigástrica inferior para a realização de uma excisão segura do retalho abdominal inferior. Em 1978, Planas publicou um procedimento similar, e Serson Neto e Pontes descreveram a ressecção geométrica em bloco do retalho inferior.

Neste capítulo, abordaremos a abdominoplastia em combinação com a mamoplastia, primariamente para pacientes com flacidez abdominal, diástase do músculo reto abdominal, lipodistrofia localizada com ptose mamária, hipomastia ou hipertrofia mamária. Estas são condições muito comuns entre as mulheres após uma gravidez ou após uma perda de peso maciça.

Mamoplastia de aumento, mastopexia e mamoplastia redutora podem ser frequentemente combinadas com a abdominoplastia. Para a mamoplastia de aumento, preferimos utilizar próteses de silicone texturizadas. Para mastopexia, utiliza-se a técnica descrita por Pitanguy, com um retalho de pedículo superior. Para mamoplastia redutora, preferimos a rotação de retalho dermoglandular de Neto, descrita em 1976. Muitas outras técnicas foram descritas na literatura, mas estas são minhas preferências; são técnicas muito simples que oferecem bons resultados fisiológicos e estéticos. Neste capítulo, introduzimos algumas abordagens e detalhes importantes envolvendo estas técnicas que ajudarão a garantir resultados pós-operatórios bem-sucedidos.

Anatomia Cirúrgica

O cirurgião deve ter um conhecimento completo da anatomia da parede abdominal. O suprimento arterial provém dos vasos epigástricos inferior e superior e dos vasos dos flancos. A inervação segue os sistemas arterial e venoso a partir dos flancos. Portanto, a dissecção deve proceder com grande cuidado nestas áreas, bem como no túnel e, então, deve-se alcançar a área supraepigástrica aproximando-se do processo xifoide. Os vasos linfáticos e ramos dos nervos miocutâneos localizados nas pregas inguinais e abaixo da fáscia de Scarpa devem sempre ser considerados para proteção na excisão do retalho infra-abdominal. Pode ocorrer dormência nas coxas, se estes ramos forem danificados.

> **Zonas Anatômicas de Perigo**
>
> - Borda costocondral: durante a realização de lipoaspiração da parede abdominal, é essencial evitar dano desta área com cânulas. Uma manobra abrupta pode perfurar a parede e lesionar o sistema hepático ou gástrico.
> - Flancos laterais: os feixes neurovasculares saem desta área e fornecem suportes arterial e venoso ao retalho abdominal. A dissecção não deve-se estender aos flancos.
> - Área epigástrica: para elevar o retalho superior, é importante descolar um túnel de 6 a 8 cm de extensão que chegue até o processo xifoide.
> - Área suprapúbica: a linha de incisão inferior deve ser de, aproximadamente, 7 a 8 cm superior ao vértice dos grandes lábios. Aproximadamente 5 cm da fáscia de Scarpa deve ser mantida para ser fixada na fáscia abdominal suprapúbica e para preservar os vasos linfáticos.

Considerações Fisiológicas

Em uma abdominoplastia, o resultado mais importante é a correção da diástase do reto abdominal, a fim de restaurar as normalidades fisiológica e anatômica. A plicatura da diástase pode reduzir a circunferência abdominal na cintura em, aproximadamente, 6 a 8 cm. Hérnia umbilical é comum em mulheres que já tiveram mais de dois ou três filhos, e deve ser corrigida durante o mesmo procedimento. Dormência temporária pode algumas vezes ocorrer na área suprapúbica como resultado do estiramento associado ao procedimento. Felizmente, esta dormência tipicamente desaparece em 2 ou 3 meses.

Indicações e Contraindicações

As indicações patológicas mais frequentes para abdominoplastia incluem flacidez abdominal com estrias, diástase do reto abdominal e uma hérnia umbilical. Flacidez é provável de ocorrer após uma gravidez, perda de peso acentuada e cirurgias bariátricas. Nós não operamos pacientes com um BMI superior a 30, e fumantes devem parar de fumar 3 meses antes da cirurgia. Cirurgia em indivíduos com doença pulmonar crônica, como doença pulmonar obstrutiva crônica (COPD), é contraindicada, a menos que um pneumologista determine que o paciente tenha uma saúde boa o suficiente para ser submetido a uma abdominoplastia. Um histórico de tromboembolia deve ser avaliado cuidadosamente, e recomenda-se que anticoagulantes sejam fornecidos durante o período pós-operatório.

Planejamento e Preparo Pré-Operatórios

AVALIAÇÃO DO PACIENTE

Durante a consulta pré-operatória inicial, nós tiramos fotografias digitais pré-operatórias de 10 megapixels de diferentes ângulos, com o paciente na posição ortostática para ajudar a avaliar sua deformidade. As linhas de incisão planejadas são marcadas na mama e na parede abdominal. As áreas a serem tratadas com lipoaspiração também são marcadas, e a quantidade de pele e tecido mamário a ser removida é estimada. Em seguida, com a paciente sentada, a quantidade de pele e gordura a ser removida da parede abdominal é estimada. Estas diretrizes devem ser seguidas ao planejar o desenho da abdominoplastia.

- Marcar as pregas inguinais.
- Marcar a linha suprapúbica 6 a 8 cm de distância do vértice dos grandes lábios.
- Sempre iniciar a incisão na área epigástrica supraumbilical.
- A dissecção epigástrica deve ser tunelizada em uma largura de aproximadamente 8 cm.
- Transferir o paciente para a posição de Fowler, de modo que o retalho superior alcance a área púbica.
- A fáscia de Scarpa deve ser preservada na parte interna do retalho.
  - 5 cm da fáscia de Scarpa devem ser preservados na área suprapúbica para proteger os vasos linfáticos e nervos miocutâneos.

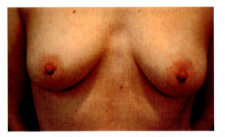
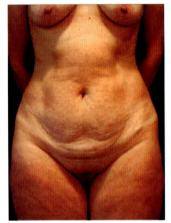 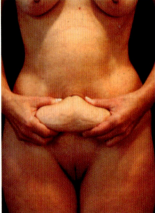 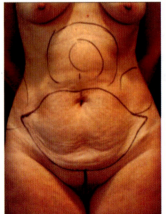 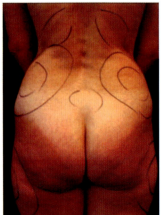

Fig. 5-1

Esta paciente de 42 anos de idade, com flacidez abdominal, estrias, diástase do músculo reto abdominal e ptose mamária, foi marcada na preparação para uma abdominoplastia combinada com lipoaspiração das áreas designadas.

Técnica Cirúrgica
ANESTESIA

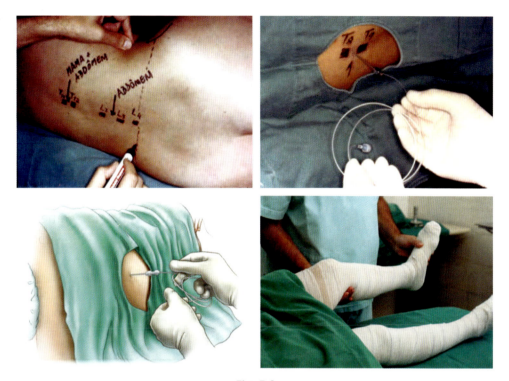

Fig. 5-2

Geralmente, utiliza-se anestesia epidural alta. O cateter é inserido no espaço espinhal, entre as vértebras torácicas 11 e 12, e conectado a uma bomba de infusão contínua. Uma solução de 15 mL de 7,5 mg/mL de cloridrato de ropivacaína (Naropin) e 30 mg de citrato de sufentanila é infundida no espaço epidural, e uma solução analgésica é preparada para administração pós-operatória pela bomba de infusão (100 mg de citrato de sufentanila e solução salina 0,9%, com a administração de 100 mL a uma velocidade de 5 mL/h). Bandagens de compressão são colocadas nas pernas para prevenir tromboembolismo venoso.

MARCAÇÕES

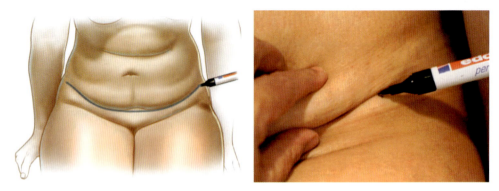

Fig. 5-3

Como descrito previamente, com a paciente na posição sentada, marca-se a quantidade estimada de pele a ser removida. Identificam-se e marcam-se as pregas inguinais laterais, e uma linha abdominal baixa curva é delineada a uma distância de aproximadamente 6 a 8 cm do vértice dos grandes lábios. Uma incisão periareolar é desenhada para a inclusão de prótese mamária.

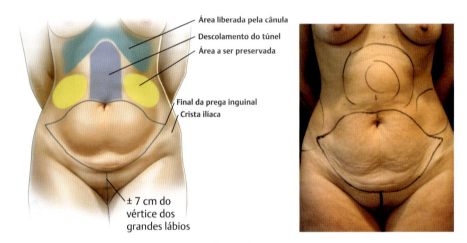

Fig. 5-4

Com a paciente na posição ortostática, uma linha é desenhada a partir da prega umbilical superior e conectada a ambas as extremidades inferiores desenhadas. As áreas a serem submetidas à lipoaspiração são contornadas.

POSICIONAMENTO E PREPARO DA PACIENTE

A cirurgia começa com a paciente na posição supina. No entanto, quando uma lipoaspiração da região dorsal é indicada, o paciente é colocado em uma posição prona antes da abdominoplastia. Realiza-se a escovação das mãos e aplica-se solução antisséptica em toda a parede abdominal, e colocam-se campos cirúrgicos estéreis ao redor da área cirúrgica.

TÉCNICA

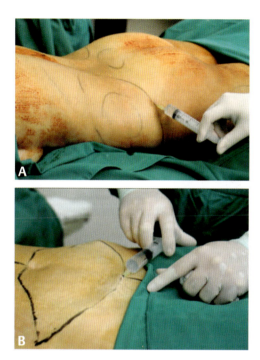

Fig. 5-5, A e B

Infiltração tumescente e lipoaspiração assistida são realizadas em seguida. Todas as áreas a serem lipoaspiradas e descoladas são infiltradas com uma solução salina que contém apenas epinefrina em uma concentração de 1:500.000 para evitar sangramento excessivo.

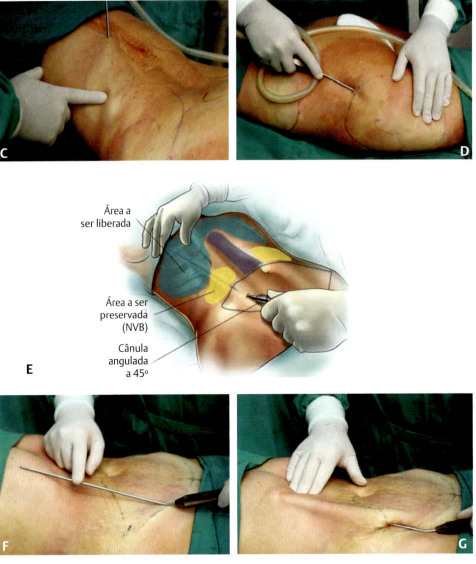

Fig. 5-5, C-G

Todas as adiposidades locais na região dorsal e flancos são tratadas com lipoaspiração assistida (lipectomia assistida a vácuo [SAL]) com uma cânula de 3 mm. O paciente é, então, virado para a posição supina, e uma lipoaspiração extensa é realizada em todo o abdome e área epigástrica. É importante alcançar a região inframamária e o processo xifoide, estendendo até a borda costocondral para liberar completamente esta área.

Lipoabdominoplastia Associada à Mamoplastia

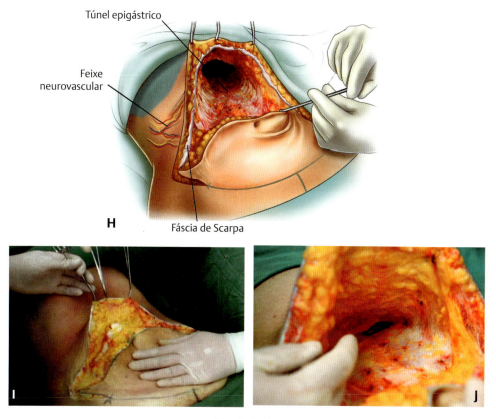

Fig. 5-5, H-J

Para esta manobra usa-se uma cânula angular (P. Ragazzo, comunicação pessoal, 2013) para evitar perfurações internas. O flanco superolateral é a única região a ser evitada para prevenir lesões aos feixes neurovasculares, que fornecem suportes arterial, venoso e neural ao retalho.

A pele supraumbilical é liberada com a cânula de lipoaspiração, por meio da manobra originalmente descrita por Saldanha e Avelar. Uma incisão na área supraumbilical é feita. Uma dissecção supra-aponeurótica é realizada em toda a área infraumbilical, e o descolamento é continuado por um túnel estreito na região supraumbilical em direção ao processo xifoide. O paciente é colocado na posição de Fowler, e o retalho abdominal é abaixado para avaliar se alcançará a linha suprapúbica. A manobra é importante para assegurar uma estimativa precisa da quantidade de pele a ser removida sem uma tensão cutânea excessiva. Esta é uma medida segura para prevenir tensão excessiva e complicações vasculares indesejadas. O umbigo é circuncisado, e uma ressecção em bloco de todo o retalho infraumbilical é realizada. A nova posição do umbigo é marcada no retalho abdominal, e uma incisão é realizada para puxar o umbigo pelo orifício recém-criado. Pontos de adesão são colocados, e suturas intradérmicas absorvíveis em longo prazo são usadas para fechar a pele abdominal.

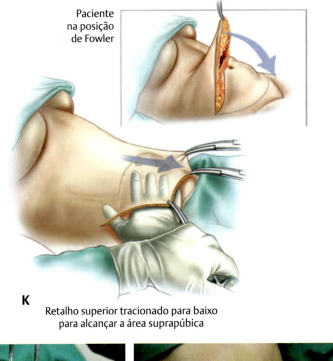

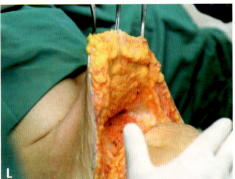
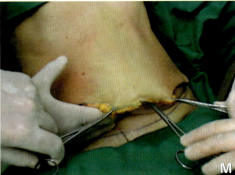

Fig. 5-5, K-M

O paciente é colocado na posição de Fowler, e o retalho é puxado para baixo para tentar alcançar a linha suprapúbica inferior previamente delineada, bem como para estimar se a ressecção do retalho inferior pode ser realizada em monobloco sem problemas. Esta manobra é crucial para determinar se o defeito pode ser fechado sem tensão excessiva. A linha suprapúbica inferior pode, então, ser movida para cima ou para baixo, dependendo da flacidez e elasticidade da pele, bem como do biótipo do paciente. Normalmente, isto é aproximadamente 7 a 8 cm de distância do vértice dos grandes lábios.

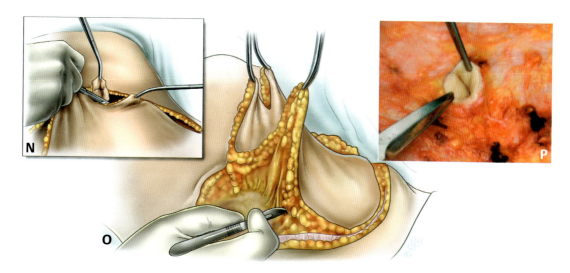

Fig.5-5, N-P

Após confirmação pela manobra de puxar para baixo, o paciente é novamente colocado na posição horizontal, e o pedículo umbilical é cortado em um formato elíptico. O anestesiologista é informado do momento que eleva-se o dorso para manter o nível de pressão. A incisão suprapúbica é realizada superficialmente para evitar lesão aos vasos linfáticos ou aos nervos musculares cutâneos que suprem as coxas laterais, em conformidade com a técnica publicada por Guerrero Santos *et al.*, em 1980; a incisão posterior é realizada como descrito por Pascal e Le Louarn, em 2002. Nós preservamos uma borda de 4 a 5 cm da fáscia de Scarpa. O retalho inteiro é, então, retirado da parede abdominal em bloco.

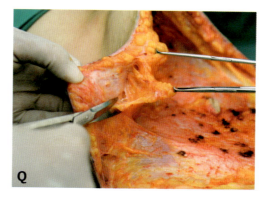

Fig. 5-5, Q

O excesso de gordura do retalho superior é aparado para preservar a fáscia de Scarpa e o pedículo superolateral dos nervos, veias e artérias, que supre todo o retalho abdominal e não pode ser descolado. A fáscia de Scarpa protege os ramos lateralmente e mantém uma estrutura firme para o contorno da parede abdominal.

A diástase do músculo reto é identificada, e duas linhas são desenhadas do apêndice xifoide até a área suprapúbica. Um fio de sutura não absorvível de náilon 3-0 é usado; suturas são colocadas da área epigástrica até, e incluindo, o pedículo umbilical. Após a plicatura, o túnel ficará aproximadamente com 6 cm de largura.

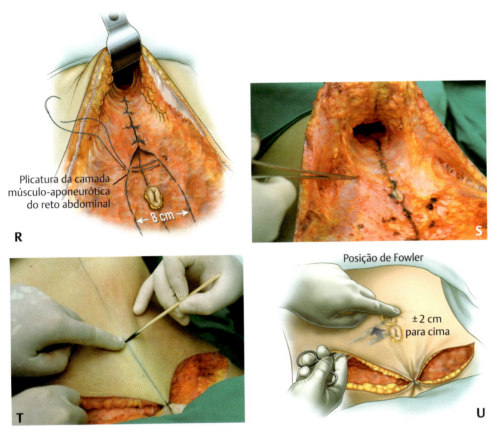

Fig. 5-5, R-U

O paciente é colocado na posição de Fowler (45 graus), e o retalho é fixado ao púbis com um fio de sutura de náilon 2-0, e, com o uso de uma pinça Allis, o pedículo umbilical é apreendido e projetado até a parede abdominal. Nós o identificamos com azul de metileno, e marcamos 1,5 a 2 cm acima de sua nova posição.

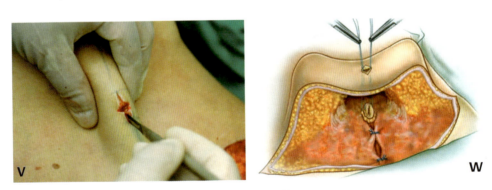

Fig. 5-5, V e W

Este procedimento é muito importante para evitar tensão excessiva e consequente dano vascular da área suprapúbica. Com uma lâmina N° 11, uma incisão em forma de cruz de aproximadamente 2 cm de comprimento e 1 cm de largura é realizada no retalho abdominal. A gordura adjacente é removida, e quatro pontos são colocados para fixar o pedículo umbilical no plano músculo-aponeurótico.

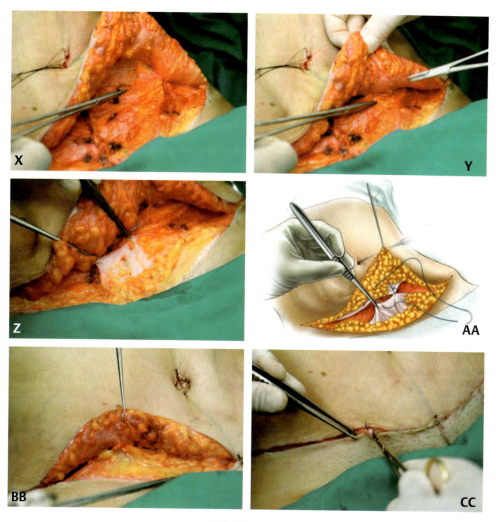

FIG. 5-5, X-CC

Aproximadamente 10 a 12 suturas com fio não absorvível 5-0 são colocadas no nível subcutâneo para ligar a fáscia de Scarpa ao tecido músculo-aponeurótico. Este procedimento foi descrito por Baroudi, e uma abordagem posterior foi descrita por Pollock para diminuir o espaço morto e evitar o efeito de cisalhamento entre o retalho abdominal e a aponeurose, prevenindo, assim, hematomas e seromas pós-operatórios. A borda inferior da fáscia de Scarpa é suturada junto com a camada músculo-aponeurótica e o retalho subcutâneo para proteger os vasos linfáticos e os nervos músculo-cutâneos, e o mais importante, para levantar toda a área crural e o monte pubiano. Mesmo após a colocação destas suturas, mantemos um dreno de aspiração por 12 horas. Suturas subcutâneas e intradérmicas são realizadas com Monocryl 5-0, e fitas de Micropore estéreis são colocadas sobre as bordas da incisão.

PROCEDIMENTOS COMPLEMENTARES

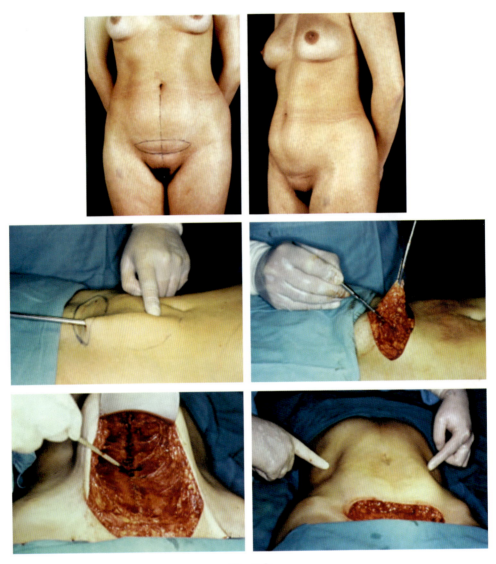

Fig. 5-6

É importante preservar a área do flanco superolateral e evitar lesão aos feixes neurovasculares que sustentam o retalho inteiro. Eu descrevi isto em 1987, propondo a técnica de miniabdominoplastia. É muito importante preservar as colunas laterais durante o descolamento do longo túnel xifopúbico e secção do pedículo umbilical.

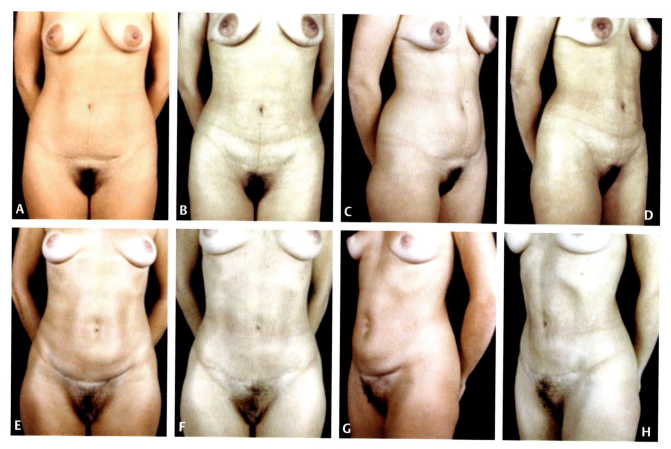

Fig. 5-7

Duas pacientes são demonstradas antes e após a técnica de miniabdominoplastia. A primeira paciente (*A-D*) tinha 34 anos de idade, quando a miniabdominoplastia foi realizada, e ela é vista 2 anos após a cirurgia. A segunda paciente (*E-H*) tinha 46 anos de idade, quando a miniabdominoplastia foi realizada, e ela é vista 3 1/2 anos após a cirurgia.

Mamoplastia

Em seguida, com a paciente ainda na posição de Fowler (45 graus), inicia-se a cirurgia mamária.

Quando a mamoplastia de aumento é indicada, próteses texturizadas de perfil alto são usadas. Estes implantes são preferencialmente inseridos por uma incisão periareolar ou por uma incisão no sulco inframamário.

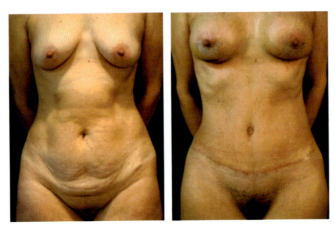

Fig. 5-8

Esta paciente foi submetida a uma abdominoplastia, com a colocação de implantes mamários de 285 mL.

Mastopexia Com a Abordagem Pitanguy-Ariê e um Retalho de Pedículo Superior

Frequentemente combinamos a abdominoplastia com esta técnica. Este é um procedimento muito simples, que foi descrito por Pitanguy e Ariê no início da década de 1960 para tratamento de ptose mamária. O procedimento consiste na remoção de uma elipse cutânea em um desenho vertical ou em forma de L. O excesso de tecido mamário pode ser excisado em quilha, ou um pedículo dermoglandular superior pode ser delineado para preencher o polo superior, a fim de aumentar o volume e firmeza da mama. Uma sutura intradérmica é utilizada, e fitas estéreis são aplicadas para proteger a sutura, sendo mantidas durante 15 dias.

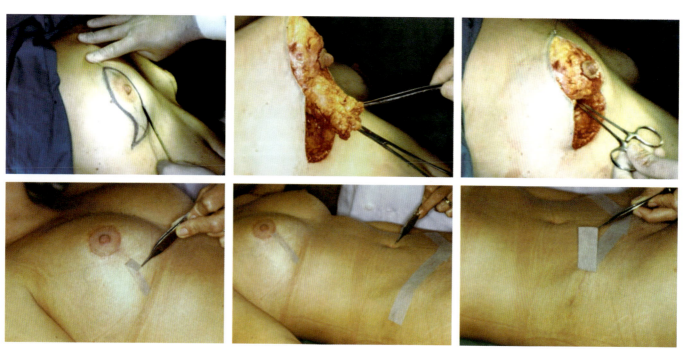

Fig. 5-9

Esta mulher de 35 anos de idade foi submetida à técnica de Pitanguy-Ariê, com um procedimento de retalho de pedículo superior. Os sítios cirúrgicos são exibidos no intraoperatório e 3 meses após a cirurgia. O procedimento foi combinado com uma abdominoplastia.

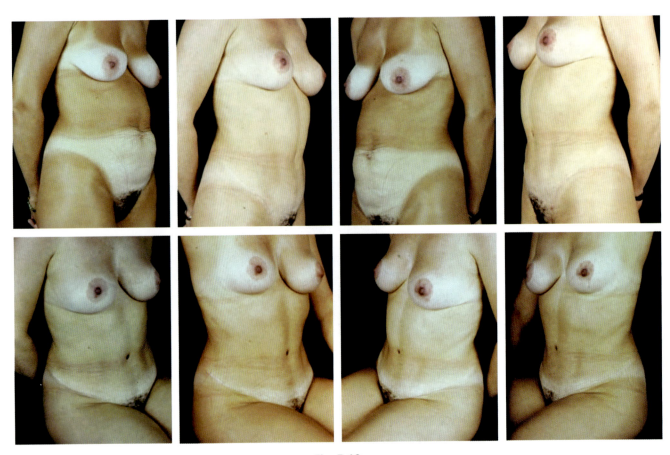

Fig. 5-10

Esta mulher de 46 anos de idade realizou uma lipoaspiração e abdominoplastia, em associação a uma mastopexia. Ela é vista antes e 2 anos após a cirurgia, na posição ortostática e sentada e com seu braço elevado.

Redução das Mamas para Hipertrofia

A técnica de redução das mamas mais comum ainda usada no Brasil é uma descrita por Pitanguy, em 1967. Consiste na remoção de uma porção em quilha do tecido mamário, o que resulta na formação de dois pilares laterais que fornecem a estrutura necessária para elevar o complexo areolomamilar (NAC) em um formato muito natural, ao mesmo tempo em que uma função fisiológica adequada é mantida. Esta técnica é especialmente útil para pacientes com mamas leve a moderadamente hipertróficas. No entanto, para pacientes com grave hipertrofia mamária, com ou sem assimetria, é significativamente mais desafiador elevar o NAC, e o procedimento pode criar tensão cutânea. Nestas pacientes, as técnicas descritas por Skoog, em 1971, e Neto, em 1976, são aplicadas. Em 1978, eu modifiquei a técnica com uma rotação de retalho dermoglandular lateral para deslocar o NAC.

Os pontos A, B e C são marcados com a paciente sentada, como na técnica de Pitanguy. O retalho supralateral é delineado. Uma anestesia peridural é administrada na paciente por um cateter de infusão contínua. Para reduzir o sangramento intraoperatório, uma infiltração local de salina e epinefrina, na concentração de 1:200.000, é administrada. O retalho dermoglandular é desepitelizado e preparado, junto com o NAC; o retalho está, então, pronto para ser transposto à sua nova posição, sem tensão excessiva e com um bom suprimento sanguíneo.

Em 1971, Skoog publicou sua técnica de rotação de retalho mamilo-aréola-derme para mamas gravemente hipertróficas. No entanto, esta técnica, às vezes, resulta em problemas com o suporte vascular e lactação. Em 1976, e com o uso dos mesmos princípios descritos por Skoog. Neto modificou a técnica com a inclusão de tecido glandular no pedículo, que aumentou a irrigação e a capacidade de lactação. Em 1978, eu publiquei uma descrição de uma técnica contornando o retalho dermoglandular na região supralateral. Além de alcançar um bom suporte e função vascular, isto facilitou um melhor contorno da mama lateral e regiões axilares.

Para pacientes com hipertrofia mamária grave, com ou sem assimetria, a elevação do NAC é mais desafiadora. Nestes casos, a técnica de retalho dermoglandular supralateral é indicada para elevar o NAC sem qualquer tensão, preservando assim o suprimento neurovascular e a lactação fisiológica. Uma boa sensibilidade e um contorno natural da mama e região axilar podem ser alcançados com esta técnica.

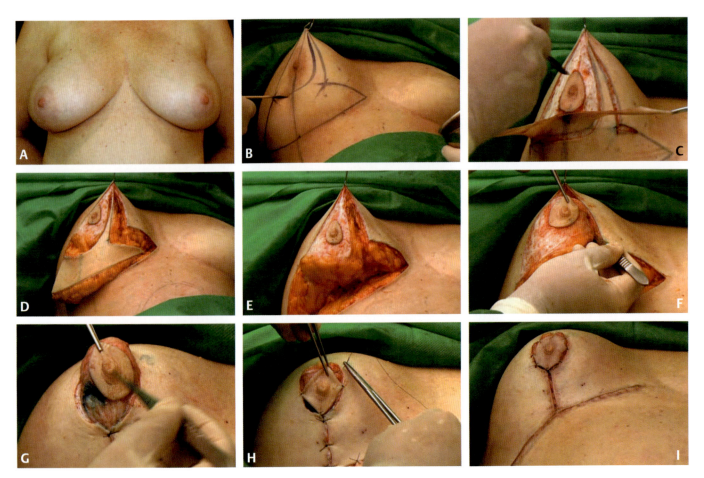

Fig. 5-11, A-I

Esta paciente de 52 anos de idade com hipertrofia grave foi tratada com a técnica de rotação do retalho dermoglandular.

O retalho dermoglandular externo é desenhado e desepitelizado, preservando o NAC. Ressecção é realizada em bloco, removendo um pedaço completo do tecido mamário, alcançando a fáscia peitoral maior. O retalho é girado para cima a partir de sua posição externa para cima, para ancorar a aréola na nova posição, e suturas de fio de náilon 4-0 e Monocryl 3-0 são feitas em todos os níveis para fechar o parênquima glandular. Suturas intradérmicas são realizadas, e fitas adesivas estéreis são aplicadas. As fitas adesivas são mantidas por um período superior a 3 meses.

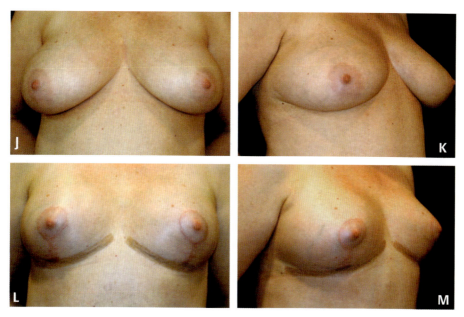

Fig. 5-11, J-M

Ela é exibida antes e 3 meses após a cirurgia com um contorno mamário melhorado, redução axilar e projeção mamiloareolar.

Cuidados Pós-Operatórios

Malhas compressivas são usadas para reforçar e manter a pressão sobre a parede abdominal. A paciente é mantida no hospital durante a noite, e um cateter epidural conectado à bomba de infusão é mantido por 24 horas. Uma solução de citrato de sufentanila (100 mg) com salina a 0,9% (100 mL) é continuamente infundida para aliviar a dor; nenhum outro analgésico é administrado. A paciente pode e deve movimentar as pernas, começando no período pós-operatório imediato; isto é importante para ajudar a prevenir tromboembolismo venoso. Procedimentos de cuidados intensivos respiratórios são instaurados, e as pernas são massageadas. No dia seguinte à cirurgia, o cateter epidural é removido, e a paciente pode começar a andar lentamente com seu tronco flexionado para evitar tensão excessiva sobre o retalho abdominal. A paciente pode receber alta se seus sinais vitais forem normais. Quando em casa, recomenda-se que a paciente caminhe frequentemente e que se exercite apenas moderadamente. Ela poderá ficar de pé reta em 10 a 15 dias.

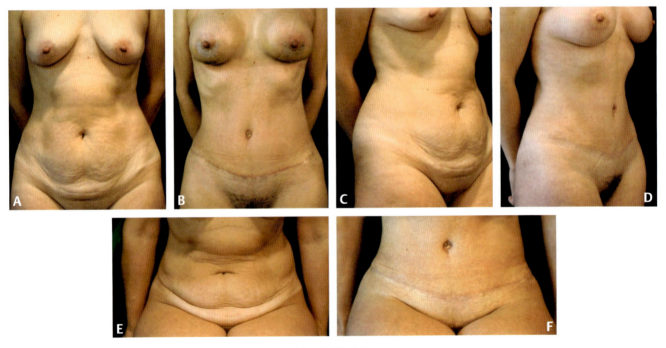

Fig. 5-12, A-F

Esta paciente é exibida antes, e 3 e 18 meses após a abdominoplastia e mamoplastia de aumento com prótese subfascial texturizada de 285 mL.

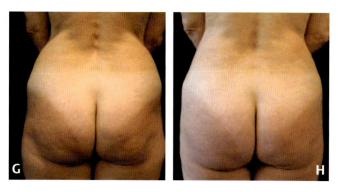

Fig. 5-12, G e H

Vistas posteriores mostram o contorno corporal obtido pela lipoaspiração.

Resultados e Desfechos

Nós revisamos a técnica descrita por Sinder, de tração inferior do retalho abdominal, e introduzimos algumas novas abordagens para torná-la mais fácil e mais segura.

- A posição sentada é usada para planejamento e marcação, a fim de delinear a incisão inferior curva.
- Anestesia através de cateter epidural.
- Lipoaspiração supracostocondral para liberar a área inframamária.
- Descolamento da área epigástrica apenas o suficiente para levar o retalho para baixo.
- Retenção da fáscia de Scarpa na parede abdominal lateral para proteger os pedículos neurovasculares, e no abdome inferior para proteger os vasos linfáticos e os nervos miocutâneos.
- Exteriorização e fixação do pedículo umbilical 2 cm acima de sua projeção.
- Pontos de adesão de Baroudi são colocados na camada subcutânea para prevenir seromas, o que também requer caminhadas e movimento precoce das pernas.

Todos estes aprimoramentos foram introduzidos com sucesso e são regularmente aplicados em nossa clínica. Estes reduziram o tempo cirúrgico e diminuíram de forma significativa a incidência de complicações, como seromas, necrose vascular do retalho e tromboembolismo venoso.

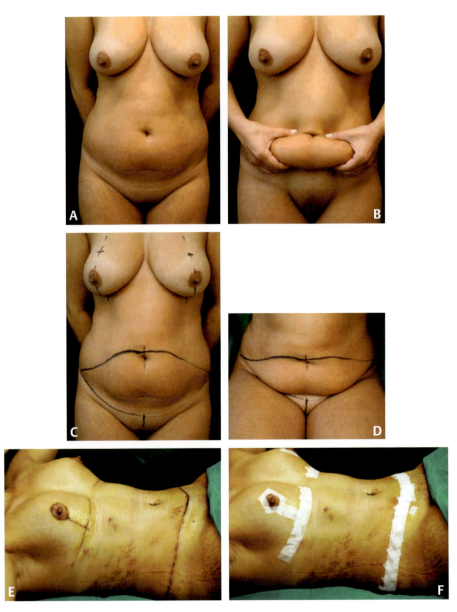

Fig. 5-13, A-F

Esta mulher de 42 anos de idade, com hipertrofia mamária e flacidez abdominal, é demonstrada no pré-operatório (*A* e *B*) e marcada com o desenho cirúrgico (*C* e *D*). Ela foi submetida à abdominoplastia e redução mamária com o uso do retalho de rotação dermoglandular (*E* e *F*).

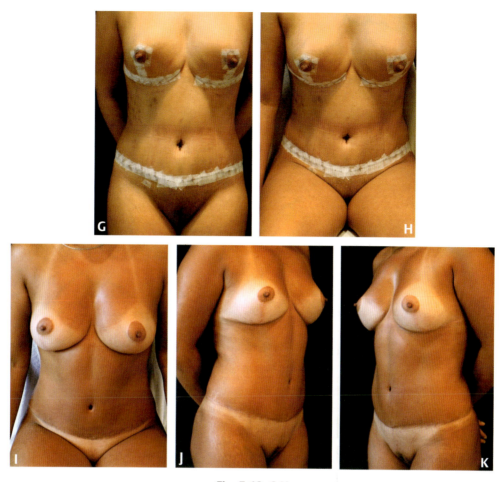

Fig. 5-13, G-K

Ela é vista 2 dias após a cirurgia com fitas adesivas estéreis (*G* e *H*) e 6 meses após a cirurgia nas posições sentada e ortostática (*I* a *K*).

Problemas e Complicações

Desde 2005 realizamos abdominoplastia em 326 pacientes em nosso departamento de Cirurgia Plástica e em nosso próprio centro. Os dados relacionados com as complicações que encontramos são resumidos na tabela a seguir, que não considera as complicações da cirurgia mamária.

Quadro 5-1 Complicações em 326 Pacientes Submetidas à Abdominoplastia

Complicações	Número de Pacientes	Porcentagem
Epidermólise suprapúbica	2	0,6
Necrose suprapúbica	0	0
Hematomas	0	0
Seromas	3	0,9
Cicatrizes hipertróficas	8	2,4
Infecções	2	0,6
Revisões de cicatrizes em "orelha de cachorro"	12	3,6
Tromboembolismos	0	0

Em duas pacientes, ocorreu epidermólise suprapúbica. Ambas as pacientes eram fumantes intensas, e embora tenham parado de fumar 15 dias antes da cirurgia, observamos epidermólise na área suprapúbica, que diminuiu com a administração de 300 mg de cloridrato de buflomedil, duas vezes ao dia por 7 dias, começando 2 dias antes da cirurgia. Em três pacientes obesas, os seromas apareceram 5 e 6 dias após a cirurgia. Naquelas pacientes, realizamos lipectomia intensa do retalho. Embora tenhamos utilizado pontos de adesão subcutâneos, ocorreram seromas. Cicatrizes hipertróficas ocorreram em oito pacientes, três das quais eram brancas, e cinco eram negras ou pluriétnicas. Revisão de cicatriz e/ou correção à "orelha de cachorro" foi necessária em 12 pacientes.

Heller *et al.* recentemente publicaram um estudo de coorte retrospectivo para avaliar quatro grupos de pacientes submetidas à abdominoplastia. O grupo I recebeu apenas lipoaspiração abdominal; o grupo II recebeu uma abdominoplastia tradicional com linha de incisão em W; o grupo III foi submetido à abdominoplastia com incisão transversal modificada; e o grupo IV foi submetido a um procedimento combinado de lipoaspiração e abdominoplastia com descolamento reduzido. Os autores concluíram que o grupo IV teve menos complicações do que os outros grupos. Quando comparamos estes dados com os resultados em nosso grupo de pacientes de lipoabdominoplastia, obtivemos resultados similares, com menores porcentagens de complicações.

Decisões Críticas e Nuances Cirúrgicas

- Abdominoplastia é um dos procedimentos cirúrgicos mais comuns que pode proporcionar benefícios importantes para mulheres pós-gestação, em que flacidez, estrias e diástase do músculo reto são os problemas mais frequentes.
- Pacientes pós-bariátricos requerem atenção especial, pois o número de abdominoplastias sendo realizado está aumentando de acordo com as estatísticas em nosso departamento de Cirurgia Plástica.
- Entretanto, também devemos prestar atenção naqueles pacientes com distúrbios clínicos e físicos, como sobrepeso, tabagismo e doenças tromboembólicas.
- Finalmente, não podemos subestimar pacientes com transtorno dismórfico corporal que necessitam ser analisados e enviados a centros psiquiátricos antes da cirurgia. Esta decisão é fundamental e, portanto, deve ser considerada em todos estes pacientes.

LEITURAS SELECIONADAS

Abramo de Oliveira E, Valera F, Monte AL, et al. Prevention of seroma in liposuction-associated abdominoplasty without active drainage. Rev Soc Bras Cir Plast 23:41, 2008.

Ariê G. Nova técnica em mamaplastia. Rev Latin Amer Cir Plast 3:28, 1957.

Avelar JM. Abdominoplasty without panniculus undermining and resection: analysis and 3-year follow-up of 97 consecutive cases. Aesthet Surg J 22:16, 2002.

Baroudi R, Ferreira CA. Seroma: how to avoid it and how to treat it. Aesthet Surg J 18:439, 1998.

Baroudi R, Keppke EM, Netto FT. Abdominoplasty. Plast Reconstr Surg 54:161, 1974.

Baroudi R, Moraes M. A "bicycle-handlebar" type of incision for primary and secondary abdominoplasty. Aesthetic Plast Surg 19:307, 1995.

Bozola AR, Bozola AC. Addominoplastias. In Mélega JM, ed. Cirurgia Plástica, Fundamentos e Arte—Cirurgia Estética. São Paulo, Brazil: MEDSI, 2003.

Callia WEP. [Contribution to the study of surgical correction of the pendulum and original globular-technical abdomen] PhD thesis presented to the Faculty of Medicine of University of São Paulo, São Paulo, Brazil, 1965.

Castro CC, Cupello A, Cintra H. Limited incisions in abdominoplasty. Ann Plast Surg 19:436, 1987.

De Souza Pinto EB, Oliveira RPR. Lipoaspiração Superficial. São Paulo, Brazil: Editora Revinter, 1999.

Franco T, Rebello C. Cirurgia Estética. Rio de Janeiro: Atheneu, 1977.

Guerrerosantos J, Spaillat L, Morales F, et al. Some problems and solutions in abdominoplasty. Aesthetic Plast Surg 4:227, 1980.

Hakme F. Technical details in the liposuction associated with liposuction. Rev Bras Cir 75:331, 1985.

Heller JB, Teng E, Knoll BI, et al. Outcome analysis of combined lipoabdominoplasty versus conventional abdominoplasty. Plast Reconstr Surg 121:1821, 2008.

Illouz YG. Une nouvelle technique pour lês lipodystrophies localis. Es Ver Chir Esth France 6, 1980.

Minetto ZF, Perez SCM. Anestesia em ortopedia e traumatologia. In Manica J, ed. Anestesiologia: Princípios e Técnicas, ed 3. Porto Alegre, Brazil: Artmed, 2004.

Nahas FX, Ishida J, Gemperli R, et al. Abdominal wall closure after selective aponeurotic incision and undermining. Ann Plast Surg 41:606, 1998.

Neto ES. Mastoplastia redutora setorial com pedículo areolar interno. Presented at the Thirteenth Annual Congresso Brasileiro de Cirurgia Plástica, Porto Alegre, Brazil, Apr 1976.

Pascal JF, Le Louarn C. Remodeling bodylift with high lateral tension. Aesthetic Plast Surg 26:223, 2002.

Pitanguy I. Abdominal lipectomy: an approach to it through an analysis of 300 consecutive cases. Plast Reconstr Surg 40:385, 1967.

Pitanguy I. Breast hypertrophy. In Transactions of the International Society of Plastic Surgery, Second Congress. London: Livingstone, 1960.

Pitanguy I. Surgical treatment of breast hypertrophy. Br J Plast Surg 20:78, 1967.

Planas J. The "vest over pants" abdominoplasty. Plast Reconstr Surg 61:694, 1978.

Pollock H, Pollock T. Progressive tension sutures: a technique to reduce local complications in abdominoplasty. Plast Reconstr Surg 105:2583, 2000.

Pontes R. Variantes das abdominoplastias em bloco. In Pontes R, ed. Abdominoplastia: Ressecção em Bloco e sua Aplicação em Lifting de Coxa e Torsoplastia. Rio de Janeiro: Revinter, 2004.

Psillakis J. Abdominoplasty—some ideas to improve results. Aesthetic Plast Surg 2:205, 1978.

Saldanha OR. Lipoabdominoplasty with selective and safe undermining. Aesthetic Plast Surg 27:322, 2003.

Serson Neto D, Martins LC. Dermolipectomia abdominal. Abordagem geométrica. Ver Lat Am Cir Plast 16:13, 1972.

Sinder R. Plastic surgery of the abdomen—personal technique. In Abstracts of the Sixth International Congress of Plastic and Reconstructive Surgery. Paris: Masson, 1975.

Skoog T. A technique of breast reduction transposition of the nipple on a cutaneous vascular pedicle. Acta Chir Scand 126:126, 1971.

Uebel CO. Cirurgia do abdomen associada à lipoescultura. In Tourniex AAB, ed. Atualização em Cirurgia Plástica Estética. São Paulo, Brazil: Robe Editorial, 1994.

Uebel CO. Combined abdominal contouring and mastopexy. In Rubin JP, ed. Body Contouring and Liposuction. New York: Elsevier, 2012.

Uebel CO. Lipoabdominoplasty: revisiting the superior pull-down abdominal flap and new approaches. Aesthetic Plast Surg 33:366, 2009.

Uebel CO. Mamaplastia redutora com rotação retalho dermo glandular súpero lateral. Presented at the Fifteenth Congresso Brasileiro Cirurgia Plástica. São Paulo, Brazil, Apr 1978.

Uebel CO. Mini-abdominoplasty—a new approach for body contouring. Presented at the Ninth Annual Congress of the International Society of Aesthetic Surgery, New York, 1987.

Uebel CO. Mini-lipoabdominoplastiy—Its Evolution. Lipoabdominoplasty. Rio de Janeiro: Di Livros, 2004.

CAPÍTULO 6

Abdominoplastia Completa com *SAFELipo* Circunferencial do Tronco e Excisão do Tecido Adiposo Subscarpal

Simeon Wall, Jr. ▪ *Michael R. Lee*

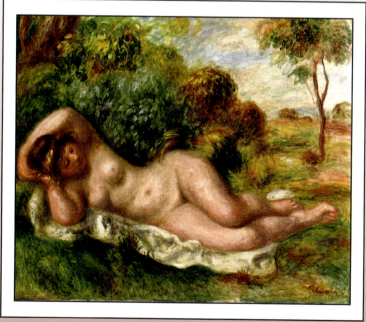

Pierre-Auguste Renoir: Reclining nude

Aprimoramentos na técnica e instrumentação, melhor compreensão da anatomia cirúrgica e maior ênfase na segurança do paciente sem dúvida contribuíram para a convergência e integração bem-sucedidas da lipoaspiração com procedimentos de abdominoplastia nos últimos 30 anos. À medida que a cirurgia de contorno corporal e, especificamente, a cirurgia de abdominoplastia evoluíram, duas abordagens principais para o alcance de um modelamento abrangente do tronco foram defendidas e avançadas. Matarasso, bem como outros, incluindo Ousterhout, Brauman e Kolker, realizaram com sucesso várias abordagens de lipoaspiração *limitada* com abdominoplastia *limitada*. Cardenas-Camarena, Saldanha, de Souza Pinto, Avelar, Graf e outros defenderam técnicas que incorporam lipoaspiração *circunferencial* e abdominoplastia *limitada*. Apesar de ambas as vias terem sido muito bem-sucedidas e amplamente adotadas para obter melhores resultados no modelamento abrangente do tronco, a pergunta natural permaneceu: Por que não realizar lipoaspiração *circunferencial* e abdominoplastia *completa*?

Pode haver outros cirurgiões, como o autor sênior (S.W.), que responderam a esta pergunta por meio do desenvolvimento de suas próprias abordagens bem-sucedidas. Em particular, o trabalho de Dr. Joseph Hunstad foi um catalisador significativo na promoção da premissa de que a lipoaspiração circunferencial pode, de fato, ser realizada com segurança e eficácia junto com a abdominoplastia completa. Acreditamos que, quando indicada, a lipoaspiração abrangente e circunferencial combinada a uma abdominoplastia completa não só é segura e no melhor interesse do paciente, como também há poucas dúvidas de que pode fornecer resultados muitos superiores à lipoaspiração ou abdominoplastia isolada ou em estágios. A ressalva com esta afirmação é que nem todos os métodos de lipoaspiração e abdominoplastia são iguais, equivalentes ou apropriadamente combinados. Neste capítulo, apresentamos nossa rota e técnicas para a criação de um modelamento do tronco dramático, eficaz, abrangente e seguro, que trata completamente o excesso de pele, a flacidez da parede abdominal e a adiposidade circunferencial do tronco.

Uma percepção comum, porém, em declínio, da realização de lipoaspiração com abdominoplastia tem sido de que a lipoaspiração circunferencial e/ou abrangente pode diminuir a circulação e viabilidade do retalho. O processo de lipoaspiração com *SAFELipo*, como descrito (ver Capítulo 15), não danifica o suprimento vascular do retalho, possibilitando o uso total e seguro do retalho nos procedimentos de abdominoplastia. Até hoje, em nosso centro, não tivemos um único caso de necrose significativa do retalho em mais de 1.000 casos primários consecutivos. Três pacientes tiveram uma necrose de retalho leve; os três haviam sido previamente submetidos a múltiplas cirurgias abdominais, e dois deles também tinham um histórico de múltiplos tratamentos de mesoterapia abdominal. A adição de uma *SAFELipo* abrangente, e de uma excisão do tecido adiposo subscarpal do retalho inteiro, na verdade diminui o risco de complicações pela redução das demandas metabólicas do retalho, aumentando efetivamente a circulação do retalho. Um retalho sem gordura, fino e metabolicamente bem perfundido, resiste à infecção e, por fim, cicatriza melhor do que um retalho espesso e sobrecarregado de gordura com alta demanda metabólica.

É reconhecido que *qualquer* técnica de abdominoplastia, incluindo aquela descrita aqui, pode resultar em algum grau de necrose do retalho por causa da variabilidade nas condições e anatomia individuais, cirurgias prévias ou tratamentos, problemas médicos desconhecidos ou não diagnosticados e afins. Sabendo que nenhuma cirurgia está livre de riscos, nosso objetivo como cirurgiões plásticos em exercício é o de oferecer o que consideramos ser a melhor solução com o risco mais baixo ao paciente.

O processo *SAFELipo* possibilita uma lipoaspiração abrangente que não compromete o suprimento sanguíneo do retalho, e pode ser facilmente ensinado e reproduzido por outros cirurgiões. Este processo de três etapas pode ser usado com todos os procedimentos excisionais de modos seguro e eficaz. As técnicas são projetadas para minimizar a lesão vascular e as deformidades de contorno, ao mesmo tempo em que maximiza a remoção de gordura e a viabilidade cutânea. A separação da gordura realizada no processo *SAFELipo* é alcançada sem aspiração, com o uso de cânulas ou sondas especializadas que previnem lesões por sucção-avulsão aos vasos sanguíneos. Os vasos sanguíneos permanecem intactos, enquanto a gordura livre separada é preferencialmente aspirada com cânulas de pequeno diâmetro. O contorno final é maximizado por meio da equalização da gordura, como a etapa final, depois da aspiração, resultando em remodelamento dramático da área, imensa retração cutânea e mínimo risco de deformidades de contorno ou lesão cutânea.

Anatomia Cirúrgica e Considerações Fisiológicas

A anatomia dos componentes da parede abdominal e do tecido mole do tronco foi bem documentada. Em um abdome não operado, a área do retalho é normalmente abastecida pelos vasos perfurantes do reto abdominal. Após a elevação do retalho e remoção do excesso de pele abdominal pelo cirurgião, o suprimento sanguíneo para o retalho da abdominoplastia é predominantemente de fontes secundárias, incluindo perfurantes intercostais e subcostais profundos que já supriram o tronco superolateral e atravessaram as zonas de anastomoses para abastecer o retalho. Portanto, grande parte do suprimento sanguíneo para o retalho flui da camada superficial para a profunda, com a exceção das contribuições da fileira lateral de perfurantes do reto abdominal. Consequentemente, a gordura subscarpal do retalho é o último tecido a ser abastecido por estas fontes – atuando de forma parasitária sobre o suprimento sanguíneo.

Excisão da gordura subscarpal da área descolada diminui a demanda de oxigênio do retalho, essencialmente aliviando as necessidades metabólicas do retalho. Brink mostrou a segurança e eficácia da ressecção do tecido adiposo subscarpal na abdominoplastia, e outros demonstraram excelentes resultados enquanto mantendo excelente viabilidade do retalho com uma dissecção pré-Scarpa do retalho.

Na técnica descrita de abdominoplastia com *SAFELipo* circunferencial e excisão do tecido adiposo subscarpal do retalho, zonas anatômicas foram propostas e são divididas de acordo com o tratamento da zona específica:

- *Zona I*: a área continuamente descolada do retalho final da abdominoplastia se estende inferiormente em um formato triangular a partir do xifoide inferolateralmente, a fim de preservar os primeiros três a cinco perfurantes laterais, e um pouco mais inferolateralmente e ao redor da porção inferior do retalho. Nesta zona, extensa separação da gordura é realizada imediatamente abaixo da fáscia de Scarpa para facilitar a excisão rápida e fácil de toda a gordura subscarpal nesta zona durante a abdominoplastia. Além disso, a *SAFELipo* pode ser realizada superficialmente nesta zona, dependendo da espessura da gordura abdominal do paciente e dos resultados desejados. É preciso cautela para evitar o tratamento na face mais superficial do compartimento adiposo superficial para evitar desvascularização ou lesão ao plexo subdérmico, que é o suprimento sanguíneo dominante das faces mais distais do retalho da abdominoplastia.
- *Zona II*: área descontinuamente descolada da área toracoabdominal lateral ao retalho – estendendo-se superiormente sobre a face anterior da caixa torácica até o sulco inframamário, lateralmente à linha axilar anterior, e inferiormente até depois da borda lateral da incisão de abdominoplastia. Esta zona é tratada com extensa *SAFELipo*.
- *Zona III*: circunferência residual do tronco – anteriormente para incluir o monte pubiano e coxas anteriores, estendendo-se ao redor do tronco até a região dorsal, limitada superiormente pela face inferior da axila e face inferior da escápula, e limitada inferiormente pela face inferior da projeção do quadril e sacro. Esta zona é tratada com extensa *SAFELipo*.
- *Zona IV*: excesso de pele abdominal a ser excisado. Esta área é tratada com extensa *SAFELipo* somente quando gordura adicional é necessária para completar um procedimento de lipoenxertia concomitante; caso contrário, é descartado.

Indicações e Contraindicações

Candidatos ideais para uma abordagem abrangente de modelamento circunferencial do tronco incluem homens e mulheres saudáveis e de peso normal, com algum grau dos três componentes-chave: (1) excesso cutâneo da região abdominal, (2) diástase do reto abdominal, e (3) excesso de gordura no tronco. Estes três componentes são geralmente tratados totalmente para maximizar o resultado; grande parte da variabilidade no procedimento envolve o padrão de ressecção cutânea e as cicatrizes resultantes. O reparo da diástase e remoção do excesso de gordura geralmente variam apenas em grau, e não na execução técnica, o que simplifica a abordagem geral, ao mesmo tempo em que uma aplicabilidade quase universal é mantida.

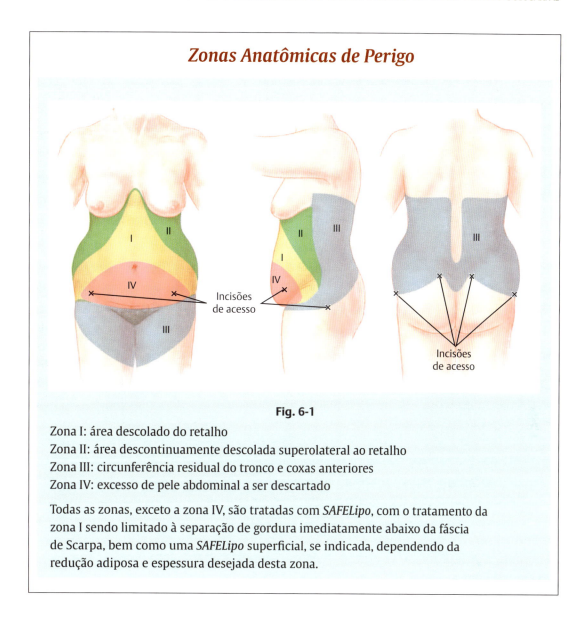

Fig. 6-1

Zona I: área descolado do retalho
Zona II: área descontinuamente descolada superolateral ao retalho
Zona III: circunferência residual do tronco e coxas anteriores
Zona IV: excesso de pele abdominal a ser descartado

Todas as zonas, exceto a zona IV, são tratadas com *SAFELipo*, com o tratamento da zona I sendo limitado à separação de gordura imediatamente abaixo da fáscia de Scarpa, bem como uma *SAFELipo* superficial, se indicada, dependendo da redução adiposa e espessura desejada desta zona.

DISTRIBUIÇÃO DA GORDURA

Como na maioria dos procedimentos cirúrgicos estéticos, os pacientes que possuem um peso normal ou que estejam apenas um pouco acima do peso são os melhores candidatos para um modelamento abrangente do tronco. Algumas características corporais uniformemente permitirão resultados mais dramáticos, o paciente tendo ou não um peso normal. Em um paciente com sobrepeso, com anatomia esquelética favorável e excesso de gordura em "todos os lugares certos", as limitações da cirurgia não estão tão relacionadas com o resultado final, mas sim com o risco mais elevado de cirurgia em um paciente com sobrepeso. Quase que universalmente, pacientes com altas concentrações de gordura subcutânea na circunferência do tronco (abdome, flancos, quadris e dorso) obterão resultados mais dramáticos do que aqueles com gordura mais uniformemente distribuída ou mínimo excesso de gordura. Isto não quer dizer que todos os indivíduos com corpos no formato de uma maçã sejam excelentes candidatos para este procedimento. Ao contrário, quanto mais o excesso de gordura no tronco de um paciente é causado pelo seu conteúdo intra-abdominal em vez da gordura subcutânea em excesso, menos eficaz qualquer procedimento de modelamento do tronco será, independentemente do quão bem a pele, músculos e gordura são abordados.

ÍNDICE DE MASSA CORPORAL

Na prática, os melhores candidatos para modelamento do tronco têm um índice de massa corporal (BMI; peso em quilogramas, dividido pela altura em metros quadrados) inferior a 28, ou estão dentro dos 10% de seus pesos corporais ideais. Para mulheres, o peso corporal ideal é calculado por meio da altura, com os primeiros 1,5 m contando 45 kg, e cada 2,5 cm sucessivos adicionando 2 kg ao total. Dez por cento é adicionado ao total, para um peso de referência que pode ser usado para guiar a adequabilidade para cirurgia e as expectativas da aparência final (exemplo de uma mulher de 1,68 m, 59 kg mais 5,9 kg é igual a 64,9 kg). Uma paciente de 1,68 m e 86 kg não deve esperar uma aparência tão visualmente atraente após a cirurgia quanto a mulher de 59 kg sendo submetida à mesma cirurgia, tendo em mente que ela também não pode perder 22 kg com a cirurgia. Muitos candidatos com BMI entre 28 e 30 também podem-se beneficiar muito com este procedimento, dependendo em seus biótipos específicos, como anteriormente descrito.

Em geral, pacientes potenciais com um BMI superior a 32 não notarão todos os benefícios da quantidade limitada de lipoaspiração que pode ser realizada com segurança junto com a abdominoplastia, e o reparo da diástase não produz mudanças suficientemente proporcionais na circunferência de seus troncos para terem significância clínica. Ambos os fatores servem para limitar a redução absoluta ou aparente da cintura, diminuindo a mudança dramática no contorno corporal que esta abordagem é destinada a criar. Nestes pacientes, o adiamento de qualquer tipo de cirurgia de contorno corporal pode ser mais apropriado.

Constatamos que abordagens menos abrangentes do modelamento do tronco, como paniculectomia, abdominoplastia simples ou lipoaspiração isolada, não são apropriadas ou opções satisfatórias para a maioria dos pacientes que buscam cirurgia estética eletiva. Assim, não oferecemos qualquer cirurgia até que um candidato possa perder peso, em vez de realizar um procedimento que não é capaz de produzir as mudanças com as quais o cirurgião ou o paciente ficará satisfeito. Uma variedade de opções comprovadas, seguras e duradouras de perda de peso é disponibilizada a esses pacientes, para que eles eventualmente se tornem candidatos à cirurgia de modelamento circunferencial do tronco, como previamente descrito.

FLACIDEZ CUTÂNEA

Pacientes que podem-se beneficiar de forma significativa com os efeitos da ressecção de pele e tensionamento da pele da *SAFELipo* circunferencial são aqueles com perda de peso moderada, geralmente inferior a aproximadamente 40% de seus pesos iniciais, e inferior a 27 kg, e que tenham flacidez significativa da pele abdominal que se estende posteriormente, mas não é tão grave a ponto de necessitar de um procedimento de *body lift*. A quantidade de tensionamento de pele alcançada na circunferência do tronco por este procedimento permite uma abdominoplastia apenas anterior em todos os pacientes, exceto aqueles com grave flacidez cutânea que se estende para outras áreas corporais. Pacientes com perda de peso maciça geralmente se beneficiarão mais de um procedimento de redução cutânea circunferencial que incorpore o *lifting* das nádegas e da pele dos membros inferiores, como originalmente descrito por Lockwood e, posteriormente, refinada e melhorada por Aly, Capella, Rubin e outros. Estas técnicas são descritas em detalhes em outro capítulo deste livro e podem facilmente ser incorporadas em um procedimento de abdominoplastia/*SAFELipo* para produzir uma melhora circunferencial harmoniosa no tronco e parte inferior do corpo.

CICATRIZES EXISTENTES

Em qualquer procedimento de abdominoplastia, a presença de uma cicatriz abdominal que não pode ser removida com a excisão do excesso de pele abdominal pode constituir um risco para a vascularização do retalho de abdominoplastia, dependendo do comprimento e localização do excesso de pele abdominal e da extensão da dissecção prévia. Cicatrizes como essas podem ser classificadas de acordo com seu impacto sobre a capacidade do cirurgião em tratar completamente o excesso de pele do paciente, a diástase e o excesso de gordura com o procedimento de abdominoplastia apropriado. Cicatrizes abdominais existentes podem ser consideradas cicatrizes de baixo impacto (como nas pequenas incisões laparoscópicas), cicatrizes de alto impacto (como nas incisões subcostais longas, incisões paramedianas, incisões retroperitoneais em uma abordagem anterior) e cicatrizes de impacto variável, como as incisões *LAP-BAND* e as incisões de hérnia umbilical.

Com as cicatrizes de impacto variável, a vascularização do retalho está sujeita à extensão da dissecção que foi realizada durante o procedimento prévio e deve ser cuidadosamente considerada no pré-operatório. Os relatórios cirúrgicos prévios do paciente (se disponíveis) devem ser revisados para determinar a presença de tela e se múltiplas cirurgias foram realizadas pela cicatriz; isto pode fornecer informações valiosas com relação ao risco que a cicatriz traz ao retalho de abdominoplastia.

Na presença de uma cicatriz de impacto alto ou indeterminado, e que permanecerá no retalho, o cirurgião deve tentar manter o máximo possível de redundância vascular no retalho, visto que é prático para minimizar os efeitos da interrupção vascular prévia provocada pela cicatriz. Neste caso, um descolamento cutâneo mais conservador é realizado, geralmente limitando o descolamento contínuo à área de reparo da diástase, com descolamento descontínuo conservador para minimizar a redundância e irregularidades cutâneas, com cautela para não dissecar além da cicatriz. Em razão do mínimo impacto sobre a vascularização do retalho da técnica *SAFELipo*, a lipoaspiração circunferencial do tronco é inalterada nestes pacientes. Em determinados pacientes com cicatrizes de alto impacto, pode não ser sensato ou apropriado realizar um procedimento de abdominoplastia; abordagens únicas ou alternativas, como abdominoplastia na linha média, em âncora ou reversa, devem ser exploradas. Raramente, pacientes com cicatrizes de alto impacto podem não ser candidatos a qualquer tipo de procedimento de contorno corporal que inclua ressecção da pele do tronco.

LESÃO TECIDUAL EXISTENTE

Pacientes com um histórico de mesoterapia ou várias formas de lipólise por injeções do abdome e/ou flancos podem apresentar um risco significativo de comprometimento vascular ao retalho de abdominoplastia. Foi demonstrado que estes tratamentos causam fibrose da rede vascular superficial, o principal suprimento sanguíneo ao retalho de abdominoplastia. De modo similar, pacientes que foram previamente submetidos a métodos prejudiciais e/ou térmicos de lipoaspiração, como lipoaspiração assistida por laser do tronco, podem ter um suprimento sanguíneo comprometido como resultado de coagulação da área de tratamento e fibrose vascular. É necessário cautela durante a realização de abdominoplastia nestes pacientes, com ou sem lipoaspiração associada.

Outras contraindicações gerais à lipoaspiração circunferencial do tronco com abdominoplastia são as mesmas que aquelas em qualquer procedimento de abdominoplastia, incluindo condições médicas graves e possível futura gravidez.

Avaliação do Paciente
DISTRIBUIÇÃO DE GORDURA

A maioria das mulheres que solicita modelamento do tronco deseja um contorno mais curvilíneo e proporcional da cintura e região do quadril. O plano cirúrgico deve cuidadosamente considerar a razão entre a largura do quadril e a largura da coxa lateral, como extensivamente descrito por Mendieta. Além das limitações anatômicas de um paciente para redução de cintura e proporcionalidade, devida atenção deve ser dada ao excesso de gordura, pele flácida e flacidez aponeurótica, à medida que o cirurgião determina o melhor procedimento ao paciente. Primeiro, considera-se o excesso de gordura subcutânea circunferencial do tronco a ser tratado por *SAFELipo*. Embora a inspeção visual seja essencial, uma avaliação tátil da espessura da pele por pinçamento manual em todas as zonas do tronco é a ferramenta de avaliação mais importante para determinar as áreas a serem tratadas. A anatomia esquelética e muscular determina em grande medida a capacidade do cirurgião de mudar o formato e contorno do tronco. No entanto, ao contrário dos procedimentos de abdominoplastia simples, a adição de *SAFELipo* circunferencial aumenta dramaticamente a quantidade total de mudança que pode ser produzida na maioria dos pacientes. O uso da técnica *SAFELipo* possibilita a máxima remoção da gordura excessiva, sem criar deformidades no contorno ou comprometimento da rede vascular ou estromal, que é comumente observado com as formas padrão e térmica da lipectomia assistida por sucção.

FLACIDEZ DA PAREDE ABDOMINAL E PELE

Após determinar o excesso de gordura das áreas de tratamento desejadas, o excesso de pele e a flacidez da parede abdominal são avaliados. Ao contrário da prática comum de realizar um reparo parcial ou incompleto da diástase do reto abdominal em pacientes selecionados, realizamos uma plicatura completa da fáscia abdominal mediana, do xifoide até o púbis, em todos os pacientes. Reparo aponeurótico adicional fora da linha média é raramente indicado, mas realizado, se necessário.

Normalmente, pacientes com mais do que uma quantidade mínima de flacidez cutânea (7 cm ou mais de flacidez cutânea) obterão melhores resultados em longo prazo com uma abdominoplastia, em contraste à lipoaspiração isolada; portanto, o procedimento de escolha em pacientes com qualquer grau de diástase que não esteja planejando engravidar no futuro é a abdominoplastia com lipoaspiração circunferencial. Independente de quão bem um procedimento isolado de lipoaspiração é realizado, ou quão bem a pele abdominal pode ser contornada, o problema em longo prazo com o contorno abdominal é que a área abdominal é uma grande prega de flexão. A menos que a pele abdominal seja totalmente firme, sempre haverá a aparência de pele "excessiva" com qualquer flexão abdominal. A presença dessas dobras de pele, frequentemente com um abaulamento da parede abdominal associado, permanecerá um problema para a maioria dos pacientes, e frequentemente necessitará de cirurgias adicionais. Com o tempo e experiência, mudamos a conduta de realizar abdominoplastia apenas quando absolutamente necessário para complementar a *SAFELipo* circunferencial, e passamos a adotar a realização de uma abdominoplastia sempre que possível. A correção da pele, músculo e gordura excessiva é muito superior do que o tratamento apenas da gordura. Além disso, o controle do modelamento da pele do abdome com excisão possibilita um contorno mais minucioso da gordura sem a preocupação de criar deformidades de prega de flexão ocasionalmente observadas com a lipoaspiração isolada. Para esse efeito, a avaliação de um paciente com qualquer grau de flacidez cutânea abdominal deve ser direcionada para a realização de uma correção mais completa da flacidez.

Geralmente, o aspecto mais desafiador da avaliação do paciente é determinar se há flacidez cutânea suficiente para um procedimento de abdominoplastia, e também qual o tipo de padrão de ressecção cutânea a flacidez permitirá. O desafio está na capacidade e desejo de transpor a pele umbilical para causar máximo tensionamento da pele do abdome superior, ao mesmo tempo em que uma posição bastante baixa da cicatriz final da abdominoplastia é mantida. Recomendamos sempre manter uma posição bastante baixa da cicatriz, fazendo assim com que o padrão da ressecção cutânea caia em uma das categorias gerais, dependendo se a pele umbilical é transposta ou não, e caso seja, se o defeito cutâneo umbilical for excisado completamente.

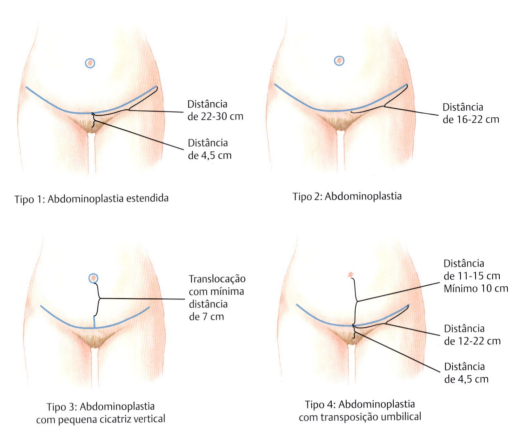

Fig. 6-2

Na prática, os pacientes podem ser classificados no pré-operatório em um dos quatro tipos de abdominoplastia com base na cicatriz resultante: abdominoplastia estendida (tipo 1), abdominoplastia (tipo 2), abdominoplastia com pequena cicatriz vertical (tipo 3) ou abdominoplastia com flutuação umbilical (tipo 4). Nos tipos 1 e 2, a pele umbilical é transposta completamente, e a cicatriz resultante permanece baixa e transversa. No tipo 3, a pele é incompletamente transposta, e a cicatriz resultante pode incluir um pequeno componente vertical (incisão em T invertido) de alguns centímetros, além da cicatriz transversa baixa. No tipo 4, a pele umbilical não é transposta, e o umbigo geralmente "flutua" de 1 a 4 cm, deixando apenas uma pequena cicatriz transversa baixa.

Planejamento e Preparo Pré-Operatórios

Um histórico médico detalhado e abrangente e exame físico são realizados, com atenção especial a cirurgias prévias, condições médicas e substâncias ingeridas. Qualquer e todos os medicamentos prescritos e não prescritos, suplementos fitoterápicos e vitaminas são revistos para minimizar o risco de eventos adversos com a cirurgia, com especial ênfase na identificação e descontinuação de substâncias que aumentam o sangramento, influenciem na cicatrização ou que sejam estimulantes. Muitas destas substâncias devem ser descontinuadas várias semanas antes da cirurgia, se possível, a fim de minimizar o risco de eventos adversos. Tabagismo ou qualquer outra forma de ingestão de nicotina dramaticamente aumenta o risco de necrose tecidual e deve ser descontinuado no mínimo 4 semanas antes da cirurgia. O estado de nicotina do paciente é determinado no pré-operatório pelo teste de cotinina na urina para excluir da cirurgia os pacientes positivos.

Um histórico de sangramento ou distúrbio de coagulação no paciente ou sua família é completamente avaliado, e uma avaliação de risco de Caprini é realizada. Pacientes com um alto risco de tromboembolismo venoso (VTE) podem não ser candidatos aceitáveis para um procedimento de contorno corporal extensivo, e isto é determinado caso a caso pelo cirurgião, paciente, e quaisquer recomendações de especialistas.

O protocolo usual é a obtenção de autorização para anestesia geral do clínico geral do paciente e de quaisquer especialistas indicados 1 mês antes da cirurgia, o que permitirá tempo suficiente para intervenção ou substituição do plano cirúrgico.

Pacotes cirúrgicos, com todas as instruções e informações dos cuidados pré-operatórios, perioperatórios e pós-operatórios, são enviados ao paciente quando a cirurgia é marcada. Então, telefona-se para o paciente 2 semanas antes da cirurgia para responder a perguntas, verificar a adesão às instruções e lembrá-lo de não tomar substâncias contraindicadas, como aspirina, NSAIDs, estimulantes etc.

Os resultados de exames laboratoriais apropriados e de outros testes indicados são revisados antes da cirurgia, geralmente em uma consulta pré-operatória 1 ou mais dias antes da cirurgia. Uma consulta pré-operatória possibilita um consentimento informado mais detalhado, fornece ao paciente outra oportunidade de ter suas perguntas respondidas, e fornece ao cirurgião outra oportunidade de avaliar o paciente e confirmar o plano cirúrgico. Além disso, marcações pré-operatórias podem ser realizadas se a consulta pré-operatória for um dia antes da cirurgia.

O paciente deve chegar 1 hora antes da cirurgia, e é colocado em uma cama aquecida que também funciona como a mesa cirúrgica e de recuperação, e um cobertor de ar forçado é usado sobre a cama. Fluidos intravenosos aquecidos são fornecidos, com o objetivo de administrar 1 L de lactato de Ringer antes da cirurgia. Dispositivos de compressão sequencial, para a panturrilha e coxa ou para o pé, são colocados quando o paciente é levado para a sala de espera cirúrgica. Medicamentos pré-operatórios são administrados, incluindo antibióticos intravenosos, famotidina (Pepcid), metoclopramida (Reglan), celecoxibe (Celebrex), aprepitanto (Emend) e clonidina. Um protocolo antiemético multimodal é administrado em todos os pacientes.

Técnica Cirúrgica
MARCAÇÕES
Abdominoplastia

Ainda na sala pré-operatória, o paciente é marcado na posição ortostática. A linha média anterior é marcada desde processo xifoide até a comissura labial anterior. Com o uso da borda superior do púbis como uma referência subjacente, o cirurgião avalia a quantidade de ptose cutânea do monte pubiano, de modo que a cicatriz final fique localizada centralmente na borda superior do púbis, ou mais baixa.

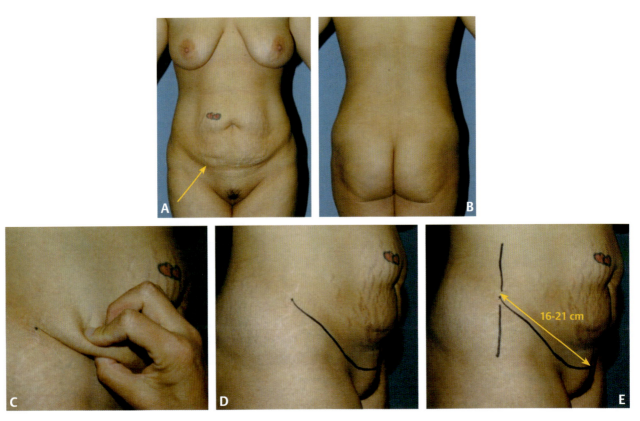

Fig. 6-3, A-E

As marcações inferiores da abdominoplastia são feitas com o ponto central aproximadamente 4,5 cm superior à comissura labial anterior na elevação total da pele (varia de 4 a 7 cm), para elevar a pele ptótica do monte pubiano ao mesmo tempo em que permite uma excisão completa do excesso de pele abdominal. Em uma abdominoplastia típica, o excesso de pele abdominal inclui toda a pele excessiva até acima do nível do umbigo. Se toda essa pele não puder ser excisada para possibilitar o fechamento, isto resultará em um pequeno fechamento vertical. Se um fechamento vertical for inevitável, as marcações inferiores são colocadas o mais baixo possível para permitir que a cicatriz final fique localizada sobre a borda superior do púbis.

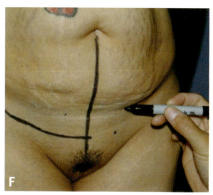 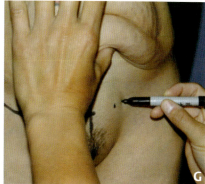

Fig. 6-3, F e G

Continuando lateralmente a partir do monte pubiano, as marcações são feitas com forte tração superomedial na pele, usando a localização desejada da cicatriz como um ponto de referência, como descrito pela primeira vez por Lockwood. A localização desejada é centralmente na borda superior, ou imediatamente abaixo, do púbis, e lateralmente imediatamente acima (1 ou 2 cm) das pregas inguinais. Desta forma, a pele da coxa anterior é elevada juntamente com a pele do monte pubiano, possibilitando um rejuvenescimento muito mais abrangente do tronco anterior, região inguinal e coxas anteriores, comparado à abdominoplastia tradicional.

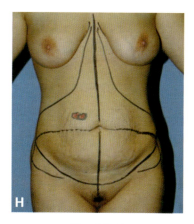

Fig. 6-3, H

As marcações das incisões inferiores são continuadas lateralmente, com a porção mais lateral das marcações continuando em direção ascendente para os 3 cm finais, parando onde nenhuma pele ficará sobrando com leve tração descendente sobre a pele abdominal anterior. As extremidades voltadas para cima (2 ou 3 cm) das marcações são necessárias ao realizar uma abdominoplastia com fechamento de avanço medial como esta, a fim de prevenir extremidades viradas para baixo na localização final da cicatriz. Se realizada apropriadamente, a cicatriz final é paralela às linhas de tensão da pele, alinhada às margens inferiores de um biquíni cavado e sem uma subida ou descida notável das extremidades da cicatriz. Na extensão lateral das marcações, uma marca de referência desenhada em linha reta inferiormente é feita para manter a orientação da pele no fechamento. No fechamento, o avanço medial acentuado do retalho de abdominoplastia pode esconder as extremidades da incisão, e estas marcas de referência ajudam a manter uma orientação apropriada do fechamento. Tipicamente, as marcações das incisões inferiores da abdominoplastia não são ajustadas no intraoperatório.

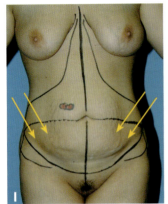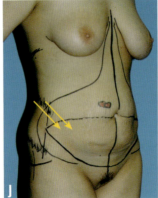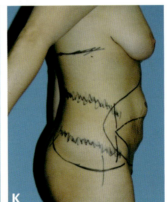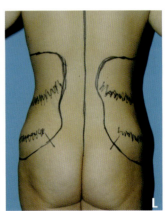

Fig. 6-3, I-L

Marcações para a linha de incisão superior planejada curvam para cima e medialmente acima do umbigo, ou mais acima, dependendo da flacidez cutânea com o teste de pinçamento manual da pele, com o paciente na posição ortostática e com o paciente inclinado para frente com os músculos abdominais relaxados. As marcações das linhas de incisão superiores são apenas guias, e são conferidas e verificadas no intraoperatório com o paciente na posição flexionada no momento do fechamento, com tração inferior total sobre o retalho de abdominoplastia, imediatamente antes da excisão do excesso de pele abdominal. Os rebordos costais e o xifoide são marcados como pontos de referência gerais.

Lipoaspiração

Excluindo o excesso de pele abdominal a ser excisado, as áreas de excesso de gordura são tratadas em todo o abdome anterior, tendo em mente que toda a gordura subscarpal da zona I será excisada diretamente. Frequentemente, o excesso de gordura das coxas anteriores também é marcado. As áreas mais proeminentes de excesso nos flancos são marcadas, com círculos concêntricos orientados para a área externa das áreas proeminentes.

A linha média das costas é marcada. Áreas de excesso de gordura são identificadas por meio do teste de pinçamento manual da pele, com marcação das áreas mais proeminentes dos quadris e gorduras localizadas nas costas. Frequentemente, há excesso de gordura sacral e na linha média da região lombar, que também é levado em consideração. As marcações nas costas são ligadas com as marcações no abdome e flanco, geralmente se estendendo até os sulcos inframamários e áreas axilares inferiores em muitos pacientes.

TRATANDO A SILHUETA INTEIRA

Uma atenção óbvia foi dada ao formato e contorno da circunferência do tronco, mas isto não ocorre separadamente. Uma avaliação criteriosa da silhueta inteira deve ser realizada, levando em consideração as preferências do paciente, as variações anatômicas e as limitações cirúrgicas. Inclusão do modelamento das nádegas e coxas é comum em nossa prática, sendo tipicamente concentrada na interligação da cintura, quadril, área médio-glútea e coxa lateral. Uma comparação direta do terço médio da face ao sulco medial das nádegas possibilitou a aplicação de nossas técnicas para alcançar o volume-alvo de redistribuição e modelagem que é necessário para tratar a perda ou ausência da curva em formato de "S" das nádegas.

Especificamente, a combinação de *SAFELipo*, deslocamento de gordura e lipoenxertia vibratória de expansão (EVL) direcionada dos glúteos pode fornecer um alto grau de controle da modelagem, que não pode ser alcançado por outros métodos descritos de lipoaspiração e lipoenxertia, nem com o uso de implantes de glúteo. Esta abordagem possibilitou a incorporação de preferências individuais do paciente na modelagem dos glúteos e corpo. Estas preferências individuais são geralmente exibidas pelo o que eles gostam e não gostam das várias relações entre diversas dimensões de pontos de referência anatômicos. Especificamente a relação cintura/quadril (WTH) de 0,7 é amplamente reconhecida como tendo a aparência esteticamente mais agradável em mulheres de diferentes idades e etnias. Em nossa experiência, e ao contrário da uniformidade na preferência vista na relação WTH, existe uma ampla variação nas preferências de formato das nádegas entre as mulheres, a maioria das quais pode ser explicada por preferências étnicas sobre o que geralmente considera-se o formato corporal ideal. A relação quadril/coxas (HTT) preferida das pacientes é amplamente utilizada no planejamento da modelagem do tronco e glúteos, e também é útil para determinar se as expectativas de uma paciente podem ser atendidas. A maioria das pacientes negras e hispânicas considera 0,7 a relação HTT mais agradável, enquanto que a maioria das pacientes asiáticas e brancas veem uma relação HTT próximo de 1 como ideal, com a ressalva de que a região médio-lateral das nádegas pareça cheia, resultando em uma aparência arredondada das nádegas.

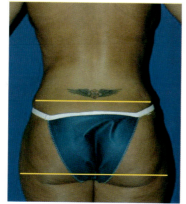 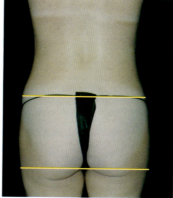

Fig. 6-4

Em todos os casos, a cintura é visada para redução máxima. Este nem sempre é o caso da redução planejada no nível do quadril. Especial atenção é dada à relação entre a largura do quadril e coxa lateral, a fim de possibilitar um resultado final que corresponda à relação desejada de 0,7 a 1,0, dependendo dos desejos individuais da paciente e preferências étnicas, como previamente descrito. Normalmente, os quadris são reduzidos, considerando a largura final das coxas laterais, que também podem ser reduzidas com a lipoaspiração. Um dos pontos fundamentais a serem reconhecidos é se a paciente tem ou não uma deficiência médio-lateral das nádegas. A área na silhueta lateral entre a protuberância do quadril e a coxa lateral é a *região glútea médio-lateral*, que também é descrita como a *zona C* por Mendieta. Esta área deve ser minuciosamente avaliada no pré-operatório para determinar se necessitará ser aspirada, deixada como está ou aumentada, lembrando-se das proeminências finais dos quadris e coxas laterais. A região glútea médio-lateral é aumentada com gordura, por meio de deslocamento de gordura ou lipoenxertia, em aproximadamente 85% dos casos de autores seniores (S.W.). A região é deixada como está em 10% dos casos e aspirada dos 5% de casos restantes. Falha em apropriadamente abordar a interligação entre os quadris, região glútea médio-lateral e coxa lateral pode resultar em uma silhueta desagradável.

ANESTESIA

Anestésicos gerais endotraqueais-agentes anestésicos inalatórios e intravenosos – são usados em todos os pacientes.

POSICIONAMENTO DO PACIENTE

Abdominoplastia com *SAFELipo* circunferencial e excisão da gordura subscarpal é realizada em três posições. O paciente é mantido na posição supina para tratamento dos troncos anterior e lateral expostos e virados para cada decúbito lateral para tratar de forma eficaz os troncos anterior, lateral e posterior expostos. Posição única (supina) e posição em prona-supina dos pacientes para torsoplastia circunferencial não possibilita uma apresentação tão natural de toda a anatomia-alvo e, portanto, não é usada.

Também foi proposto que a torsoplastia em três posições (supina-lateral-lateral) pode reduzir o risco de VTE, comparado à posição única ou posição em prona-supina. Teoricamente, virar o paciente durante toda a cirurgia pode aumentar a atividade do ativador do plasminogênio tecidual e fornecer redução da pressão venosa dos membros inferiores no lado elevado, aumentando, assim, o fluxo sanguíneo pélvico.

Técnica

Os resultados dos procedimentos mostrados em toda a seção Técnica aparecem nos estudos de casos neste Capítulo (ver Fig. 6-13).

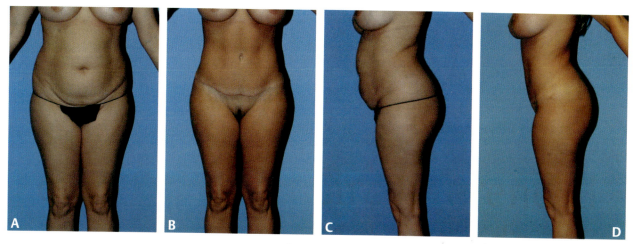

Fig. 6-5, A-D

Esta mulher de 44 anos de idade foi submetida a uma típica abdominoplastia completa (tipo 2), com *SAFELipo* circunferencial do tronco e deslocamento de gordura do culote para as nádegas superiores. Ela é demonstrada antes do procedimento e 8 meses após a cirurgia.

Parte I: Lipoaspiração da Circunferência do Tronco Com a Técnica *SAFELipo*

Antes da indução anestésica, dispositivos de compressão sequencial e joelho e coxa ou de pé são iniciados, de acordo com a extensão do tratamento dos membros inferiores. Estes dispositivos são enviados para casa com a paciente para serem usados durante a primeira semana do pós-operatório, ou até que a paciente esteja deambulando completamente. A bexiga é cateterizada.

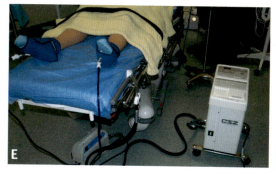
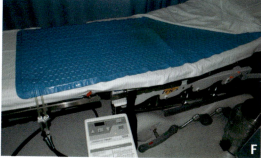

Fig. 6-5, E-F

A paciente é mantida em um quarto aquecido (24°C [75°F]) até a antissepsia da pele com Betadine aquecido e delimitação por campos seja concluída, ou até que a paciente possa manter uma temperatura corporal central adequada. Fluidos intravenosos aquecidos e solução umectante são usados, com a paciente em uma cama aquecida durante todo o procedimento.

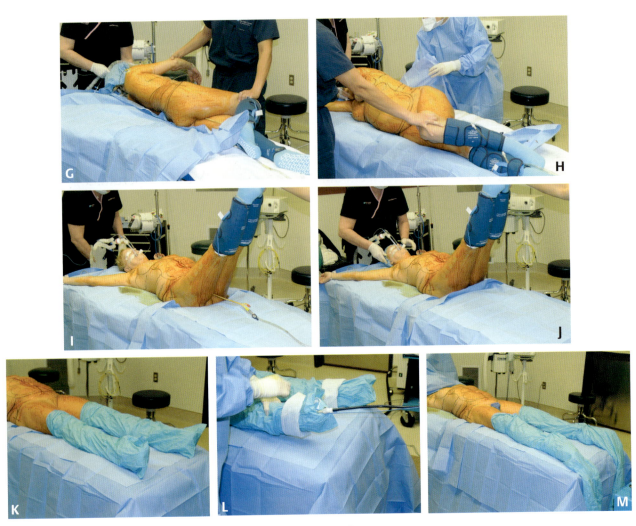

Fig. 6-5, G-M

Uma sonda de temperatura esofágica é usada para manter a temperatura central da paciente igual ou superior a 36°C. Uma passagem única de antisséptico em todo o corpo é realizada para o procedimento inteiro. Uma solução de Betadine aquecida é passada do pescoço até o joelho, virando a paciente para cada decúbito lateral e colocando panos cirúrgicos estéreis abaixo da paciente, à medida que a antissepsia progride. Estoquinetes estéreis são colocados sobre os membros inferiores, e outro campo cirúrgico estéril é colocado abaixo das nádegas e membros inferiores. Os conectores para os dispositivos de compressão sequencial são recolhidos da parte inferior dos estoquinetes e, então, um segundo conjunto de estoquinetes é rolado para baixo para cobrir as mangueiras do dispositivo de compressão sequencial. Desta forma, o campo estéril é mantido do pescoço até a extremidade distal da mesa de cirurgia.

A paciente é inicialmente colocada na posição supina. Através de incisões na pele abdominal excessiva, a solução umectante é colocada em todos os níveis dos tecidos subcutâneos da circunferência do tronco, não apenas na interface entre o tecido subcutâneo e a fáscia. Incisões adicionais são feitas na região mais inferior das protuberâncias do quadril, geralmente cerca de 3 a 4 cm posterior à linha axilar média, onde o corpo atinge a mesa de cirurgia. Uma solução umectante, consistindo em 1 L de lactato de Ringer, 1 mL de epinefrina 1:1.000, e 20 mL de lidocaína a 1%, é usada. Quantidades típicas são de 3 a 6 L de solução umectante, com infiltrado total geralmente correspondendo ao aspirado total em uma relação de 1,5:1 (técnica superúmida).

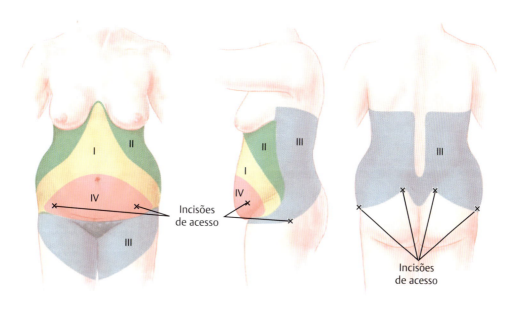

Fig. 6-6

Infiltração é realizada até o ponto de saturação dos tecidos, que pode ser identificado pelo aumento uniforme de turgor dos tecidos nas áreas a serem tratadas.

Um ponto fundamental é garantir que o infiltrado seja colocado em todas as camadas de gordura subcutânea, em vez de ser colocado na interface entre a gordura e a fáscia. Injeção de fluidos na gordura superficial e profunda garante máxima vasoconstrição dos tecidos-alvo, bem como expansão do espaço-alvo, ambas das quais tornam a cirurgia mais rápida, mais fácil e mais eficiente, com mínima ou nenhuma perda sanguínea. Deve-se esperar um tempo de, no mínimo, 30 minutos após a infiltração, antes que a lipoaspiração seja realizada, a fim de permitir máxima hemostasia e absorção da solução umectante nos tecidos-alvo.

A técnica *SAFELipo* pode ser usada com vibrolipoaspiração ou lipoaspiração padrão, em um processo de três passos que consistem em separação, aspiração e equalização da gordura.

SAFELipo Passo 1 Separação da gordura é realizada sem aspiração, com o uso de uma cânula tipo "basket" de 5 mm. A cânula tipo "basket" nunca é usada para aspiração por causa do seu potencial de criar lesão por avulsão aos vasos sanguíneos e da rede de suporte estromal. Claramente, não recomendamos o uso de cânula tipo *"basket"* para aspiração, mas como um dispositivo de separação e equalização de gordura.

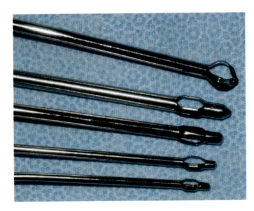

Fig. 6-7

A cânula tipo *"basket"*, sem aspiração, possibilita a liberação e separação dos glóbulos de gordura de suas inserções estromais e um dos outros, sem comprometer a rede estromal ou vascular. Desta forma, a remoção da gordura desejada pode ser realizada no passo 2 sem desvascularização da pele sobrejacente, permitindo que todos os procedimentos excisionais, incluindo abdominoplastia, sejam realizados com segurança. A cânula tipo *"basket"* foi originalmente descrita por Becker para aspiração rápida da gordura, mas foi eventualmente abandonada por ele e muitos outros cirurgiões a favor de técnicas de aspiração menos agressivas (comunicação pessoal com H. Becker, 2008).

Separação da gordura é realizada completamente em todo o tronco exposto, focando nas zonas II e III, as áreas que não serão continuamente descoladas durante a abdominoplastia. O objetivo da separação da gordura é a perda completa da resistência à cânula na profundidade desejada, similar ao objetivo com dispositivos de lipoaspiração assistidos por ultrassom. Ambas as camadas adiposas superficiais e profundas são tratadas, de acordo com a quantidade desejada de redução adiposa.

A zona I, a área do retalho, também é tratada com separação da gordura para melhor definir a interface entre o compartimento adiposo profundo e a fáscia de Scarpa. Tal como observado posteriormente na porção de abdominoplastia do procedimento, a separação de gordura na área do retalho cria túneis visíveis abaixo da fáscia de Scarpa, tornando a excisão da gordura subscarpal muito mais fácil e mais eficiente. Toda a gordura subscarpal na área descolada (zona I) deve ser excisada, com separação da gordura para simplificar a dissecção do retalho.

Em pacientes com gordura suprascarpal (superficial) proeminente ou excessiva na área a ser descolada (zona I), a camada adiposa superficial também é trada, da mesma forma que nas outras zonas do tronco. Ao utilizar o processo de três passos da *SAFELipo*, o comprometimento vascular e subsequente sangramento, comumente observados com outras formas de lipoaspiração, são prevenidos.

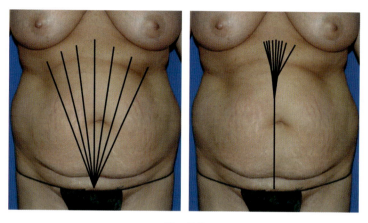

Fig. 6-8

A área do monte pubiano é tratada agressivamente, a fim de reduzir a pele de pinçamento nesta área para menos de 2 cm na maioria dos pacientes. O tratamento desta área é superficial, evitando lesões a linfáticos importantes e à vasculatura. Na posição supina, todo o tronco exposto pode ser tratado por duas punções na pele abdominal excessiva. Ao girar uma cânula angulada em distâncias variadas da incisão de acesso permite-se uma ampla cobertura de toda a área, mesmo nos locais mais distantes do ponto de entrada.

Visto que a rotação de uma cânula angulada evita a necessidade de retorno ao ponto de entrada para mudar de direção, "perfurações" pela incisão de acesso são prevenidas. Cânulas anguladas usadas dessa maneira aumentam a abrangência de uma área, minimizam os pontos de acesso e previnem deformidades de contorno.

SAFELipo Passo 2 Aspiração da gordura previamente separada é tipicamente rápida e sem sangramento, realizada com uma cânula Mercedes angulada de 3 mm ou 4 mm. As cânulas são usadas nas áreas de gordura mais delgada e mais espessa, respectivamente. Na lipoaspiração típica, glóbulos de gordura são organizados em uma rede estruturada (estromal) relativamente sólida. A aspiração é realizada neste ambiente sólido, onde glóbulos de gordura, vasos sanguíneos e a rede estromal têm densidades e resistência tecidual similares. Consequentemente, o diferencial de pressão negativa entre uma cânula de aspiração e a área-alvo geralmente resulta na avulsão da parede de um vaso sanguíneo, resultando em sangramento, ruptura de tecido e uma cascata inflamatória/de reparo que é observada posteriormente como deformidade do contorno.

Na *SAFELipo*, quando glóbulos de gordura são separados de suas redes de suporte estrutural relativamente sólidas, bem como uns dos outros, eles assumem as características de um líquido, de forma similar à emulsificação de gorduras vista na lipoaspiração ultrassônica. Ao contrário da lipoaspiração ultrassônica, entretanto, os vasos sanguíneos e a rede de suporte estromal não são termicamente lesionados, o que resulta em menor comprometimento vascular, menos inflamação, menos fibrose e cicatrização e, por fim, menos deformidades de contorno. Além disso, a ausência de uma possível queimadura facilita um tratamento muito mais completo das áreas-alvo, incluindo o tratamento muito próximo à pele. Este ambiente "líquido" possibilita uma aspiração preferencial da gordura separada, tirando proveito do diferencial ampliado na resistência tecidual entre a gordura-alvo e as redes vascular e estromal de suporte. A aspiração da gordura separada é muito rápida, com mínimo sangue no aspirado, e o lipoaspirado é similar em aparência à gordura emulsificada vista com a lipoaspiração ultrassônica. As Zonas II e III são aspiradas para remover toda a gordura separada. A aspiração não é continuada além deste ponto para prevenir lesão por avulsão ao suprimento sanguíneo.

SAFELipo Passo 3 Equalização da gordura das áreas previamente tratadas é realizada de forma similar ao passo de separação da gordura, com a cânula tipo "*basket*" angulada de 5 mm, também sem aspiração. O contorno das áreas é avaliado por meio do teste de pinçamento rolante durante a passagem da cânula pelos tecidos, com o objetivo de um teste de pinçamento rolante completamente liso, sem áreas espessas ou delgadas de contorno. De um ponto de vista prático, a equalização da gordura pode ser considerada como "pós-tunelamento", embora este passo conquiste muito mais do que simplesmente uma uniformização da área de tratamento. Este processo de equalização deixa para trás uma camada de gordura separada, que serve como enxertos de gordura "locais". Estes enxertos de gordura locais atuam como uma zona tampão para prevenir as adesões de cicatrizes frequentemente observadas posteriormente como deformidades de contorno, quando outras técnicas de lipoaspiração são usadas. Além disso, a separação completa de gordura e a equalização da gordura, realizadas nos passos 1 e 3, também servem como um processo muito eficiente de liberação de células-tronco derivadas de tecido adiposo (ADSC), possibilitando a ocorrência da indução de sinal regenerativo. Foi demonstrada por Yoshimura e outros, que a indução de sinal regenerativo na presença de números adequados de ADSCs é vital à regeneração e reparo de um leito de tecido adiposo tratado.

O processo de três passos é realizado no abdome inteiro, monte pubiano, flancos e tronco lateral com o paciente na posição supina. Em seguida, o mesmo processo de três passos é realizado com o paciente em cada decúbito lateral, para tratar o restante da circunferência do tronco. O paciente pode simplesmente ser virado de um lado para o outro, enquanto o campo estéril e os campos cirúrgicos originais são mantidos.

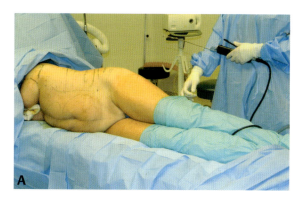

Fig. 6-9, A

Punções na superfície inferior da proeminência do quadril, e também na borda lateral do sacro, são usadas além das punções na pele abdominal excessiva, enquanto o paciente está na posição de decúbito lateral. Separação minuciosa da gordura, aspiração e equalização do contorno são especialmente importantes circunferencialmente no nível da cintura, lembrando-se que o objetivo primário é a redução de todo o excesso de gordura da circunferência do tronco, concentrada no nível da cintura. Quantidades variáveis de redução podem ser executadas para manter ou criar a relação desejada entre a cintura, quadril e coxa lateral. Em todos os pacientes, exceto os mais magros, a lipoaspiração circunferencial do tronco contribui para um resultado mais dramático do que a abdominoplastia. Isto não significa que a excisão de pele redundante e o tensionamento da fáscia abdominal não sejam importantes, mas sim que a remoção do excesso de gordura tem um papel bastante significativo nos resultados finais com o uso desta técnica. Com a conclusão da *SAFELipo* do tronco circunferencial, o paciente é novamente colocado na posição supina. Um travesseiro é colocado abaixo dos joelhos, com cuidado para acolchoar todas as proeminências ósseas, e os braços são colocados na lateral em uma posição neutra.

Antes de prosseguir com a porção de abdominoplastia do procedimento, a temperatura central deve ser igual ou superior a 36°C, o débito urinário adequado (no mínimo 0,8 mL/kg/h), e todos os sinais vitais estáveis. Até este ponto, o procedimento pode ser facilmente concluído como um procedimento de lipoaspiração completo, com a abdominoplastia podendo ser realizada em uma data posterior, caso haja preocupações sobre o paciente neste momento. Os pacientes são sempre orientados sobre esta possibilidade no pré-operatório.

Comparada à lipoaspiração tradicional, a técnica *SAFELipo* acrescenta os passos adicionais de separação da gordura e equalização da gordura, que podem potencialmente aumentar o tempo do procedimento de lipoaspiração. O tempo gasto na aspiração, entretanto, é encurtado pela metade, resultando em uma técnica de lipoaspiração completa que pode ser realizada no mesmo tempo que a lipoaspiração "padrão" comparável.

Parte II: Abdominoplastia com um Retalho Avançado Medialmente

Com o paciente na posição supina, e joelhos e quadris ligeiramente flexionados, o cirurgião realiza a incisão inferior da abdominoplastia marcada no pré-operatório e eleva o retalho, com cuidado para preservar todos os linfonodos inguinais e a camada areolar frouxa sobre a fáscia, que pode drasticamente reduzir a formação de seroma e facilitar a dissecção. Quando o nível do umbigo é alcançado, o retalho é dividido, e o umbigo liberado do retalho, com uma quantidade generosa de tecido subcutâneo mantida ao redor do pedículo para preservar a vascularidade à pele umbilical. Dissecção acima do nível do umbigo avança rapidamente em razão da separação de gordura realizada previamente. A dissecção continua centralmente até o xifoide e se estende lateralmente até conquistar um reparo completo da diástase, geralmente permitindo a preservação de pelo menos duas a seis das fileiras laterais de vasos perfurantes em cada lado da dissecção. A típica extensão da dissecção contínua é de alguns centímetros de distância dos rebordos costais.

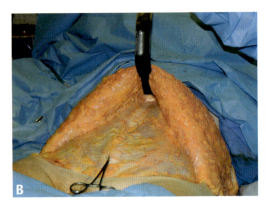
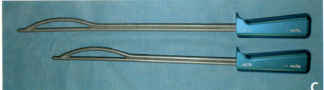

Fig. 6-9, B e C

Em seguida, o dissector descontínuo de tecido Lockwood de 38 cm é passado centralmente de cada lado da área descolada e em uma direção superolateral para possibilitar uma melhor excursão do retalho sem comprometer ainda mais o suprimento sanguíneo para o retalho. A dissecção descontínua se estende em cada lado ascendentemente até a prega inframamária, e lateralmente até a linha axilar anterior sobre a caixa torácica. Quando realizado de modo apropriado, o descolamento descontínuo com o dissector de Lockwood permite a liberação dos septos fibrosos verticais em todo o tronco superior e lateral sem romper os vasos sanguíneos perfurantes.

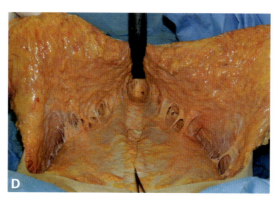

Fig. 6-9, D

A dissecção inteira, incluindo a área descolada e a área descontinuamente descolada, é irrigada profusamente com solução salina aquecida, e a diástase do músculo reto abdominal é avaliada e marcada para reparo. Na grande maioria dos pacientes, constatamos que um reparo na linha média simples e completo é suficiente para achatar, estreitar e tencionar a parede abdominal de forma eficaz e duradoura. Tipicamente, o reparo da diástase varia apenas em sua largura, que é determinada no intraoperatório pela avaliação da flacidez do paciente e tolerância ao tensionamento. Entretanto, sabe-se que certas variações anatômicas na flacidez da parede abdominal requerem técnicas de reparo adicionais ou alternativas.

O reparo de diástase na linha média é realizado com uma única sutura com fio de PDS em laço em uma agulha Z-880, iniciando no xifoide, incorporando as superfícies superior e inferior do umbigo no reparo, e continuando até o púbis, e encobrindo o nó. A incorporação de ambas as peles umbilicais e do pedículo umbilical no reparo da diástase foi defendida por muitos cirurgiões e fornece múltiplas vantagens para o resultado final. Depressão e fixação do umbigo na fáscia abdominal permitem uma inversão do sítio de reparo umbilical e cicatriz. O pedículo é prevenido de herniar pela base do umbigo, deixando uma cicatriz escondida e estreita que contribui ao contorno abdominal tridimensional que resulta desta cirurgia. Além disso, ao fixar o retalho na fáscia abdominal no nível do umbigo, possível ruptura e tensão são minimizadas, ambas das quais contribuem com a formação de seroma e má cicatrização.

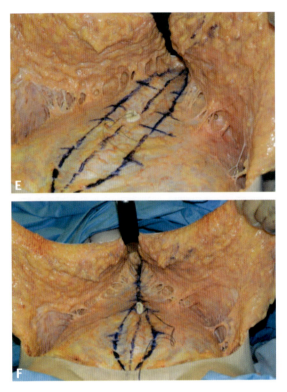

Fig. 6-9, E e F

O reparo é avaliado, e uma segunda sutura contínua mais ampla do que a primeira, pode ser colocada, se necessário, a fim de corrigir totalmente a diástase. Um reparo completo e agressivo da diástase frequentemente causa aglomeração do retalho medialmente, que é aliviado por adicional dissecção descontínua com o dissector de Lockwood após o reparo da diástase. Em seguida, o paciente é colocado em uma posição de cadeira de praia para que os quadris fiquem a um ângulo de 45°. O excesso de pele é avaliado e comparado às marcações pré-operatórias para garantir um fechamento sem tensão, com a linha planejada de fechamento imediatamente acima da prega inguinal lateralmente e na parte superior do púbis centralmente. O retalho cutâneo é vigorosamente avançado de cada lado em uma direção medial durante a avaliação da quantidade de excesso de pele. O excesso de pele abdominal é excisado com um bisturi para incluir toda a gordura subscarpal e tecido conectivo do retalho descolado continuamente (zona I) em monobloco.

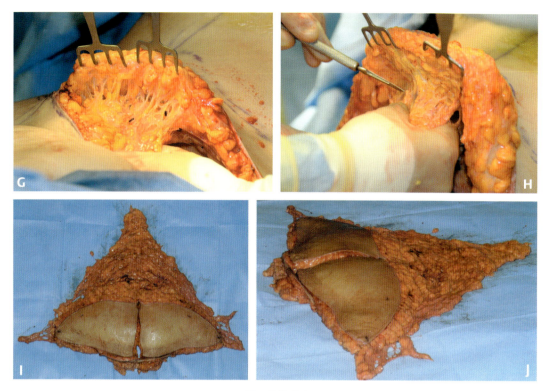

Fig. 6-9, G-J

Excisão do tecido subscarpal é facilitada colocando-se ganchos Freeman Rake na borda inferior da fáscia de Scarpa e retraindo inferiormente. Isto permitirá que a fáscia atue como um "teto" firme de dissecção, com todos os tecidos abaixo da fáscia de Scarpa imediatamente visíveis e facilmente separáveis. Como demonstrado pelos estudos vasculares realizados por Mayr *et al.*, o suprimento sanguíneo para o retalho elevado da abdominoplastia provém predominantemente dos perfurantes intercostais e subcostais, que abastecem o retalho de abdominoplastia no sentido superficial para profundo. A segurança e a utilidade da remoção de gordura subscarpal do retalho elevado da abdominoplastia foram demonstradas por múltiplos autores, e é uma parte fundamental para a obtenção de resultados dramáticos na cirurgia de abdominoplastia. Após remoção do tecido subscarpal, as bordas do retalho normalmente sangram vigorosamente por causa da carga tecidual reduzida no suprimento sanguíneo do retalho. Eletrocautério é usado para controlar estas partes sangrantes.

Durante vários anos, bombas de infusão de anestésicos foram usadas com sucesso para controlar a dor pós-operatória nestes pacientes, porém um avanço importante no controle da dor foi agora alcançado com o uso de Exparel, uma bupivacaína injetável que se liga aos lipossomos e tem ação prolongada, que é injetada subfascial e intramuscularmente de forma direcionada em toda a dissecção abdominal. Constatamos que a suspensão injetável de bupivacaína lipossomal (Exparel) fornece 3 a 5 dias de controle da dor pós-operatória profunda em quase todos os pacientes.

Suturas de tensão progressiva (PTS), originalmente descritas por Pollock e Pollock, são colocadas com o uso de fio Monocryl 3-0, fixando e avançando o retalho progressivamente em direção ao sítio de fechamento. De 6 a 11 PTSs são colocadas em toda a fáscia abdominal anterior, avançando o retalho inferior e medialmente até que o retalho chegue ao sítio de fechamento inferior com absolutamente nenhuma tensão nas bordas.

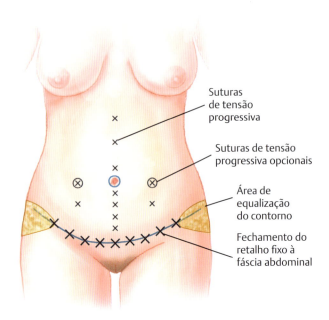

Fig. 6-10

A colocação de PTS praticamente eliminou a incidência de seroma em pacientes sendo submetidos a uma abdominoplastia e lipoaspiração circunferencial, com o benefício adicional de minimizar a tensão do fechamento cutâneo final. O fechamento começa centralmente, fechando a fáscia de Scarpa com suturas "em oito" de seis pontos de fio de PDS, incorporando a fáscia do reto abdominal no nível do púbis, que fixa o retalho e eleva a pele do monte pubiano até este local. Neste momento, a posição do umbigo é transposta para o retalho. O fechamento da fáscia de Scarpa continua no sentido lateral para medial, avançando vigorosamente o retalho medialmente, e a pele da região inguinal/coxa superiormente, fixando o fechamento à fáscia abdominal imediatamente acima da prega inguinal, prevenindo a migração ascendente da cicatriz. Este fechamento geralmente resulta em um agrupamento (excesso) menor do retalho medial em ambos os lados da linha média, que se resolve dentro de um período de semanas em todos os pacientes. Dois drenos redondos extralongos de número 15 totalmente estriados são colocados em cada lado da dissecção em torno da cintura, saindo pela área pubiana.

Em seguida, a cânula tipo *"basket"* é usada para equalizar o contorno nas extremidades do fechamento, e para equalizar qualquer disparidade na espessura do retalho superior/inferior. A gordura separada é expressada, e o tecido conectivo na extensão lateral da incisão é escavado com tesouras de Metzenbaum, prevenindo a formação de defeitos cicatriciais em "orelha de cachorro". Fechamento subdérmico é realizado com um dispositivo de grampos dérmicos absorvíveis (grampeador dérmico absorvível INSORB), seguido por um fechamento intracuticular de suturas contínuas com fio Monocryl 3-0. A inserção umbilical é realizada cortando-se um padrão de asa de gaivota modificado na pele, com uma extensão vertical inferior.

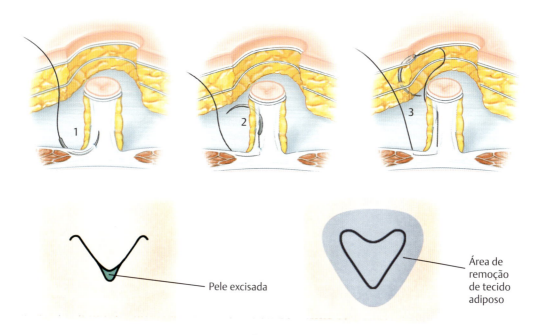

Fig. 6-11

A pele do retalho abdominal é interiorizada para encontrar a pele umbilical e a fáscia abdominal adjunta, e fechada com suturas interrompidas de três pontos compostas por fio de PDS 4-0. Fitas adesivas Dermabond® ou Steri-Strip™ são colocadas na incisão de abdominoplastia. As quatro incisões restantes da lipoaspiração são deixadas abertas para drenar livremente, como originalmente popularizado por Rohrich, geralmente durante 2 a 3 dias após a cirurgia. Estas ajudam a minimizar o edema pós-operatório e a prevenir hematomas.

PROCEDIMENTOS COMBINADOS

A maioria dos pacientes é submetida a procedimentos combinados simultaneamente com a abdominoplastia, geralmente sendo uma combinação de mamoplastia de aumento com ou sem mastopexia, e áreas adicionais de lipodistrofia a serem tratadas com *SAFELipo*. As áreas mais frequentemente tratadas são as coxas anterior e medial, coxas laterais, região medial dos joelhos e panturrilhas, e gordura localizada na região axilar posterior/região dorsal superior. Em geral, evitamos combinar cirurgias faciais e/ou de membros superiores com procedimentos extensos de torsoplastia.

Cuidados Pós-Operatórios

Os pacientes são orientados de que é prevista a drenagem de centenas de milímetros de fluido serossanguinolento das incisões de lipoaspiração abertas. Gaze Kerlix é colocada na incisão de abdominoplastia, e Xeroform é colocado no umbigo. Curativo com espuma Reston é colocado sobre a cintura lateralmente para prevenir pregas cutâneas, e um modelador pós-cirúrgico é usado. A espuma Reston em cada flanco também minimiza a pressão provocada pelo aglutinante abdominal sobre o retalho de abdominoplastia. Consequentemente, há mínimo comprometimento da circulação do retalho pelo aglutinante. Um aglutinante frouxo que não aumenta a pressão intra-abdominal também pode prevenir trombose venosa profunda (DVT). A espuma Reston é mantida por aproximadamente 4 semanas, momento em que é descontinuada, e um novo modelador pós-cirúrgico menor é colocado. Drenos geralmente são mantidos por 2 a 8 dias, com o objetivo de menos de 25 cc por dia antes da remoção. Preservação dos linfonodos inguinais e da camada areolar frouxa à parede abdominal, com a incorporação de PTSs ao procedimento, reduziu drasticamente a quantidade de tempo em que os drenos são mantidos, além de virtualmente eliminar os seromas.

Todos os pacientes sendo submetidos à abdominoplastia com *SAFELipo* circunferencial e excisão da gordura subscarpal são tratados em um contexto de cirurgia ambulatorial. Após a recuperação da anestesia, os pacientes se recuperam de forma apropriada e são preparados para receber alta para um quarto adjacente ao centro de cirurgia ambulatorial. Antes da alta, o cateter de Foley e o cateter intravenoso são removidos. O paciente caminha na sala de recuperação e é transferido para o quarto, onde é encorajado a caminhar frequentemente, urinar no banheiro e repousar em uma poltrona reclinável. A dieta não é restrita, mas alimentos macios são encorajados. Uma verificação pós-operatória é realizada na noite da cirurgia e na manhã do 1º dia pós-operatório, após o qual o paciente recebe alta para casa.

Os pacientes são encorajados a ficar de pé o mais reto que o corpo permitir, o que geralmente leva de 3 a 12 dias, dependendo da tensão do avanço da pele. O paciente passa por uma consulta para remoção do dreno e avaliação pós-operatória completa aproximadamente 5 a 7 dias após a cirurgia. O modelador pós-cirúrgico e todos os curativos de espuma aplicados são mantidos por aproximadamente 4 semanas, sendo removidos, lavados e reaplicados para o banho diário. Após, um modelador fase 2 menos compressivo é usado por 3 meses. O paciente é liberado para retorno aos exercícios e/ou atividades intensas, de forma progressiva, 4 semanas após a cirurgia, com retorno a todas as atividades 6 semanas após a cirurgia. O paciente é instruído a evitar a realização de exercícios aeróbicos durante 4 meses após a cirurgia. A maioria dos pacientes pode dirigir 1 semana a 10 dias depois da cirurgia, e é capaz de voltar ao trabalho em 2 semanas. Massagem agressiva é iniciada 2 a 3 semanas após a cirurgia na maioria dos pacientes. Os pacientes são orientados de que a maioria do inchaço estará resolvida em 4 meses, e para esperar pelo menos 1 ano para que os resultados finais se tornem evidentes.

Resultados e Desfechos
TIPO 1: ABDOMINOPLASTIA ESTENDIDA

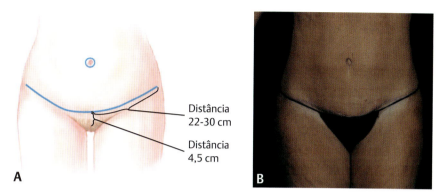

Fig. 6-12, A e B

Esta mulher de 59 anos de idade (2 gestações e 2 partos) é demonstrada no pré-operatório. Ela tinha 1,65 m de altura e pesava 70 kg, com um histórico de apendicectomia, colecistectomia laparoscópica e cesariana. Ela desejava realizar mamoplastia, torsoplastia e rejuvenescimento dos glúteos. Ela não gostava da aparência grande e pendente de suas mamas, e desejava maior enchimento dos polos superiores, mas não estava interessada em implantes mamários. Ela não gostava da falta de definição de sua cintura e formato quadrado dos glúteos, abdome protuberante e lipodistrofia do tronco circunferencial. Ela também desejava melhorar a flacidez cutânea significativa do tronco, dorso e glúteos, embora desejasse minimizar o tecido cicatricial.

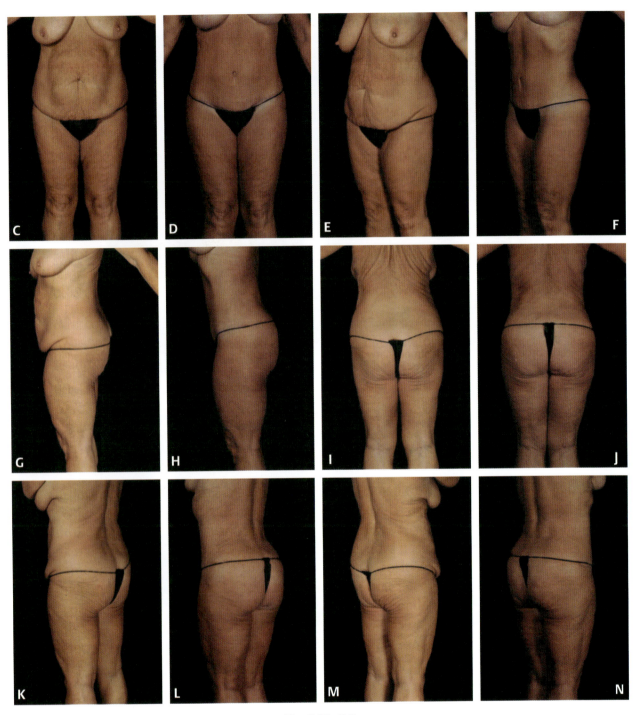

Fig. 6-12, C-N

Ela foi submetida a uma mastopexia circunvertical usando aumento com tecido autólogo, com *SAFELipo* das axilas e EVL dos polos superiores da mama. Três meses depois, ela foi submetida a uma abdominoplastia estendida (tipo 1), com *SAFELipo* circunferencial do tronco e EVL da região glútea médio-lateral e sulcos glúteos. Ela é demonstrada aqui na pré-mastopexia e 5 meses após a cirurgia, com 69 kg.

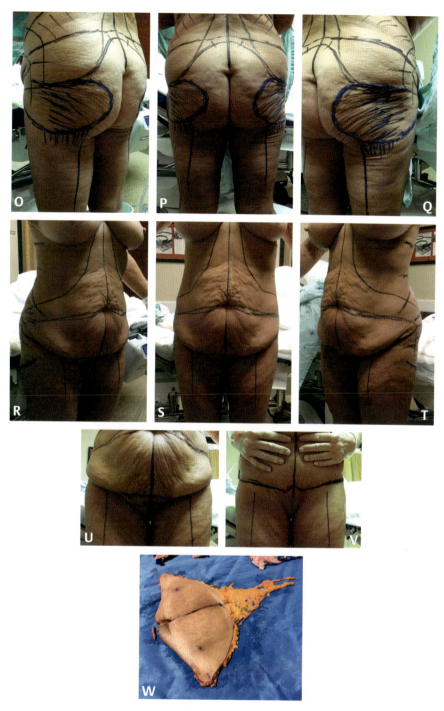

Fig. 6-12, O-W

Suas marcações pré-abdominoplastia são exibidas, assim como o excesso de pele abdominal com gordura subscarpal do retalho de abdominoplastia. As fotografias destacam a alteração no formato da silhueta, com a integração de adição, subtração e redistribuição em uma única cirurgia.

TIPO 2: ABDOMINOPLASTIA

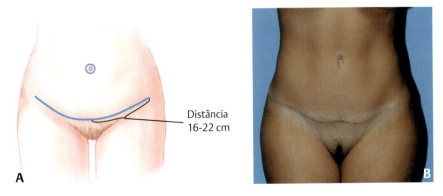

Fig. 6-13, A e B

Esta mulher de 44 anos de idade (2 gestações e 2 partos) estava insatisfeita com a falta de definição da cintura e culotes proeminentes, flacidez da pele abdominal e flacidez generalizada do tronco. Ela também estava insatisfeita com sua silhueta com formato alongado e quadrado dos glúteos. Ela é demonstrada no pré-operatório e 8 meses após a abdominoplastia completa típica (tipo 2), com *SAFELipo* circunferencial do tronco e deslocamento de gordura do culote para os glúteos superiores. Ele teve um total de 2,5 litros de lipoaspirado, com um peso da pele excessiva abdominal de 1.320 gramas. O excesso de pele abdominal da paciente é demonstrado, incluindo a ressecção em monobloco de toda a gordura subscarpal do retalho de abdominoplastia. A dissecção da abdominoplastia da paciente também é exibida, demonstrando uma ausência de comprometimento vascular e perfurantes abdominais preservados após a *SAFELipo* circunferencial. Um reparo de diástase típico é exibido nesta paciente. A realização de separação da gordura (*SAFELipo* Passo 1) é crítica para possibilitar um caminho claro imediatamente abaixo da fáscia de Scarpa que facilite a excisão da gordura subscarpal.

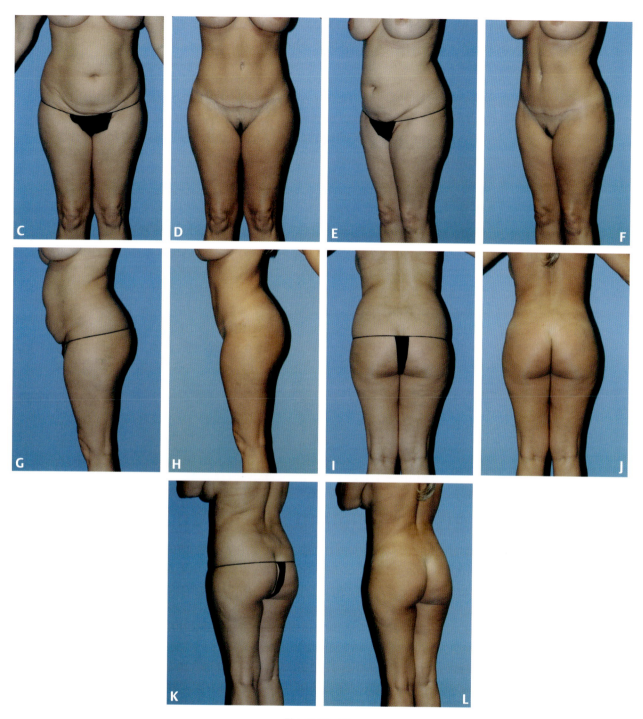

Fig. 6-13, C-L

TIPO 3: ABDOMINOPLASTIA COM PEQUENA CICATRIZ VERTICAL

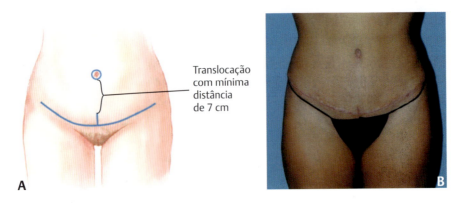

Fig. 6-14 A e B

Esta mulher de 41 anos de idade (2 gestações, 2 partos) se apresentou para contorno do tronco e nádegas. Ela estava insatisfeita com a falta de definição da cintura, flacidez de sua região abdominal e aparência quadrada dos glúteos. Ela é demonstrada no pré-operatório de quase 6 meses após a abdominoplastia tipo 3 (pequena cicatriz vertical), *SAFELipo* circunferencial do tronco, e EVL direcionada da região dos glúteos médio-lateral, com um peso de 54,5 kg no pré-operatório e 53,5 kg no pós-operatório. O total lipoaspirado foi de 1,5 litros, com um peso da pele abdominal excessiva de 672 gramas. Um total de 268 cc de gordura foi enxertado em cada lado. Note a aparência natural e tridimensional do abdome e silhueta harmoniosa, incluindo uma aparência mais arredondada e mais muscular das nádegas.

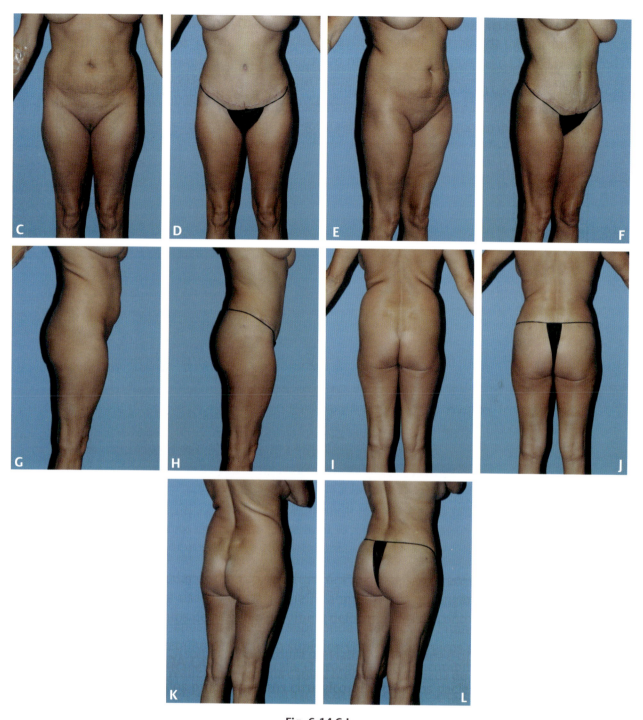

Fig. 6-14 C-L

TIPO 4: ABDOMINOPLASTIA COM TRANSPOSIÇÃO UMBILICAL

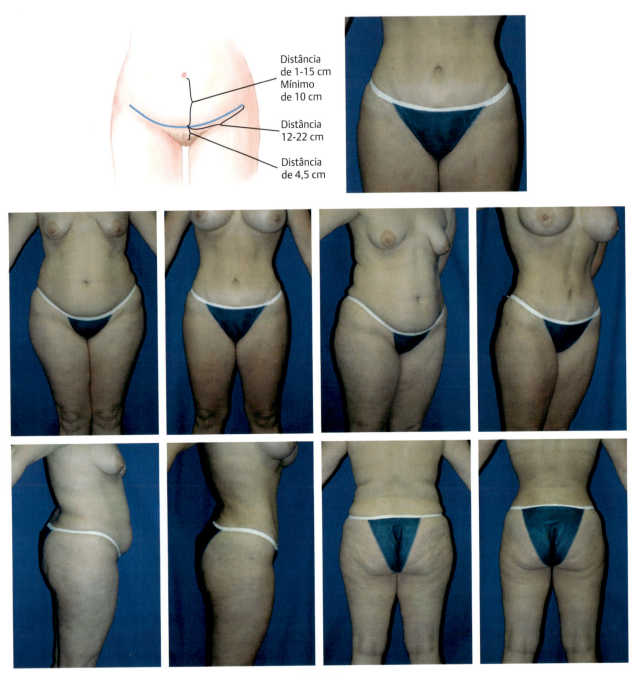

Fig. 6-15

Esta mulher de 38 anos de idade (2 gestações, 2 partos) estava insatisfeita com a falta de definição da cintura, culotes e aspecto amplo das nádegas, bem como a falta de volume e o formato dos seios. Ela foi submetida a uma mamoplastia de aumento modificada em duplo plano, abdominoplastia com transposição umbilical (tipo 4), e *SAFELipo* da coxa lateral e circunferencial do tronco. O lipoaspirado total foi de 4,4 litros. Ela é demonstrada 1 ano após a cirurgia.

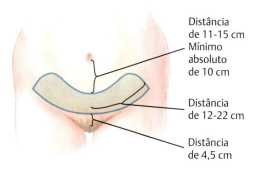

Fig. 6-16

O desenho do retalho para uma abdominoplastia tipo 4, ou abdominoplastia com transposição umbilical, é demonstrado. O umbigo é completamente descolado da parede abdominal e deslocado inferiormente a 1 a 4 cm de distância, dependendo da posição pré-operatória do umbigo. A quantidade usual de deslocamento é de 2 cm, com cautela para não mover o umbigo para uma posição artificialmente baixa na parede abdominal. A distância mínima entre a borda do retalho e a borda inferior do umbigo deve ser de 10 cm, com a distância mais agradável esteticamente sendo de 12 a 15 cm, dependendo do biótipo. Os ramos do retalho podem ter um comprimento de 12 a 22 cm, com a ideia de que o máximo possível de pele central do retalho será mantido com uma maior ressecção lateralmente, utilizando um retalho clinicamente avançado. O desenho curvilíneo do retalho superior também serve para acrescentar comprimento ao retalho para o fechamento final. A distância entre a incisão inferior e a comissura labial anterior é mantida curta, a 4,5 cm na maioria dos casos.

Problemas e Complicações

Problemas e complicações nas cirurgias são raras e geralmente não influenciam no resultado final. Nos últimos anos, as complicações graves ou potencialmente fatais têm sido o principal foco da cirurgia plástica organizada, com particular atenção para a prevenção de VTE. Apesar da falta de compreensão ou consenso sobre a melhor forma de prevenir VTE, o esforço comum tem sido bem-sucedido, como evidenciado por vários autores relatando taxas muito baixas de VTE em seus pacientes. De modo similar, em nossa série de mais de 1.000 cirurgias de grande porte de contorno corporal (desde meados de 2001 até o momento), houve apenas um caso de VTE: uma DVT de extremidade inferior não complicada quase 5 semanas após a cirurgia em um paciente com síndrome de May-Thurner não diagnosticado previamente, um distúrbio caracterizado por doença da veia ilíaca comum esquerda e um alto risco vitalício de DVT. O autor principal (S.W.) postula que a técnica de três posições (supina-lateral-lateral) e as técnicas de prevenção agressiva descritas diminuíram a taxa de VTE nestes pacientes.

Embora a maior parte da atenção tenha sido corretamente dada às complicações graves da cirurgia de contorno corporal, os problemas ou complicações mais comuns observados na prática geralmente têm um menor impacto no paciente e em seu resultado final. Embora ainda relativamente raro, o problema mais comum encontrado em pacientes sendo submetidos à torsoplastia circunferencial com *SAFELipo* e abdominoplastia é o seroma, definido aqui como *qualquer* tipo de coleção líquida. Por causa do potencial efeito dos seromas sobre os resultados e desfechos do paciente, bem como sua associação a outros problemas e complicações vistos nestas cirurgias, nossa prática é tratar qualquer e todas as coleções líquidas visíveis, mesmo aquelas tão pequenas quanto 0,5 cc, com aspiração por agulha até completamente resolvido. Em um esforço contínuo para minimizar ou eliminar seromas, o autor principal (S.W.) identificou três mudanças significativas à técnica de abdominoplastia descrita, que foram implementadas com sucesso nos últimos anos, reduzindo a taxa de coleções líquidas visíveis nestes pacientes para menos de 5% nas últimas centenas de casos. Primeiro, todos os linfonodos inguinais são cuidadosamente evitados e preservados, de modo que um sistema de drenagem linfática inguinal e abdominal inferior competente seja mantido, com maior capacidade de eliminar líquido livre do espaço cirúrgico. Segundo, o plano areolar frouxo sobre a fáscia abdominal é mantido durante a dissecção, a fim de reduzir a produção de fluidos e seromas resultantes. O mecanismo pode ser debatido, mas a redução resultante nas coleções líquidas apenas com esta simples mudança tem sido significativa. Terceiro, a adição de PTS, como descrito por Pollock e Pollock, resultou em várias melhorias no procedimento, a primeira e principal sendo uma redução na formação de seroma e no período em que drenos são necessários. Além disso, a inserção estratégica de PTS contribui com a aparência tridimensional desejada do contorno abdominal, ajudando a definir e aprofundar as linhas semilunar e alba. Toda a tensão causada pelas bordas da ferida é aliviada com a PTS, deixando uma cicatriz mais favorável, que é também altamente resistente ao deslocamento ascendente ao longo do tempo.

Outros problemas e complicações que podem ocorrer com esta abordagem estão no mesmo espectro do que aqueles observados com outras técnicas de abdominoplastia. Tal como o debate sobre seromas, muitas das técnicas descritas neste capítulo foram desenvolvidas ou implementadas para minimizar problemas específicos, incluindo hematoma, defeitos em "orelha de cachorro", deformidades no contorno, má cicatrização ou cicatrizes erroneamente posicionadas, problemas umbilicais, necrose tecidual, infecção e VTE.

Defeitos de "orelha de cachorro" ou outras deformidades foram quase todos eliminados com a adição de *SAFELipo* à abdominoplastia, com a liberação das extremidades superior e inferior da incisão, e com um desenho cuidadoso do retalho. A facilidade com que a técnica *SAFELipo* é capaz de equalizar variadas diferenças nos retalhos ou tecidos é notável, e contribui de forma significativa à produção de resultados harmoniosos e uniformes. No caso raro em que um defeito em "orelha de cachorro" resulta da cirurgia, este é geralmente em razão da aplicação inadequada ou incorreta do curativo de espuma no período pós-operatório inicial. Tratamento dos defeitos em "orelha de cachorro" é pela equalização da gordura, com ou sem a liberação de bandas cicatriciais, que pode ser realizada aproximadamente 9 meses após a cirurgia original.

Atenção especial tem sido dada para minimizar os problemas e melhorar a aparência do umbigo reconstruído, como descrito previamente no capítulo. Muita tensão no fechamento umbilical pode ser problemática em muitas formas, e geralmente resulta do deslocamento umbilical inapropriado sobre o retalho ou da fixação inadequada do retalho à fáscia abdominal adjacente à base do umbigo. Má cicatrização, cicatrizes amplas, umbigos deformados ou até mesmo necrose do umbigo inteiro podem ocorrer, todos dos quais podem ser desafiadores para reparar ou melhorar.

Qualquer necrose do retalho usando as técnicas descritas é extremamente rara; foi observada apenas em pacientes de revisão, que haviam sido submetidos a múltiplas cirurgias abdominais e múltiplos tratamentos de mesoterapia abdominal. Seleção apropriada de pacientes, com ênfase em evitar fumantes, e avaliação minuciosa dos pacientes com potencial comprometimento do suprimento vascular devem minimizar a possibilidade de isquemia ou necrose do retalho.

CASO 1

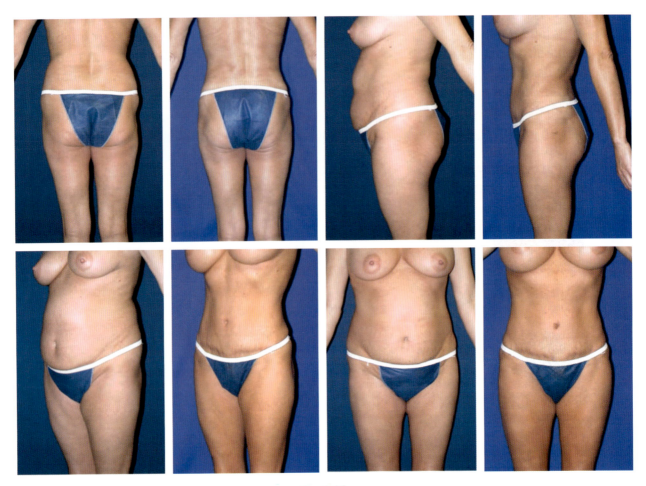

Fig. 6-17

Esta mulher de 58 anos de idade foi operada muitos anos atrás pelo autor principal (S.W.), antes da implementação de suturas de tensão progressiva e fixação da linha de fechamento à superfície mais inferior da fáscia abdominal lateralmente, e à margem púbica medialmente. Ela é demonstrada no pré-operatório e 2 anos após ser submetida à abdominoplastia e *SAFELipo* circunferencial do tronco. Um resultado aceitável é intensamente reduzido pela cicatriz ampla, alta e não oculta da abdominoplastia, que foi provocada por uma falta de controle e fixação da linha de fechamento.

CASO 2

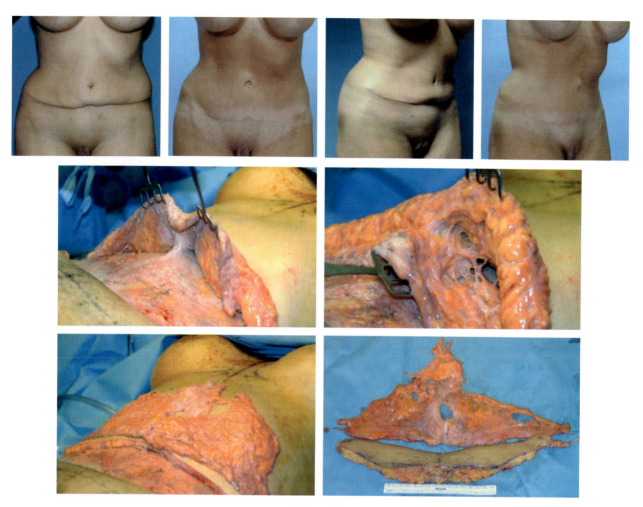

Fig. 6-18

Esta mulher de 38 anos de idade realizou uma abdominoplastia em outro local 2 anos antes. De acordo com a paciente, o cirurgião original considerou o resultado aceitável dado o seu histórico de escoliose, e não ofereceu qualquer correção à paciente. Ela buscou outra opinião e é demonstrada na apresentação ao autor principal (S.W.). Há graves deformidades de contorno do tronco anterior, incluindo uma cicatriz de abdominoplastia alta, desagradável e assimétrica, pele pendente do retalho, e um umbigo retraído e deformado. Ela foi submetida a uma separação de gordura extensa de todo o abdome, com abdominoplastia secundária e *SAFELipo* circunferencial do tronco. A dissecção incluiu uma dissecção de retalho completa, e excisão de toda a gordura profunda, tecido cicatricial e fáscia de Scarpa do retalho de abdominoplastia (ver as fotos intraoperatórias demonstrando a dissecção do retalho e tecido excisado). Um total de 1 litro de lipoaspirado foi removido, com um peso da pele abdominal excessiva de 277 gramas. Ela é demonstrada 2 anos após a cirurgia.

> ### *Decisões Críticas e Nuances Cirúrgicas*
>
> - Foi demonstrado por vários autores que a lipoaspiração circunferencial combinada a vários procedimentos de abdominoplastia é segura, eficaz e preferível para o rejuvenescimento abrangente do tronco.
> - Nossa abordagem de rejuvenescimento do tronco é lidada circunferencialmente, com o uso de um processo de lipoaspiração sem avulsão e poupador da vascularidade (*SAFE-Lipo*) em conjunto com uma abdominoplastia completa avançada medialmente e com reparo fascial.
> - O processo de lipoaspiração de três passos, com separação, aspiração e equalização da gordura, facilita uma redução abrangente, dramática e uniforme da gordura do tronco, sem comprometer o suprimento vascular do retalho de abdominoplastia ou criar deformidades de contorno, possibilitando também uma maior excursão e mobilidade do retalho.
> - Excisão completa da gordura subscarpal parasitária de todo o retalho de abdominoplastia é fundamental para melhorar o contorno abdominal, ao mesmo tempo em que reduz a demanda metabólica no retalho de abdominoplastia.
> - Suturas de tensão progressiva não apenas diminuem ruptura do retalho e a formação de seroma, como também aumentam a excursão do retalho, dissipam a tensão por todo o retalho, e permitem um fechamento livre de tensão, todos dos quais contribuem para a redução na incidência de complicações e melhoram a localização e aparência final da cicatriz.
> - O contorno final do tronco deve ter uma espessura de pele fina e apropriada no pinçamento manual, um contorno abdominal tridimensional delineando os contornos de um umbigo natural e deprimido, e uma cicatriz baixa e transversa fixa que possa ser facilmente escondida pelas roupas íntimas. Este contorno deve incluir uma abordagem abrangente para a obtenção de uma silhueta harmoniosa que inclua, quando necessário, subtração, redistribuição e adição. Uma avaliação completa do contorno do dorso, cintura, quadril, nádegas e coxas é realizada.
> - As técnicas descritas podem ser realizadas com segurança em um contexto ambulatorial, com deambulação precoce encorajada.

LEITURAS SELECIONADAS

Abu-Hijleh MF, Roshier AL, Al-Shboul Q, et al. The membranous layer of superficial fascia: evidence for its widespread distribution in the body. Surg Radiol Anat 28:606, 2006.

Aly AS, Cram AE, Chao M, et al. Belt lipectomy for circumferential truncal excess: the University of Iowa experience. Plast Reconstr Surg 111:398, 2003.

Avelar JM. Abdominoplasty combined with lipoplasty without panniculus undermining: abdominolipoplasty—a safe technique? Clin Plast Surg 33:79, 2006.

Avelar JM. Abdominoplasty without panniculus undermining and resection: analysis and 3-year follow-up of 97 consecutive cases. Aesthetic Surg J 22:16, 2002.

Avelar JM. Regional distribution and behavior of the subcutaneous tissue concerning selection and indication for liposuction. Aesthetic Plast Surg 13:155, 1989.

Badin AZ, Gondek LB, Garcia MJ, et al. Analysis of laser lipolysis effects on human tissue samples obtained from liposuction. Aesthetic Plast Surg 29:281, 2005.

Becker H. A new suction cannula. Ann Plast Surg 25:154, 1990.

Boyd JB, Taylor GI, Corlett RJ. The vascular territory of the superficial and the deep inferior epigastric arteries. Plast Reconstr Surg 73:1, 1984.

Brauman D. Liposuction abdominoplasty: an evolving concept. Plast Reconstr Surg 112:288; discussion 299, 2003.

Brink RR, Beck JB, Anderson CM, et al. Abdominoplasty with direct resection of deep fat. Plast Reconstr Surg 123:1597, 2009.

Broughton G II. Crosby MA, Coleman J, et al. Use of herbal supplements and vitamins in plastic surgery: a practical review. Plast Reconstr Surg 119:48e, 2007.

Cárdenas-Camarena L, Gonzáles LE. Large-volume liposuction and extensive abdominoplasty: a feasible alternative for improving body shape. Plast Reconstr Surg 102:1698, 1998.

Costa J, Costa-Ferreira A, Rebelo M, et al. Scarpa fascia preservation during abdominoplasty: what's the point? Plast Reconstr Surg 128:61, 2011.

Costa-Ferreira A, Rebelo M, Silva A, et al. Scarpa fascia preservation during abdominoplasty: randomized clinical study of efficacy and safety. Plast Reconstr Surg 131:644, 2013.

Costa-Ferreira A, Rebelo M, Vásconez LO, et al. Scarpa fascia preservation during abdominoplasty: a prospective study. Plast Reconstr Surg 125:1232, 2010.

Demirkan F, Tutuncu N, Sari A, et al. Mesotherapy: can it be a cause of perforator flap failure? Plast Reconstr Surg 119:1137, 2007.

Duncan D, Golitz L. Tissue toxic effects of sodium deoxycholate dominant formulas for injection lipolysis. Presented at the FSPS Annual Meeting, Palm Beach, FL, December 2008.

Fang RC, Lin SJ, Mustoe TA. Abdominoplasty flap elevation in a more superficial plane: decreasing the need for drains. Plast Reconstr Surg 125:677, 2010.

Forster DS. A note on Scarpa's fascia. J Anat 72(Pt 1):130, 1937.

Graf R. Lipoabdominoplasty: liposuction with reduced undermining and traditional abdominal skin flap resection. Aesthetic Plast Surg 30:1, 2006.

Gravante G, Araco A, Sorge R, et al. Pulmonary embolism after combined abdominoplasty and flank liposuction: a correlation with the amount of fat removed. Ann Plast Surg 60:604, 2008.

Gupta A, Lobocki C, Singh S, et al. Actions and comparative efficacy of phosphatidylcholine formulation and isolated sodium deoxycholate for different cell types. Aesthetic Plast Surg 33:346, 2009.

Hatef DA, Kenkel JM, Nguyen MQ, et al. Thromboembolic risk assessment and the efficacy of enoxaparin prophylaxis in excisional body contouring surgery. Plast Reconstr Surg 122:269, 2008.

Hatef DA, Trussler AP, Kenkel JM. Procedural risk for venous thromboembolism in abdominal contouring surgery: a systematic review of the literature. Plast Reconstr Surg 125:352, 2010.

Hester TR Jr, Nahai F, Beegle PE, Bostwick J III. Blood supply of the abdomen revisited, with emphasis on the superficial inferior epigastric artery. Plast Reconstr Surg 74:657, 1984.

Hunstad JP. Advanced abdominoplasty concepts. In Saleh M, ed. Perspectives in Plastic Surgery, vol 12. New York: Thieme, 1999.

Hunstad JP, Repta R, eds. Atlas of Abdominoplasty. Philadelphia: Elsevier, 2009.

Illouz YG. Study of subcutaneous fat. Aesthetic Plast Surg 14:165, 1990.

Kim J, Stevenson TR. Abdominoplasty, liposuction of the flanks, and obesity: analyzing risk factors for seroma formation. Plast Reconstr Surg 117:773; discussion 780, 2006.

Kolker, AR. Improving esthetics and safety in abdominoplasty with broad lateral subcostal perforator preservation and contouring with liposuction. Ann Plast Surg 60:491, 2008.

Koller M, Hintringer T. Abdominoplasty flap elevation more superficially. Plast Reconstr Surg 128:102e, 2011.

Lázaro CC, Victor LB. Full abdominoplasty with circumferential lipoplasty. Aesthet Surg J 27:493, 2007.

Lee DP, Chang SE. Subcutaneous nodules showing fat necrosis owing to mesotherapy. Dermatol Surg 31:250, 2005.

Lockwood T. Lower body lift with superficial fascial system suspension. Plast Reconstr Surg 92:1112; discussion 1123, 1993.

Lockwood TE. Superficial fascial system (SFS) of the trunk and extremities: a new concept. Plast Reconstr Surg 87:1009, 1991.

Manassa EH, Hertl CH, Olbrisch RR. Wound healing problems in smokers and nonsmokers after 132 abdominoplasties. Plast Reconstr Surg 111:2082; discussion 2088, 2003.

Markman B, Barton FE Jr. Anatomy of the subcutaneous tissue of the trunk and lower extremity. Plast Reconstr Surg 80:248, 1987.

Matarasso A. Abdominolipoplasty. Clin Plast Surg 16:289, 1989.

Matarasso A. Abdominolipoplasty: a system of classification and treatment for combined abdominoplasty and suction-assisted lipectomy. Aesthetic Plast Surg 15:111, 1991.

Matarasso A. Liposuction as an adjunct to a full abdominoplasty. Plast Reconstr Surg 95:829, 1995.

Matarasso A. Liposuction as an adjunct to a full abdominoplasty revisited. Plast Reconstr Surg 106:1197; discussion 1203, 2000.

Matarasso A, Pfeifer TM; Plastic Surgery Educational Foundation DATA Committee. Mesotherapy as a means of body contouring. Plast Reconstr Surg 115:1420, 2005.

Mayr M, Holm C, Höfter E, et al. Effects of aesthetic abdominoplasty on abdominal wall perfusion: a quantitive evaluation. Plast Reconstr Surg 114:1586, 2004.

Mendieta CG. The Art of Gluteal Sculpting. St Louis: Quality Medical Publishing, 2011.

Mendieta CG. Gluteoplasty. Aesthet Surg J 23:441, 2003.

Nemerofsky RB, Oliak DA, Capella JF. Body lift: an account of 200 consecutive cases in the massive weight loss patient. Plast Reconstr Surg 117:414, 2006.

Ousterhout DK. Combined suction-assisted lipectomy, surgical lipectomy, and surgical abdominoplasty. Ann Plast Surg 24:126; discussion 132, 1990.

Pollock H, Pollock T. Progressive tension sutures: a technique to reduce local complications in abdominoplasty. Plast Reconstr Surg 105:2583; discussion 2587, 2000.

Prado A, Andrades P, Danilla S, et al. A prospective, randomized, double-blind, controlled clinical trial comparing laser-assisted lipoplasty with suction-assisted lipoplasty. Plast Reconstr Surg 118:1032, 2006.

Rohrich RJ. Mesotherapy: what is it? Does it work? Plast Reconstr Surg 115:1425, 2005.

Rohrich RJ, Beran SJ, Kenkel JM, et al. Extending the role of liposuction in body contouring with ultrasound-assisted liposuction. Plast Reconstr Surg 101:1090; discussion 1117, 1998.

Rose PT, Morgan M. Histological changes associated with mesotherapy for fat dissolution. J Cosmet Laser Ther 7:17, 2005.

Rubin JP, Matarasso A, eds. Aesthetic Surgery After Massive Weight Loss. Philadelphia: Elsevier, 2007.

Saldanha O, De Souza Pinto E, Matos WN Jr, et al. Lipoabdominoplasty with selective and safe undermining. Aesthetic Plast Surg 27:322, 2003.

Saldanha OR, Pinto EB, Matos WN Jr, et al. Lipoabdominoplasty without undermining. Aesthetic Surg J 21:518, 2001.

Schaverien M, Saint-Cyr M, Arbique G, et al. Arterial and venous anatomies of the deep inferior epigastric perforator and superficial inferior epigastric artery flaps. Plast Reconstr Surg 121:1909, 2008.

Schuller-Petrovic S, Wölkart G, Höfler G, et al. Tissue-toxic effects of phosphatidylcholine/deoxycholate after subcutaneous injection for fat dissolution in rats and a human volunteer. Dermatol Surg 34:529; discussion 542, 2008.

Srivastava U, Rubin JP, Gusenoff JA. Lower body lift after massive weight loss: autoaugmentation versus no augmentation. Plast Reconstr Surg 135:762, 2015.

Suga H, Eto H, Aoi N, et al. Adipose tissue remodeling under ischemia: death of adipocytes and activation of stem/progenitor cells. Plast Reconstr Surg 126:1911, 2010.

Taylor GI, Daniel RK. The anatomy of several free flap donor sites. Plast Reconstr Surg 56:243, 1975.

Taylor GI, Palmer JH. The vascular territories (angiosomes) of the body: experimental study and clinical applications. Br J Plast Surg 40:113, 1987.

Tennstedt D, Lachapelle JM. [Cutaneous adverse effects of mesotherapy] Ann Dermatol Venereol 124:192, 1997.

Wall SH. SAFE circumferential liposuction with abdominoplasty. Clin Plast Surg 37:3, 2010.

Worseg AP, Kuzbari R, Hübsch P, et al. Scarpa's fascia flap: anatomic studies and clinical application. Plast Reconstr Surg 99:1368; discussion 1381, 1997.

Yagima Odo ME, Cucé LC, Odo LM, et al. Action of sodium deoxycholate on subcutaneous human tissue: local and systemic effects. Dermatol Surg 33:178; discussion 188, 2007.

Yoshimura K, Sato K, Aoi N, et al. Cell-assisted lipotransfer for cosmetic breast augmentation: supportive use of adipose-derived stem/stromal cells. Aesthetic Plast Surg 32:48; discussion 56, 2008.

Yoshimura K, Suga H, Eto H. Adipose-derived stem/progenitor cells: roles in adipose tissue remodeling and potential use for soft tissue augmentation. Regen Med 4:265, 2009.

CAPÍTULO 7

Abdominoplastia com Alta Tensão

Lorne King Rosenfield

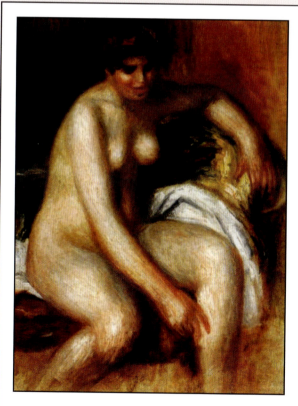

Pierre-Auguste Renoir: Woman in an interior

Abdominoplastia pode ser enganosamente fácil de realizar e irritantemente difícil de aperfeiçoar. O cirurgião plástico tem o desafio de excisar toda a pele e gordura redundante pela menor incisão possível, e de garantir cicatrização por primeira intenção com uma cicatriz inconspícua. Para estar à altura deste desafio, é necessário se tornar um estudante de abdominoplastia; é preciso continuamente aperfeiçoar o planejamento e a execução cirúrgica a fim de encontrar uma técnica mais equilibrada que seja segura e esteticamente bem-sucedida. Uma técnica é a original abdominoplastia com alta tensão lateral (HLTA), modificada na abdominoplastia com alta tensão (HTA), com algumas modificações 2.0.

Os objetivos primários tradicionais da abdominoplastia sempre foram o de excisar o excesso de pele do abdome inferior central, e de realizar a plicatura da fáscia abdominal por uma incisão suprapúbica. Infelizmente, a abdominoplastia clássica geralmente fica aquém deste objetivo e resulta em uma cicatriz elevada, ou deixa pele residual e lipodistrofia no púbis, coxas, flancos e quadris, além de uma incidência persistente de necrose cutânea na linha média ou deiscência da ferida.

A HTA trata estas falhas. Este procedimento pode ser definido como um tratamento mais completo da unidade estética do tronco, na direção do abdome para o púbis, quadris e coxas, com um resultado estético superior e uma margem de segurança vascular. Este capítulo descreve as técnicas e ferramentas necessárias para obter estes resultados superiores com segurança e consistência.

Evolução da Abdominoplastia Moderna

A técnica de abdominoplastia evoluiu de forma significativa ao longo dos últimos 40 anos. A técnica moderna foi desenvolvida na América do Sul durante a década de 1960. Os princípios cirúrgicos básicos sempre foram o de conduzir uma plicatura do reto abdominal que envolvesse uma máxima excisão do excesso de pele central pelo descolamento extenso de toda a parede abdominal. O fechamento é geralmente realizado com alguma tensão, sendo, portanto, conduzido com o paciente em flexão significativa.

Quando a lipoaspiração foi introduzida durante a década de 1980, tornou-se rapidamente aparente que sua aplicação exuberante durante uma abdominoplastia era acompanhada por uma incidência inaceitável de isquemia do retalho e necrose cutânea. A lipoaspiração, então, transformou-se em um tratamento adjuvante mais conservador. Embora houvesse menos problemas fisiológicos com esta técnica, os resultados estéticos também eram, novamente, mais limitados.

Então, durante o início da década de 1990, Lockwood publicou uma série de artigos seminais que mudaram por si só o rumo da abdominoplastia. Com sua extensa experiência em cirurgia de contorno corporal, ele demonstrou decisivamente e modificou definitivamente os princípios cirúrgicos da abdominoplastia, relatando maior segurança e melhores resultados estéticos. Ele enumerou diversos princípios cirúrgicos, que foram em muitos aspectos diametricamente opostos àqueles da abdominoplastia clássica ou tradicional. Estes incluem o descolamento somente do retalho cutâneo central para facilitar a plicatura, com dissecção descontínua em outro local (para aumentar a vascularização e permitir a lipoaspiração criteriosa concomitante), bem como a ressecção inicial do excesso de pele lateral, com ressecção mais conservadora do retalho cutâneo central (para conquistar um reparo mais completo e natural) por meio de um fechamento com alta tensão planejado e controlado com o uso diligente do sistema fascial superficial (SFS) subjacente. Dessa forma, surgiu a HLTA.

ABDOMINOPLASTIA COM ALTA TENSÃO VERSÃO 2.0

Desde 2000, tornei-me um estudante diligente destes princípios de Lockwood, e os apliquei em centenas de pacientes. A aplicação destes princípios e a análise crítica de seus resultados conduziram à evolução bem-sucedida do procedimento original de HLTA. Para que os resultados de um paciente sejam considerados verdadeiramente bem-sucedidos, padrões rigorosos autoimpostos foram aplicados: o procedimento tinha que demonstrar o maior grau de segurança (tolerância zero para complicações) e o resultado estético máximo (correção de todas as deformidades), com confiabilidade consistente da técnica (independente da apresentação do paciente). Vários princípios expandidos importantes podem ser obtidos dessa experiência, a fim de definir um verdadeiro avanço 2.0 na técnica.

Excesso de Pele Acima da Incisão

Cirurgiões realizando o procedimento abdominal não devem aderir submissamente ao mandato antigo de que toda a pele excessiva entre o púbis e o umbigo seja excisada. Esta abordagem apenas funciona para um paciente com um enorme excesso de pele abdominal. Para todos os outros casos, a marcação excisional tem sido tradicionalmente posicionada acima da linha de implantação dos pelos pubianos para conquistar o fechamento da ferida. Apesar de aproveitar o excesso pubiano, o fechamento geralmente permanece muito tenso. Isto resulta em uma cicatriz excessivamente alta, um púbis retraído superiormente, um hipogástrio artificialmente plano e, mais grave, uma maior probabilidade de deiscência da ferida e necrose cutânea. O púbis redundante deve ser excisado em vez de aproveitado, para garantir um fechamento imperceptível da ferida. Com a exceção da maioria dos casos redundantes, esta abordagem geralmente envolve deixar deliberadamente intacta parte da pele entre o púbis e o umbigo, necessitando desta forma de fechamento do local original do umbigo. O cirurgião deve resistir à tentação de remover até mesmo estes poucos centímetros de pele abdominal central intermediária por medo de recriar o fechamento usual demasiadamente tenso.

Pele Excessiva Abaixo da Incisão

Qualquer cirurgião realizando abdominoplastia deve considerar não só o que está acima da futura incisão (o excesso de pele abdominal tradicional), mas também o que está abaixo: excesso pubiano, redundância da coxa anterolateral e medial e flacidez das nádegas. Se estas áreas não forem tratadas, os tecidos abaixo da incisão podem ser distraidamente não tratados e, desse modo, o efeito completo da HTA não será alcançado. Este princípio salienta um dos maiores benefícios da HTA, que geralmente não é considerado possível com a abdominoplastia tradicional: é possível realizar uma elevação corporal verdadeira (*body lift*) por uma incisão anterior. Esta abordagem descreve o que é na verdade mais do que uma abdominoplastia com tensão *global*, com máxima tensão sequencial colocada no sentido lateral para medial (consequentemente, a evolução da HLTA [com ênfase na lateral] para a mais simples HTA).

Excesso de Pele Mantido

Sempre foi importante avaliar a magnitude do excesso de pele a ser excisado. No entanto, para desenhar o comprimento e inclinação mais eficaz da incisão, a extensão e orientação da pele a ser mantida também devem ser avaliadas. O cirurgião pode ao mesmo tempo garantir que a pele residual seja suficiente para fechar o defeito e seja aliviada eficazmente de sua *própria* redundância. Este princípio deve ser aplicado aos fechamentos central e lateral. Mais especificamente, lateralmente, o excesso de pele no quadril e coxa é geralmente negligenciado pela abdominoplastia tradicional. Este excesso de tecido primariamente orientado obliquamente é removido com maior eficácia pela incisão oblíqua e vetor da HTA. Centralmente, a pele supérflua no epigástrio (área supraumbilical) na realidade constitui um excesso primariamente horizontal. Este excesso de pele não pode ser removido de forma eficaz, nem usado para fechar um defeito abdominal inferior pela incisão horizontal. Aí residem as falhas essenciais da abdominoplastia tradicional, e as eficácias primordiais da técnica com alta tensão: consequências conflitantes e não intencionais podem ocorrer com a primeira e devem ser atenuadas com a última. O excesso epigástrico central não é tratado eficazmente, e o fechamento da ferida suprapúbica é muito tenso, apesar desta redundância epigástrica. Lateralmente, o excesso não pode ser eficazmente tratado, pois o retalho abdominal residual foi primariamente recrutado para fechar a ferida centralmente. Para conciliar este paradoxo, uma menor quantidade de pele deve ser excisada centralmente, e mais pele excisada lateralmente por uma incisão e reparo de HTA.

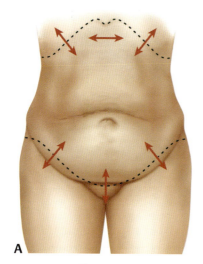

Quanto mais o procedimento segue os vetores de excesso do que é retirado e do que permanece, mais eficaz será o tratamento de pele redundante. Ao aplicar este princípio de vetor de excesso, a direção necessária da maioria das incisões centrais e laterais da HTA é facilmente compreendida e definida.

Fig. 7-1, A

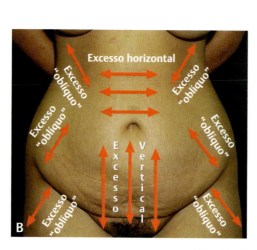
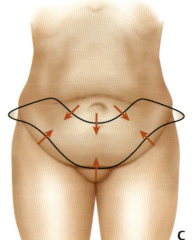

Fig. 7-1, B e C

Com o uso desta análise vetorial, o tecido acima e abaixo da incisão planejada é reconhecido como sendo redundante em um vetor mais oblíquo e, portanto, deve ser removido por uma incisão oblíqua oposta. Fortuitamente, este mesmo vetor corresponde à direção relativa da posição desejada da cicatriz lateral do HTA. E, ao mesmo tempo, este vetor oblíquo trata de forma mais eficaz o excesso predominantemente horizontal no epigástrio. No entanto, centralmente na região suprapúbica, o excesso é verdadeiramente orientado no sentido vertical e, portanto, uma incisão totalmente horizontal continua sendo a mais eficaz. Ao aplicar este princípio de vetor de excesso, a direção necessária das incisões central e lateral mais desejáveis da HTA é facilmente compreendida e definida. Desse modo, quanto mais um procedimento segue os vetores de excesso do que é tirado e do que permanece, mais eficiente será o tratamento da pele redundante. Estes princípios serão claramente ilustrados na seção Exame Físico mais adiante neste capítulo.

Comprimento da Incisão

Há um corolário do princípio do vetor de excesso: a extensão da incisão deve seguir a extensão do excesso de pele, permitindo a aplicação da abordagem de alta tensão e um resultado mais dramático. Na verdade, como será discutido mais adiante neste capítulo, um *body lift* inferior virtual pode ser conquistado com o paciente em uma posição supina. Embora as faces mais posteriores dos glúteos e coxas possam não ser completamente tratadas, esta técnica pode e satisfaz a maioria dos pacientes. E, mais importante, este *body lift* mais conservador reduz o tempo cirúrgico e os riscos operatórios, quando comparado a uma torsoplastia completa.

Tensão da Incisão

Lockwood – originalmente e devidamente – enfatizou a natureza de tensão lateral desta técnica. Contrário à abordagem tradicional, ele afirmou que a ressecção deve ser iniciada lateralmente, em vez de medialmente. Esta advertência surgiu de sua observação original de que há na verdade maior redundância lateralmente no quadril, coxa e nádegas, comparada à redundância central. Na verdade, se o cirurgião respeita e executa este princípio, ele perceberá uma correção superior (logo, o epônimo "tensão lateral" de Lockwood). No entanto, como explicado anteriormente, é mais instrutivo e, na verdade, mais eficaz considerar a disponibilidade do comprimento inteiro da ferida para um reparo com tensão. Se este princípio da tensão for honrado, é possível perceber uma máxima correção centralmente, bem como na área púbica e nas regiões internas e anteriores das coxas.

Posicionamento da Incisão

Os objetivos do desenho e posicionamento da futura ferida de abdominoplastia são aproveitar seu acesso e esconder sua cicatriz. Lockwood originalmente descreveu um fechamento lateral muito alto (corte francês), provavelmente por causa do estilo de roupas que estavam mais na moda na época, e também porque um vetor mais oblíquo de tensão trata com maior eficácia o excesso abdominal superior, como previamente descrito. No entanto, visto que a moda muda e uma cicatriz oculta sempre será mais importante do que algum excesso de pele residual, é um princípio básico desta técnica HTA 2.0 marcar os pacientes deliberadamente de acordo com seus estilos favoritos de roupa. Esta filosofia se torna particularmente relevante quando se leva em conta uma moda de calça de cintura baixa, a fim de evitar o deslocamento muito superior da cicatriz lateral.

Tratamento da Gordura Subcutânea Residual

A localização e extensão da gordura subcutânea residual também devem ser avaliadas. Esta avaliação representa uma antiga batalha da cirurgia plástica entre a beleza e o sangue. Em outras palavras, a que custo para o suprimento sanguíneo o cirurgião tenta remover toda a gordura subcutânea excessiva residual? Lockwood originalmente descreveu um tratamento *détente* aceitável: a lipoaspiração poderia ser conduzida abaixo de qualquer tecido que não tenha sido descolado. Mais recentemente, a situação reverteu, com algumas publicações novamente dando permissão aos cirurgiões de conduzir uma lipoaspiração completa e mais agressiva do tronco durante a abdominoplastia. Esta recomendação é com base na advertência de Lockwood de que a dissecção limitada do retalho abdominal preserva uma quantidade suficiente de perfurantes para permitir a lipoaspiração central. No entanto, um fato deve ser persistentemente respeitado: o retalho abdominal permanece um retalho *aleatório*. Além disso, alguns destes mesmos perfurantes preciosos podem já ter sido sacrificados com o reparo de um abdome mais protuberante. Os princípios prévios de Lockwood, com base em uma quantidade prodigiosa de experiência, incorporam estes mesmos fatos. O cirurgião moderno talvez devesse parar e considerar uma lipoaspiração em um segundo estágio do retalho como uma alternativa mais segura. Portanto, em um paciente de abdominoplastia com o BMI mais comum de 26 ou mais, a lipoaspiração deve ser limitada à cintura e culotes, com uma lipoaspiração central secundária planejada para 6 a 12 meses após o procedimento inicial; apenas durante o procedimento secundário, a tolerância zero para deiscência e necrose de retalho cutâneo pode ser honrada.

Anatomia Cirúrgica

Uma pesquisa geral da anatomia da parede abdominal já foi descrita em maiores detalhes no Capítulo 1. Para uma maior eficácia, a anatomia específica mais relevante para a compreensão, planejamento e aplicação da HTA envolve três pontos anatômicos críticos que deveriam ser compreendidos e respeitados:

1. A SFS: a fáscia de Scarpa foi descrita há mais de 200 anos, mas foi Lockwood que redescobriu esta poderosa camada anatômica. A visão de Lockwood de elevar de forma máxima o envelope cutâneo do corpo com o uso de tensão exigiu um fechamento mais seguro, e isto resultou em sua revelação de que esta camada fascial continha propriedades de tensão muito além da ferida local. A fáscia de Scarpa não era passiva e poderia agir mais como uma armadilha de dedo que tencionava de forma confiável, à medida que a tensão da ferida aumenta. Desse modo, a camada da SFS deve ser aproveitada para a elevação máxima que esta técnica pode proporcionar e prevenir deiscência da ferida.
2. O suprimento sanguíneo dos vasos perfurantes: é um fato pouco respeitado que quando a pele abdominal é descolada, torna-se um retalho aleatório e, portanto, deve ser protegido com igual prudência para evitar isquemia do retalho. Novamente, Lockwood foi o primeiro a enfatizar a importância de sacrificar apenas aqueles perfurantes nos limites da futura plicatura fascial durante a elevação do retalho. Embora o retalho residual não tenha sido completamente descolado, a aplicação de dissecção descontínua ainda garante sua mobilização eficaz e a preservação de seus perfurantes.

3. As zonas de aderência: Lockwood enfatizou a existência de vários pontos de aderência cutânea. Na prática, a pele deve simplesmente ser liberada, pelo menos rombamente, sempre que aderida, caso perceba-se a máxima translação da tração do envelope cutâneo remanescente. Isto é particularmente verdade na região do quadril anterolateral e coxa. A única exceção a esta regra é a faixa de aderência supraumbilical contraída, que eu originalmente descrevi. Essa zona notavelmente imóvel é geralmente identificada em pacientes mais pesados e naqueles que passaram uma perda significativa de peso. Embora possa inibir a mobilidade do retalho abdominal superior, esta banda excessivamente estirada deve ser deixada intacta. Mesmo com um descolamento significativo, o excesso de pele saliente não pode ser tratado de forma eficaz, e o risco de isquemia permanecerá previsível. Esta situação é discutida mais a fundo mais adiante neste capítulo.

Zonas Anatômicas de Perigo

- A SFS: esta camada pode ser maximamente usada para alcançar um estiramento com tensão apropriada e deve ser totalmente aproveitada para prevenir deiscência da ferida.
- Os perfurantes costais: o retalho cutâneo residual de uma abdominoplastia deve ser considerado um retalho aleatório, e os perfurantes costais superiores e laterais são sua única nutrição e garantia contra necrose cutânea. Esforços para preservar estes vasos incluem a elevação conservadora do retalho cutâneo (que ocorre em combinação com a dissecção descontínua) sem lipoaspiração direta.
- A banda de aderência supraumbilical: é mais adequado não elevar esta prega similar a uma cicatriz e seu excesso cutâneo saliente. Apenas um grau simbólico de pele adicional será removido à custa de uma chance significativamente maior de necrose cutânea.
- O nervo cutâneo femoral lateral é bastante vulnerável a lesões acidentais. Esta estrutura é mais bem protegida com a preservação consciente de uma camada de tecido sobre o ilíaco durante a dissecção do retalho.

Indicações e Contraindicações

A forma mais eficaz de definir o melhor uso da HTA é discutindo as características do paciente ideal. Ao fazer isso, existe um princípio correlativo necessário: em vez de tentar encaixar uma técnica de abdominoplastia em todos os pacientes, o cirurgião deve reconhecer que alguns pacientes simplesmente não são bons candidatos. Os indicadores que devem guiar o cirurgião ao determinar a candidatura para abdominoplastia incluem os seguintes:

- Gordura omental: uma plicatura fascial eficaz será difícil em um paciente com gordura omental volumosa e protrusão da parede abdominal prodigiosa.

- Gordura subcutânea: um paciente com excesso significativo de gordura subcutânea vai instigar uma lipoaspiração agressiva e uma possível necrose cutânea. Gordura excessiva também atua como uma cola que imobiliza a pele, resistindo a uma translação adequada da tensão e, portanto, sua remoção.
- Pele: um paciente com pele excessivamente murcha geralmente responde após o contorno com uma recorrência desagradavelmente inevitável do relaxamento, que eu chamo de "duplo estiramento". Esta possível deformidade exige uma orientação pré-operatória eficaz e completa.

SELEÇÃO DO PACIENTE

Os critérios a serem considerados devem ser rigorosos e respeitados se o cirurgião deseja evitar complicações maiores e decepção do paciente. Os critérios de um paciente ideal incluem os seguintes:

- *Peso*: o paciente não deve estar muito acima do peso (BMI inferior a 30). Seu peso deve ser estável por mais de 6 meses se uma quantidade significativa de peso tenha sido recentemente perdida.
- *Condição médica*: não deve haver a presença de nenhum problema médico grave, como hipertensão lábil, diabetes, coronariopatia e deficiência nutricional (verificar os níveis de albumina e proteína).
- *Estado psicológico*: o paciente deve estar bem motivado para realizar os cuidados pós-operatórios e ser realista com relação aos resultados do procedimento.
- *Hábitos/estilo de vida*: pacientes devem de preferência realizar exercícios regulares, comer uma dieta adequada e não fumar ou consumir quantidades excessivas de bebida alcoólica.
- *Anatomia*: o paciente não deve possuir múltiplas cicatrizes abdominais ou protrusão abdominal extrema, a camada de gordura subcutânea deve ser moderada, e a pele redundante facilmente movimentada e de fácil translação.

Avaliação do Paciente

Um exame minucioso é essencial para que o cirurgião prepare o paciente de forma apropriada e planeje a cirurgia de forma precisa.

EXAME FÍSICO

O exame físico deve incluir uma avaliação de todas as camadas da parede abdominal: pele, gordura subcutânea e fáscia e músculo subjacentes, com uma avaliação indireta da extensão da gordura intra-abdominal.

Pele

O exame da pele deve envolver muito mais do que apenas uma análise do clássico excesso de pele do abdome inferior acima do púbis.

Estrias Os limites e extensão de qualquer estria que possa não ser incluída na ressecção devem ser anotados e explicados ao paciente, particularmente se as estrias afetarem a área acima do umbigo.

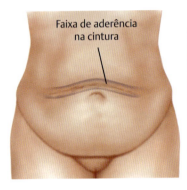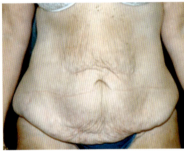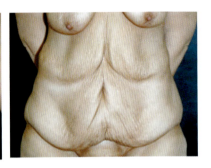

Fig. 7-2

Aderências Anotações devem ser feitas de quaisquer aderências de pele nas coxas e abdome. Uma aderência também pode ser encontrada no nível da cintura, particularmente lateralmente; esta é a zona de aderência e contração da cintura, Geralmente, há o que chamamos de "rolos secundários" de excesso de pele que se encontram acima deste vale, especialmente em um paciente maior ou em um paciente que tenha perdido uma quantidade significativa de peso. Esta faixa essencialmente divide o excesso de pele abdominal nos segmentos superior e inferior. O cirurgião deve estar ciente de que esta aderência dificultará a remoção do excesso de pele do abdome superior. Pelo fato de esta zona abrigar perfurantes vitais, apenas uma liberação moderada da área, com o uso de descolamento descontínuo, deve ser tentada. Caso contrário, a redundância abdominal superior é mais adequadamente tratada com a técnica de abdominoplastia tipo flor de lis ou uma abdominoplastia reversa de dois estágios.

Excesso de Pele A extensão da pele redundante anterior evidente (a largura da pele abdominal excessiva) é anotada primeiro. Esta avaliação define com maior precisão o potencial comprimento da incisão. No entanto, uma avaliação apropriada deve-se estender além deste excesso óbvio, se uma correção mais completa de toda a unidade estética do tronco anterior for realizada. Em outras palavras, a extensão da redundância também deve ser avaliada em algumas áreas: abaixo do excesso cutâneo abdominal; nos quadris, coxas e púbis; e acima do excesso cutâneo abdominal e área epigástrica. A mobilidade ou translação da pele também são muito reveladoras: quanto mais frouxa a pele, melhor o possível resultado.

Excesso Inferior Na presença de excesso nas coxas laterais, a incisão será consideravelmente mais longa. Se a HTA for apropriadamente aplicada nestes pacientes, é provável que quanto mais longa a incisão, melhor será o resultado. Alternativamente, se o paciente tiver mínimo excesso lateralmente, então uma tensão significativa não deve ser planejada, a fim de evitar que uma incisão seja gratuitamente mais longa.

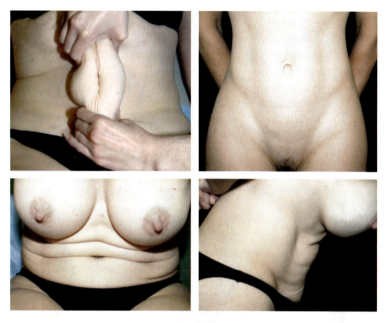

Fig. 7-3

Um exame deve ser feito da redundância da pele no abdome superior, que pode ser mais "escondida" em sua apresentação, sendo evidente apenas quando o paciente senta, inclina-se, ou deita e a pele é "agrupada". Tal como previamente explicado, no caso de "rolo secundário" horizontal (Fig. 7-2), é a zona de aderência da cintura que resiste à sua excisão completa por baixo e, portanto, na verdade seria necessário um reparo por abdominoplastia reversa. Além disso, para o excesso de redundância mais horizontal que pode ser observado na zona da linha média superior, uma abordagem tipo flor de lis seria necessária para correção total. Claramente, essas cirurgias mais agressivas são primariamente indicadas no paciente de perda de peso maciça, mas o fato de que esta pele excessiva pode ser encontrada no paciente de rotina subjaz a necessidade de informar devidamente os pacientes de que este mesmo excesso pode não ser totalmente removido pela abordagem de abdominoplastia inferior tradicional.

Cicatrizes Todas as cicatrizes do abdome são analisadas. De maior preocupação são as cicatrizes na área subcostal e na linha média; estas requerem que o cirurgião defina a abordagem cirúrgica mais segura e eficaz. Para uma cicatriz subcostal, é mais apropriado limitar o descolamento, se possível, para converter a HTA em um procedimento do tipo flor de lis, de modo que a cicatriz seja incluída no desenho. A cicatriz na linha média apresenta um desafio similar, e tanto o procedimento flor de lis como a abdominoplastia reversa devem novamente ser consideradas.

Gordura Subcutânea

A camada subcutânea deve ser minuciosamente analisada, e um mapa "topográfico" da gordura subjacente deve ser visualizado. Um senso "topográfico" da extensão da gordura subjacente deve ser conquistado. Este mapeamento da camada subcutânea pode servir como um guia para futuras marcações, a fim de mostrar onde a lipoaspiração deve ser realizada e, igualmente importante, onde não deve ser realizada. Normalmente, o modelamento irá focar na cintura, quadris e coxas laterais. Esta lipoaspiração aprimora a HTA por facilitar a translação da pele com sua dissecção descontínua induzida pela lipoaspiração, bem como por acentuar os efeitos da modelagem da abdominoplastia. Se o retalho central for particularmente espesso e orduroso, é melhor informar o paciente que uma lipoaspiração em um segundo estágio pode ser necessária para concluir o reparo de forma segura.

Parede Abdominal

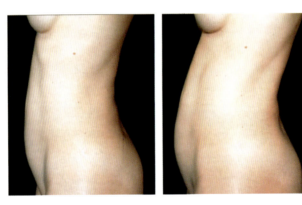

Fig. 7-4

Extensão e Etiologia da Protrusão O cirurgião deve avaliar o *grau* de relaxamento da parede abdominal, primeiro com o paciente deitado e joelhos dobrados e, depois, com o paciente na posição ortostática. E, enquanto o paciente está de pé, ele deve ser solicitado para fazer um esforço consciente para relaxar a parede abdominal. A extensão adicional da protrusão que ocorre é surpreendente e informativa. A imagem mostra a extensão da protrusão antes e após o relaxamento.

É igualmente importante determinar a *causa* da protrusão da parede abdominal, solicitando ao paciente em pé que tente encolher a barriga. O grau em que o paciente consegue encolher a barriga é diretamente proporcional à eficácia de uma plicatura, pois esta manobra mede a magnitude da gordura intra-abdominal. Comprimir a parede abdominal inferior com o paciente em posição supina, e observando a presença de herniação da área epigástrica representa uma boa manobra comprovativa.

Presença de uma Hérnia O exame também deve explorar a presença de hérnias, incluindo hérnias incisionais, epigástricas e periumbilicais, de modo que o plano cirúrgico possa incluir um reparo apropriado antes de qualquer lipoaspiração.

Formato da Cintura Se a cintura for mais quadrada por causa do excesso de gordura alargando seu formato, então uma lipoaspiração agressiva nesta zona pode ser muito útil.

Planejamento e Preparo Pré-Operatórios

Todos os pacientes são submetidos a um protocolo de antissepsia contra *Staphylococcus aureus* resistente à meticilina, que começa 3 dias antes da cirurgia. O paciente é instruído a fazer o seguinte:

1. Banho diário com gluconato de clorexidina (Hibiclens).
2. Aplicação de pomada contendo mupirocina (Bactroban) diariamente no interior do nariz, canais auriculares, mamilos e umbigo.

Algumas semanas antes da cirurgia, o paciente é encorajado a estabelecer um programa intestinal o mais regular possível. O paciente também é desencorajado a realizar dietas radicais ou exercícios pesados durante o período preparatório antes da cirurgia.

O cirurgião deve claramente definir ao paciente a extensão e as limitações da cirurgia planejada:

- Haverá excesso de pele que não poderá ser totalmente removido, incluindo as potenciais orelhas de cachorro nas extremidades laterais e a pele residual inevitável, e possíveis rolos do abdome superior acima das zonas de aderência.
- Pode haver uma cicatriz na linha média inferior do abdome que representa o local do umbigo original quando toda a pele mediana inferior não é excisada de forma intencional.
- A cicatriz pode ser estendida mais lateralmente, dependendo da quantidade de pele excessiva mobilizada, explicando que quanto maior a ferida, melhor deve ser o resultado.

Técnica Cirúrgica

FOTOGRAFIA

É essencial obter um portfólio consistente e completo de fotografias do paciente. Isto deve incluir dois conjuntos (com os braços abaixados e levantados), com incidências de 45° antes e após as marcações. Além disso, como previamente mencionado, é importante solicitar ao paciente que relaxe completamente seu abdome, a fim de documentar a verdadeira extensão de flacidez da parede. Todas as fotos devem incluir não apenas a área de interesse (abdome), mas também as zonas anatômicas adjacentes (as coxas e nádegas, bem como o tórax inferior e o epigástrio), de modo que os efeitos abrangentes da HTA possam ser apropriadamente documentados. Incidências adicionais devem ser obtidas para auxiliar com um diagnóstico preciso e avaliação do resultado.

1. Fotografias do paciente sentado e inclinado ilustrarão a verdadeira quantidade de excesso de pele que está frequentemente escondida na frente de um abdome protuberante.
2. Fotografias do paciente segurando a pele excessiva superiormente confirmarão a precisão de suas marcações e o potencial tratamento do excesso de coxa e glúteo com a tensão lateral e na área abdominal, e ajudarão a ditar a futura melhoria no púbis e excesso de coxa anterior com a tensão central.

ANESTESIA

Para uma abdominoplastia com tensão apropriada, todos os pacientes são geralmente submetidos a uma anestesia geral. Somente assim o conforto do paciente pode ser garantido durante a realização da manipulação e dissecção frequentemente extensa para o tratamento avançado do púbis, quadris e coxas. Além disso, um período de paralisia muscular durante a plicatura pode ser útil para efetuar uma correção mais satisfatória do relaxamento da parede abdominal.

MARCAÇÕES

Além de delinear o excesso de pele a ser excisado acima e abaixo da incisão. Um objetivo importante do processo de marcação é controlar a posição final da cicatriz, de modo que fique situada dentro das roupas íntimas do paciente.

Etapas da Marcação

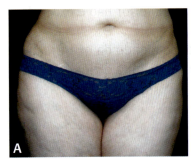 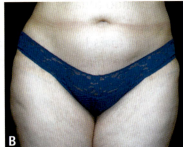 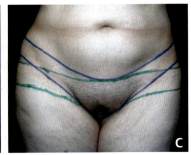

Fig. 7-5, A-C

1. Discutir a colocação e comprimento da cicatriz lateral com o paciente. Esta decisão é tomada equilibrando a vantagem da remoção de uma máxima quantidade de pele redundante com os estilos de roupas favoritos do paciente. Em outras palavras, o cirurgião deve conciliar o grau de excesso lateral com os limites das roupas mais reveladoras (roupa íntima, biquíni ou *jeans* de cintura baixa). Então, a incisão pode continuar acima ou abaixo das marcações do quadril, de acordo com o estilo de roupa selecionado.

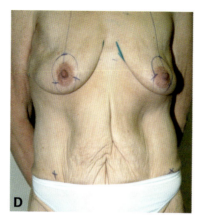

Fig. 7-5, D

2. Posicionar o paciente para marcação: marcar o paciente na posição ortostática, com o paciente de pé contra uma parede para apoio, se necessário, durante o processo de marcação assistida por tração.

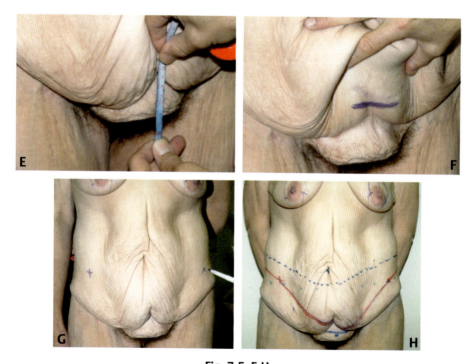

Fig. 7-5, E-H

3. Marcar a localização da eventual cicatriz:
   - Marcação do limite: primeiro, desenhe o contorno da roupa preferida do paciente (roupa íntima, *jeans* de cintura baixa ou roupa de banho) em seu corpo.
   - Marcação suprapúbica: agora, coloque um ponto no púbis ou abdome a uma distância superiormente da incisura superior da vagina ou da base do pênis de 6,5 a 7,5 cm.
   - Marcação lateral: em seguida, coloque um ponto em cada lado na extensão mais lateral do excesso de pele (excesso de pele abdominal).

- Marcação de fechamento: finalmente, conecte os pontos no nível suprapúbico e lateralmente, permanecendo dentro da marcação dos limites das roupas. Esta linha geralmente se situa entre as depressões naturais inguinal e da parede abdominal.

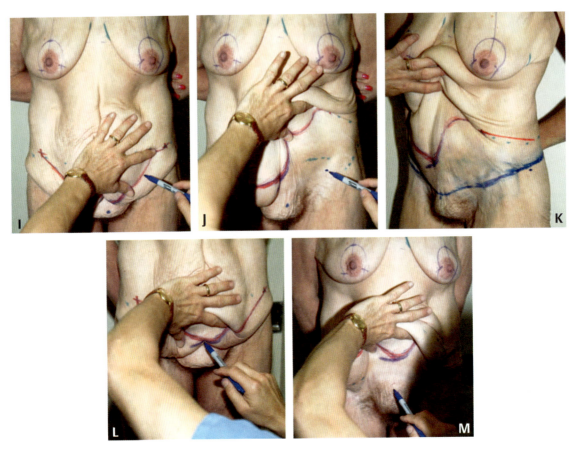

Fig. 5-7, I-M

4. Definir a margem inferior da excisão:
    - Colocar o marcador sobre a futura linha de fechamento e manter esta posição enquanto puxa vigorosamente o excesso de pele para cima, até esticado; esta é a parte de "tensão" da HTA. Em seguida, marque a pele deslocada que agora está abaixo da ponta do marcador. Visto que estas manobras podem e devem ser vigorosas, é adequado que o paciente esteja apoiado contra uma parede durante o processo de marcação.
    - Realizar este procedimento quantas vezes forem necessárias em toda a extensão do abdome, a fim de definir a localização da incisão inferior.
    - Para garantir cicatrizes harmoniosas lateralmente, é prudente estender as marcações anteriores para incluir o desenho de um possível futuro *body lift* posterior.

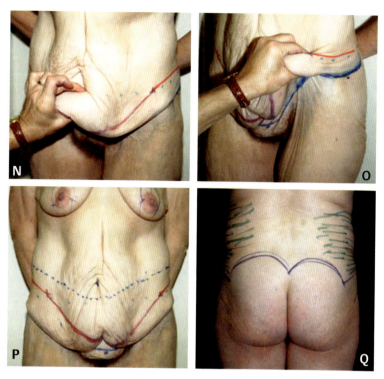

Fig. 7-5, N-Q

5. Estimar a margem superior da excisão:
   - Aperte o excesso de pele, com o polegar sobre a linha de incisão inferior e os dedos na extensão superior do excesso; tente manter a linha de fechamento final pré-marcada visível no meio do rolo cutâneo. Em seguida, faça pontos ao longo da margem superior do rolo cutâneo para definir o limite superior aproximado da excisão.
   - A linha superior resultante da excisão geralmente se situará alguns centímetros acima do nível do umbigo lateralmente e alguns centímetros abaixo do umbigo centralmente.
6. Determinar o tratamento do umbigo com o uso das seguintes coordenadas:
   - O umbigo deve estar aproximadamente 9 a 12 cm acima da margem superior do púbis, dependendo do biótipo do paciente.
   - O umbigo deve ficar ligeiramente acima da latitude da margem superior das cristas ilíacas.
   - No entanto, durante a análise final – e como muitos desafios na cirurgia plástica – o olho crítico do cirurgião deve prevalecer no final. O tratamento do umbigo é determinado pelos seguintes fatores:
     - A quantidade do excesso de pele acima e abaixo do umbigo (em outras palavras, os polos superior e inferior do abdome).
     - A localização do umbigo, em conjunto com o comprimento do abdome e da cintura.

- Se houver apenas uma quantidade modesta de excesso de pele acima e abaixo do umbigo, a excisão pode ser conduzida com o umbigo intacto, como na miniabdominoplastia.
- Se houver uma quantidade moderada de excesso de pele acima e abaixo do umbigo, e o umbigo estiver relativamente elevado, então o umbigo pode ser liberado de seu pedículo (apenas alguns centímetros) como parte de uma abdominoplastia com flutuação umbilical.
- Se houver uma quantidade importante de excesso de pele acima e abaixo do umbigo, então o umbigo deve ser circunscrito como parte de uma abdominoplastia completa com translocação.

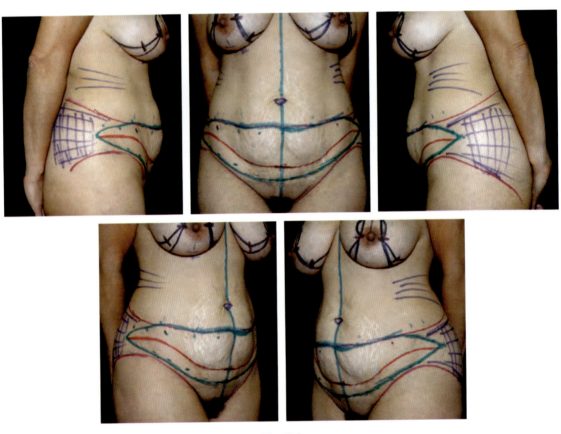

Fig. 7-6

7. Confirmar o plano cirúrgico: as marcações finais incluem áreas de lipoaspiração (roxo), que propositadamente incluem apenas áreas não descoladas na cintura, quadris e coxas, bem como o fechamento final (vermelho), e as margens inferior e superior da excisão (verde).

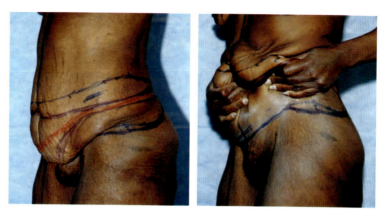

Fig. 7-7

- Para confirmar no pré-operatório as marcações e expectativas do paciente, o cirurgião simplesmente instrui o paciente a reproduzir o resultado desejado, realizando uma "elevação" com as mãos na sala de exame. Esta manobra é particularmente valiosa para o paciente com perda de peso maciça e excesso volumoso de pele.

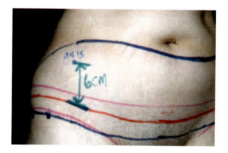

Fig. 7-8

- Para assegurar um lugar final previsível para o fechamento, o cirurgião pode marcar no pré-operatório e utilizar no intraoperatório a distância predeterminada entre o ponto fixo da espinha ilíaca anterossuperior e a marcação de fechamento, a fim de possibilitar um ajuste final da excisão.

PREPARO, POSICIONAMENTO DO PACIENTE E PLANEJAMENTO

O paciente é colocado em posição supina sobre um aquecedor na mesa cirúrgica. Dispositivos de compressão pneumática são aplicados, e um cateter de Foley é inserido. Anestesia geral é administrada.

Para garantir exposição apropriada de todas as potenciais áreas de reparo, uma antissepsia em posição ortostática é geralmente conduzida; caso contrário, uma antissepsia em posição supina é realizada anteriormente dos mamilos até os joelhos, e posteriormente do dorso até os glúteos. É conveniente salientar que atenção apropriada e bem iluminada deve ser dada ao umbigo, com um assistente expondo, e outro limpando a cavidade. A cama, o paciente e os fluidos intravenosos são todos aquecidos apropriadamente. Dispositivos de compressão pneumática para o pé/tornozelo são aplicados, e um cateter de Foley é inserido.

TÉCNICA

Fluido tumescente tradicional é injetado nas áreas da futura lipoaspiração. Com uma agulha e corante, os quadrantes do umbigo são marcados (com um ponto duplo na posição de 12 horas para prevenir rotação inadvertida e possível torção no fechamento), bem como o ponto central do púbis e o futuro sítio umbilical definido.

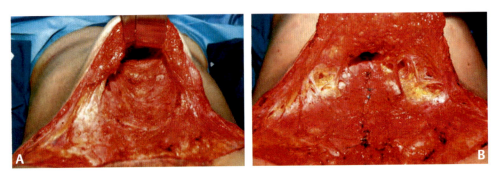

Fig. 7-9, A e B

As marcações inferiores são incisadas, e o retalho cutâneo é dissecado da fáscia profunda, de forma suficientemente ampla para permitir a plicatura da fáscia do reto abdominal. Para tentar reduzir a chance de seroma, um esforço deliberado deve ser feito para deixar o máximo possível do tecido fino suprafascial e linfático inguinal.

A plicatura da fáscia da parede abdominal na linha média é realizada com o uso de um material de sutura forte (PDS 0 ou 1-0) em uma sutura contínua, evitando-se pegar o músculo subjacente. Uma segunda sutura contínua é colocada para reforçar o reparo e permitir plicatura adicional da fáscia, se necessário. Uma plicatura adicional pode ser conduzida em um vetor oblíquo ou horizontal na parede abdominal anterolateral, a fim de estreitar a cintura e achatar localmente a parede abdominal.

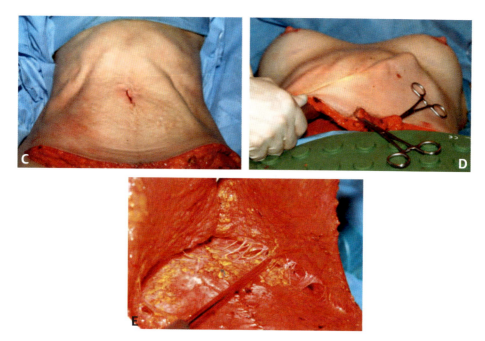

Fig. 7-9, C-E

Em seguida, é realizada liberação adicional e mobilização do retalho não dissecado, com um princípio em mente: preservar a maior quantidade possível de perfurantes. O cirurgião pode fazer divulsão dos tecidos abrindo uma tesoura de Mayo grande de forma controlada e com orientação vertical ou pode introduzir delicadamente um ou mais dedos, ou uma cânula de aspiração grande, ou, como é de minha preferência, um dissector descontínuo de Lockwood.

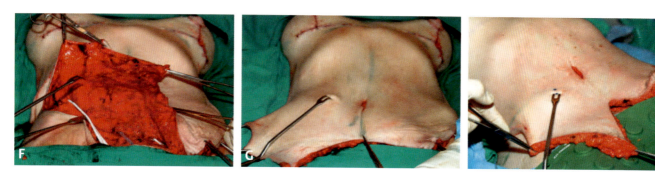

Fig. 7-9, F-H

O excesso de pele é, então, marcado para ressecção, de preferência com o uso do marcador de retalho de Lockwood (uma pinça tipo d'Assumpção modificada). Esta manobra deve ser realizada em uma direção lateral para medial, a fim de efetuar apropriadamente uma ressecção de alta tensão, e seu contorno e elevação lateral relacionado. Tal como previamente descrito, a distância desejada, determinada no pré-operatório, entre a ASIS e o futuro fechamento, pode ser conferida no intraoperatório e ajustes apropriados da excisão da pele feitos. Pinças de Kocher são colocadas no retalho superior, e as garras da pinça são fixas na pele, na borda da margem inferior da incisão. Com a tração inferolateral simultânea das pinças de Kocher e a impulsão superomedial do marcador de Lockwood, o excesso de pele é precisamente determinado e marcado.

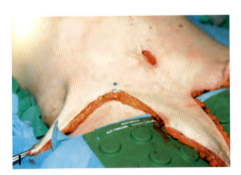

Fig. 7-9, I

A ponta do demarcador deve ser recuada cerca de um centímetro, e a incisão esquivada para manter uma quantidade um pouco maior de pele do que de tecido subcutâneo. Desta forma, quando o fechamento de tensão profunda é conduzido, esta mesma tensão é preferencialmente suportada pela fáscia, deixando o fechamento cutâneo visivelmente evertido e reciprocamente livre de tensão. Se necessário, para neutralizar as espessuras frequentemente discrepantes entre as margens da ferida, vários centímetros do excesso da gordura subscarpal podem ser cuidadosamente removidos superiormente.

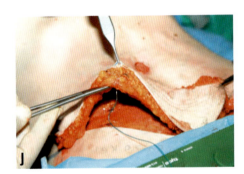

Fig. 7-9, J

Um esforço deve ser feito para evitar o fechamento sobre a ASIS, a fim de prevenir a colocação de tensão adicional sobre a ferida. Além disso, se a pele púbica estiver excessivamente "móvel", particularmente no paciente com perda de peso maciça, suturas de adesão podem ser colocadas para estabilizar os tecidos antes do fechamento da ferida. Finalmente, não é necessário colocar a mesa de cirurgia em uma posição de cadeira, como feito na abordagem tradicional. A técnica de Lockwood não exige excisão de toda a pele infraumbilical e, portanto, naturalmente previne a colocação de excesso de tensão sobre o fechamento suprapúbico. Dependendo da extensão da ressecção da pele infraumbilical, o umbigo pode ser esticado a partir de sua posição normal, flutuado ou circunscrito e transposto, com o sítio umbilical original fechado verticalmente, quando necessário. Um segmento triangular do monte pubiano também pode ser excisado, se houver um excesso horizontal significativo. Após realização da excisão cutânea e colocação de suturas de adesão, a lipoaspiração é conduzida na cintura, culotes, púbis e coxas, como planejado. As áreas que trazem melhores resultados – e, mesmo assim, as mais frequentemente negligenciadas – são a cintura e o púbis. Se necessário, a lipodistrofia que permanece no retalho abdominal é tratada com uma lipoaspiração planejada em um segundo estágio, 6 meses ou mais após a cirurgia. Se um novo sítio umbilical for necessário, o mesmo é incisado em uma direção vertical, pois esta ferida será aberta em um formato apropriado com a tração lateral significativa da abordagem de alta tensão. Uma pequena excisão elíptica da pele em cada lado da incisão vertical pode ser realizada para aumentar a largura do umbigo, se necessário. Suturas de tensão progressiva tipo Pollock e uma injeção de bupivacaína de ação prolongada são realizadas, evitando a necessidade de drenos e bombas de instilação de anestésicos. Com fio PDS 1-0 ou 0, a SFS é reaproximada a cada poucos centímetros; este é um dos passos mais críticos em toda a cirurgia. Quanto mais confiante o cirurgião fica com o fechamento fascial, mais definitiva e agressiva pode ser a tração e ressecção cutânea e, consequentemente, melhores serão os resultados.

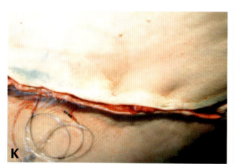 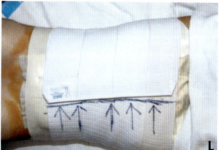

Fig. 7-9, K e L

O fechamento final é realizado com Vicryl 2-0 para a derme profunda e suturas com farpas 3-0 na derme superficial. Como anteriormente mencionado, o fechamento deve demonstrar uma borda claramente evertida que indique uma ausência de tensão cutânea. Fitas de Steri-Strip encurtadas são colocadas para prevenir bolhas induzidas por edema. O cirurgião aplica o curativo de gaze Kerlix e a cinta de Velcro. Para prevenir a possibilidade de compressão excessiva da cinta com a reaplicação, a borda externa máxima da cinta é definida com um marcador.

Cuidados Pós-Operatórios

Durante um ou dois dias, todos os pacientes são cuidados individualmente por uma enfermeira da equipe em um quarto privado. Dispositivos de compressão pneumática antitrombo e espirometria de incentivo são usados consistentemente até que o paciente esteja se movimentando totalmente, em aproximadamente 4 a 5 dias após a cirurgia. Como mencionado anteriormente, pelo fato de o fechamento da ferida não ser conduzido em uma posição flexionada, o paciente é totalmente capaz e completamente livre para ficar em uma posição ereta. Dentro das duas primeiras semanas, o paciente geralmente muda para uma malha de compressão comum, usando-a por aproximadamente 6 semanas. Exercícios aeróbicos podem ser iniciados aproximadamente 2 a 3 semanas após a cirurgia, e atividades mais agressivas começam gradualmente 6 a 12 semanas após a cirurgia.

Resultados e Desfechos

1. A vantagem essencial desta técnica é a sua capacidade de produzir resultados consistentemente superiores e mais seguros:
    - A incisão é eficiente e satisfatoriamente escondida debaixo da roupa do paciente.
    - O hipogástrio é deixado com uma leve convexidade mais agradável esteticamente, com o fechamento da pele suprapúbica realizado sem tensão.
    - A pele redundante abaixo da incisão pode ser eficazmente removida lateralmente (alcançando uma elevação (*lift*) significativa das coxas anterolaterais e até mesmo dos glúteos) e centralmente (oferecendo um *lift* reparador do púbis e das coxas anteromediais). Na verdade, um *body lift* posterolateral virtual pode ser alcançado por uma abordagem anterior, se a ferida for maximamente estendida, produzindo uma incisão poderosa "de um lado ao outro" lateralmente.
    - O retalho abdominal foi essencialmente "vacinado" contra isquemia, com a manutenção diligente de um máximo suprimento sanguíneo. Perfurantes locais são preservados com a aplicação de descolamento descontínuo, adiamento de qualquer lipoaspiração ou remoção direta de gordura do retalho propriamente dito, e o fechamento da ferida suprapúbica inerentemente livre de tensão.
    - O excesso de pele horizontal da linha média até o abdome superior é tratado de forma mais eficaz com este vetor oblíquo de excisão.
2. Qualquer gordura residual (particularmente aquela presente no próprio retalho abdominal) pode ser tratada mais agressivamente de modo seguro, e de forma mais abrangente como um procedimento de segundo estágio 6 a 12 meses após a abdominoplastia.
3. Se desejado, qualquer excesso posterior residual no dorso ou glúteos pode ser tratado durante um procedimento de segundo estágio, com uma extensão posterior relativamente curta desta incisão abdominal estendida para uma torsoplastia posterior completa.
4. Qualquer pele residual situada nas áreas epigástrica superior e subcostal pode ser tratada em uma data posterior, com uma excisão complementar pelas incisões submamárias, ou uma abdominoplastia reversa apropriada.

5. Se a cicatriz lateral se situar ligeiramente fora dos contornos das roupas preferidas do paciente, esta pode ser deslocada para cima ou para baixo, excisando-se a quantidade apropriada de pele adjacente com o uso de anestesia local.

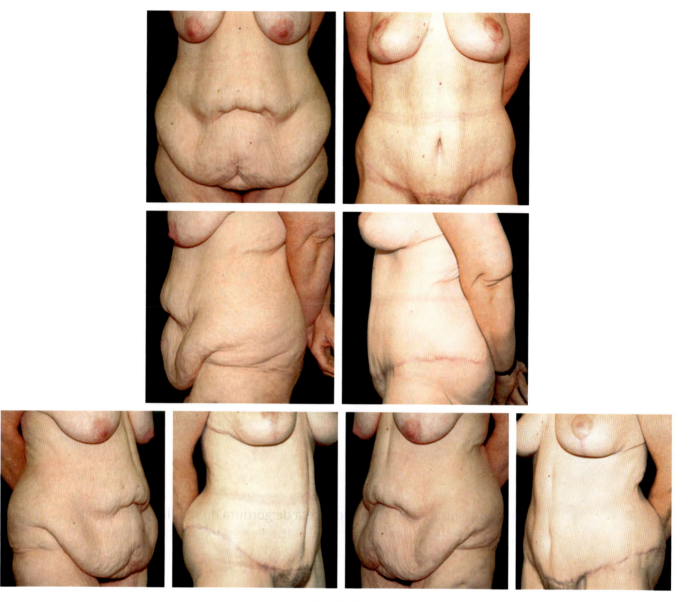

Fig. 7-10

Esta mulher nulípara de 46 anos de idade se apresentou após uma perda de peso maciça de 66 kg em consequência de uma cirurgia de derivação gástrica. Ela preferia evitar uma cicatriz mediana, mas ainda desejava o máximo de melhora possível. Ela foi submetida a uma HTA, com lipoaspiração dos quadris e coxas laterais, e uma mastopexia foi realizada durante a mesma cirurgia. Note a presença da linha de demarcação supraumbilical suportando a pele mais redundante acima. A dissecção foi deliberadamente descontínua nesta área, e a paciente foi informada da probabilidade de algum excesso epigástrico residual no pós-operatório. A cicatrização ocorreu sem complicações.

Estas fotografias foram tiradas aproximadamente 8 meses após a cirurgia. Note a correção da deformidade abdominal, mesmo na área epigástrica, como resultado do vetor oblíquo de excisão anteriormente mencionado. Ao estender a incisão posterolateralmente, o efeito de *body lift* da HTA é realizado na coxa anterolateral e nos glúteos.

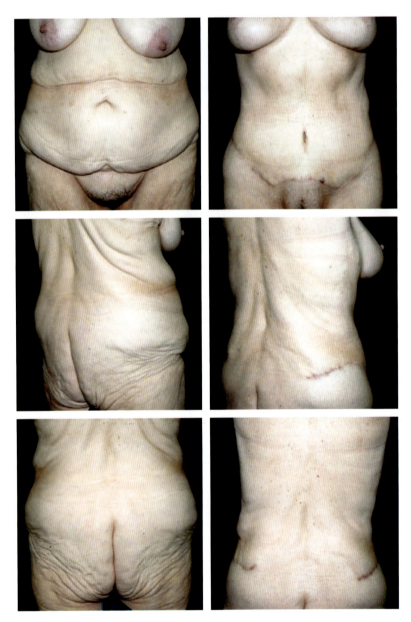

Fig. 7-11

Esta mulher de 57 anos de idade (duas gestações, dois partos) é vista após uma perda de peso de aproximadamente 45 kg. Ela foi submetida a uma HTA com lipoaspiração dos quadris e coxas, bem como a uma mamoplastia redutora. Note a reconstituição de um abdome estético e o quão posterior a incisão foi estendida para realizar um *lifting* de glúteo gratificante para esta paciente.

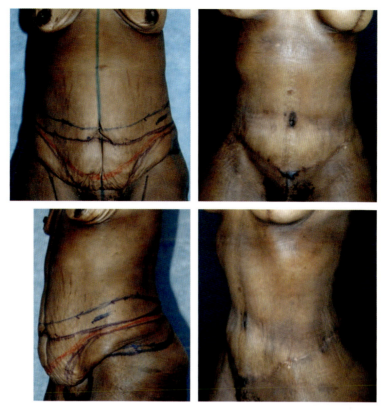

Fig. 7-12

Esta mulher nulípara de 39 anos de idade alcançou uma perda de peso de 90 kg somente com dieta e exercícios. Ela tinha o envelope cutâneo mais desejável: fino e móvel. A paciente foi submetida a uma HTA com uma incisão posterior estendida para realizar uma excisão mais completa e elevação do tronco lateral, ao mesmo tempo em que os tecidos centrais eram apropriadamente tratados. Lipoaspiração dos quadris e coxas laterais foi realizada, bem como uma mastopexia com implante.

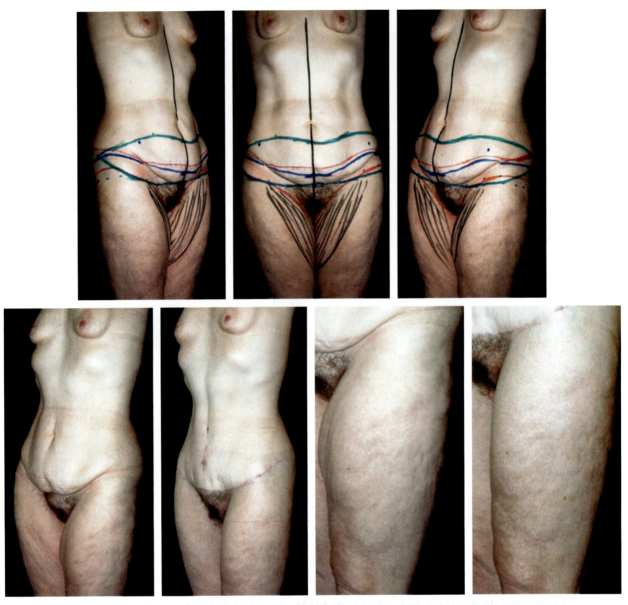

Fig. 7-13

Esta mulher nulípara de 43 anos de idade alcançou uma perda de peso de 66 kg após uma cirurgia de derivação gástrica. Ela subsequentemente foi submetida a uma HTA, e é exibida aqui 9 meses após a cirurgia; os marcos dos efeitos da HTA são evidentes: a cicatriz está situada em uma posição escondida, a pele suprapúbica não está demasiadamente estirada, e as coxas e quadril foram elevados. A foto de *close* da coxa revela a melhora qualitativa da pele que se estende praticamente até o joelho.

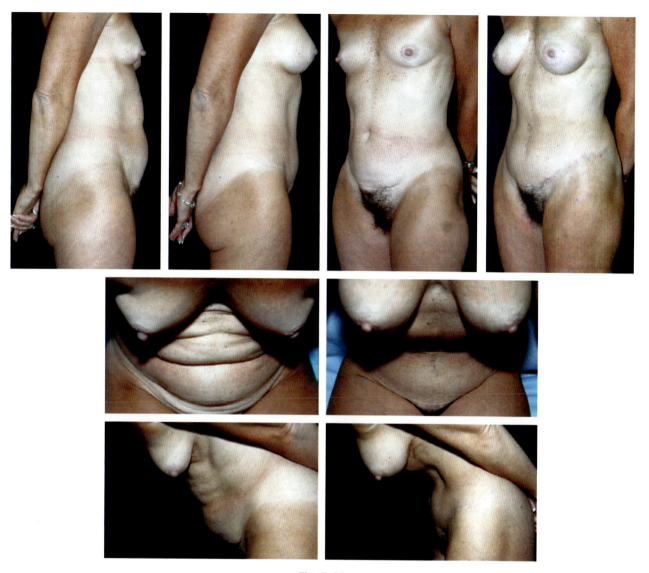

Fig. 7-14

Esta mulher de 50 anos de idade (1 gestação, 1 parto) desejava o rejuvenescimento de seu abdome. Ela foi submetida a uma HTA com lipoaspiração dos quadris e coxas laterais, bem como uma mamoplastia de aumento. A estética agradável do reparo abdominal é obtida com uma cicatriz adequadamente posicionada, uma região suprapúbica sem estiramento excessivo, e um contorno melhorado da coxa/quadril. Note a redundância de pele furtiva, que é visível quando a paciente está sentada e inclinada, e seu reparo pós-operatório. Entretanto, como esperado, pele residual persiste na área epigástrica no pós-operatório.

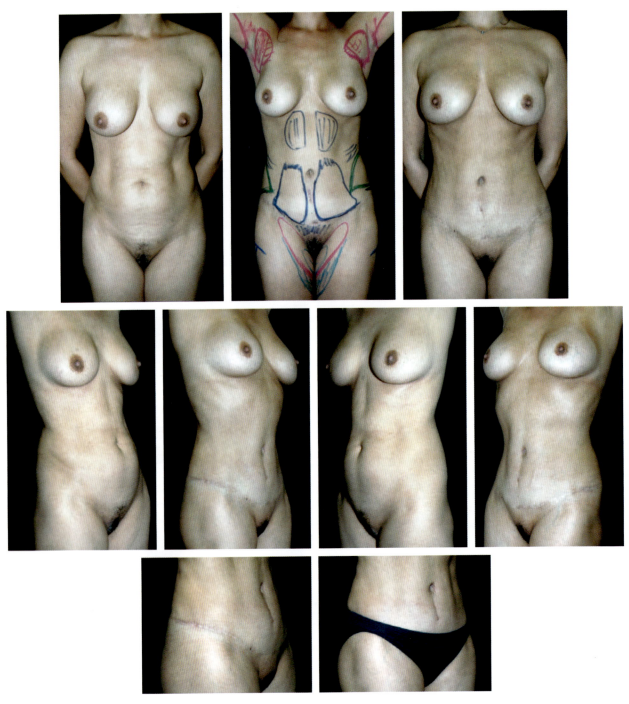

Fig. 7-15

Esta mulher de 35 anos (1 gestação, 1 parto) se apresentou para correção de sua protrusão abdominal causada por flacidez da parede abdominal e lipodistrofia. Ela tinha um excesso de pele similar quando inclinada ou sentada. A paciente foi submetida a uma HTA em primeiro estágio, com uma lipoaspiração de segundo estágio planejada de todo o tronco. Os benefícios desta técnica são demonstrados com o retorno de um contorno abdominal pré-gestação. Como planejado, a cicatriz é apropriadamente escondida debaixo das roupas íntimas da paciente.

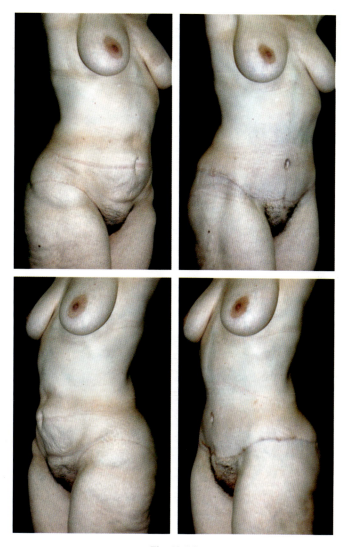

Fig. 7-16

Esta mulher de 43 anos de idade alcançou uma perda de peso significativa de mais de 45 kg após uma cirurgia de derivação gástrica. Ela foi submetida a uma HTA com lipoaspiração dos quadris e coxas. Novamente, note a elevação e correção da coxa lateral/ região glútea através de uma cicatriz apropriadamente posicionada.

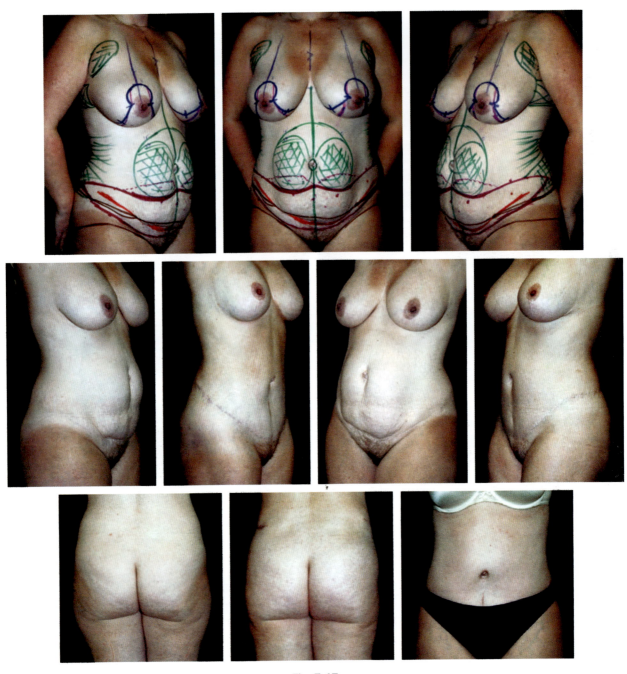

Fig. 7-17

Esta mulher de 37 anos (3 gestações, 3 partos) se apresentou com a queixa de deformidade abdominal residual, apesar de uma dieta agressiva e exercícios. Ela tem 1,60 m e pesa 70 kg. Ela foi submetida a uma HTA com lipoaspiração agressiva do quadril e coxas. Note a relativa elevação observada nos glúteos e coxas. Como planejado, a cicatriz incisional produtiva (embora longa) está escondida debaixo da roupa íntima da paciente.

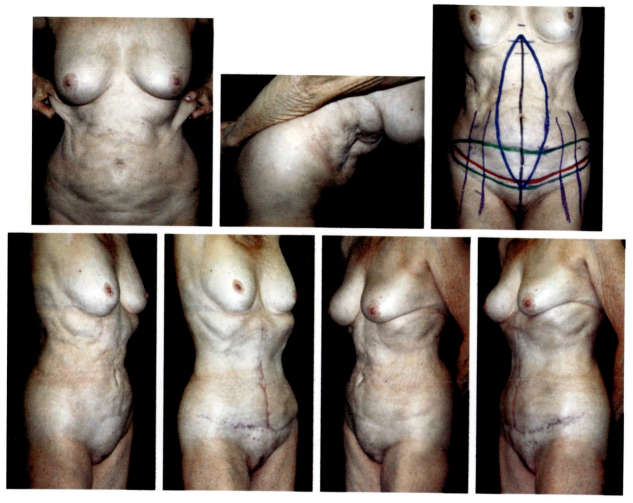

Fig. 7-18

Esta mulher de 65 anos de idade (2 gestações, 2 partos) desejava um melhor contorno e a máxima correção de sua pele redundante e protrusão abdominal. Este caso demonstra o poder de incluir o desenho flor de lis na abordagem de HTA, para uma melhora mais ampla do contorno da paciente. Note o excesso de pele furtiva que se torna mais óbvio com uma mudança na posição, ou quando colocada sob tensão. O biótipo da paciente proporcionou a manifestação do efeito total do desenho flor de lis, com uma melhora particularmente dramática observada no púbis, cintura, abdome superior e dobras dorsais. Além disso, a postura da paciente parece ter melhorado.

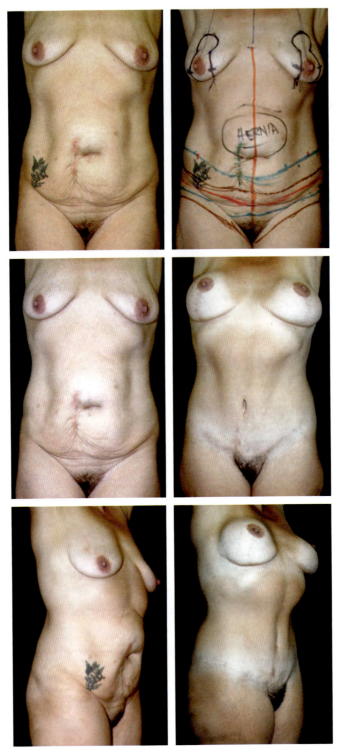

Fig. 7-19

Esta mulher de 46 anos de idade (4 gestações, 4 partos) se apresentou para reparo abdominal após dar à luz aos seus filhos. Uma HTA foi realizada, além de uma mastopexia e mamoplastia de aumento. A paciente é demonstrada 4 anos após a cirurgia, e estas imagens revelam a excisão lateral significativa com esta técnica. Os benefícios da HTA com uma cintura mais estética e uma zona epigástrica mais suave são aparentes.

Problemas e Complicações

A razão do desenho da HTA é o de fornecer o máximo possível de correção com a menor taxa de complicação. Como o trabalho original de Lockwood, esta versão melhorada 2.0 descrita aqui é com base em tolerância zero para complicações. Muitos destes resultados não são realmente complicações, mas sim trocas planejadas por resultados melhores ou mais seguros. Esclarecimentos pré-operatórios sobre a cirurgia são claramente valiosos: quando um paciente é informado de uma deformidade residual esperada, ele irá considerar esta deformidade como parte do plano cirúrgico, em vez de uma complicação. Se uma cirurgia secundária for necessária, o paciente irá reconhecê-la como um estágio, em vez de uma revisão. Portanto, a técnica de HTA evoluiu com a orientação filosófica de simplesmente confrontar aquelas complicações que eram inaceitáveis – erros estéticos irreversíveis (cicatrizes erroneamente posicionadas) ou infortúnios fisiológicos devastadores (necrose do retalho) – para, em vez, escolher aquelas que eram autolimitantes ou facilmente corrigíveis. As seções seguintes destacam algumas destas complicações e explicam como a HTA evoluiu para tratá-las e superá-las.

COMPLICAÇÕES ESTÉTICAS
Cicatriz Abdominal Muito Longa

A cicatriz pode ser considerada muito longa apenas se o paciente não for claramente informado de seu comprimento geralmente requerido. A cicatriz lateral é a marca literal primária da HTA; se qualquer *lifting* com tensão for tentado na coxa lateral e quadril, a incisão será necessariamente mais longa. O cirurgião deve avaliar criticamente esta anatomia no pré-operatório e decidir, com a opinião do paciente, se há frouxidão suficiente que justifique estender a incisão. A experiência indica que – desde que seja de boa qualidade, corrija deformidades e, mais importante, permaneça escondida – o paciente sempre aceitará uma cicatriz mais longa.

Cicatriz Lateral Muito Alta ou Muito Baixa

Em geral, quanto maior a quantidade de excesso de pele presente, mais imprevisível será o posicionamento da cicatriz. Uma marcação inadequada é geralmente a culpada, e isto geralmente envolve uma superestimação ou subestimação da magnitude da redundância cutânea abaixo da incisão. Há várias formas de evitar este problema, dependendo da extensão da pele redundante:

- Se houver excesso de pele significativo abaixo da incisão, então existe um perigo verdadeiro de uma ressecção incompleta e uma cicatriz alta resultante. Portanto, o cirurgião deve garantir a captura de todo o excesso durante a marcação colocando a pele sob máxima tensão. E, assim como qualquer bom alfaiate, o cirurgião deve lembrar-se de medir duas vezes e cortar uma vez. As marcações podem ser testadas, e a futura cicatriz pode ser visualizada pedindo que o paciente estique o tecido excessivo para recriar o prospectivo *lifting*.
- Se houver um excesso de pele modesto abaixo da incisão (geralmente no envelope cutâneo mais espesso e menos móvel), mas muita pele ainda é marcada e removida, a cicatriz previsivelmente ficará muito baixa. Portanto, nesse caso, o cirurgião deve colocar a pele sob uma modesta quantidade de tensão durante a marcação.
- A medida pré-operatória da distância entre a ASIS fixa e o nível desejado da ferida final pode ser usada como um guia "excisional" adicional no intraoperatório. Além disso, pelo fato de a pele da coxa abaixo poder se deslocar inferiormente no pós-operatório, é melhor ser conservador com a excisão cutânea adicional.

Púbis Desproporcional

O púbis pode parecer fora de proporção no pós-operatório; isto é geralmente causado pela estimativa imprecisa da verdadeira redundância da área púbica. O cirurgião deve colocar o púbis sob máximo estiramento durante a marcação, mas deixar pelo menos 6,5 cm de altura púbica para evitar a criação de um monte pubiano muito alto ou muito baixo. O monte também pode ficar muito amplo. Se necessário, para evitar esta aparência, uma ressecção em cunha do púbis pode ser conduzida concomitantemente ou em um estágio posterior. No entanto, hipercorreção deve ser evitada, deixando o monte pubiano muito estreito, mantendo uma largura de pelo menos 6,5 cm. Além disso, uma estratégia preventiva adjuvante no monte pubiano mais móvel é colocar suturas estabilizantes para fixar sua postura antes do fechamento final da ferida.

Má Cicatrização do Fechamento Umbilical

Uma má cicatrização do fechamento do umbigo é o problema mais temido (mais pelo cirurgião do que pelo paciente), mas o que menos ocorre. Estas cicatrizes se resolvem uniformemente em linhas curtas, finas e brancas. Uma injeção de esteroide ou um procedimento de revisão será ocasionalmente necessário. Mesmo assim, à medida que o paciente tome consciência disso, esta cicatriz de 2,5 cm é o pequeno preço a se pagar para a prevenção da alternativa: uma cicatriz de abdominoplastia ectópica que se situa muito alta e arrasta o púbis junto com ela.

Gordura Residual no Abdome Central e Superior

Gordura residual deve mais precisamente ser considerada uma abstenção de ação sobre o tecido subcutâneo para preservar o máximo suprimento sanguíneo do retalho central. O cirurgião deve decidir qual é a sua tolerância individual para as complicações muito reais que podem ocorrer com as tentativas de remoção desta gordura na primeira cirurgia. Com a HTA 2.0, o paciente é mais bem servido com uma lipoaspiração abdominal sem restrições de segundo estágio.

Pele Residual no Abdome Superior

Pele residual não é uma complicação exclusiva da HTA. Existe um argumento válido que, pelo fato de esta técnica produzir um vetor de tensão mais oblíquo, mais dessa redundância pode na verdade ser eliminada. Entretanto, o paciente com um excesso muito significativo do abdome superior (um segundo excesso de pele abdominal) deve ser informado de sua provável persistência no pós-operatório. Caso contrário, apenas um procedimento flor de lis ou uma abdominoplastia reversa pode tratar esta zona definitivamente.

"Orelhas de Cachorro" Laterais

A melhor maneira de evitar "orelhas de cachorro" é com uma lipoaspiração completa desta área, com extensão intrépida da incisão o quanto for necessário. Caso contrário, uma revisão pode facilmente ser realizada com um anestésico local.

Protrusão Epigástrica Recorrente/Residual

Como resultado da dissecção abdominal superior deliberadamente mais conservadora da HTA, no paciente muito protuberante, uma plicatura proporcionalmente mais limitada é necessária. Embora rara, uma recorrência epigástrica ou uma deformidade residual pós-operatória é uma troca possível, porém aceitável.

COMPLICAÇÕES FISIOLÓGICAS

Abscessos na Sutura do Sistema Fascial Superficial

O fio de sutura utilizado para o fechamento com tensão da fáscia é, necessariamente, de grande calibre, e geralmente contém nós abundantes. Como resultado, pode ocorrer um abscesso na sutura, frequentemente em um estágio pós-operatório surpreendentemente tardio. Este problema é muito menos provável, se fios absorvíveis forem usados.

Seroma

A eficácia das suturas de tensão progressivas para reduzir as taxas de seroma foi bem descrita, e estas suturas provaram ser igualmente eficazes na HTA 2.0. Além disso, raramente, se um seroma ocorrer, é geralmente "compartimentalizado", propício para facilitar aspiração e uma rápida resolução. Também, a preservação da camada suprafascial abdominal e tecidos linfáticos inguinais são estratégias adjuvantes eficazes.

Trombose Venosa Profunda e Embolia Pulmonar

Diversas análises e orientações foram escritas sobre trombose venosa profunda e embolia pulmonar, particularmente durante os últimos anos. Com uma seleção adequada do paciente, o uso consistente de bombas pneumáticas e deambulação precoce, a incidência destes problemas deve permanecer rara. Considerando o estado ainda instável do uso de profilaxia química, o cirurgião deve consultar as últimas recomendações na literatura. No entanto, no momento desta escrita e até que este assunto seja organizado, algumas observações podem ser feitas:

1. Uma avaliação de risco de Caprini deve ser realizada no pré-operatório em todos os pacientes.
2. Além disso, evidências sugeriram que a anestesia espinhal pode ser um método ainda mais confiável de profilaxia (A. Aly, comunicação pessoal, 2011).
3. Dito isto, pelo fato de estas cirurgias serem, no final das contas, eletivas, no candidato inequivocamente de maior risco, ou seja, no paciente obeso, o cirurgião deve considerar a estratégia mais eficaz para a prevenção deste problema potencialmente fatal: simplesmente eleger não operar.

Necrose Cutânea

Necrose é uma complicação temida que consistentemente ocorrerá, se o cirurgião for muito além na cirurgia por:

- Realizar uma mobilização do retalho excessivamente agressiva, com consequente destruição de muitos perfurantes nutridores.
- Ressecar muita pele e criar excesso de tensão durante o fechamento da ferida.
- Conduzir uma remoção de gordura demasiadamente entusiástica do retalho, comprometendo o plexo subdérmico.

É lamentável que os pacientes que aparentemente seriam os melhores candidatos para estas medidas extremas também são frequentemente os candidatos de maior risco (ou seja, aqueles com os BMIs mais elevados). Portanto, os cirurgiões devem decidir seus limiares pessoais ao considerar as forças proverbiais contraditórias de sangue e beleza. Entretanto, como já foi ricamente elucidado, a HTA 2.0 foi propositadamente criada para prevenir este problema. Especificamente, suas estratégias opostas para cada uma das manobras previamente enumeradas incluem a dissecção descontínua, a preservação da pele suprapúbica e o lipocontorno de segundo estágio.

Decisões Críticas e Nuances Cirúrgicas

- HTA é realizada pelo esforço conjunto de tratar não apenas os tecidos acima da incisão, como também aqueles abaixo da incisão. Este procedimento representa tanto uma excisão da redundância abdominal como um *body lift* de longo alcance por uma incisão anterior estendida. O púbis e as coxas anteromediais, bem como os quadris, as coxas anterolaterais e até mesmo os glúteos, podem ser esteticamente melhorados com o uso desta técnica.
- Este procedimento é fundamentalmente diferente da abdominoplastia tradicional, em que a pele é considerada mais redundante no tronco lateral do que na linha média. Portanto, quando esta técnica é aplicada, o abdome anterolateral e as coxas são tratadas com maior eficácia. Notavelmente, o tratamento do excesso central da pele é igualmente completo com ambos os procedimentos. Isto porque a pele abdominal superior redundante representa uma frouxidão mais horizontal que é mais eficazmente tratada com a tensão oblíqua da HTA do que com a tração completamente vertical da abdominoplastia tradicional.
- Esta abordagem não é realizada pela excisão geralmente mandatória de toda a pele entre o púbis e o umbigo. Portanto, o fechamento da ferida será menos tenso, melhorando, assim, as chances de uma cicatrização por primeira intenção e melhor cicatrização, bem como um resultado mais natural no púbis, com a incisão sendo situada em uma posição mais inferior e mais escondida.
- A HTA geralmente exige que a incisão seja mais longa lateralmente. Entretanto, também é verdade que quanto mais longa a incisão lateral, melhores serão os resultados. Esta abordagem possibilita a excisão de uma maior extensão de pele. Este equilíbrio entre o comprimento da cicatriz e os resultados do procedimento deve ser negociado com o paciente. Todavia, desde que a "deformidade" seja corrigida, e a cicatriz seja de boa qualidade e escondida, o paciente geralmente será otimista em relação ao seu comprimento.
- Como corolário, se houver um envelope cutâneo menos redundante na coxa lateral, então a HTA deve ser moderada, e a cicatriz pode e deve ser mais curta lateralmente.
- Embora esta técnica seja mais eficaz para o tratamento de excesso de pele abdominal superior, ela deve ainda ser suplementada, quando necessário, por um procedimento de abdominoplastia reversa de segundo estágio. Se o excesso for muito grande, este procedimento é mais bem realizado com uma abdominoplastia tipo flor de lis.
- A HTA é fundamentada na preservação do suprimento sanguíneo do retalho. Como parte desta filosofia, para o paciente com um BMI mais elevado, o cirurgião deve seriamente considerar uma lipoaspiração estagiada do retalho abdominal central e superior. Só então, uma tolerância zero para necrose cutânea pode ser realmente respeitada.

LEITURAS SELECIONADAS

Caprini J. Effective risk stratification of surgical and nonsurgical patients for venous thromboembolic disease. Semin Hematol 38:12, 2001.

Gradinger GP, Rosenfield LK, Nahai FR. Abdominoplasty. In Nahai F, ed. The Art of Aesthetic Surgery: Principles and Techniques, ed 2. St Louis: Quality Medical Publishing, 2011.

Hunter C, Rosenfield L, Silverstein E, et al. Methicillin-resistant Staphylococcus aureus infections: a comprehensive review and a plastic surgeon's approach to the occult sites. Plast Reconstr Surg 138:515, 2016.

Lockwood T. High-lateral-tension abdominoplasty with superficial fascial system suspension. Plast Reconstr Surg 96:603, 1995.

Matarasso A. Abdominolipoplasty: a system of classification and treatment for combined abdominoplasty and suction-assisted lipectomy. Aesthetic Plast Surg 15:111, 1991.

Naghshineh N. Nutritional assessment of bariatric surgery patients presenting for plastic surgery. Plast Reconstr Surg 126:602, 2012.

Pitanguy I. Abdominal lipectomy: an approach to it through an analysis of 300 consecutive cases. Plast Reconstr Surg 40:384, 1967.

Pollock H. Progressive tension sutures: a technique to reduce local complications in abdominoplasty. Plast Reconstr Surg 105:2583, 2000.

Rosenfield LK. Commentary on: Safety of aesthetic surgery in the overweight patient: analysis of 127,961 patients. Aesthet Surg J 36:730, 2016.

Rosenfield LK. High tension abdominoplasty 2.0. Clin Plast Surg 37:441, 2010.

Saldanha OR, De Souza Pinto EB, Mattos WN Jr, et al. Lipoabdominoplasty with selective and safe undermining. Aesthetic Plast Surg 27:322, 2003.

Samra S. Complication rates of lipoabdominoplasty versus traditional abdominoplasty in high-risk patients. Plast Reconstr Surg 125:683, 2010.

CAPÍTULO 8

Miniabdominoplastia: Classificação e Tratamento

Antonio Roberto Bozola

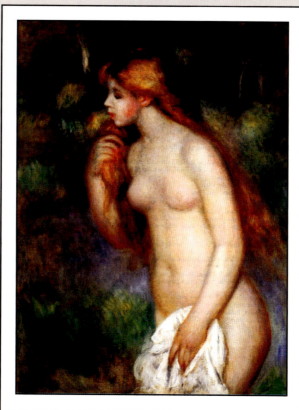

Pierre-Auguste Renoir: Standing bather

Beleza consiste em uma combinação de qualidades estéticas, como formato, harmonia, cor e forma, que agrada os sentidos, especialmente a visão. Beleza abrange aspectos anatômicos e morfológicos. Beleza é determinada pelo volume, medida, proporção, brilho e sombra, cor, relevo e dinâmica do movimento. Embora nossa percepção de beleza na natureza e no humano seja subjetiva, existem ópticas e cálculos matemáticos complexos subjacentes a estas qualidades.

Anatomia Cirúrgica

Além de um conhecimento profundo da anatomia clássica e técnicas cirúrgicas, os cirurgiões plásticos devem compreender a anatomia da beleza corporal. A capacidade de reconhecer um contorno corporal esteticamente agradável possibilita o diagnóstico de uma patologia estética de um paciente e o planejamento apropriado da correção. Falha em perceber a natureza de uma anatomia não ideal pode resultar em um tratamento ineficaz; erros diagnósticos são responsáveis por até um quarto dos erros médicos na cirurgia plástica.

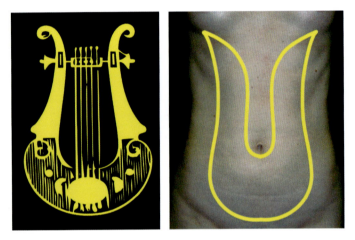

Fig. 8-1

Bozola e Psillakis afirmaram, em 1988, que um abdome bonito não consiste simplesmente em um abdome plano, mas sim em áreas de relevo. A reflexão da luz e a sombra sobre as proeminências e depressões do abdome criam um formato similar a uma lira.

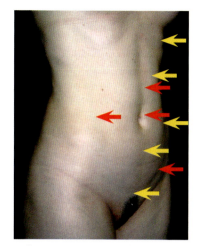

Amarelo = protrusões; vermelho = depressões

Fig. 8-2

As áreas proeminentes são produzidas pelos músculos retos, cristas ilíacas, púbis, hipogástrio e rebordos costais inferiores. As áreas deprimidas são a linha supraumbilical mediana, umbigo, fossa ilíaca e linhas semilunares (a área dos músculos oblíquos até os músculos retos).

PROPORÇÃO PHI: PROPORÇÃO ÁUREA

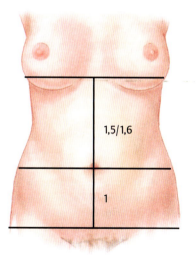

Fig. 8-3

Alguns parâmetros podem orientar os cirurgiões plásticos na avaliação do abdome feminino. Uma linha mediana vertical pode ser desenhada do púbis até uma linha horizontal que cruza as pregas submamárias no meridiano mamário. Um umbigo normalmente posicionado divide a linha vertical em uma proporção métrica de 1 no segmento inferior para 1,5 no segmento superior. Proporções de 1 para 1,4 ou maiores podem ser consideradas um umbigo alto. Apresentando um curto segmento cutâneo supraumbilical, as proporções de 1 para 1,6 ou menores são consideradas um umbigo baixo, apresentando um segmento supraumbilical cutâneo longo. Estes fatores são importantes para determinar a ressecção cutânea necessária. Os parâmetros da cintura e quadris têm uma proporção de 1 para 1,5 até uma proporção de 1 para 1,6. Isto foi por muito tempo considerada a forma ideal na literatura histórica, geralmente chamada de *seção áurea* (Phi = 1 para 1,618).

Phi e seu papel nas proporções harmoniosas na natureza foram estudados e descritos por milênios por astrofísicos, botânicos, arquitetos, matemáticos, músicos, psicólogos, físicos, dentistas e poetas. Podemos encontrá-lo na natureza, e foi observado por Aristóteles e Euclides na Grécia no ano 300 A.C. Nos tempos modernos, o psicólogo inglês, Chris McManus, demonstrou sua influência quando observadores de um conjunto de quadrados similares consistentemente escolheram figuras que mediam muito próximo à proporção Phi. Ricketts estudou e aplicou o Phi à proporção do rosto humano. Estes autores alegaram que quando a proporção Phi existe nos segmentos do rosto, o sistema límbico do observador é estimulado, e ocorre atração. Um senso de beleza da forma humana foi notado ao longo do tempo; parece quase instintivo.

Eu estudo abdominoplastias desde 1982. Em 2010, eu propus a aplicação da proporção Phi em relação à beleza abdominal, principalmente na posição do umbigo. Eu afirmo que um umbigo baixo, representando um valor próximo de Phi entre os segmentos superior e inferior, cria um abdome mais atraente. Também apliquei a mesma teoria às mamas.

Uma Nova Classificação para Abdominoplastia

Em 1988, propusemos um novo conceito e classificação para abdominoplastias, sugerindo um tratamento apropriado para cada deformidade. Antes disto, todas as abdominoplastias eram realizadas com ressecção do segmento cutâneo infraumbilical. Com a transposição umbilical, os resultados foram considerados desfavoráveis por causa da remoção excessiva de pele. As cicatrizes se tornaram maiores, altas ou hipertróficas. Elas tinham um formato de arco, com a concavidade virada para baixo. Além disso, a face lateral da cicatriz atravessava a prega inguinal em direção às coxas, e o púbis se tornava alto, artificial e separado da unidade anatômica abdominal, perdendo sua sensualidade e estragando a beleza abdominal. No pós-operatório, estes abdomes tinham um estiramento excessivo e sempre apresentavam um umbigo alto e um segmento cutâneo supraumbilical curto. Alguns autores propuseram a realização primária de uma incisão supraumbilical transversa para descolar o segmento superior, estirando o retalho abdominal em direção ao púbis e, então, marcando a posição da incisão inferior transversa. Isto foi sugerido para evitar as complicações de uma pele excessivamente estirada, mas a cicatriz transversa suprapúbica era geralmente muito alta nestes casos.

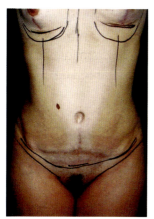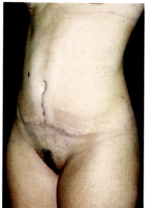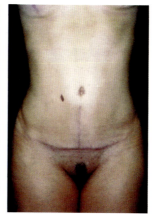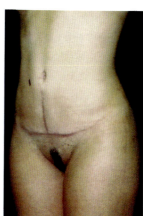

Fig. 8-4

Ocasionalmente, uma cicatriz vertical era escolhida (terminando com uma cicatriz em mini T invertido), pois parte da pele infraumbilical era mantida no retalho para cobrir o abdome. Era realmente necessário manter aquela pele? Não no meu ponto de vista; o que era necessário era um diagnóstico correto da deformidade do paciente. Podia não haver excesso de pele, mas a pele era removida. Nestes casos, uma cirurgia secundária era necessária para baixar a cicatriz horizontal, mas a cicatriz vertical não desaparecia. Considere as imagens da paciente acima. O umbigo foi corrigido por uma redução de seu diâmetro. Parte da pele ao redor do umbigo foi removida em um formato circunferencial, e o retalho abdominal foi estirado em sua própria direção. A cicatriz resultante é pequena e vertical, com um formato em V-Y em seu polo inferior. A gordura abdominal não foi adequadamente corrigida. Geralmente, o tecido adiposo abaixo da fáscia superficial (camada lamelar) é removido da área infraumbilical em um formato de cone na região onde o umbigo é transposto. Uma fina camada estreita de tecido adiposo na linha média supraumbilical também é removida. Plicatura da bainha anterior do reto é sempre realizada da mesma forma, independente do tratamento do tecido adiposo.

Em nosso primeiro estudo, bem como nos relatórios de acompanhamento, propusemos classificar os pacientes em grupos com base no (1) excesso de pele, (2) excesso de tecido subcutâneo, (3) grau de frouxidão da camada músculo-aponeurótica e (4) posição do umbigo no abdome, dividindo o abdome em dois segmentos, inferior e superior. Ao usar esta classificação para orientar nossas cirurgias, a extensão de remoção cutânea foi reduzida, as cicatrizes tornaram-se menores e foram situadas mais inferiormente, e foi possível preservar o formato inferior de uma lira ao esticar a pele com uma tensão adequada. Também fomos capazes de evitar a separação entre a unidade anatômica abdominal e a área púbica.

Hoje, é possível remover pele suficiente para manter o abdome ligeiramente esticado, a área de lipoaspiração é mais ampla do que antes, e a plicatura muscular é realizada com o uso de túneis seletivos onde os vasos perfurantes do músculo não estão localizados, ou onde eles não são necessários para manter uma boa vascularização do retalho abdominal. Previamente, a sensibilidade abdominal era prejudicada em razão do descolamento significativo; agora, é parcialmente preservada.

Miniabdominoplastia é um conceito conhecido mundialmente, mas acredito que este termo não seja apropriado. Embora em alguns pacientes com um abdome que tenha uma pequena quantidade de excesso de pele seja possível obter uma cicatriz suprapúbica ligeiramente menor, com o procedimento sendo, desse modo, chamado de miniabdominoplastia, não significa que é uma cirurgia menor.

Com a evolução da lipoaspiração, o tratamento do abdome mudou e se tornou mais abrangente. Agora, as abdominoplastias foram modificadas por uma redução significativa do descolamento do retalho e uso aumentado da lipoaspiração, associado à tunelização em áreas sem vasos perfurantes importantes, de modo que a camada músculo-aponeurótica possa ser acessada para realizar a plicatura aponeurótica. Também houve uma redução da extensão da remoção e tração da pele. A fixação do retalho à aponeurose é outra melhoria que diminuiu a incidência de seromas. Claramente, não há nada "mini" sobre esta técnica.

Quadro 8-1 Classificação das Deformidades Abdominais e Tratamentos Recomendados

Grupo	Pacientes (%)	Deformidade	Tratamentos
I	27	Sem excesso de pele Excesso de tecido adiposo no abdome, flancos e região lombar Ausência de diástase músculo-aponeurótica Umbigo na posição normal: relação de 1:1,5 a 1:1,6 entre os segmentos infraumbilical e supraumbilical	PAL infiltrativa
II	22	Excesso cutâneo infraumbilical Fáscia superficial seccionada (parto prévio por cesariana), e não suturada Excesso de gordura similar ao do grupo I Camada músculo-aponeurótica adequada Umbigo na posição normal com uma relação de 1:1,5 a 1:1,6 entre os segmentos infraumbilical e supraumbilical	PAL infiltrativa Ressecção de um excesso de pele suprapúbico transverso em forma de fuso Cicatriz curvilínea baixa, ausência de corte da parte inferior do formato de lira, 1 a 1,5 cm acima da prega inguinal

PAL, Vibrolipoaspiração.

(Continua.)

Quadro 8-1 *(Cont.)* **Classificação das Deformidades Abdominais e Tratamentos Recomendados**

Grupo	Pacientes (%)	Deformidade	Tratamentos
III	7	Excesso cutâneo infraumbilical Fáscia superficial seccionada Excesso de tecido adiposo similar ao grupo I Flacidez do músculo oblíquo Umbigo na posição normal, com uma relação de 1:1,5 a 1:1,6 entre os segmentos infraumbilical e supraumbilical	PAL infiltrativa, similar àquela do grupo I Ressecção de um excesso de pele em forma de fuso, similar àquela do grupo II Plicatura da aponeurose oblíqua externa através de dois túneis laterais, da prega ilíaca até os rebordos costais
IV	18	Pequeno ou médio excesso de pele nos segmentos supraumbilical e infraumbilical Umbigo com uma posição alta: relação acima de 1:1,4 entre os segmentos infraumbilical e supraumbilical Tecido adiposo similar àquele do grupo I Diástase do reto abdominal	PAL infiltrativa Ressecção cutânea em forma de fuso, similar àquela dos grupos II e III Plicatura da bainha do reto anterior através de um túnel medial até o processo xifoide, descolando o pedículo umbilical e reinserindo-o com uma sutura de reforço 2 a 4 cm abaixo (proporção de até 1:1,6 entre os segmentos infraumbilical e supraumbilical)
V	10	Excesso de pele nos segmentos infraumbilical e supraumbilical Umbigo com uma posição baixa; relação de 1:1,6 ou maior do que isso entre os segmentos infraumbilical e supraumbilical (este é um segmento supraumbilical longo) Excesso de tecido adiposo, similar aos grupos I ao IV Diástase do reto e/ou frouxidão dos músculos oblíquos externos	PAL infiltrativa Ressecção cutânea transversa em forma de fuso do púbis até o umbigo Plicatura da bainha anterior do reto através do túnel medial, e plicatura da aponeurose oblíqua externa pelos túneis laterais sempre que necessário Transposição do umbigo e onfaloplastia
Cirurgias secundárias (%)	16	Outros cirurgiões (15)	Bozola (1)

PAL, Vibrolipoaspiração.

A classificação de Bozola e Psillakis (1988) contribuiu com a compreensão dos cirurgiões de que diagnósticos diferentes na mesma área corporal podem exigir diferentes tratamentos. Por fim, propusemos cinco grupos diferentes, como especificado na tabela, com seus respectivos tratamentos para deformidades estéticas do abdome.

> ### Zonas Anatômicas de Perigo
>
> - Durante a vibrolipoaspiração, o principal risco é de perfuração da cavidade abdominal, de modo que o cirurgião deve agir com cautela durante a realização deste procedimento.
> - A vibrolipoaspiração do abdome superior deve ser realizada na direção craniocaudal com o uso do acesso para a cânula sobre o processo xifoide. Portanto, é possível evitar a transfixação na parede abaixo das costelas.
> - O paciente não pode permanecer em decúbito ventral por muito tempo, pois uma perfuração da área renal e alterações vasculares poderiam ocorrer quando o paciente retornar para a posição de decúbito dorsal.
> - As plicaturas da aponeurose são realizadas por pequenos descolamentos que preservam a máxima circulação axial da pele e região subcutânea que são originadas dos vasos perfurantes musculares para evitar necrose.

Classificação Abdominal das Patologias Estéticas e Seus Respectivos Tratamentos

Até o presente momento, eu operei e dei acompanhamento a mais de 500 pacientes de abdominoplastia, e as táticas, técnicas e estatísticas que descrevi neste capítulo são o resultado desta experiência. Continuei a empregar os princípios deste sistema de classificação, mas adotei novas técnicas, como o equipamento de vibrolipoaspiração (PAL).

A vibrolipoaspiração é um tipo de lipoaspiração em que a cânula do equipamento se movimenta por ar comprimido, e o cirurgião pode manuseá-la gentilmente, de modo a aumentar a produtividade da cirurgia. Implementei algumas mudanças em meu procedimento, como a realização de uma lipoaspiração mais extensa; o descolamento é agora realizado em túneis. Minha abordagem abrange uma área mais inclusiva de tratamento durante a abdominoplastia, corrigindo mais do que apenas a face lateral do abdome. Esforço-me em tratar toda a circunferência do tronco, desde a prega inframamária até a prega inguinal, incluindo o flanco inferior, a parte superior dos glúteos, a área lombar e a porção inferior do tórax (hipocôndrio). Ao utilizar estes princípios, sou capaz de alcançar um formato mais natural do abdome e tronco. Em seguida, eu abordo considerações específicas para os cinco grupos da classificação.

POSICIONAMENTO DO PACIENTE

A lipoaspiração do abdome é realizada com o paciente na posição de Trendelenburg. Não é necessário mudar para a posição de decúbito para acessar os flancos e região lombar, pois isto pode resultar em complicações causadas por alterações hemodinâmicas. Para que os flancos e região lombar possam ser tratados do lado direito, a perna direita deve ser cruzada sobre a perna esquerda, forçando, assim, o tronco lateralmente. Em seguida, as pernas do paciente são cruzadas para o lado oposto para acesso ao lado esquerdo.

A sala de cirurgia deve ter uma temperatura acima de 20°C, pois a temperatura corporal diminui durante a cirurgia, o que pode causar uma redução no fluxo sanguíneo para os membros inferiores, aumentando o risco de trombose.

ANESTESIA

O sítio cirúrgico é infiltrado com 2 L de uma solução hiposmolar, que é composta por 1.000 mL de solução salina, 1.000 mL de água destilada, 10 mg de dexametasona e 2 mL de epinefrina em uma concentração de 1:1000 e 5.000 UI de hialuronidase. O paciente permanece sob anestesia geral, com a pressão sanguínea mantida 20% inferior ao valor pré-operatório de referência.

TÉCNICA

A lipoaspiração é realizada com o dispositivo para PAL (*power assisted liposuction*), com cânulas de 3 ou 4 mm. Uma incisão de 0,5 cm é realizada no processo xifoide, fossa ilíaca, flancos e, quando necessário, no hipocôndrio.

No início da cirurgia, 1 g de hidrocortisona intravenosa é administrado; no final da cirurgia, 10 mg de dexametasona também são infundidos. Em casos de grandes áreas lipoaspiradas, uma dose adicional de 4 mg de dexametasona pode ser usada 12 e 24 horas após a cirurgia. Na cirurgia plástica, o corticosteroide é usado para reduzir edema e inflamação, o que poderia diminuir a qualidade do resultado final.

Na extensa inflamação do endotélio vascular, antitrombina e proteína C reativa são produzidas, resultando em um estado de hipercoagulação. Procedimentos mais extensos e mais longos aumentam o estresse gerado pela cirurgia. Nestes casos, uma reação inflamatória mais intensa é gerada, com consequente ativação do sistema de coagulação sanguínea, sem a ação inibitória natural do endotélio. Qualquer tipo de trauma tecidual que afete 20% da área corporal (como em pacientes queimados ou feridos, ou naqueles sendo submetidos a uma lipoaspiração ou cirurgia extensa) pode ser considerado grave e causa uma síndrome da resposta inflamatória sistêmica (SIRS), resultando em alterações no equilíbrio da hemostasia sanguínea. Isto resulta em um maior risco de trombose.

Corticosteroides reduzem edema e têm um efeito anti-inflamatório. Eles também protegem as atividades fisiológicas e podem bloquear a SIRS. Esteroides podem aumentar o volume sanguíneo total e a excitabilidade cerebral, causar bem-estar, aumentar a atividade motora e reduzir a agregação plaquetária. Eles também reduzem o inchaço local, inflamação, náusea e vômito e aumentam os efeitos dos analgésicos no período pós-operatório. Este fármaco pode causar rubor facial por 72 horas. Corticosteroides não devem ser usados em pacientes com diabetes ou hipertensão. Recomendo uma dose grande de corticosteroide em pacientes de cirurgia plástica, administrada por apenas um curto período de tempo. Os efeitos farmacológicos dos corticosteroides são importantes para a recuperação do paciente, com base em prévias explicações.

A PAL é realizada em todas as camadas do tecido adiposo, preservando 0,5 a 1,0 cm da camada mais superficial. As regiões tratadas são aquelas que serão melhoradas por uma maior depressão, criando áreas de luz e sombra, ao mesmo tempo em que o formato de lira descrito previamente é respeitado.

Modeladores pós-cirúrgicos são colocados no paciente, enquanto o mesmo ainda está sob o efeito de anestesia geral, com pressão arterial 20% inferior à pressão basal. Este paciente é instruído de que o modelador pode ser removido todos os dias na hora do banho. O modelador deve ser usado por 2 meses.

CUIDADOS PÓS-OPERATÓRIOS

Os pacientes são mantidos com seus corpos na posição de Trendelenburg nos períodos intraoperatório e pós-operatório. Além disso, os pacientes devem manter suas pernas elevadas até serem capazes de retornar às suas atividades de rotina.

A colocação de um dreno de aspiração não é necessária em pacientes do grupo II. Para os outros grupos, um dreno de aspiração pode ser necessário, mas a fixação do retalho à aponeurose pode ajudar a evitar ou reduzir o tempo em que um dreno é necessário.

PROBLEMAS E COMPLICAÇÕES

Complicações locais e/ou sistêmicas podem ocorrer nas abdominoplastias. Complicações estão relacionadas com a pele, gordura subcutânea, aponeurose muscular e umbigo. Grandes descolamentos do retalho abdominal e estiramento excessivo da pele podem resultar em necrose, pois não permanecerá pele para realizar futuras correções. Cicatrizes largas e/ou hiperceratóticas, queloides, hipercromia, hipocromasia, estenose do umbigo e uma posição errada das cicatrizes podem prejudicar o resultado final, apresentando uma anatomia inapropriada. Infecções levam à necrose do retalho e deiscência pós-operatória da sutura cirúrgica. Uma infecção disseminada nas áreas descoladas nos túneis da vibrolipoaspiração causa toxemia e choque tóxico. Hematomas e seromas podem proceder do retalho abdominal descolado. Eles produzem fibrose excessiva que contrai e acarreta arqueamento da pele. A complicação sistêmica mais comum é trombose venosa profunda e suas consequências.

O cirurgião não deve retornar à mesma área duas vezes para realizar lipoaspiração, pois coágulos podem ser aspirados, causando novo sangramento da área. Este procedimento é realizado apenas em casos restritos, em que algumas regularizações das superfícies subcutâneas são necessárias.

Uma complicação comum em pacientes dos grupos II e III é a formação de uma prega transversa contornando o umbigo, criando o chamado umbigo triste. Há três alternativas para lidar com esta complicação:
1. Uma porção em meia-lua da pele de aproximadamente 2 cm é excisada acima do umbigo, elevando sua metade superior e criando uma cicatriz em forma de meia-lua.
2. O retalho infraumbilical é descolado até o pedículo umbilical; este pedículo é cortado e reimplantado imediatamente abaixo de sua posição original, com uma sutura de reforço (como nos pacientes do grupo IV).
3. O umbigo é liberado do retalho, deixando-o inserido à aponeurose, e após tração e ressecção do retalho, uma onfaloplastia é realizada da mesma forma que nos pacientes do grupo V, e a ferida é fechada por camada, deixando uma cicatriz infraumbilical vertical que quase sempre começa no umbigo.

GRUPO I

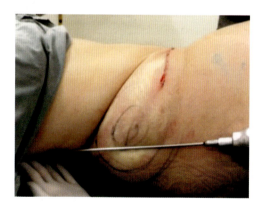

Fig. 8-5

O grupo I representa aproximadamente 27% de nossos pacientes, dos últimos 200 pacientes operados em nossa clínica. Este grupo é primariamente composto de mulheres nulíparas com pele normal e um bom tônus muscular, mas com tecido subcutâneo excessivo nos flancos, região lombar e hipocôndrio (a área inferior lateral anterior do tórax). O excesso de tecido adiposo é mais evidente no abdome inferior, na área paraumbilical e nos flancos.

Resultados e Desfechos: Grupo I

Os pacientes do grupo I apresentam alterações estéticas com excesso de gordura e são tratados pela vibrolipoaspiração. Suas peles e músculos são normais.

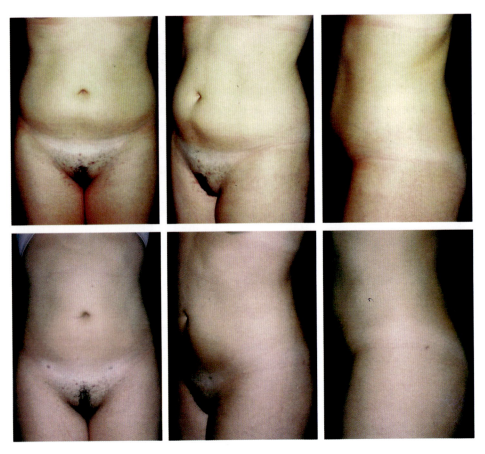

Fig. 8-6

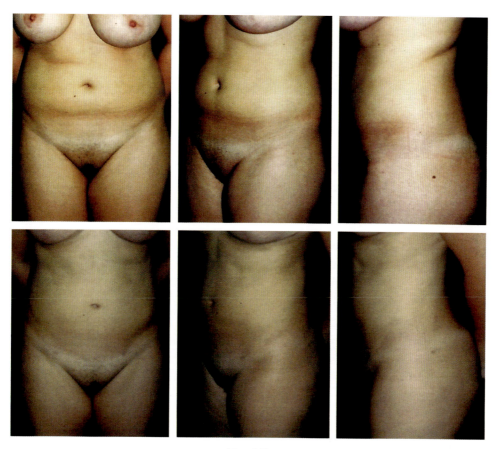

Fig. 8-7

GRUPO II

Aproximadamente 22% de nossos pacientes apresentaram uma deformidade de grupo II. Em geral, eles tinham uma cicatriz suprapúbica transversa após uma incisão de Pfannenstiel. Quando a fáscia superficial não é suturada, a contração subcutânea produz uma retração entre o hipogástrio e a região púbica inferior. Com o tempo, a cicatriz se torna deprimida, com flacidez da pele sobrejacente. Estes pacientes apresentam uma boa tensão na camada músculo-aponeurótica, um umbigo no nível normal (ou seja, com uma relação aproximada de 1:1,5 do segmento inferior em relação ao superior), excesso de pele apenas no segmento infraumbilical e excesso de gordura similar àquele dos pacientes do grupo I. A PAL é realizada em todos os segmentos, como descrito para o grupo I; uma área suprapúbica transversa em forma de fuso, composta por pele e tecido subcutâneo, é removida. A excisão é realizada até a aponeurose, formando o formato de uma canoa indígena com uma extensão lateral variável, conforme necessário. A extensão mais cranial deste segmento começa 12 a 14 cm abaixo do umbigo, com a pele ligeiramente tencionada. A demarcação inferior também é determinada na área púbica com a pele tencionada de modo ascendente. Abaixo da superfície lateral, a demarcação é concomitante à prega inguinal e 1 a 1,5 cm acima, e sua extensão é localizada na demarcação cranial. A cicatriz não atravessará a porção inferior do formato de lira. A área excisada é fechada com suturas não absorvíveis, começando com a aproximação da fáscia superficial. A pele é suturada em um formato curvilíneo, paralelo à prega inguinal e aproximadamente 1 a 1,5 cm acima. Descolamento não é necessário. A proporção entre os segmentos supraumbilical e infraumbilical permanece a mesma que aquela do pré-operatório.

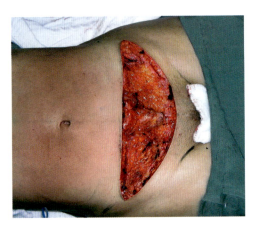

Fig. 8-8

A fáscia superficial é elástica; esta é capaz de contrair, quando incisada. Sua origem filogenética é a camada pilosa dos músculos eretores do pelo. Se uma paciente foi submetida a uma cesariana, e a fáscia não foi suturada, a mesma retrai em direção ao umbigo, causa arqueamento do hipogástrio e região púbica, e deprime a cicatriz. Isto também pode ocorrer após uma abdominoplastia. A fáscia deve sempre ser suturada com suturas não absorvíveis. Isto também reduz a tensão da pele, permitindo que o cirurgião plástico obtenha cicatrizes de melhor qualidade.

Resultados e Desfechos: Grupo II

Pacientes de grau II apresentam excesso de pele infraumbilical e excesso de gordura. Eles são tratados com vibrolipoaspiração e ressecção do excesso de pele infraumbilical. Como demonstrado nestas fotografias pré-operatórias e pós-operatórias, obesidade moderada não impede a cirurgia em pacientes do grupo II. A cirurgia melhora o contorno corporal, ao mesmo tempo em que estimula uma subsequente perda de peso.

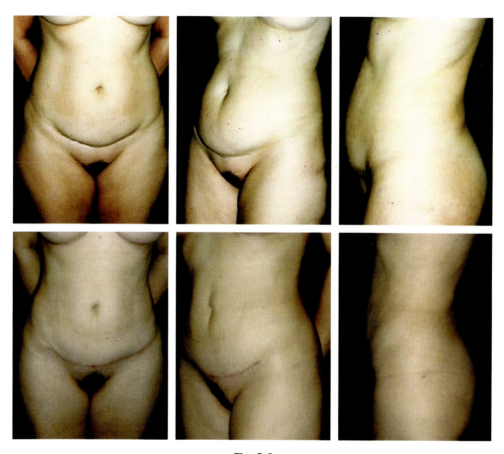

Fig. 8-9

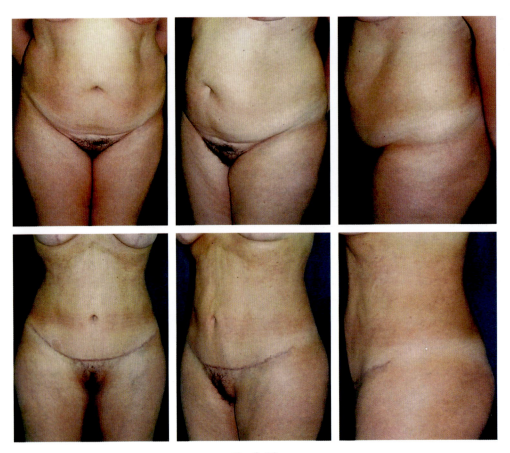

Fig. 8-10

GRUPO III

Pacientes do grupo III representam aproximadamente 7% em nossa série; eles apresentavam deformidades similares àquelas de pacientes no grupo II, associadas à flacidez dos músculos oblíquos externos. Em pacientes do grupo III, o umbigo está adequadamente posicionado no abdome. Lipoaspiração é realizada como nos pacientes do grupo I, e ressecção da pele e tecido subcutâneo é similar àquela realizada nos pacientes do grupo II. Para tratar a deformidade músculo-aponeurótica, dois túneis laterais foram dissecados da fossa ilíaca até a borda lateral da costela para acessar a *linha semilunar* (a inserção dos músculos oblíquos com os músculos retos abdominais), onde há uma transição vertical entre os músculos oblíquo externo e reto do abdome. A largura da incisão foi ampla o suficiente para expor a área a ser corrigida. Esta região não possui perfurantes ou vasos importantes e, portanto, há pouco sangramento, à medida que estes túneis são descolados. A sutura da aponeurose começa na face lateral da caixa torácica com fios não absorvíveis de forma contínua ancorada, descendo próximo aos ligamentos inguinais, e reforçada na forma de uma segunda camada com alguns pontos separados. Os túneis são fechados com pontos de adesão, por meio do avanço e fixação do retalho na aponeurose muscular com o uso de fios absorvíveis. Tração na pele é gentilmente aplicada em direção à borda inferior da pele excisada. A ferida é fechada em camadas, aproximando a fáscia superficial e a pele, como descrito para os pacientes do grupo II.

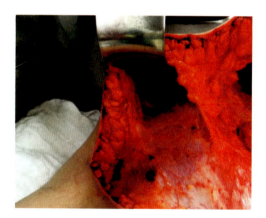

Fig. 8-11

Resultados e Desfechos: Grupo III

Pacientes do grupo III apresentam uma posição adequada do umbigo, excesso de pele infraumbilical, lipodistrofia e diástase dos músculos oblíquos. Estes pacientes são tratados por vibrolipoaspiração, ressecção do excesso de pele infraumbilical e uma plicatura dos músculos oblíquos.

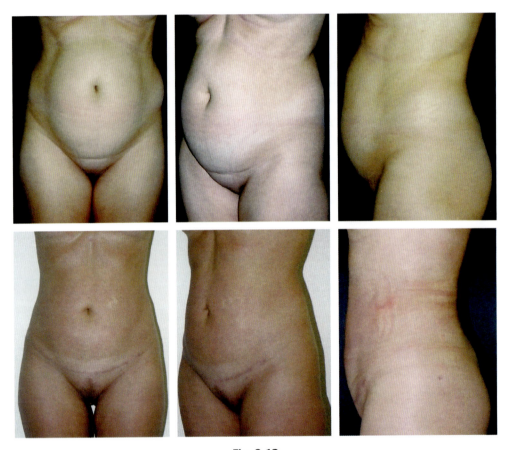

Fig. 8-12

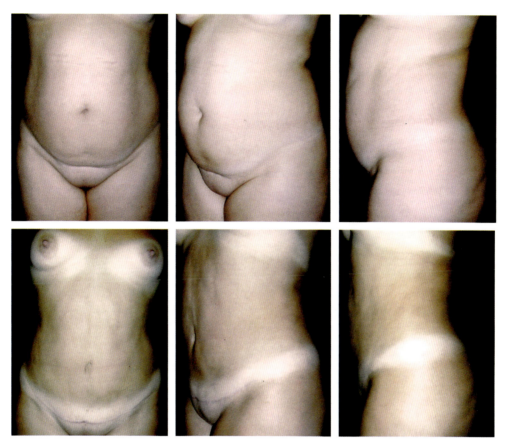

Fig. 8-13

GRUPO IV

Aproximadamente 18% dos pacientes em nossa série foram classificados como do grupo IV. Eles tinham leve excesso de pele nos segmentos superior e inferior, e uma posição alta do umbigo no abdome, com uma relação proporcional entre os segmentos cutâneos infraumbilical e supraumbilical de 1:1,4 e de até 1:1. Eles também tinham diástase do reto abdominal e tecido adiposo excessivo similar àquele dos pacientes do grupo I. Lipoaspiração foi realizada na mesma maneira que nos pacientes de grupo I, e ressecção da pele foi similar àquela dos pacientes do grupo II.

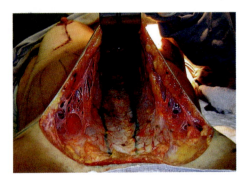

Fig. 8-14

As bordas da aponeurose anterior dos músculos retos foram suturadas; esta área foi acessível por um túnel criado pelo descolamento na linha média. Plicatura foi realizada da borda superior da incisão cutânea até o processo xifoide. O pedículo umbilical foi separado de sua inserção aponeurótica e permaneceu inserido ao retalho abdominal. Esta área não possui vasos perfurantes importantes, e a largura do túnel foi realizada de forma ampla o suficiente para expor as bordas mediais dos músculos retos.

Às vezes é possível preservar dois vasos perfurantes paraumbilicais. A bainha anterior do músculo reto abdominal foi plicada com suturas ancoradas contínuas de fio não absorvível, que foram reforçadas com alguns pontos separados como uma segunda camada de sutura. O túnel foi fechado a partir do xifoide com pontos de adesão com fio absorvível, com uma tensão gentilmente progressiva. O umbigo foi reinserido com pontos de reforço pela pele diretamente na porção inferior do umbigo. Esta foi inserida na aponeurose 2 a 4 cm abaixo de sua posição original, alterando, assim, a relação entre os segmentos infraumbilical e supraumbilical, mantendo uma relação máxima de 1:1,6 (ver Fig. 8.11). Um umbigo posicionado alto se torna normal ou até posicionado mais inferiormente com esta manobra (ver Fig. 8.12). O fechamento restante é similar àquele de pacientes dos grupos II e III. Um chumaço de gaze é usado para comprimir a porção inferior do umbigo na aponeurose com uma sutura de reforço, e este curativo permanece no local por 2 semanas.

Resultados e Desfechos: Grupo IV

Pacientes do grupo IV apresentam um excesso de pele infraumbilical e supraumbilical, diástase dos músculos retos do abdome, lipodistrofia e um umbigo alto. Eles são tratados por vibrolipoaspiração, ressecção do excesso de pele infraumbilical, uma plicatura dos músculos oblíquos e reimplantação do umbigo em uma posição mais inferior, de acordo com uma relação máxima de 1:1,6 entre os segmentos infraumbilical e supraumbilical, por meio de pontos de reforço.

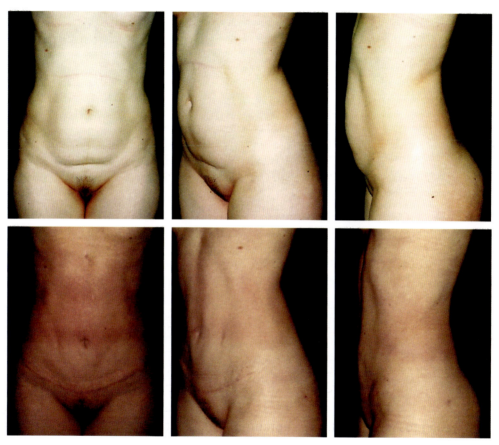

Fig. 8-15

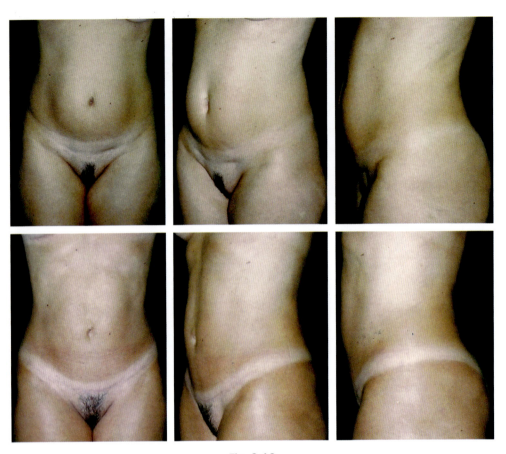

Fig. 8-16

GRUPO V

Pacientes do grupo V representaram aproximadamente 10% de nossos pacientes nesta série. Este grupo é caracterizado por: excesso cutâneo supraumbilical significativo (um segmento supraumbilical longo), com ou sem excesso infraumbilical; um umbigo de posição baixa no abdome (com uma proporção entre os segmentos infraumbilical e supraumbilical igual ou inferior a 1:1,6); tecido adiposo em excesso e diástase do reto abdominal e/ou frouxidão dos músculos oblíquos externos. Lipoaspiração é indicada, como descrito para os pacientes do grupo I. Uma ressecção subcutânea e cutânea transversa é realizada do púbis até o umbigo, um túnel central é formado do xifoide até o umbigo, a diástase do reto abdominal é corrigida do apêndice xifoide até o púbis, e o umbigo é transposto. A cicatriz deve ser baixa o suficiente para não cortar a porção inferior da lira, de forma a manter continuidade do abdome até a área púbica.

Resultados e Desfechos: Grupo V

Os pacientes do grupo V apresentam lipodistrofia, diástase dos músculos retos do abdome, excesso de pele infraumbilical e supraumbilical e um umbigo mais baixo. Eles são tratados com vibrolipoaspiração, ressecção do excesso de pele infraumbilical e de sua gordura e plicatura dos músculos retos do abdome e transposição umbilical.

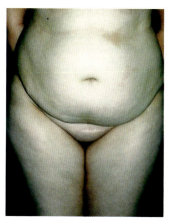 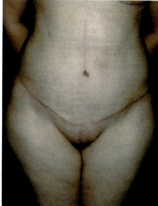

Fig. 8-17

Se o paciente tiver frouxidão dos músculos oblíquos externos, a correção é realizada de forma similar àquela dos pacientes do grupo III, com dois túneis laterais, resultando em um total de três túneis, quando a diástase do reto abdominal também deve ser corrigida. O retalho é fixado na aponeurose, nas áreas dos túneis, como é feito nos pacientes dos grupos III e IV. A fáscia superficial é aproximada, bem como as bordas cutâneas. Descolamento muito limitado do retalho abdominal é feito onde a lipoaspiração é realizada.

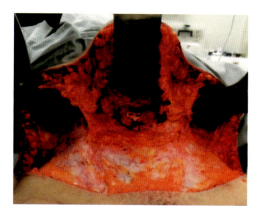

Fig. 8-18

Os três túneis para plicatura muscular são demonstrados – um túnel central e dois laterais – preservando, assim, os perfurantes do retalho miocutâneo abdominal.

Otimizando Resultados: Baseado na Experiência

Em nossa série, 84% dos pacientes eram de casos primários, e 16% de abdominoplastias secundárias. Um por cento (2) era de pacientes que eu havia operado e que desenvolveram infecções hospitalares graves no pós-operatório. Não houve óbitos.

A distribuição de pacientes por categoria mudou ao longo do tempo, demonstrando que a indicação para cirurgia abdominal aumentou, para pacientes necessitando de pequenas alterações estéticas (grupos I e II). Além disso, a tendência em reduzir as ressecções cutâneas com tração excessiva do retalho abdominal mudou alguns pacientes do grupo V para o grupo IV, com posicionamento do umbigo mais inferiormente no abdome. No entanto, nunca estendemos a relação 1:1,6 entre as áreas infraumbilical e supraumbilical da pele. O abdome é menos esticado e apresenta uma aparência mais natural, com cicatrizes mais curtas e de melhor qualidade.

Quando os pacientes têm pouco excesso de tecido adiposo, a mesma solução e infiltração é utilizada, e PAL é realizada sem aspiração para desprender a pele e a camada fina de gordura da aponeurose. Isto torna a realização das manobras do procedimento mais fáceis para o cirurgião e mais confortáveis para o paciente.

Nas abdominoplastias secundárias, a cicatriz não pode ser alta. Se a cicatriz for alta, cortando a porção inferior do formato de lira, ela pode ser corrigida 6 meses após a cirurgia pelo descolamento do retalho sobre a fáscia superficial até que alcance o umbigo, e realizando a tração de forma descendente. A ressecção da pele, abaixo da cicatriz, recria a porção inferior da lira.

Esta cicatriz não será alta, se a proporção entre os segmentos infraumbilical e supraumbilical for acima de 1:1,6 no pré-operatório. A posição do umbigo divide o abdome em dois segmentos, e este é o melhor parâmetro indicando o procedimento apropriado com base na classificação do paciente.

Todos os túneis para as suturas aponeuróticas são realizados em áreas sem vasos perfurantes importantes. Na linha média, o túnel expõe as bordas dos músculos retos do abdome e a diástase. Nas superfícies laterais, os túneis mostram a aponeurose que une os músculos oblíquos externos e o reto, bem como a sutura que reconstrói as linhas semilunares para corrigir a diástase.

Em alguns casos, para corrigir o arqueamento do hipogástrio, a camada aponeurótica deve ser plicada de forma transversal, unindo os ramos inferiores das suturas laterais dos músculos oblíquos externos. Desta forma, uma sutura em forma de lira é realizada na aponeurose.

A sutura de adesão do retalho na aponeurose reduz a incidência de seromas e hematomas e diminui a quantidade de drenagem pós-operatória. Um dreno de aspiração pode ser necessário por 18 a 24 horas, quando fluido tumescente significativo tenha sido infiltrado para drenar parte do excesso de infiltração.

Quanto mais pontos de adesão do retalho houver na aponeurose abdominal, menor a necessidade para drenagem, e a imobilização do paciente será mais curta. O cirurgião deve ser cuidadoso para não estrangular a circulação através do retalho com o uso de suturas de adesão. Os pontos devem ser distribuídos em uma direção craniocaudal paralela, deixando corredores vasculares verticais. Depressões na pele causadas pelas suturas desaparecerão rapidamente, se suturas absorvíveis rápidas forem usadas. Por causa da lipoaspiração e da redução de áreas descoladas, começamos a comprimir as áreas tratadas com tiras elásticas imediatamente após o procedimento cirúrgico, enquanto o paciente ainda está em um estado de hipotensão 20% abaixo da pressão arterial basal.

Se o paciente tenha previamente sido submetido à lipoaspiração, os retalhos não deslizarão tão facilmente, necessitando de um diagnóstico mais cuidadoso da quantidade de pele a ser ressecada.

As cicatrizes nunca devem atravessar a prega inguinal, o que seria esteticamente desagradável. Tração excessiva da pele, com ressecção além da área necessária não cria um contorno abdominal esteticamente agradável, e as cicatrizes serão mais visíveis e mais longas.

Após a lipoaspiração, durante a remoção da pele da área infraumbilical, alguns autores preferem deixar a fáscia superficial e os resíduos de gordura da camada lamelar imediatamente abaixo. Eles suturam a fáscia residual do abdome inferior. Em minha experiência, isto produz um maior edema infraumbilical do que quando todas as camadas são removidas até a aponeurose. Nenhum dano vascular ao retalho foi observado nestes casos. Este edema geralmente ocorre em pacientes dos grupos II, III e IV, em que parte do segmento infraumbilical permanece, e quando a drenagem dos vasos linfáticos e venosos é seccionada ou dobrada em direção à prega inguinal. Tal edema não ocorre em pacientes dos grupos I e V.

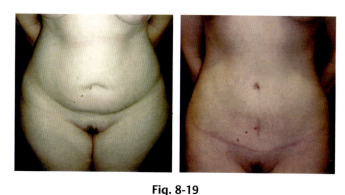

Fig. 8-19

Esta paciente era um caso limítrofe, entre os grupos IV e V. O umbigo foi liberado como em uma abdominoplastia clássica (grupo V), e o buraco formado no retalho abdominal onde o umbigo estava localizado foi fechado entre a cicatriz suprapúbica e o novo umbigo.

Há pacientes do grupo III que apresentam diástase do músculo reto abdominal. Três túneis são feitos, como previamente descrito, para acessar a linha média e duas linhas semilunares. Portanto, correção da diástase e plicatura aponeurótica do oblíquo externo são realizadas. O umbigo é, então, reinserido na mesma posição ou um pouco abaixo.

Posicionamento do umbigo em uma relação superior a 1:1,6 entre os segmentos infraumbilical e supraumbilical criará um abdome esteticamente de baixa qualidade.

> ### *Decisões Críticas e Nuances Cirúrgicas*
>
> - Em minha experiência, um diagnóstico correto é crucial para resultados finais favoráveis, e é mais difícil diagnosticar corretamente e executar as técnicas previamente descritas.
> - A classificação para abdominoplastias sugere que há um tratamento apropriado para cada deformidade.
> - O cirurgião pode realizar um menor estiramento da pele e menor remoção cutânea que possibilite cicatrizes adequadas e menores.
> - A classificação também permite o tratamento da diástase muscular por túneis, que preserva mais a vascularização do retalho abdominal, reduzindo a possibilidade de necrose isquêmica.
> - O equipamento da vibrolipoaspiração aumenta a produtividade da cirurgia em um tempo menor, com um menor nível de agressividade.

Conclusão

Um diagnóstico correto das "patologias estéticas" abdominais é fundamental para tratar cada uma delas. Podem ser patologias referentes à pele, tecido subcutâneo, músculos e umbigo.

LEITURAS SELECIONADAS

Atalay B. Math and the Mona Lisa: The Art and Science of Leonardo da Vinci. New York: Harper Perennial, 2006.

Avelar JM. Fat suction versus abdominoplasty. Aesthetic Plast Surg 9:265, 1985.

Baroudi R, Ferreira C. Seroma: how to avoid it and how to treat it. Aesthet Surg J 18:439, 1998.

Bernabei J. Importance of pubic area in abdominoplasty. Round Table 12. Presented at the Forty-Eighth Brazilian Congress of Plastic Surgery, Goiânia, Brazil, Nov 2011.

Bozola AR. Abdomen. Classificación y análisis de los tratamientos quirúrgicos em: cirurgia plastica, reconstructiva y estetica. Cir Plast Rec y Estét 4:3.086, 1994.

Bozola AR. Abdominoplasty: same classificacion and a new treatment concept 20 years later. Aesthetic Plast Surg 34:181, 2010.

Bozola AR, Bozola AC. Addominoplastias. In Mélega JM, ed. Cirurgia Plástica Fundamentos e Art: Cirurgia Estética. São Paulo: MEDSI, 2003.

Bozola AR, Longato FM, Bozola AP. Geometric analysis of the shapes of the beautiful breast and breast implants based on the golden ratio (Phi): practical application. Revista Brasileira de Cirugia Plástica 26:94, 2011.

Bozola AR, Psillakis JM. Abdominoplasty: a new concept and classification for treatment. Plast Reconstr Surg 82:983, 1988.

Brauman D. Liposuction abdominoplasty: an evolving concept. Plast Reconstr Surg 112:288; discussion 299, 2003.

Brown D. The Da Vinci Code, Special Illustrated Edition. New York: Doubleday, 2004.

Cárdenas-Camarena L, González LE. Large-volume liposuction and extensive abdominoplasty: a feasible alternative for improving body shape. Plast Reconstr Surg 102:1698, 1998.

Eco U. History of Beauty. Italy: Rizzoli International Publications, 2004.

Graf R, de Araujo LR, Rippel R, et al. Lipoabdominoplasty: liposuction with reduced undermining and traditional abdominal skin flap resection. Aesthetic Plast Surg 30:1, 2006.

Illouz YG. Body contouring by lipolysis: a 5-year experience with over 3000 cases. Plast Reconstr Surg 72:591, 1983.

Illouz YG. A new safe and aesthetic approach to suction abdominoplasty. Aesthetic Plast Surg 16:237, 1992.

Leão C. Curso de abdominoplastias. Presented at XXXVII Congresso Brasileiro de Cirurgia Plástica, Porto Alegre, Brazil, Nov 2000.

Livio M. La proporción áurea, la historia de PHI, el numero más sorprendente del mondo. Barcelona: Editorial Ariel, 2005.

Matarasso A. Abdominoplasty: a system of classification and treatment for combined abdominoplasty and suction-assisted lipectomy. Aesthetic Plast Surg 15:111, 1991.

McManus IC. The aesthetics of simple figures. Br J Psychol 71:505, 1980.

Meisner G. Facial analysis and the beauty mask: beauty is in the phi of the beholder, 2014. Available at *http://www.goldennumber.net/beauty/*.

Nahas FX. An aesthetic classification of the abdomen based on the myoaponeurotic layer. Plast Reconstr Surg 108:1787; discussion 1796, 2001.

Pitanguy I, Salgado F, Murakami R, et al. Abdominoplastia: classificação e técnicas cirúrgicas. Rev Bras Cir 85:23, 1995.

Pollock H, Pollock T. Progressive tension sutures: a technique to reduce local complications in abdominoplasty. Plast Reconstr Surg 105:2583; discussion 2587, 2000.

Ricketts RM. The biologic significance of the divine proportion and Fibonacci series. Am J Orthod 81:351, 1982.

Saldanha OR, De Souza Pinto EB, Mattos WN Jr, et al. Lipoabdominoplasty with selective and safe undermining. Aesthetic Plast Surg 27:322, 2003.

Salles MJC, Sprovieri SRS, Bedrikow R, et al. Sindrome da resposta inflamatória sistêmica/sepse—revisão e estudo da terminologia e fisiopatologia. Rev Assoc Méd Bras 1:86, 1999.

Sinder R. Plastic surgery of the abdomen—personal technique. In: Abstracts of the Sixth International Congress of Plastic and Reconstructive Surgery. Paris: Masson, 1975.

Sterzi G. "La Fascia Superficialis" in Il Tessuto Sottocutaneo. Firenze, Italy: Luigi Nicolai Tipografo Editora, 1910.

Tregaskiss AP. The cutaneous arteries of the anterior abdominal wall: a three-dimensional study. Plast Reconstr Surg 120:442, 2007.

Walgenbach KJ, Shestak KC. Marriage abdominoplasty: body contouring with limited scars combining mini-abdominoplasty and liposuction. Clin Plast Surg 31:571, 2004.

Capítulo 9

Casos Secundários e Atípicos na Abdominoplastia

Fabio X. Nahas

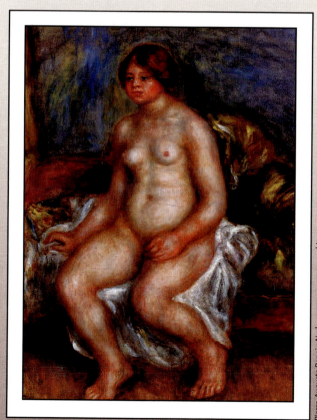

Embora a maioria dos pacientes que requerem abdominoplastia possa ser classificada como tendo um dos tipos de deformidades descritos nos capítulos prévios, existem alguns casos que requerem o uso de uma operação ou abordagem específica. Alguns destes envolvem procedimentos reoperatórios, e outros são para o tratamento de uma deformidade primária. Apresentaremos estes casos específicos na forma de relatos de casos.

Caso 1

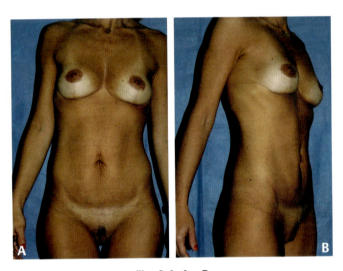

Fig. 9-1, A e B

Esta mulher de 40 anos de idade havia sido submetida a uma miniabdominoplastia 2 anos antes. Ela também passou por uma mamoplastia prévia. Ela se queixava de um excesso cutâneo supraumbilical e de um umbigo com formato horizontalizado.

Nós projetamos uma abdominoplastia reversa usando as cicatrizes da mamoplastia prévia, com extensão na linha média e lipoaspiração dos flancos. A abdominoplastia reversa foi realizada, ancorando o retalho na aponeurose por meio de pontos de adesão.

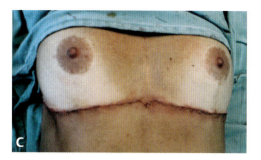

Fig. 9-1, C

Este é o aspecto final da incisão da abdominoplastia reversa. A incisão coincide com o sulco submamário, onde duas cicatrizes de mamoplastia anteriores estavam localizadas.

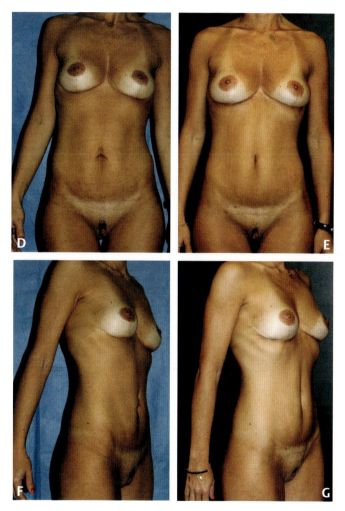

Fig. 9-1, D-G

A paciente é vista antes e 8 meses após a cirurgia. Note a melhora do formato umbilical e do contorno abdominal, e a extensão lateral aceitável da cicatriz submamária.

Caso 2

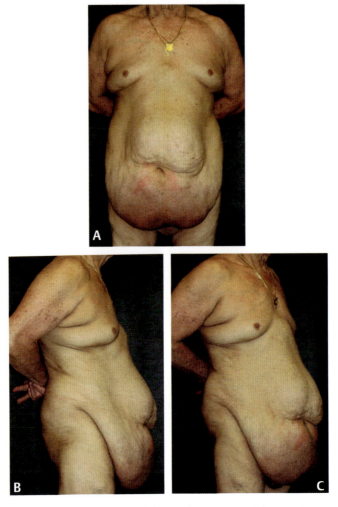

Fig. 9-2, A-C

Este homem de 58 anos de idade apresentava um BMI de 40, e um histórico de alcoolismo crônico com cirrose. Ele tinha uma contagem de plaquetas de 60.000; seu excesso de pele abdominal apresentava linfedema, fibrose e uma infecção crônica na área infraumbilical. Ele também tinha uma hérnia inguinal que necessitava de reconstrução com tela. O paciente foi tratado com antibióticos intravenosos, mas houve recidiva da infecção logo após a conclusão do ciclo de antibióticos. Gastroplastia foi contraindicada pelo cirurgião bariátrico.

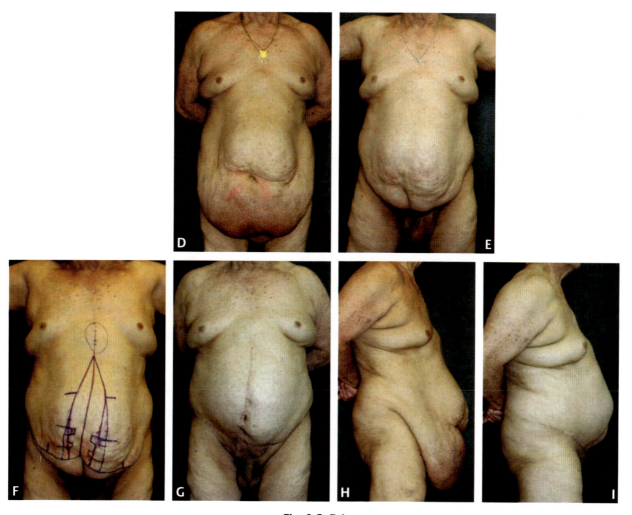

Fig. 9-2, D-I

Suas cirurgias foram planejadas em dois procedimentos. No primeiro, a pele redundante com o sítio de infecção foi removida. A evolução do paciente foi sem intercorrências. Seis meses depois, uma abdominoplastia em flor-de-lis foi realizada, e a hérnia inguinal foi corrigida usando tela.

Seu resultado final é demonstrado 8 meses após a cirurgia. Um total de 8 kg de gordura e pele foi removido. Antes do segundo procedimento, o peso do paciente era de 96 kg e, como observado no resultado final, seu peso também era de 96 kg (o paciente ganhou 8 kg durante todo o processo de tratamento).

Caso 3

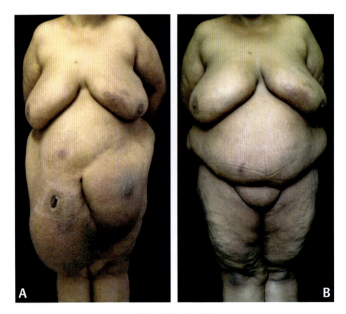

Fig. 9-3, A e B

Esta mulher de 43 anos de idade com um BMI de 56,3 apresentava psoríase e linfedema extenso do excesso de pele abdominal. O cirurgião bariátrico havia contraindicado uma gastroplastia nessa paciente 2 anos antes. No entanto, ela desenvolveu uma grave infecção do excesso de pele abdominal, com áreas de necrose e sepse. Ela foi enviada à ICU, onde foi tratada com antibióticos, e a equipe de cirurgia plástica foi consultada.

Planejamos uma amputação da parede abdominal, com remoção do sítio infeccionado. Removemos 15 kg de gordura e pele do abdome inferior. Parte da pele infraumbilical foi deixada na linha média para manter o umbigo dentro da parede abdominal anterior, embora não possa ser observado na incidência frontal pós-operatória por causa do grande excesso de gordura supraumbilical. Três dias após a cirurgia, a paciente recebeu alta hospitalar, e antibióticos orais foram receitados. Ela se recuperou bem, sem recidiva da infecção da pele abdominal.

Casos Secundários e Atípicos na Abdominoplastia 259

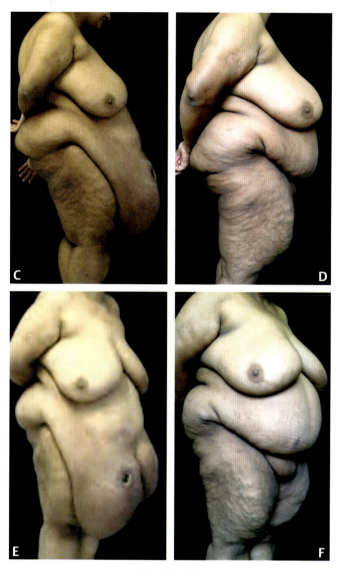

Fig. 9-3, C-F

A paciente é vista antes e 2 anos após a cirurgia, exibindo a remoção do sítio infectado por meio de amputação abdominal. O umbigo foi mantido na parte inferior do abdome para ser reinserido em uma posição mais elevada no abdome. Transposição umbilical não foi realizada para evitar contaminação proveniente do sítio infectado.

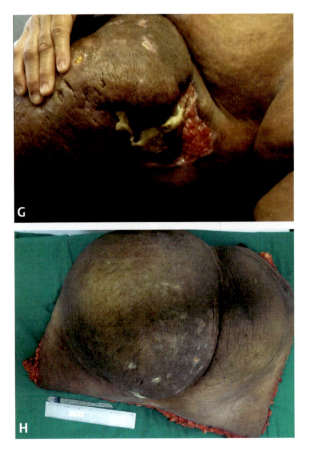

Fig. 9-3, G e H

Note as áreas de necrose na superfície inferior da prega abdominal. A pele e gordura removidas tinham fibrose intensa e áreas necróticas e pesavam 15 kg.

Caso 4

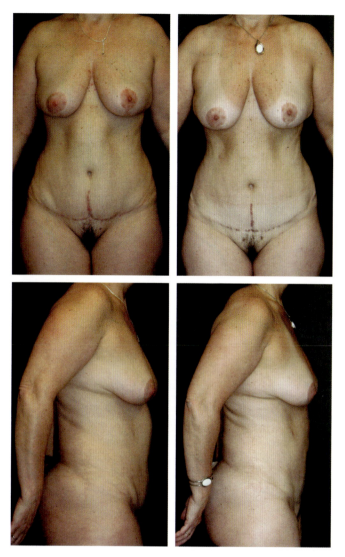

Fig. 9-4

Esta mulher de 46 anos de idade havia sido submetida a uma abdominoplastia 2 anos antes. Ela apresentava uma projeção do abdome superior que começou a se desenvolver 3 meses após a cirurgia; ela relatou que a deformidade aumentou nos meses seguintes. A ultrassonografia mostrou ausência de recidiva da diástase do reto abdominal; alguma fibrose foi detectada na área. A deformidade foi diagnosticada como uma pseudobursa.

O plano para esta paciente era o de remover a pseudobursa e usar pontos de adesão para fixar o retalho na fáscia. Uma cápsula muito espessa foi encontrada e removida. Pontos de adesão foram colocadas a cada 2 cm. Ela é vista 8 meses após a abdominoplastia secundária, exibindo correção da projeção que havia sido causada pela pseudobursa.

Caso 5

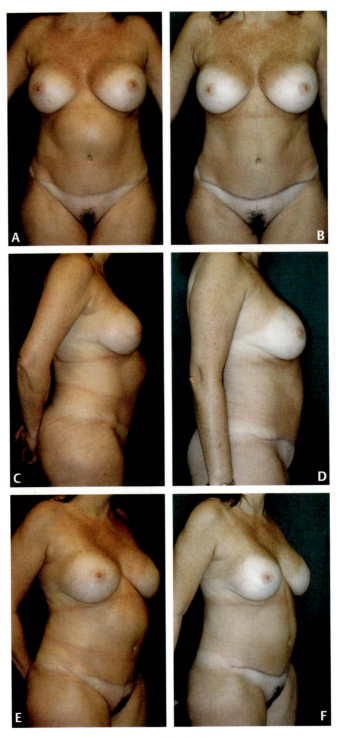

Fig. 9-5, A-F

Esta mulher de 52 anos foi submetida a uma abdominoplastia 2 anos antes, com colocação de uma tela na área de diástase supraumbilical. Ela relatou que 2 meses após a cirurgia, uma saliência começou a se desenvolver na área supraumbilical, com aumento ao longo dos meses seguintes. Uma MRI demonstrou recidiva da diástase do músculo reto do abdome apenas na área supraumbilical. Nós planejamos uma cirurgia para corrigir a diástase do reto por meio do avanço das bainhas do músculo reto, como em uma deformidade do tipo C.

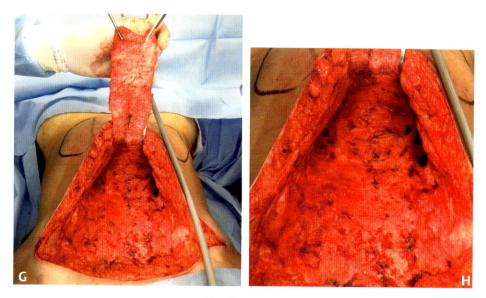

Fig. 9-5, G e H

Após remoção da tela, encontramos a diástase do reto abdominal e uma hérnia de 5 cm abaixo da tela. Aparentemente, esta hérnia havia se formado após uma recidiva da plicatura da bainha anterior do músculo reto do abdome. A hérnia foi tratada com o uso da técnica de separação dos componentes.

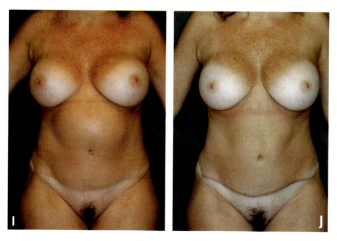

Fig. 9-5, I e J

A paciente é vista 8 meses depois da segunda cirurgia, com melhora da região supraumbilical depois do avanço das bainhas do reto abdominal após correção da deformidade do tipo C e hérnia.

Caso 6

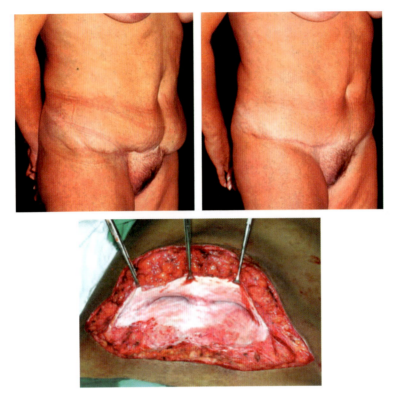

Fig. 9-6

Esta mulher de 48 anos de idade havia sido submetida a uma abdominoplastia 16 anos antes. Ela relatou que 3 meses antes de nos procurar, ela notou uma rigidez na área abaixo do umbigo, com formação progressiva de redundância cutânea. A hipótese diagnóstica foi pseudobursa.

Foi realizada uma lipoaspiração do abdome inferior. O retalho abdominal foi, então, separado da aponeurose, a fibrose foi liberada, e a cápsula foi removida. O retalho abdominal foi fixado na camada aponeurótica com pontos de adesão. Ela é vista 6 meses após a cirurgia.

Caso 7

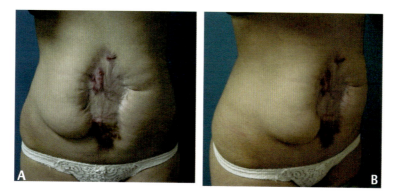

Fig. 9-7, A e B

Esta mulher de 18 anos de idade havia sido submetida a uma apendicectomia 2 anos antes e nos procurou com peritonite. Uma peritoneostomia foi realizada e fechada com uma tela de polipropileno. A área do defeito pré-operatório era de 12 por 32 cm; note as ulcerações e exposição da tela.

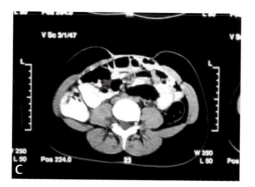

Fig. 9-7, C

Uma CT pré-operatória demonstrou a posição lateral dos músculos retos do abdome e intestino abaixo da tela. Havia áreas de aderência e 14 cm de separação do músculo reto.

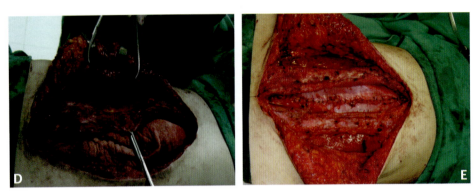

Fig. 9-7, D e E

A tela foi removida sem intercorrências, e o tecido subcutâneo foi separado da aponeurose sobre a área dos músculos reto abdominal e oblíquo externo. Esta incidência intraoperatória mostra a liberação da aponeurose do oblíquo externo e dissecção do músculo oblíquo externo (D). Os músculos retos abdominais foram separados de suas bainhas posteriores, e a aponeurose do oblíquo externo foi incisada ao longo da linha semilunar. O músculo oblíquo externo foi separado do músculo oblíquo interno (E). As bainhas posteriores do músculo reto do abdome foram suturadas uma na outra com fio de náilon 2-0, e as bainhas anteriores do músculo reto do abdome foram ancoradas na bainha posterior, e também foram suturadas uma na outra.

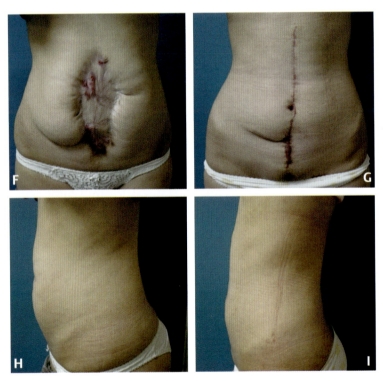

Fig. 9-7, F-I

A paciente é demonstrada antes e 8 meses após o reparo do defeito.

Caso 8

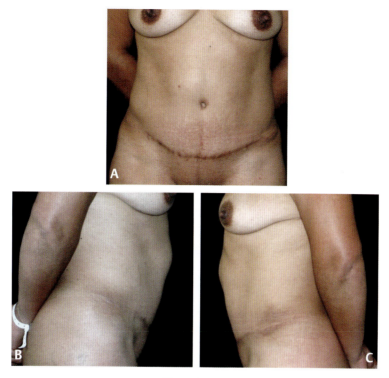

Fig. 9-8, A-C

Seis meses após realizar uma abdominoplastia, esta mulher de 38 anos de idade apresentou uma projeção do abdome superior. Ela desenvolveu rigidez na área supraumbilical, que foi identificada do lado direito por palpação. Um tumor foi confirmado por ultrassonografia; o tumor se estendia por toda a superfície transversa do músculo reto do abdome. Planejamos a remoção do tumor e reconstrução da parede abdominal com o uso da técnica de separação dos componentes.

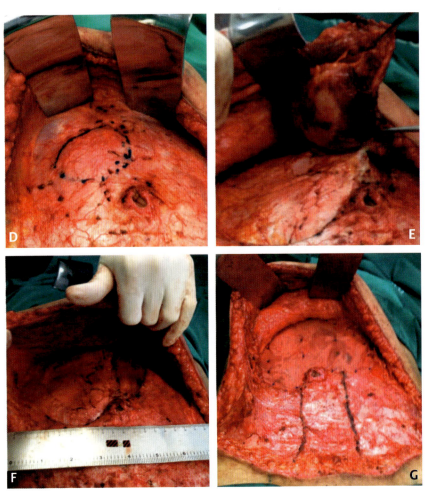

Fig. 9-8, D-G

A área do tumor é observada abaixo da bainha anterior do músculo reto abdominal (*D*); o tumor foi removido com margens (*E*). A área do defeito mostra remoção da parte supraumbilical do músculo reto abdominal direito, sua bainha anterior, e parte da bainha anterior do reto abdominal esquerdo (*F*). A parede abdominal foi reconstruída com o uso da técnica de separação dos componentes e tela de polipropileno (*G*).

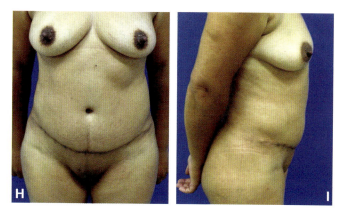

Fig. 9-8, H e I

A paciente é vista 6 meses após a reconstrução. A incisão abdominal inferior foi usada para acessar o tumor e realizar a reconstrução. Note a correção da projeção da área supraumbilical.

Caso 9

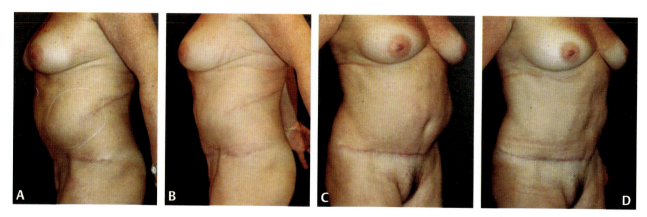

Fig. 9-9, A-D

Um cisto renal foi removido por uma incisão de litotomia 20 anos antes nesta mulher. Ela desenvolveu paralisia dos músculos do flanco esquerdo como resultado de uma lesão iatrogênica. Ela foi submetida à abdominoplastia com tela para corrigir a projeção do flanco esquerdo. Houve recidiva da saliência, e ela apresentou uma projeção desproporcional do abdome superior, que havia se desenvolvido desde a operação.

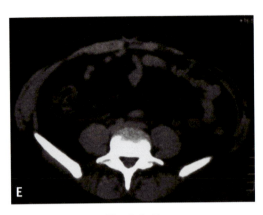

Fig. 9-9, E

Esta CT pré-operatória mostra a atrofia dos músculos do flanco esquerdo, comparado ao direito.

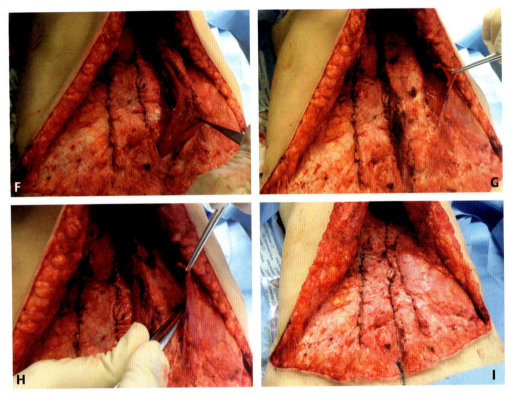

Fig. 9-9, F-I

Foi importante enfatizar para a paciente que esta cirurgia daria um resultado apenas parcial, pois sua paralisia não seria corrigida nesta cirurgia. A ideia era de melhorar a tensão muscular, a fim de obter um contorno abdominal mais equilibrado. A cicatriz da abdominoplastia foi excisada, e o retalho abdominal foi dissecado até o xifoide. Uma dissecção mais lateral foi realizada para acessar as superfícies laterais dos músculos retos abdominais. A bainha anterior do músculo reto abdominal foi incisada de forma longitudinal, o mais próximo possível da linha média. A bainha posterior do músculo reto abdominal foi completamente exposta, e uma plicatura longitudinal de 5 cm foi realizada para diminuir a distância entre a origem e a inserção do músculo oblíquo transverso esquerdo. Isto foi realizado para compensar a flacidez dos músculos do flanco, pois a origem do músculo transverso está na fáscia lombodorsal. Após esta plicatura, o espaço para os músculos retos abdominais dentro da bainha diminuiu, causando um abaulamento do músculo. Então, outra incisão aponeurótica foi realizada ao longo da linha semilunar, elevando o músculo oblíquo externo. O recesso lateral da bainha do reto abdominal foi aberto para expor o músculo reto do abdome da margem costal até a linha arqueada. O músculo reto abdominal esquerdo foi colocado em tração lateral sobre o músculo oblíquo interno, onde um novo espaço foi criado para o músculo reto abdominal esquerdo.

Uma segunda correção foi realizada para desviar o equilíbrio de pressão entre as áreas supraumbilical e infraumbilical. A plicatura da bainha anterior do músculo reto abdominal foi removida da área infraumbilical, e uma nova plicatura foi realizada na região supraumbilical, melhorando a distribuição da pressão na parede abdominal. Isto pode ser observado na incidência pós-operatória lateral da paciente.

Caso 10

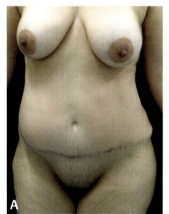
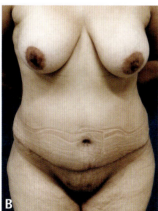
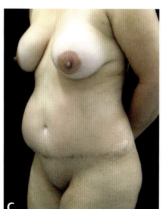
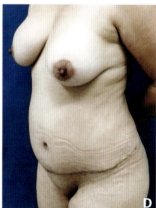

Fig. 9-10, A-D

Esta mulher de 42 anos de idade havia sido submetida a uma apendicectomia 30 anos antes e desenvolveu uma projeção da área direita do abdome inferior. Uma abdominoplastia havia sido realizada 2 anos antes, quando uma tela foi colocada no abdome inferior para corrigir a saliência. Quando nos procurou, ela se queixou de uma projeção progressiva na face direita do abdome inferior, acompanhada por dor local.

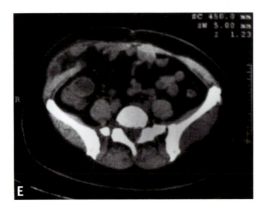

Fig. 9-10, E

Esta CT pré-operatória revela uma hérnia dissecando a camada entre os músculos oblíquo externo e interno direito.

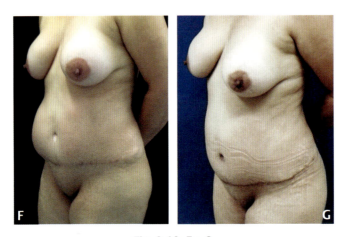

Fig. 9-10, F e G

A cicatriz da abdominoplastia foi incisada, e o retalho abdominal descolado, expondo toda a área projetada. Uma incisão longitudinal na aponeurose do oblíquo externo, próximo ao músculo reto abdominal, foi realizada, e o saco herniário foi exposto e dissecado. Após abertura do saco herniário, reposicionamos o intestino para dentro da parede abdominal e expusemos o músculo oblíquo interno. Uma incisão longitudinal da aponeurose anterior foi realizada, e o músculo reto abdominal foi dissecado de sua bainha posterior. Incisamos o recesso lateral do músculo reto abdominal direito, na borda do anel herniário, e esta camada foi conectada à dissecção prévia entre a bainha posterior do reto abdominal e o músculo reto abdominal. A aponeurose oblíqua interna e a aponeurose do músculo transverso foram aproximadas à bainha posterior do reto abdominal. O músculo oblíquo externo foi fechado à bainha anterior do reto abdominal em uma segunda camada de suturas. O retalho foi fixado na aponeurose com o uso de pontos de adesão. A paciente é vista 6 meses após a cirurgia.

Conclusão

Embora uma classificação das deformidades tenha sido descrita no Capítulo 2, alguns casos são atípicos e não se encaixarão nas classificações apresentadas. Casos atípicos, como aqueles exibidos neste capítulo, podem necessitar de uma estratégia mais elaborada para lidar com a deformidade e suas complicações secundárias. Por outro lado, abdominoplastias secundárias requerem um diagnóstico para determinar o que está causando a deformidade. Como observado nos casos previamente descritos, existem diferentes causas de projeção supraumbilical, além da recidiva da diástase do músculo reto abdominal. Uma contratura capsular de uma pseudobursa, bem como um tumor, pode ter aspectos similares durante o exame físico. Também é importante ter um conhecimento detalhado da anatomia da parede abdominal ao lidar com deformidades músculo-aponeuróticas.

LEITURAS SELECIONADAS

Barbosa MV, Ayaviri NA, Nahas FX, et al. Improving tension decrease in components separation technique. Hernia 18:123, 2014.

Barbosa MV, Nahas FX, de Oliveira Filho RS, et al. A variation in the component separation technique that preserves linea semilunaris: a study in cadavers and a clinical case. J Plast Reconstr Aesthet Surg 63:524, 2010.

Barbosa MV, Nahas FX, Garcia EB, et al. Use of the anterior rectus sheath for abdominal wall reconstruction: a study in cadavers. Scand J Plast Reconstr Surg Hand Surg 41:273, 2007.

Di Martino M, Nahas FX, Barbosa MV, et al. Seroma in lipoabdominoplasty and abdominoplasty: a comparative study using ultrasound. Plast Reconstr Surg 126:1742, 2010.

Matarasso A, Schneider LF, Barr J. The incidence and management of secondary abdominoplasty and secondary abdominal contour surgery. Plast Reconstr Surg 133:40, 2014.

Nahas FX. Advancement of the external oblique muscle flap to improve the waistline: a study in cadavers. Plast Reconstr Surg 108:550, 2001.

Nahas FX. An aesthetic classification of the abdomen based on the myoaponeurotic layer. Plast Reconstr Surg 108:1787; discussion 1796, 2001.

Nahas FX. A pragmatic way to treat abdominal deformities based on skin and subcutaneous excess. Aesthetic Plast Surg 25:365, 2001.

Nahas FX, Ferreira LM. Concepts on correction of the musculoaponeurotic layer in abdominoplasty. Clin Plast Surg 37:527, 2010.

Nahas FX, Ferreira LM, Ghelfond C. Does quilting suture prevent seroma in abdominoplasty? Plast Reconstr Surg 119:1060; discussion 1065, 2007.

Nahas FX, Ferreira LM, Mendes Jde A. An efficient way to correct recurrent rectus diastasis. Aesthetic Plast Surg 28:189, 2004.

Nahas FX, Ishida J, Gemperli R, et al. Abdominal wall closure after selective aponeurotic incision and undermining. Ann Plast Surg 41:606; discussion 613, 1998.

Nahas FX, Kimura AK, Barbosa MV, et al. Components separation technique with limited subcutaneous undermining: a cadaver study. Ann Plast Surg 67:303, 2011.

Pestana IA, Campbell D, Fearmonti RM, et al. "Supersize" panniculectomy: indications, technique, and results. Ann Plast Surg 73:416, 2014.

Roje Z, Roje Z, Karanović N, et al. Abdominoplasty complications: a comprehensive approach for the treatment of chronic seroma with pseudobursa. Aesthetic Plast Surg 30:611, 2006.

CAPÍTULO 10

Abordagem Tradicional à Braquioplastia

Ricardo Baroudi

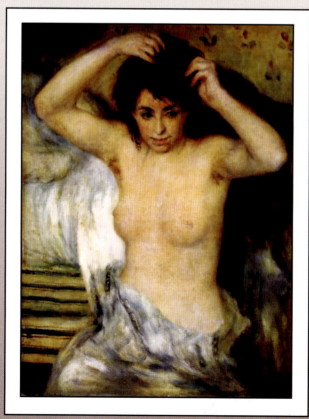

Pierre-Auguste Renoir: Torso

A pele humana está sujeita a variações contínuas no turgor durante toda a vida de um indivíduo. Isto ocorre em resposta a diversos fatores, com efeitos que podem ser isolados ou combinados. O mais importante desses graus variados inclui alterações do peso corporal, estrutura cutânea individual, genética, hormônios, escolhas de estilo de vida e o processo de envelhecimento. Por causa dos efeitos dessas variáveis sobre os aspectos estéticos da pele, os pacientes buscam por soluções para reverter ou desacelerar o estigma do envelhecimento.

Tal como em qualquer tipo de cirurgia plástica, se o paciente exibir um excesso de vaidade na presença de distúrbio dismórfico, a cirurgia é contraindicada. Independentemente do tipo de cirurgia a ser considerada, os custos e benefícios devem ser avaliados. Estes incluem uma avaliação precisa de tudo que estará envolvido no processo, bem como consideração da cicatriz que será deixada, quando o procedimento for concluído.

Para pacientes com distrofia cutânea dos braços, a cirurgia se tornou uma solução de rotina. Esta solicitação cirúrgica é mais comum entre indivíduos que vivem em áreas tropicais, onde a braquioplastia é solicitada com maior frequência por causa do nível elevado de exposição do braço. A braquioplastia é discutida na literatura desde 1945, e contribuições e melhorias continuam sendo realizadas.

Com a introdução da cirurgia bariátrica no arsenal cirúrgico, a perda de peso significativa associada a ela criou um novo grupo de pacientes antes morbidamente obesos com um diferente conjunto de dismorfofobias. Estes pacientes contêm um grande volume de tecido adiposo irregularmente distribuído pelo corpo, além de uma mudança na qualidade de suas fibras elásticas. Estes dois fatores provocam muitas inconveniências cirúrgicas, bem como preocupações estéticas e psicológicas que são bastante familiares aos cirurgiões plásticos. Devem-se fornecer informações a estes pacientes no pré-operatório por fotografias de braquioplastias de outros pacientes, bem como dos detalhes sobre os problemas específicos que foram abordados em pacientes prévios.

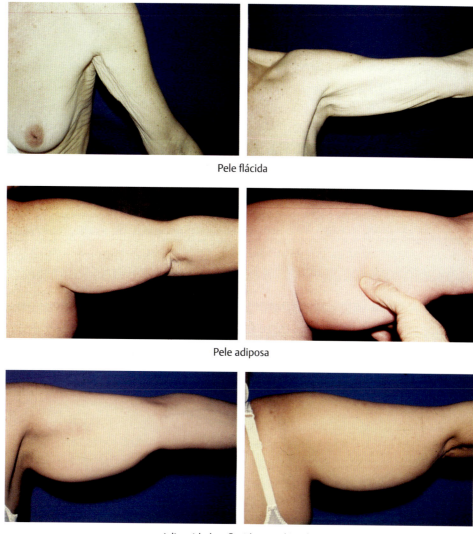

Pele flácida

Pele adiposa

Adiposidade e flacidez combinadas

Fig. 10-1

Existem três tipos básicos de problemas cutâneos do braço para os quais os pacientes solicitam soluções: flacidez cutânea excessiva sem adiposidade, adiposidade localizada do ombro até o cotovelo sem flacidez e adiposidade e flacidez combinada.

Também existem três tipos básicos de abordagens cirúrgicas para estes problemas: apenas ressecção da pele flácida, apenas lipoaspiração da adiposidade com turgor cutâneo adequado e cirurgia e lipoaspiração realizadas durante o mesmo estágio cirúrgico, quando tanto a adiposidade quanto a flacidez estão presentes. A braquioplastia para pacientes que já foram obesos mórbidos envolve cirurgia apenas para a remoção da pele excessiva. Lipoaspiração é ocasionalmente realizada quando existem depósitos de gordura residuais e localizados.

Anatomia Cirúrgica

A braquioplastia é restrita às faces anterior, posterior, medial e lateral do braço superior. É limitada à área entre a axila e o cotovelo em quase todos os casos. Os raros casos em que a flacidez se estende até o antebraço podem ser tratados com procedimentos cirúrgicos específicos, que estão além do escopo deste capítulo.

A cirurgia é limitada à pele que está conectada à fáscia, que segura os músculos como uma luva. A extensão destes tecidos deve ser preservada para evitar lesão aos músculos, nervos e vasos. A fáscia continua até a axila e recobre os músculos deltoide, peitoral maior, infraespinal e os músculos do antebraço sem interrupção. Ao longo do eixo braquial, a fáscia tem um septo interno e um septo externo que dividem o cilindro do braço superior em dois segmentos musculares: o grupo anterior flexor e a área posterior dos músculos extensores. Estes são visíveis na pele e são chamados de sulcos braquiais interno e externo. Os nervos e vasos contidos no tecido subcutâneo são de importância limitada caso sejam seccionados durante a cirurgia. Duas veias transitam no braço: a veia cefálica, que cursa ao longo da superfície braquial externa; e a veia basílica, que é encontrada próximo do sulco braquial interno e que cruza a fáscia em seu segmento médio. Os vasos linfáticos terminam na axila em um padrão reticular.

Zonas Anatômicas de Perigo

- Próximo ao cotovelo há um plexo linfático superficial que, se lesionado durante a cirurgia, produz edema que pode persistir por várias semanas. Uma situação mais dramática pode ocorrer, se os linfonodos axilares forem removidos.
- O nervo sensitivo que inerva a pele da superfície externa do braço é o nervo circunflexo. O nervo braquial interno e seus nervos acessórios inervam a face interna do braço. Estes vasos e nervos superficiais são importantes e devem ser preservados durante a cirurgia. A lesão da veia basílica pode causar edema prolongado com dor e, eventualmente, resultar em reações fibróticas locais de longa duração.

Considerações Fisiológicas

A cirurgia previamente descrita tem um alto nível fisiológico e estético de satisfação do paciente quando executada conforme os procedimentos descritos. Os limites seguros são estreitos, e a atenção deve ser contínua. É necessário prudência e cuidado em todos os aspectos cirúrgicos e durante o primeiro mês pós-operatório. Recomendações especiais por escrito são oferecidas aos pacientes para controle de rotina durante o primeiro ano pós-operatório.

Pacientes que são candidatos para este tipo de cirurgia estão insatisfeitos com seus braços. Eles não gostam de expor seus braços, geralmente usam roupas com mangas compridas, e o desejo de se submeter à cirurgia somente se torna parte de seus planos quando outros métodos não invasivos falham. Com base nos aspectos de segurança dos procedimentos cirúrgicos, complicações raramente ocorrem. Quando esses problemas ocorrem, a responsabilidade é geralmente do médico que realizou os procedimentos, e raramente dos pacientes que não permaneceram dentro dos limites permitidos.

Indicações e Contraindicações

Indicações e contraindicações para a cirurgia estão relacionadas com o tipo, volume e formato dos braços, que estão geralmente fora dos limites estéticos apropriados desta região. Tal como em todas as outras regiões do corpo, o comportamento psicológico deve ser levado em consideração para evitar uma cirurgia desnecessária. É fundamental orientar os pacientes sobre todos os passos da cirurgia, combinado com fotografias ilustrativas da posição das cicatrizes, sobre a qualidade dos resultados, e também sobre todas as limitações e possibilidades. Isto inclui cirurgia de revisão, que está diretamente relacionada com a extensão da cirurgia. É crucial mostrar fotografias pré-operatórias e pós-operatórias de casos similares e oferecer panfletos sobre todos os detalhes relacionados com a cirurgia, incluindo os limites e possibilidades, cuidados pós-operatórios, revisão da cicatriz, queloides, cicatrizes hipertróficas e assim por diante.

Avaliação do Paciente

Como qualquer outro tipo de cirurgia plástica estética, a relação paciente-médico deve ser integrada desde a primeira consulta até o final do tratamento, quando a última pergunta é feita sobre se o paciente está feliz com o resultado. No nosso ponto de vista, é responsabilidade do médico oferecer cirurgia de revisão até 1 ano após a cirurgia, de acordo com a prévia informação.

É importante avaliar o paciente de um ponto de vista clínico e obter testes sanguíneos básicos, como hemograma, sódio e potássio, ureia e creatinina, glicose sérica e coagulograma. Uma avaliação cardíaca é solicitada para pacientes com mais de 40 anos de idade.

AVALIAÇÃO CLÍNICA DA DEFORMIDADE

Em geral, os candidatos para este tipo de cirurgia já têm conhecimento sobre a qualidade dos resultados, o tipo e lugar onde a cicatriz deve ser posicionada etc. Além disso, os pacientes também devem ser informados sobre a revisão da cicatriz como parte de seus tratamentos. Informações e fotografias de pacientes prévios de braquioplastia devem fazer parte da primeira consulta, particularmente para pacientes que não possuem cicatrizes preexistentes em seus corpos.

A avaliação da deformidade deve incluir a determinação se o paciente tem flacidez cutânea excessiva sem adiposidade, adiposidade localizada sem flacidez cutânea, ou adiposidade e flacidez combinada. Tal como anteriormente descrito, dependendo da deformidade, uma abordagem diferente será utilizada.

Planejamento e Preparo Pré-Operatórios

A braquioplastia isolada pode ser realizada em um ambulatório ou em um hospital-dia. A quantidade de pele a ser removida é avaliada com um teste de preensão manual, e, sempre que necessário, as áreas de gordura excessiva também são marcadas.

Técnica Cirúrgica

ANESTESIA

Sedação e anestesia local são suficientes para a maioria dos pacientes. Quando combinada a outros procedimentos, o manejo do paciente deve mudar de acordo com a extensão da cirurgia.

MARCAÇÕES

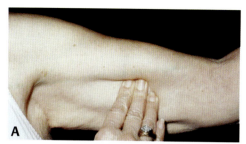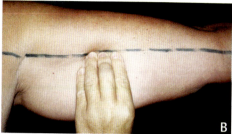

Fig. 10-2, A e B

As marcações cirúrgicas são realizadas com o paciente em pé, com o braço abduzido a 90 graus. As marcações começam no sulco braquial interno e seguem da axila até o cotovelo. A palpação e demarcação do sulco braquial interno são exibidas na Fig. 10-2. É mais fácil identificar o sulco braquial interno em pacientes magros por palpação. As marcações cutâneas também são mais fáceis em braços mais magros, pois o excesso de pele a ser removido é claramente estimado, quando comparado a braços mais adiposos.

A quantidade de pele a ser removida é estimada com um teste de preensão manual que envolve a criação de uma forma elíptica desenhada alguns centímetros acima do sulco braquial interno, que é usada como ponto de referência. A amplitude e a extensão da elipse mudam de acordo com a quantidade de pele a ser removida. Em geral, a linha superior da elipse é posicionada 2 a 5 cm acima do sulco braquial interno. Linhas verticais paralelas são desenhadas perpendicularmente à demarcação da elipse para servir como um guia e para facilitar o fechamento. A ressecção da pele varia de acordo com as forças locais e excesso de pele. A ressecção do excesso de pele axilar é específica para cada caso. Dependendo do excesso cutâneo nessa área específica, a ressecção do excesso de pele axilar pode terminar em uma ressecção reta no final da excisão fusiforme, ou em uma cicatriz em T ou V. Esta linha paralela e transversa é desenhada ao longo da demarcação cutânea helicoide ou triangular, servindo como um tipo de guia para ajustar a linha de sutura. A ressecção do excesso cutâneo não é realizada de acordo com um procedimento específico. Varia de acordo com os excessos locais. Os cirurgiões que se dedicam a realizar a cirurgia do braço devem estar familiarizados com este detalhe. A ressecção do excesso de pele axilar é específica para cada caso. Em geral, pode haver uma cicatriz em T ou V, uma ressecção reta etc. Elas são colocadas de acordo com os excessos cutâneos a serem removidos, e é importante que a dissecção seja superficial para evitar lesão das estruturas abaixo.

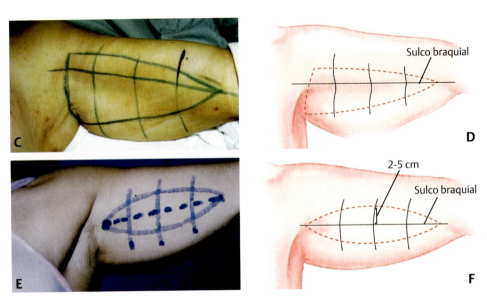

Fig. 10-2, C-F

Um segundo tipo de ressecção envolve o desenho de um formato triangular na projeção do sulco braquial interno; isto é mais comumente usado quando há um grande volume de excesso de pele na axila. Este tipo de demarcação também é estimado pelo teste de preensão manual. As marcações e a demarcação cutânea são autoexplicativas com base na quantidade de ressecção do excesso cutâneo das deformidades, e na largura e comprimento do triângulo. Linhas transversas e paralelas são acrescentadas para uma melhor estimativa da colocação das suturas de fechamento. Não existe regra para a ressecção do excesso cutâneo na axila, exceto que, assim como no primeiro tipo de ressecção, deve ser superficial para evitar lesão aos tecidos abaixo.

POSICIONAMENTO DO PACIENTE

O paciente é colocado na posição supina, com os braços estendidos e abduzidos a 80 graus.

TÉCNICA

Anestesia geral ou sedação é administrada. A área cirúrgica é infiltrada com lidocaína com epinefrina 1:400.000. A pele é ressecada até o nível da fáscia sem descolamento, e suturas dérmicas interrompidas com fio absorvível 3-0 são colocadas ao longo das bordas cutâneas. Pontos de adesão com o mesmo material são colocados a cada 2 ou 3 cm na área descolada para fixar o retalho à fáscia, a fim de evitar espaço morto.

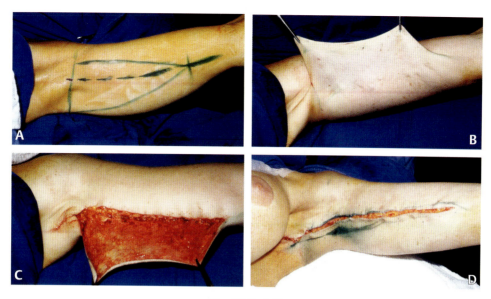

Fig. 10-3, A-D

Nesta paciente, uma ressecção cutânea triangular foi realizada no nível da hipoderme. A ressecção cutânea na axila é realizada de acordo com a quantidade de excesso cutâneo. Pontos de adesão são aplicados em toda a área descolada para evitar espaço morto, e excessos cutâneos axilares são removidos para evitar espaço morto e uma deformidade em "orelha de cachorro".

Após a realização de um teste de preensão manual, uma demarcação triangular é feita com base na pele excessiva a ser removida. A derme e a epiderme são dissecadas, e o tecido subcutâneo é preservado. Durante cada etapa, o excesso cutâneo é testado para determinar os limites da ressecção. Suturas dérmicas são colocadas ao longo das bordas cutâneas, com pontos de adesão intercalados aplicados para evitar espaço morto. A ressecção do excesso cutâneo é realizada antes da colocação das suturas finais. A quantidade de excesso cutâneo axilar removido varia de acordo com a quantidade presente em cada indivíduo.

Suturas intradérmicas contínuas com fio absorvível 3-0 são usadas para completar a linha de sutura. Suturas não absorvíveis isoladas também são usadas nesta região. Os estilos de sutura usados na depressão axilar incluem uma linha em L, uma linha quebrada, um aspecto em T e uma linha reta. Drenos não são colocados. Fita adesiva porosa é aplicada para cobrir a linha de sutura, e curativos semicompressivos cobrem a área cirúrgica e a axila.

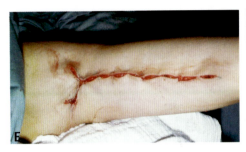 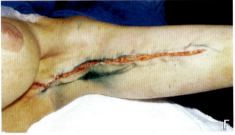

Fig. 10-3, E e F

Os dois tipos mais frequentes de ressecção de excesso cutâneo são demonstrados. Eles variam em formato e extensão, de acordo com a ressecção do excesso de pele. Mudanças são aplicadas para abordar cada caso específico, mas o cirurgião deve sempre se esforçar para evitar orelhas de cachorro e pele redundante.

Os pioneiros da braquioplastia colocavam a linha de sutura na superfície posterior do braço. Este procedimento ainda é usado atualmente por vários cirurgiões plásticos.

PROCEDIMENTOS COMPLEMENTARES

Cirurgia Plástica do Cotovelo

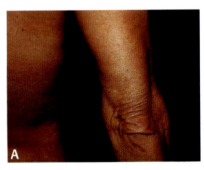 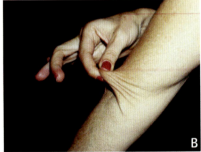

Fig. 10-4, A e B

O aparecimento de excesso de pele é comum no cotovelo. Antigamente, os pacientes não solicitavam com frequência uma ressecção desta área. No entanto, desde que sua ressecção foi descrita pela primeira vez na literatura, a cirurgia plástica do cotovelo tem sido regularmente solicitada em nossa prática.

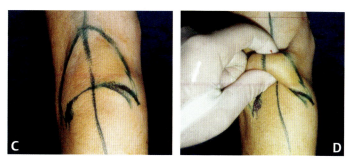

Fig. 10-4, C e D

A pele é marcada, e o teste de preensão manual é usado para determinar a quantidade de excesso cutâneo a ser removido.

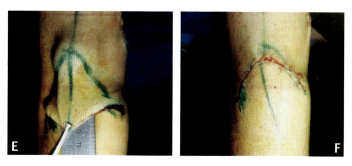

Fig. 10-4, E e F

A dissecção cutânea é realizada, e o descolamento é estendido até os limites do excesso de pele a ser removido.

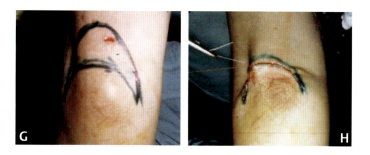

Fig. 10-4, G e H

Uma demarcação da pele em forma de ferradura ou em U, ou até em V, criada com o teste de preensão manual, é usada para determinar os limites da ressecção cutânea. As suturas são colocadas como previamente descrito, nas superfícies do cotovelo em forma de U, V e em curva.

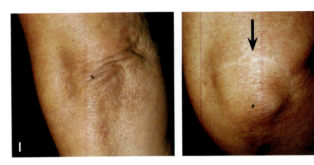

Fig. 10-4, I e J

Ressecção e sutura completam a cirurgia. Bandagens de rotina são usadas para cobrir a região operada. Estes *closes* mostram os cotovelos 3 anos após a cirurgia.

Remoção Cutânea Limitada

Em nossa experiência com pacientes com pequeno excesso cutâneo na região axilar, a realização de uma braquioplastia com pequenas incisões deixa uma cicatriz desagradável em forma de L, com resultados moderados. Flacidez cutânea braquial moderada corrigida por uma incisão em L oferece um resultado moderado a não aceitável. Pessoalmente, não recomendamos uma braquioplastia com cicatriz reduzida.

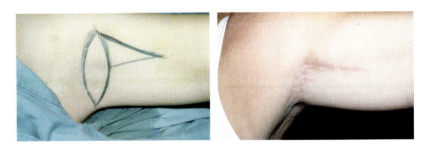

Fig. 10-5

Uma braquioplastia com cicatriz reduzida foi realizada nesta paciente, que teve um nível moderado de pele flácida removida do braço superior.

Cuidados Pós-Operatórios

A braquioplastia pode ser realizada em regime ambulatorial, ou pode incluir 24 horas de hospitalização. Nas primeiras 48 horas após a cirurgia, os pacientes devem passar grande parte do tempo com seus braços semiabduzidos sobre almofadas e com suas mãos ligeiramente elevadas um pouco acima de seus cotovelos. Movimentos periódicos devem ser realizados para ativar a circulação. O paciente deve permanecer na cama, preferencialmente na posição dorsal reclinada, em vez de uma posição completamente horizontal. Higiene local da axila começa no segundo dia do pós-operatório. As bandagens são removidas, e as axilas lavadas com sabão e água duas vezes ao dia. Os pontos são removidos 7 dias após a cirurgia. Compressas de água fria colocadas na superfície interna dos braços também são recomendadas para reduzir edema. Analgésicos e antibióticos são seletivamente indicados. Os curativos adesivos porosos são trocados semanalmente durante o primeiro mês. Os pacientes podem retornar às atividades diárias 1 semana após a cirurgia, e podem retornar às atividades mais intensas, como ginástica, 2 meses após a cirurgia.

Resultados e Desfechos

A ressecção cutânea elíptica ou triangular com uma cicatriz final no sulco braquial interno evita a exposição da cicatriz na face posterior do braço, o que pode potencialmente causar constrangimento físico ao paciente.

A colocação de uma cicatriz de braquioplastia na face posterior do braço geralmente resulta em uma cicatriz visível. Esta questão não foi abordada pelo Professor Mario González-Ulloa, um dos pioneiros da cirurgia plástica estética, em seus artigos sobre braquioplastia, em 1988, quando ele sugeriu que a linha de sutura deveria ser colocada na face posterior do braço superior. Atualmente, há cirurgiões que ainda colocam as cicatrizes na face posterior do braço, argumentando que seus pacientes preferem não ver as cicatrizes e não se importam se os outros conseguem ver. O fechamento das bordas da ferida com pontos de adesão elimina o espaço morto e, portanto, evita a necessidade de drenos de aspiração. Procedimentos de ressecção devem seguir critérios rígidos, a fim de evitar flacidez residual, tensão da sutura, alargamento da cicatriz, deiscência da sutura e subsequente bandas cicatriciais constritivas.

Dependendo dos desejos do paciente e dos critérios pessoais do cirurgião, a cicatriz deve ser posicionada na face interna do braço superior, alguns centímetros acima ou abaixo do sulco braquial interno. A aparência final da cicatriz deve ser similar a uma estria fina e estreita, como aquelas vistas em outras partes do corpo do paciente. O alcance desta aparência depende de determinados fatores, como as características da pele do paciente e o nível de experiência do cirurgião. A qualidade da pele do paciente (avaliada pelo aparecimento de estrias e flacidez em determinadas regiões do corpo), os tipos de cicatrizes de cirurgias prévias e variações significativas no peso corporal podem prever o tipo de cicatriz que será deixada após a braquioplastia.

Em nossa experiência, nenhuma diferença foi observada em relação à cicatrização de uma incisão em zigue-zague ou um tipo mais reto de incisão durante o período pós-operatório em longo prazo.

Qualquer revisão cirúrgica necessária não deve ser realizada até pelo menos 6 meses depois do procedimento inicial. A possibilidade da necessidade de revisão deve ser discutida como parte do consentimento informado necessário para todos os pacientes que sejam candidatos para estes procedimentos.

Também há questões polêmicas com relação à criação de uma incisão curta na axila em L ou T para eliminar a flacidez cutânea e tentar evitar cicatrizes visíveis. Realizamos procedimentos com estes tipos de incisões durante o início de nossa experiência com braquioplastia, mas logo os abandonamos. Constatamos que essas técnicas não resultaram nos efeitos em longo prazo desejados, e os pacientes geralmente se queixavam de perda dos resultados. Em geral, os pacientes não estão preocupados com a extensão da cicatriz. Constatamos que a qualidade dos resultados cirúrgicos com o uso dos procedimentos descritos compensa as cicatrizes ligeiramente mais longas.

CASO 1

Esta mulher de 53 anos de idade tinha flacidez e adiposidade combinada do braço, e excesso de pele no cotovelo. Ela foi avaliada, e a pele a ser removida foi demarcada no estilo triangular. A cirurgia começou com lipoaspiração da área posterior do braço. Atenção especial é sempre dada para manter o braço posterior em uma linha reta, a fim de evitar tensão da sutura. A pele foi suturada em T. Equimose era comum durante o período pós-operatório imediato, quando lipoaspiração e cirurgia eram realizadas durante o mesmo estágio; a equimose é demonstrada aqui no 4º dia após a cirurgia, mas sem consequências duradouras.

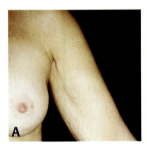 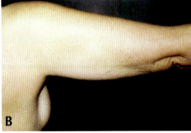 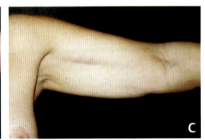

Fig. 10-6, A-C

As incidências pré-operatórias do braço superior mostram uma pele flácida e depósito adiposo.

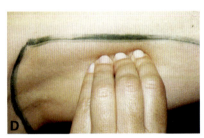 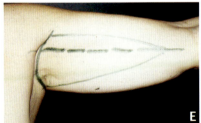

Fig. 10-6, D e E

A demarcação do sulco braquial interno e o teste de preensão manual são usados para avaliar o excesso de pele a ser removido.

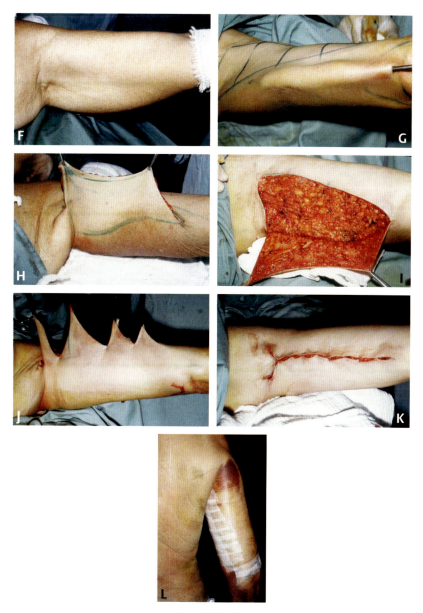

Fig. 10-6, F-L

A face interna do braço é exibida no intraoperatório.

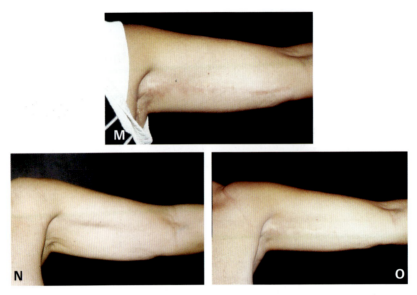

Fig. 10-6, M-O

A face interna do braço é exibida aos 8 meses, 2 anos e 7 anos após a cirurgia.

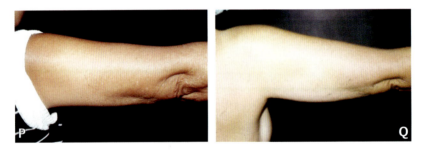

Fig. 10-6, P-Q

Incidências posteriores do braço são demonstradas aos 8 meses e 2 anos após a cirurgia. Note a cicatriz final discreta no sulco braquial interno.

CASO 2

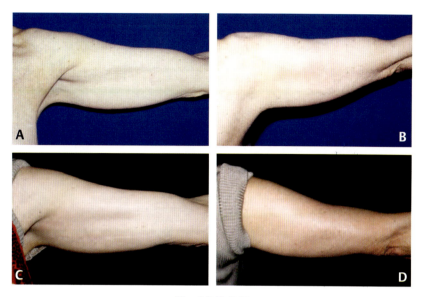

Fig. 10-7, A-D

Esta mulher caucasiana de 53 anos de idade é demonstrada antes e 1 ano após ser submetida a uma lipoaspiração e braquioplastia combinada no mesmo estágio cirúrgico.

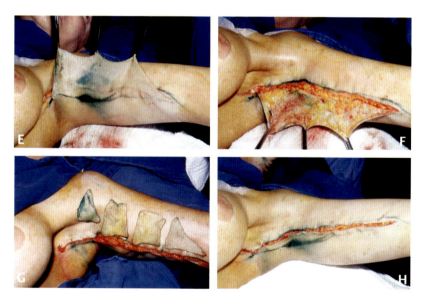

Fig. 10-7, E-H

O período intraoperatório envolveu procedimentos similares àqueles descritos previamente.

CASO 3

Esta mulher de 34 anos de idade pesava aproximadamente 65 kg a 75 kg após uma perda de peso maciça de 94 kg secundária à cirurgia bariátrica. Ela apresentava uma deformidade do braço e foi submetida a uma ressecção cutânea elíptica, que envolveu os procedimentos previamente descritos.

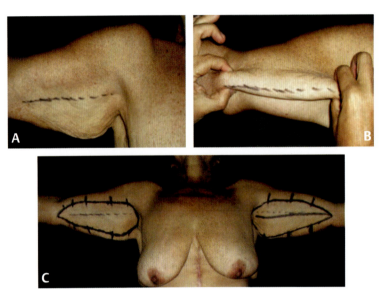

Fig. 10-8, A-C

Marcações pré-operatórias mostram o excesso de pele após a perda de peso maciça secundária à cirurgia bariátrica.

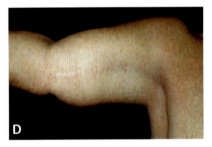

Fig. 10-8 D

A superfície interna de seu braço é exibida 1 ano após ter sido submetida a uma ressecção cutânea elíptica que envolveu os procedimentos previamente descritos.

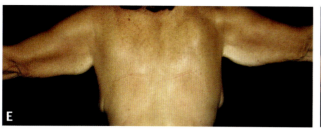
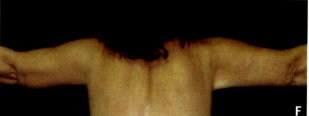

Fig. 10-8, E e F

Incidências posteriores de seus braços são exibidas antes e 1 ano após a ressecção cutânea elíptica.

CASO 4

Nunca posicionamos a cicatriz final na superfície posterior do braço, pois achamos que esta cicatriz ficará mais exposta e visível, quando comparado à técnica descrita. Aqueles que ainda usam este procedimento argumentam que os pacientes não conseguem ver as cicatrizes e não se importam se os outros veem.

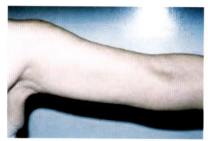
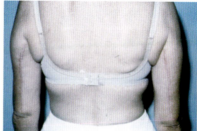

Fig. 10-9

A cicatriz resultante no sulco braquial e a cicatriz resultante na superfície posterior do braço são exibidas para comparação destas técnicas com relação ao posicionamento das cicatrizes.

Problemas e Complicações
EDEMA

Edema prolongado está geralmente relacionado com a secção cirúrgica de vasos linfáticos, ressecção de tecidos além dos limites planejados, colocação de suturas sob tensão, ou qualquer combinação destes fatores. Dependendo da extensão do edema e do tempo que está presente, o tratamento pode envolver fisioterapia ou cirurgia para eliminar o problema.

HEMATOMA, SEROMA E EQUIMOSE

As taxas de ocorrência de hematoma, seroma e equimose são baixas, e estas condições raramente ocorrem quando a cirurgia segue o procedimento descrito. Equimoses são frequentes e sem consequências, particularmente quando a cirurgia e a lipoaspiração são combinadas durante o mesmo estágio cirúrgico, mesmo para pacientes que tenham sido submetidos à cirurgia bariátrica. Hematoma e seroma podem ocorrer em casos envolvendo discrasias sanguíneas quando estas condições não são detectadas em exames pré-operatórios, quando um nível apropriado de hemostasia não é alcançado, ou quando espaço morto está presente. O tratamento é específico para cada paciente e pode envolver desde uma simples punção até uma revisão cirúrgica.

QUELOIDES, CICATRIZES ALARGADAS E EXTRUSÃO DE PONTOS

Estas condições podem ocorrer após qualquer tipo de cirurgia e em qualquer tipo de paciente, incluindo aqueles que foram submetidos a uma cirurgia bariátrica. A avaliação das prévias cicatrizes deve ser uma etapa pré-operatória de rotina, e os pacientes que tiveram problemas com cicatrização patológica devem ser informados antes de serem submetidos à braquioplastia que podem ter resultados similares. Extrusão de pontos e alargamento da cicatriz podem ocorrer durante vários estágios do período pós-operatório; as possibilidades destas condições devem ser discutidas detalhadamente com os pacientes de braquioplastia no período pré-operatório, a fim de evitar dificuldades na relação entre o cirurgião e o paciente. Existem problemas adicionais relacionados com a extrusão de pontos que requerem revisão da cicatriz e uma mudança no material de sutura. Resultados tardios envolvendo o alargamento da cicatriz podem necessitar de revisão cirúrgica por solicitação do paciente ou do cirurgião.

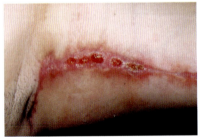 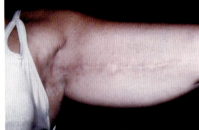

Fig. 10-10

Esta paciente teve extrusão e múltiplas aberturas isoladas na linha de sutura. Após a cirurgia, houve recidiva da flacidez da pele, com uma cicatriz larga que resultou em uma pele fina e uma mínima quantidade de fibras elásticas.

IRREGULARIDADES NO CONTORNO DO BRAÇO

Problemas no contorno do braço são muito raros, mas podem envolver muitos aspectos diferentes, incluindo bandas cicatriciais circulares constritivas, associados a um edema da mão. Uma cirurgia será necessária quando procedimentos fisioterápicos não produzem o efeito desejado.

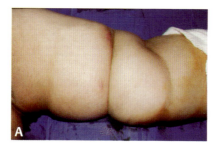

Fig. 10-11, A

Esta paciente havia previamente sido submetida a uma braquioplastia e desenvolveu uma retração circular da cicatriz, com edema da mão e do segmento distal do antebraço.

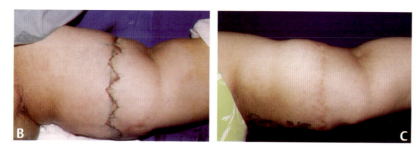

Fig. 10-11, B e C

Foi realizada uma revisão da cicatriz, envolvendo uma incisão com linhas quebradas e ressecção das bandas cicatriciais. A paciente é exibida imediatamente após a cirurgia e 1 ano após a cirurgia, período em que a aparência do braço havia melhorado de forma significativa.

CICATRIZES ANORMALMENTE POSICIONADAS

A colocação da cicatriz de braquioplastia na face interna do braço parece ser a técnica de eleição dos cirurgiões plásticos. A cicatriz é mais comumente posicionada alguns centímetros acima ou abaixo do sulco braquial interno. É importante informar os pacientes sobre estes detalhes antes da cirurgia, e mostrar fotografias de todos os detalhes necessários, a fim de evitar subsequentes problemas de comunicação. No passado, os cirurgiões geralmente posicionavam as cicatrizes da braquioplastia na face posterior do braço. Isto ainda pode ser realizado hoje, com a aprovação do paciente.

Conclusão

A braquioplastia é um procedimento de rotina no arsenal do cirurgião plástico estético. O procedimento deve seguir detalhes técnicos específicos, que são determinados pelos três tipos básicos de procedimentos que podem ser empregados. A cicatriz final deve ser posicionada na face interna do braço, com o segmento superior da cicatriz colocado na axila e a extremidade inferior próximo do cotovelo. O uso deste posicionamento esconde a cicatriz, de modo que ela é vista apenas quando o braço está abduzido, possibilitando, assim, que o paciente use blusas de manga curta sem exposição da cicatriz.

> **Decisões Críticas e Nuances Cirúrgicas**
>
> - A cicatriz da braquioplastia deve terminar no sulco braquial interno.
> - Sempre que houver excesso de pele no cotovelo, o cirurgião deve considerar remoção da pele.
> - A lipoaspiração deve ser realizada junto com a remoção cutânea, sempre que houver excesso de gordura nas áreas adjacentes do braço.
> - Pontos de adesão devem ser realizados em todos os pacientes com remoção cutânea, a fim de evitar espaço morto e consequente acúmulo de líquido.
> - A remoção do excesso de pele na axila deve ser realizada como parte da braquioplastia, sempre que necessário.
> - A braquioplastia com cicatriz reduzida é uma alternativa desfavorável para tratar o excesso de pele no braço.

LEITURAS SELECIONADAS

Baroudi R. Dermatolipectomy of the upper arm. Clin Plast Surg 2:485, 1975.

Baroudi R. Dermolipectomia braquial. In Coiffman F, ed. Texto de Cirugia Plástica, Reconstructiva y Estética, Tomo II. Barcelona: Salvat, 1986.

Baroudi R, Ferreira CAA. Brachioplasty. In Mélega JM, ed. Plastic Surgery: Fundamentals and Art–Aesthetic Surgery, vol 4. Rio de Janeiro: Medsi, 2003.

Correa Iturraspe M, Fernandez JC. Brachial dermolipectomy. Prensa Med Argent 41:2432, 1954.

Ferner H, Staubesand J, eds. Atlas de Anatomía Humana, Tomo 1: Cabeza, Cuello y Extremidades Superiores. Mexico City: Editorial Medica Panamericana, 1988.

González-Ulloa M. Brachial lipectomy. In González-Ulloa M, Meyer R, Smith JW, et al, eds. Aesthetic Plastic Surgery, vol 5. Italy: Piccin Nuova Libraria, 1988.

Guerrerosantos J. Arm lift. In Courtis E, ed. Aesthetic Surgery: Trouble—How to Avoid and How to Treat It. St Louis: Mosby, 1978.

Lewis JR Jr. Extremities. In Lewis JR Jr. The Art of Aesthetic Plastic Surgery, vol 2. Boston: Little, Brown, 1973.

Lima EM Jr. Tratado de Cirurgia Plástica Após Grandes Perdas Ponderais. Rio de Janeiro: Atheneu, 2010.

CAPÍTULO 11

Princípios da Lipoaspiração

Geo N. Tabbal ▪ Jamil Ahmad
Frank Lista ▪ Rod J. Rohrich

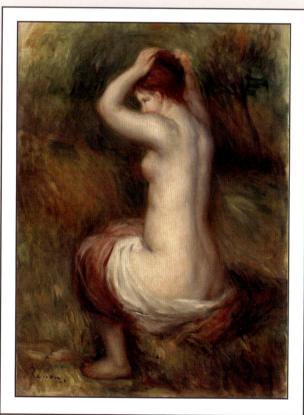

Pierre-Auguste Renoir: Seated nude

Desde a apresentação por Illouz, em 1982, de uma técnica para lipoplastia, a lipoaspiração se tornou um dos procedimentos cirúrgicos estéticos mais comumente realizados. Durante os últimos 30 anos, a lipoaspiração recebeu refinamentos nas técnicas cirúrgicas e avanços na segurança do paciente – relacionados com o padrão do tratamento. A seleção apropriada dos pacientes continua a ser o principal fator para se conseguir um ótimo resultado com a lipoaspiração. A identificação de quais pacientes irão se beneficiar com o tratamento é crítica, e o mais importante é reconhecer as limitações deste procedimento. A seleção dos pacientes e uma abordagem cirúrgica adequada garantem resultados consistentes e seguros de uma lipoaspiração.

Tecido Adiposo
SILHUETA ESTETICAMENTE AGRADÁVEL

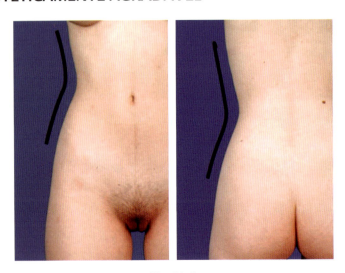

Fig. 11-1

Uma apreciação da silhueta humana esteticamente agradável é fundamental. A silhueta feminina esteticamente agradável apresenta uma concavidade abaixo do gradil costal que se converte em uma convexidade acima do quadril e coxas. As faces anteriores e posteriores das coxas devem apresentar um leve arco convexo. O sulco glúteo feminino deve-se estender de uma forma curvilínea (redondo) para se fundir com a face lateral da coxa. O abdome feminino deve ser côncavo no epigástrio, com uma transição suave para um abdome inferior convexo.

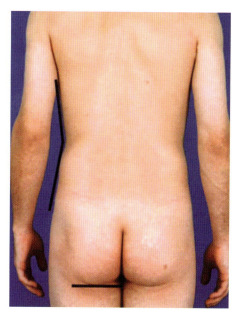

Fig. 11-2

A silhueta masculina esteticamente agradável tende a ser mais linear, somente com concavidades relativas na região pélvica e convexidade na região glútea (quadrada). Os flancos se afunilam a partir das costelas inferiores em direção à crista ilíaca, e o sulco glúteo é mais angulado e quadrado. A região infraumbilical anterior deve ser plana em vez de convexa.

CAMADAS DO TECIDO ADIPOSO

A habilidade do cirurgião para realizar uma lipoaspiração depende de um conhecimento profundo da anatomia tridimensional das camadas de gordura. Embora existam estruturas anatômicas, como a fáscia de Scarpa no abdome ou o sistema fascial superficial na região proximal da coxa, é mais prático ver as camadas do tecido adiposo subcutâneo como terços superficial, intermediário e profundo quando se realiza uma cirurgia de contorno corporal com a lipoaspiração. Na maioria dos pacientes a lipoaspiração deve ser realizada nas camadas intermediária ou profunda do tecido adiposo. De fato, a preservação da camada superficial do tecido adiposo é crucial para a prevenção de complicações, incluindo depressões, ondulações, hiperpigmentação, queimaduras e outras irregularidades do contorno.

A camada profunda do tecido adiposo tem uma localização imediatamente superficial à fáscia que cobre o músculo subjacente e é composta de gordura frouxa e menos compacta, que frequentemente pode ser aspirada de forma segura sem causar qualquer irregularidade de contorno. Uma exceção notável a esta regra é a gordura profunda nas nádegas. Esta área é mais flácida e mais suscetível a uma ptose de pele indesejável, caso a gordura profunda seja removida.

A camada intermediária do tecido adiposo é a mais comumente aspirada durante a lipoaspiração. Ela não tem limites anatômicos verdadeiros, mas representa a gordura subcutânea que se localiza entre as camadas superficial e profunda do tecido adiposo. A maioria das modalidades de lipoaspiração pode ser utilizada de forma segura nesta camada, porque o contorno será melhorado com pouco efeito prejudicial à pele sobrejacente e mínimo risco de irregularidades de contorno ou lesão térmica.

A camada superficial do tecido adiposo é contígua com a derme e é composta de gordura mais densa, firmemente aderente e, portanto, apresenta o maior risco de complicações quando tratada com lipoaspiração. Em pacientes com boa qualidade de pele, a regra é que se preserve ao máximo a camada superficial do tecido adiposo. O tratamento da camada superficial deve ser realizado com objetivos muito específicos. Por exemplo, caso haja um problema de contorno distinto, como ondulações notáveis ou redundância de pele leve à moderada, o uso da lipoaspiração assistida a ultrassom em um nível reduzido de energia com uma cânula do tipo romba pode melhorar os resultados pelo aumento da contração da pele, resultando em um contorno melhor.

ZONAS DE ADERÊNCIA

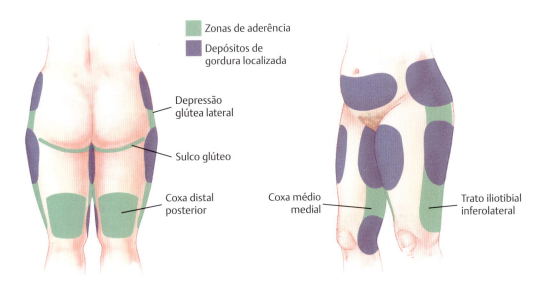

Fig. 11-3

A ultraestrutura das camadas de tecido subcutâneo pode ser caracterizada como uma camada superficial composta de densos lóbulos de gordura entre numerosos septos fibrosos e uma camada adiposa mais profunda de bolsas adiposas irregulares e amorfas. No abdome, a fáscia de Scarpa separa estas duas camadas uma da outra, enquanto nas coxas elas são separadas pelo sistema fascial superficial. O sistema fascial superficial envia elementos pelo compartimento profundo, aderindo-se à fáscia envoltória da musculatura subjacente. Essas extensões se tornam densas nas zonas de aderência, onde o plano subcutâneo superficial é aderente à fáscia envoltória subjacente. As zonas de aderência existem onde a camada profunda do tecido adiposo é mínima ou inexistente, e a camada superficial do tecido adiposo e sua derme sobrejacente são finos. Essas zonas são mais suscetíveis a deformidades do contorno.

As zonas de aderência na cintura e coxas incluem o sulco glúteo, depressão glútea lateral, coxa médio medial, trato iliotibial inferolateral e coxa distal posterior. Essas zonas acentuam os depósitos de gordura localizada entre eles. No tronco, os homens tendem a acumular gordura nos flancos, a área imediatamente superior à crista ilíaca, enquanto as mulheres tendem a carregar o excesso de gordura sobre a área da crista ilíaca. Em homens, uma zona de aderência se localiza ao longo da crista ilíaca e define a margem inferior do flanco. Em mulheres, a zona se localiza dentro da depressão glútea sobrepondo-se ao trocânter maior, permitindo que ocorra uma cascata de gordura sobre a crista ilíaca. Em geral, deve-se evitar uma lipoaspiração agressiva das zonas de aderência. Entretanto, caso necessário, a lipoaspiração das zonas de aderência deve ser realizada com cânulas pequenas (3 mm) e com baixa pressão de sucção.

Indicações

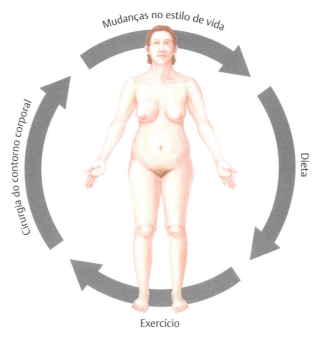

Fig. 11-4

Em 2004, o Comitê de Segurança do Paciente da American Society of Plastic Surgeons publicou o primeiro documento chamado "Orientações para a Prática da Lipoaspiração" (subsequentemente atualizado, em 2009) para ajudar a guiar a seleção e tratamento apropriados dos pacientes que procuram a lipoaspiração. A lipoaspiração é muito efetiva para o tratamento de depósitos de gordura localizada, particularmente no tronco e nas coxas. Em alguns pacientes a lipoaspiração pode ser útil para a cirurgia do contorno de outras áreas, incluindo o tórax, mamas, braços e pescoço. Os pacientes devem geralmente estar saudáveis e ter um compromisso em longo prazo com mudanças positivas do estilo de vida, incluindo tanto uma dieta saudável, como exercícios físicos, para alcançar o melhor resultado em longo prazo depois de uma cirurgia do contorno corporal.

Pacientes obesos ou com adiposidade generalizada, adolescentes e pacientes com certas condições médicas preexistentes que os coloquem em riscos previstos podem não ser candidatos adequados. Um diálogo médico-paciente é primordial durante a avaliação pré-operatória; o entendimento dos objetivos do paciente e a definição das expectativas são fatores-chave. Isto pode ser suplementado com a educação adequada do paciente a respeito da preparação para a cirurgia, detalhes da cirurgia, riscos e complicações potenciais e período de recuperação pós-operatória esperado.

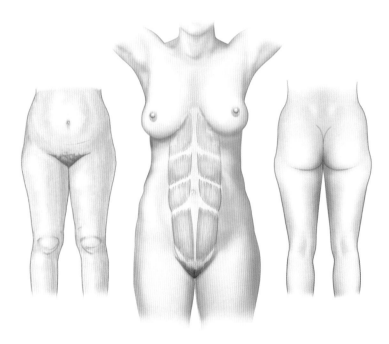

Fig. 11-5

Um exame físico deve ser conduzido com atenção específica para o tônus e qualidade da pele, presença de cicatrizes, hérnias, assimetrias, ondulações ou celulite, localização dos depósitos de gordura, áreas de aderência e desvios perceptíveis do contorno sexo-específico ideal. Um teste útil para determinar se a lipoaspiração será adequada ou se um procedimento de contorno corporal com ressecção de pele é necessário consiste em tentar apertar a área avaliada. A pele de áreas suscetíveis à lipoaspiração pode somente ser pinçada, enquanto que a pele que pode ser apertada como uma prega é geralmente mais bem tratada por um procedimento de contorno corporal que envolva a excisão da pele. Uma ficha de dados pré-operatória pode ajudar na documentação apropriada dos achados do exame físico, que devem ser posteriormente associados a fotografias médicas de alta qualidade, incluindo as vistas anterior, posterior, oblíquas e laterais.

Planejamento e Preparação Pré-Operatórios

CÂNULAS DE LIPOASPIRAÇÃO

Áreas anatômicas e problemas específicos são mais bem tratados com determinadas cânulas de lipoaspiração. Para a infiltração, as cânulas são tipicamente menores em diâmetro (1 a 3 mm), com pontas rombas. As cânulas de infiltração estão disponíveis em diversos comprimentos. Em geral, cânulas mais curtas têm menor probabilidade de se inclinarem e oferecem mais controle. O tipo de cânula de aspiração vai depender da modalidade de lipoaspiração que será utilizada. Está disponível um grande número de cânulas de aspiração variando em diâmetro, comprimento e *design* da ponta. O diâmetro das cânulas de lipoaspiração tipicamente varia de 2 a 10 mm para uma lipoaspiração assistida a vácuo. Para uma lipoaspiração assistida a ultrassom ou assistida à energia o diâmetro das cânulas varia de 2 a 6 mm. As cânulas estão disponíveis em vários comprimentos. Uma miríade de *designs* da ponta está disponível, incluindo tanto pontas rombas, como pontiagudas. O número, características e posição dos orifícios da ponta podem também variar grandemente. Cada cânula tem vantagens particulares que se adequam a uma modalidade específica de lipoaspiração e deve ser utilizada para se atingir um objetivo específico de tratamento. Por exemplo, uma cânula de 4 mm de diâmetro com uma ponta de 3 orifícios do tipo Mercedes se adequa muito bem para uma lipoaspiração assistida à energia da maioria das áreas do tronco e coxas. Entretanto, o tratamento das zonas de aderência requer o uso de cânulas com menos de 3 mm de diâmetro para prevenção do tratamento excessivo destas áreas.

MODALIDADES DE LIPOASPIRAÇÃO

Foi descrita uma grande variedade de modalidades de lipoaspiração e suas vantagens e desvantagens propostas, incluindo lipoaspiração assistida a vácuo, lipoaspiração assistida a ultrassom, lipoaspiração assistida à energia, lipoaspiração com seringa, lipoaspiração assistida a *laser* e lipoaspiração assistida à água. Entretanto, a lipoaspiração assistida a vácuo, a lipoaspiração assistida a ultrassom e a lipoaspiração assistida à energia possuem o mais longo histórico de acompanhamento e são adequadas para a maioria das aplicações.

Lipoaspiração Assistida a Vácuo

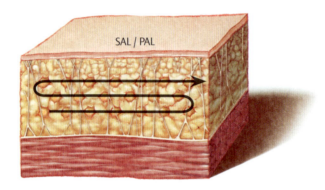

Fig. 11-6

A lipoaspiração assistida a vácuo (SAL) foi a primeira modalidade descrita e permanece como o método mais comumente utilizado. A SAL remove adipócitos e outros tecidos por avulsão mecânica pela ponta da cânula combinada com uma sucção por pressão negativa. A SAL foi descrita para o tratamento de depósitos de gordura localizada que se provaram não responsivos à dieta e exercício físico em virtualmente todas as áreas do corpo. A SAL é realizada iniciando-se com cânulas de diâmetros maiores (4 a 6 mm) nas camadas profunda e intermediária do tecido adiposo e alterando-se para cânulas de diâmetros menores (2 a 3 mm), caso seja necessário tratar a camada superficial do tecido adiposo.

Lipoaspiração Assistida a Ultrassom

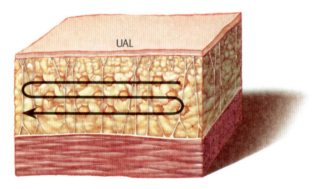

Fig. 11-7

A lipoaspiração assistida a ultrassom (UAL) recebeu muitos refinamentos desde a sua introdução por Zocchi, em 1992. A UAL usa energia ultrassônica emitida pela ponta da cânula para causar cavitação dos adipócitos e facilitar a aspiração. A aplicação da energia ultrassônica pode também contribuir para a contração da pele e das estruturas de suporte da área tratada. A UAL é particularmente vantajosa em pacientes com tônus cutâneo reduzido, na lipoaspiração de áreas fibrosas, como no tratamento da ginecomastia e durante uma lipoaspiração secundária. A UAL requer uma técnica em três estágios. Durante o primeiro estágio, uma solução à temperatura ambiente é infiltrada na camada intermediária do tecido adiposo em uma relação 1:1 entre o infiltrado e o volume aspirado total estimado. No segundo estágio, a UAL é realizada a partir da camada intermediária para a profunda do tecido adiposo; o ponto final clínico é a perda da resistência dos tecidos e a mudança das características do aspirado. O contorno não deve ser utilizado como um ponto final primário por causa da abundância de gordura emulsificada remanescente na área tratada. No terceiro e último estágio, a retirada da gordura emulsificada é realizada com uma SAL. Primeiramente remove-se a camada profunda do tecido adiposo e depois segue-se para a camada intermediária. Caso a camada superficial do tecido adiposo necessite de tratamento, cânulas de menor diâmetro (2 a 3 mm) devem ser utilizadas.

Lipoaspiração Assistida à Energia

A lipoaspiração assistida à energia (PAL) usa o movimento reciprocante da cânula para facilitar a remoção da gordura por avulsão mecânica pela ponta da cânula combinada com sucção por pressão negativa. A ponta oscila dentro de uma distância de aproximadamente 2 mm. Além disso, a PAL pode ser utilizada sem a sucção por pressão negativa para criar pequenos enxertos de gordura *in situ* que podem ser tanto aspirados ou redistribuídos, conforme necessário para melhorar o contorno. Diversos estudos comparando a PAL com a SAL demonstraram que esta modalidade resulta em menor fadiga do operador e proporciona uma taxa mais rápida de aspiração da gordura. A PAL é particularmente mais vantajosa em uma lipoaspiração de grande volume; ela pode ajudar a reduzir a fadiga do operador e tratar áreas fibrosas, como na cirurgia da ginecomastia e lipoaspiração secundária. Em pacientes que estão sendo submetidos a uma lipoaspiração secundária, a PAL pode ser aplicada para liberar áreas cicatriciais, redistribuir a gordura existente e coletar grandes volumes de gordura para transferência para outras áreas.

Técnica Cirúrgica

ANESTESIA

A lipoaspiração pode ser realizada com anestesia local ou geral. Contudo, alguns princípios devem ajudar a guiar a escolha apropriada do tipo de anestesia. Uma lipoaspiração de pequeno volume (menos de 1 L) pode ser realizada seguramente com uma solução de infiltração que contenha anestésico local e sedação adicional, se necessário. Entretanto, a anestesia geral pode ser preferível e mais confortável para pacientes que serão submetidos a procedimentos mais extensos, mais complexos, com grande volume de aspirado ou procedimentos associados, com uma ênfase na intubação endotraqueal, caso o paciente necessite ser colocado em decúbito ventral. Tanto a anestesia peridural quanto a espinhal devem ser evitadas por causa do potencial para vasodilatação e hipotensão, o que leva à necessidade de ressuscitação agressiva de fluidos e à resultante sobrecarga de volume.

Na maioria dos pacientes a lipoaspiração envolve a retirada de menos de 5 L de aspirado total e pode ser seguramente realizada como uma cirurgia ambulatorial. No passado, a lipoaspiração de grande volume (mais de 5 L de aspirado total) era mais comum.

Entretanto, em razão do risco aumentado de trocas de fluido e toxicidade da lidocaína com a lipoaspiração de grande volume, a ASPS recomenda que a lipoaspiração de grande volume deve ser realizada em uma unidade de assistência médica apropriada com monitorização pós-operatória dos sinais vitais e do débito urinário de um dia para o outro. Além disso, a concentração de lidocaína na solução de infiltração pode precisar ser diminuída, particularmente em pacientes obesos (BMI maior do que 30), para evitar o risco de toxicidade pela lidocaína. Em alguns pacientes pode ser mais sensato fazer o procedimento em estágios para evitar os riscos desnecessários da associação de uma lipoaspiração de grande volume com outros procedimentos.

Durante uma lipoaspiração, as trocas de fluido podem-se manifestar em ambos os extremos do estado de volemia: hipovolemia resultando da subressuscitação ou edema pulmonar e/ou insuficiência cardíaca congestiva resultando da sobreressuscitação. A comunicação com o anestesista ao longo do procedimento vai garantir uma ressuscitação hídrica otimizada. Caso necessário, o débito urinário pode ser monitorizado com um cateter de Foley. Quatro elementos cruciais devem guiar a ressuscitação intraoperatória: manutenção do fluido endovenoso (dependente do peso corporal), perdas para o terceiro espaço, o volume da solução de infiltração utilizado e o volume total do aspirado.

Quando uma lipoaspiração de grande volume é realizada, as seguintes diretrizes devem ser utilizadas para garantir uma ressuscitação otimizada:
1. As perdas hídricas pré-operatórias devem ser repostas, conforme necessário, a critério do cirurgião e do anestesista.
2. A manutenção dos fluidos endovenosos e *bolus* de fluidos devem ser administrados durante a cirurgia com base nos sinais vitais e débito urinário do paciente.
3. Deve-se utilizar uma técnica superúmida.
4. Um adicional de 0,25 mL de solução de lactato de Ringer deve ser administrado durante a cirurgia para cada 1 mL de aspirado total.

Solução de Infiltração para Lipoaspiração

A lipoaspiração foi originalmente realizada com uma técnica seca sem o uso de qualquer solução de infiltração. Entretanto, 20 a 45% do aspirado era composto de sangue, e esta abordagem foi rapidamente trocada pelas técnicas úmida, superúmida e tumescente que usam soluções de infiltração para anestesia e hemostasia. O uso da solução de infiltração aumentou dramaticamente a segurança deste procedimento e permitiu a lipoaspiração de maiores volumes com perda sanguínea reduzida.

Quadro 11-1 Perda Sanguínea Estimada com Diferentes Soluções de Infiltração

Solução de Infiltração	Perda Sanguínea Estimada (Porcentagem do Volume Total Aspirado)
Seca	20 a 45
Úmida	4 a 30
Super úmida	1
Tumescente	1

As soluções de infiltração comumente combinam um cristaloide, como solução de lactato de Ringer ou solução salina normal com epinefrina (adrenalina) e lidocaína. A epinefrina melhora a hemostasia e reduz muito a perda sanguínea, enquanto a lidocaína promove anestesia local e aumenta o conforto do paciente. Pesquisas prévias estabeleceram diretrizes para o uso seguro da lidocaína durante a lipoaspiração. Concentrações de lidocaína de até 35 mg/kg têm sido utilizadas de forma segura. O pico de concentração sérica da lidocaína ocorre aproximadamente 8 a 12 horas depois da infiltração. A bupivacaína deve ser evitada em decorrência de um maior potencial de toxicidade cardíaca e maior duração de ação.

Nós preferimos realizar a lipoaspiração com uma técnica superúmida e tipicamente usamos uma solução de infiltração em uma relação 1:1 do total de volume aspirado estimado. A solução de infiltração é composta de 30 mL de lidocaína a 1%, 1 mL de epinefrina 1:1.000, e 1 L de cristaloide de lactato de Ringer para os primeiros 5 L de infiltração. Para volumes de infiltração maiores que 5 L, a solução de infiltração é feita sem lidocaína para prevenir a toxicidade pela lidocaína.

MARCAÇÃO

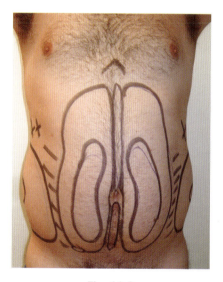

Fig. 11-8

A marcação pré-operatória do paciente ressalta as áreas que requerem lipoaspiração e as áreas que devem ser evitadas, como as zonas de aderência. As marcações devem ser realizadas em frente a um espelho, o que permite que o paciente seja um participante ativo do processo. Um sistema de marcação do paciente deve ser de fácil compreensão, como o desenho de círculos concêntricos com tinta preta permanente para delimitar todas as áreas proeminentes que requerem lipoaspiração, marcas hachuradas para indicar áreas de transição e Xs para ressaltar as zonas de aderência. O sistema deve também delinear qualquer área específica com cicatrizes, assimetrias, depressões ou chanfraduras.

Quadro 11-2 Incisões de Acessos para Lipoaspiração

Área Anatômica	Local do Acesso
Mama (masculina)	Sulco inframamário lateral
Lateral das costas	Linha lateral do sutiã
Vertical das costas	Linha média
Flanco/quadril	Sulco glúteo lateral/Lateral inferior do quadril/flanco
Abdome	Lateral inferior do abdome/região suprapúbica
Glúteos	Sulco glúteo lateral
Lateral da coxa	Sulco glúteo lateral
Posterior da coxa	Sulco glúteo lateral
Medial da coxa	Prega glútea medial (posterior)
Anterior da coxa	Prega inguinal
Superior do braço	Posterior radial proximal do úmero (prona)
	Distal radial do úmero (supina)

Os locais propostos para a incisão de acesso são escolhidos para permitir um acesso adequado às áreas que precisam da lipoaspiração, mas que fiquem imperceptíveis depois de totalmente cicatrizados. Frequentemente isto pode ser obtido pelo posicionamento assimétrico dos acessos, paralelos às linhas relaxadas de tensão da pele ou estrias e/ou cicatrizes. Acima de tudo, eles devem ser posicionados em um local que permita o tratamento completo de todas as áreas afetadas sem que seja colocado força excessiva ou que se cause distorção da cânula de lipoaspiração durante a aspiração; isto é especialmente importante quando se está utilizando a lipoaspiração assistida a ultrassom.

POSICIONAMENTO DO PACIENTE

A lipoaspiração pode ser realizada com o paciente em posição prona, supina e/ou em decúbito lateral. Com uma preparação e colocação de campos adequadas, até 75% do corpo pode ser acessado a partir da posição prona (decúbito ventral), incluindo os braços, costas, quadril e flancos, áreas laterais e posteriores e uma porção da coxa medial. As áreas remanescentes podem ser acessadas com o paciente em posição supina (decúbito dorsal). Todos os pontos de pressão devem ser adequadamente acolchoados, com o cuidado de proteger a face, mamas e mamilos e todos os nervos principais. A preparação e colocação de campos estéreis de rotina no paciente é estendida para o lado inferior, e todas as extremidades são preparadas em toda a sua circunferência.

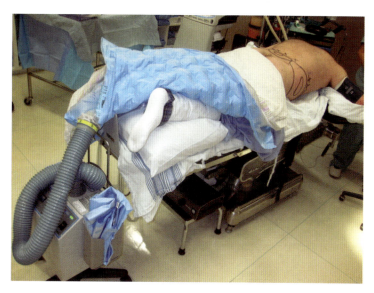

Fig. 11-9

Deve-se fazer um esforço máximo para se utilizar dispositivos de compressão sequencial nas extremidades inferiores. Manobras de aquecimento passivas e ativas, como maximização do aquecimento pré-operatório, aumento da temperatura da sala, minimizar as áreas expostas, colocação de manta térmica e aquecimento de todos os fluidos, devem ser utilizadas para prevenção da hipotermia.

Uso Sistemático da Cirurgia do Contorno Corporal

Para se alcançarem os melhores resultados dentre as técnicas atualmente disponíveis, deve-se utilizar uma sequência específica de técnicas, o objetivo de cada técnica é complementar a seguinte.

Para a lipoaspiração assistida a ultrassom, uma solução de infiltração com uma técnica superúmida deve ser infiltrada inicialmente. Depois, a UAL é realizada com uma cânula de 5 mm e ponta redonda, de aproximadamente 35 cm de comprimento, trabalhando-se na direção do plano superficial para profundo. Finalmente, durante a fase de evacuação, a SAL é realizada trabalhando-se do plano profundo para o superficial, utilizando-se cânulas de pontas consecutivamente menores em diâmetro, conforme trabalha-se mais superficialmente.

Para a lipoaspiração assistida à energia, uma solução de infiltração com uma técnica superúmida deve ser inicialmente infiltrada. Depois, a PAL é realizada com uma cânula de lipoaspiração de 4 mm com ponta romba e de 3 orifícios do tipo Mercedes, de aproximadamente 35 cm de comprimento, trabalhando-se no plano profundo do tecido adiposo, seguindo-se então para o plano intermediário do tecido adiposo para a aspiração do tecido. A PAL pode ser realizada sem sucção por pressão negativa para se delinear o plano apropriado antes de a sucção por pressão negativa ser utilizada para aspirar. Caso seja necessário tratar o plano superficial do tecido adiposo ou as zonas de aderência, cânulas com pontas de diâmetro menor do que 3 mm facilitam uma aspiração mais controlada e reduzem o risco de irregularidades do contorno.

Prevenção das Irregularidades do Contorno

Quadro 11-3 Pontos Finais Clínicos Primários e Secundários da Lipoaspiração

Ponto Final	Lipoaspiração Assistida a Vácuo/ Lipoaspiração Assistida à Energia	Lipoaspiração Assistida a Ultrassom
Primário	Contorno final Resultados simétricos do teste de pinçamento Aspirado sanguinolento	Perda da resistência do tecido Aspirado sanguinolento
Secundário	Tempo do tratamento Volume do tratamento	Tempo do tratamento Volume do tratamento

A técnica cirúrgica é o pilar para a segurança e prevenção das irregularidades de contorno. A lipoaspiração é um processo dinâmico que requer reavaliação constante. A familiaridade com os pontos finais clínicos primários e secundários da lipoaspiração é crítica para guiar o tratamento. Os pontos finais clínicos para a SAL e a PAL são similares. Contudo, os pontos finais clínicos para a UAL são diferentes.

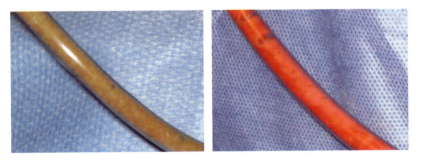

Fig. 11-10

A cor do aspirado é um ponto final importante, independentemente da modalidade de lipoaspiração utilizada. O lipoaspirado deve ser esbranquiçado a amarelo e composto predominantemente de tecido gorduroso (*à esquerda*), oposto a vermelho com manchas de sangue significativas (*à direita*).

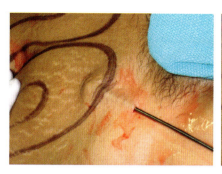 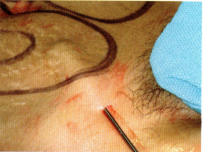

Fig. 11-11

A profundidade da inserção da cânula também é crítica. Durante a infiltração, a profundidade apropriada garantirá a distribuição da solução de infiltração no plano apropriado para hemostasia. Durante a aspiração, a lipoaspiração nos tecidos subcutâneos superficiais tem maior probabilidade de resultar em uma deformidade do contorno, enquanto que uma cânula passada muito profundamente pode resultar em uma lesão. Quando uma cânula está muito superficial, ocorre uma distorção da pele sobrejacente, marcado por retração e formação de rugas finas. Será também mais difícil passar a cânula pelos tecidos superficiais por causa da maior resistência destes tecidos mais densos. Nos planos intermediário e profundo não ocorre distorção da pele sobrejacente e geralmente há menos resistência.

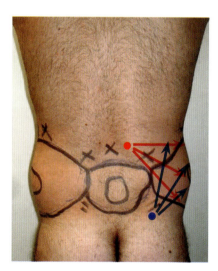

Fig. 11-12

Outra manobra técnica-chave é o uso de movimentos suaves e uniformes. Os movimentos devem ser feitos em um padrão radial para garantir um tratamento uniforme da área. Com o posicionamento apropriado das incisões de acesso, deve ser possível tratar a maioria das áreas com um padrão cruzado radial (*setas*).

É essencial evitar o tratamento excessivo das áreas adjacentes às incisões de acesso. Elas têm o potencial de ser excessivamente tratadas por causa do número de passadas da cânula a que elas podem ser expostas. Pode ser útil desligar a sucção quando se insere e se retira a cânula para evitar deformidades do contorno ao redor das incisões de acesso.

Posição da Cânula

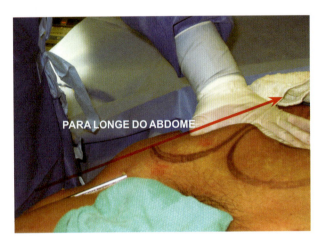

Fig. 11-13

O cirurgião deve utilizar a mão não dominante para gentilmente palpar a pele e manter uma atenção constante e controlar a posição da ponta da cânula. Caso encontre uma resistência excessiva, a direção da cânula deve ser ajustada. Quando áreas do tronco são tratadas, é importante controlar a profundidade e direção da cânula para evitar lesão intratorácica ou intra-abdominal. A trajetória da cânula deve também ser afastada das estruturas vitais.

Colocação de Drenos

Adesão estrita aos pontos finais clínicos reduziu grandemente o risco de seroma. Contudo, pacientes que são tratados agressivamente com UAL ainda estão sob risco; o abdome é mais comumente afetado, seguido pelo quadril e flancos. As indicações específicas para o uso de drenos incluem a remoção de grandes volumes abdominais, pacientes com moderada flacidez de pele em que a pele é agressivamente tratada e pacientes em que um procedimento excisional é associado à lipoaspiração.

Fechamento das Incisões e Curativo

Na conclusão da lipoaspiração, qualquer fluido imediatamente encontrado deve ser massageado para fora pelas incisões de acesso. Um ponto invertido na derme profunda com fio absorvível 4-0 é utilizado para fechar a incisão de acesso. Em algumas áreas é necessário aplicar uma camada única de Topifoam (Byron Medical) para aplicar uma pressão adequada para a obliteração do espaço morto. Coloca-se uma malha de compressão adequada no paciente.

PROCEDIMENTOS COMPLEMENTARES

A lipoaspiração pode ser utilizada em associação a procedimentos excisionais de contorno corporal, como abdominoplastia, braquioplastia e dermolipectomia das coxas. A lipoaspiração é também útil na cirurgia de redução das mamas e no tratamento da ginecomastia. Mais recentemente, a lipoaspiração tem sido utilizada para coletar enxerto de gordura que é transferido para outra área do corpo para aumento de volume, como aumento dos glúteos ou das mamas.

Cuidados Pós-Operatórios

A deambulação precoce é essencial para a redução do risco de tromboembolismo venoso. Malhas de compressão são utilizadas o tempo todo nas duas primeiras semanas, depois devem ser utilizadas durante a noite por mais duas semanas. Os pacientes podem voltar a tomar banho no dia seguinte da cirurgia. Tipicamente, a maioria dos pacientes submetidos à lipoaspiração de pequeno volume pode voltar ao trabalho em 3 a 5 dias, enquanto 7 a 10 dias são necessários para pacientes submetidos a uma lipoaspiração de grande volume. Os pacientes são instruídos a massagear as áreas tratadas, começando 2 semanas após a cirurgia e devem continuar até que os tecidos se tornem mais suaves, o que ocorre aproximadamente 2 meses após a cirurgia. A maioria dos pacientes retornará às atividades regulares 3 a 4 semanas após a cirurgia e a atividades extenuantes 1 mês após a cirurgia.

Resultados
Lipoaspiração Assistida a Ultrassom: Tratamento Circunferencial do Tronco e das Coxas

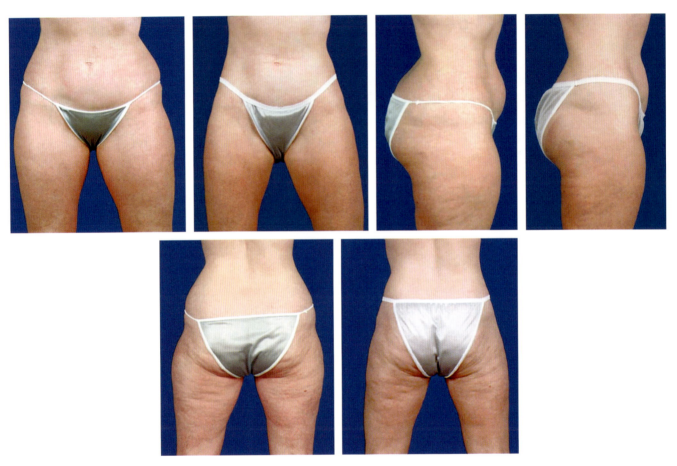

Fig. 11-14

Esta mulher de 42 anos apresentava lipodistrofia central do tronco, mínima flacidez de pele, um sulco glúteo pouco definido e um notável abaulamento acima das cristas ilíacas, do quadril, da porção superior das nádegas e da região súpero-medial das coxas. Ela foi submetida a uma lipoaspiração circunferencial assistida a ultrassom. Um volume total de aspirado de 4,5 L (ultrassom e sucção associados) foi removido por duas incisões glúteas laterais e duas incisões inguinais. No acompanhamento de 24 meses, a paciente apresentava uma melhora na silhueta corporal circunferencial, com uma concavidade na cintura, seguida por uma convexidade única sobre o quadril se misturando à área das coxas (evitando-se a masculinização da área lateral das coxas).

Braquioplastia Posterior Assistida à Lipoaspiração

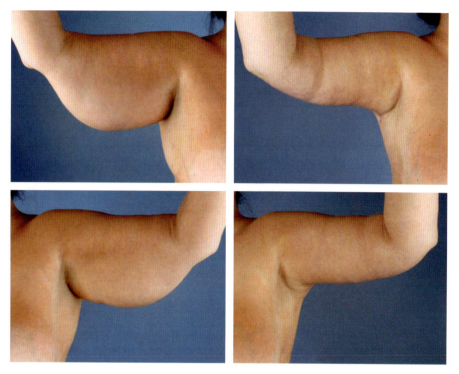

Fig. 11-15

Esta mulher de 39 anos tinha uma lipodistrofia da porção superior dos braços (excesso moderado de pele e gordura distribuídos ao longo de todo o braço) e foi submetida a uma braquioplastia posterior assistida à lipoaspiração. As incisões de acesso foram feitas no cotovelo, longe do nervo ulnar e no meio do braço, o que permitiu eficientemente a realização dos três passos da lipoaspiração. Isto incluiu infiltração com uma técnica superúmida, seguida por UAL (definida como 50%) com movimentos longos no plano superficial para evitar lesão de nervos, incluindo o nervo ulnar. O objetivo foi o de criar um retalho de pele o mais fino possível. Finalmente, foi realizada uma lipoaspiração com uma cânula de 4,6 mm. As áreas tratadas foram confinadas a um retalho de pele abaixo da área esperada de ressecção de pele. O tecido dissecado foi então excisado e fechado em duas camadas. Os resultados são mostrados com 3 meses de pós-operatório.

Lipoaspiração Assistida à Energia com uma Técnica de Arrancamento para Ginecomastia

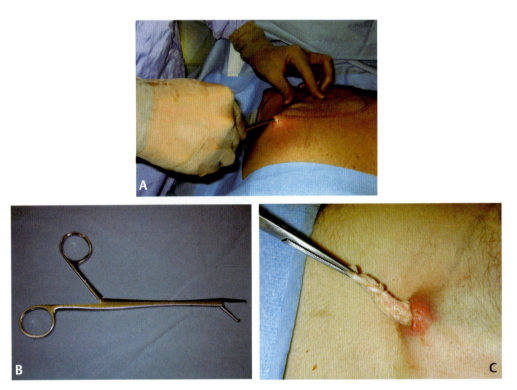

Fig. 11-16, A-C

Uma lipoaspiração assistida à energia com uma técnica superúmida foi associada a uma técnica de arrancamento para a remoção de tecido fibroglandular neste homem de 31 anos com ginecomastia bilateral. A PAL foi incialmente utilizada para o tratamento do acúmulo de gordura de todo o tórax pelas incisões de acesso localizadas na lateral do sulco inframamário. Depois, uma pinça Brand reta de túnel do tendão de 19 cm foi introduzida pela incisão utilizada para lipoaspiração, e o tecido mamário fibroglandular foi removido por esta incisão com um movimento de "agarrar e puxar", enquanto a pele era pinçada com a outra mão. A PAL foi novamente realizada para uma modelagem do contorno final.

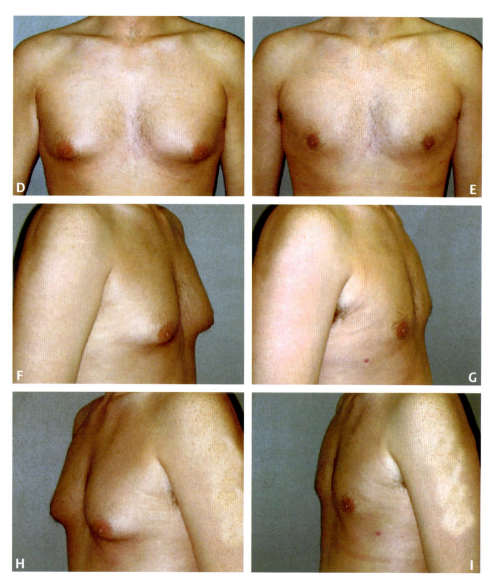

Fig. 11-16, D-I

Um volume total de 400 mL de aspirado foi removido da mama direita e 350 mL da mama esquerda. Os resultados são mostrados com 1 mês de pós-operatório.

Lipoaspiração Assistida à Energia: Tratamento Circunferencial do Tronco

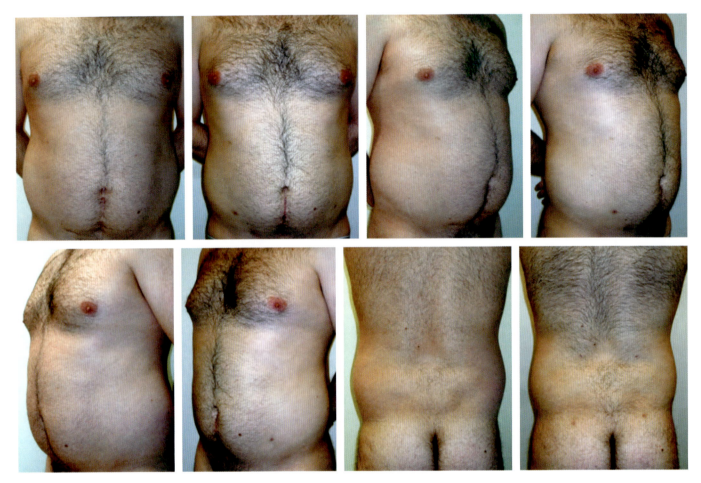

Fig. 11-17

Particularmente em homens, é importante reconhecer a contribuição do volume intra-abdominal para o contorno do tronco e informar o paciente antes da cirurgia sobre a impossibilidade de a lipoaspiração tratar o volume intra-abdominal ou a flacidez da parede abdominal. Este homem de 41 anos estava infeliz com a aparência de seu abdome e flancos. Ele tinha sido previamente submetido a uma laparotomia por uma incisão na linha média inferior que se complicou com uma infecção da ferida pós-operatória e cicatrizou por segunda intenção. Tratamento circunferencial do tronco, incluindo abdome, flancos e porção inferior das costas foi realizado com PAL com a técnica superúmida. As incisões de acesso foram feitas adjacentes à cicatriz da linha média inferior, superiormente à prega inguinal e paramediana nas regiões inferior e média das costas. Um volume total de 1,9 L de aspirado foi removido. A lipoaspiração foi realizada primeiramente na posição prona e depois na posição supina. Não foram realizadas passadas de cânula pela cicatriz retraída da linha média inferior. Foi realizada uma revisão da cicatriz da linha média inferior após a lipoaspiração.

> **Box 11-1 Princípios para Segurança do Paciente Durante uma Lipoaspiração**
>
> 1. Seleção apropriada do paciente (p. ex., ASA 1, dentro de 30% do peso corporal ideal).
> 2. Uso da técnica superúmida.
> 3. Monitoramento meticuloso do *status* do volume (p. ex., comunicação constante com o anestesista, monitoramento hemodinâmico não invasivo, monitoramento do débito urinário e cateterização urinária, conforme necessário).
> 4. Ressuscitação hídrica judiciosa e individualizada com base no débito urinário e parâmetros hemodinâmicos do paciente.
>   A. Para menos de 5 L de volume do aspirado total, fluidos endovenosos de manutenção e infiltração subcutânea.
>   B. Para mais de 5 L de volume do aspirado total, fluidos endovenosos de manutenção mais 0,25 mL de cristaloide endovenoso para cada 1 mL de volume aspirado acima de 5 L e infiltração subcutânea.
> 5. Monitoramento de um dia para o outro dos pacientes submetidos à lipoaspiração de grande volume (mais do que 5 L de aspirado total) em um estabelecimento de cuidados de saúde adequado.
> 6. Uso de dispositivo de compressão pneumática em pacientes sob anestesia geral ou procedimentos que durem mais do que 1 h.
> 7. Manutenção da dose total de lidocaína em uma solução de infiltração abaixo de 35 mg/kg.

ASA, American Society of Anesthesiologists.

Problemas e Complicações

Problemas e complicações podem ocorrer durante uma cirurgia e no período pós-operatório. Vários problemas que preocupam os pacientes, incluindo equimoses, irregularidades palpáveis, áreas endurecidas e hipoestesia são normais após uma lipoaspiração. Equimoses podem levar até 6 semanas para se resolverem. Irregularidades palpáveis ou áreas endurecidas na região tratada são esperadas e se resolverão com massagem entre 1 a 6 meses após a cirurgia. Hipoestesia da área tratada é bastante normal, e o paciente deve ser tranquilizado. Tipicamente, a sensibilidade normal retorna 3 a 6 meses após a lipoaspiração.

Irregularidades do contorno que são evidentes durante a cirurgia devem ser imediatamente abordadas com enxerto de gordura. Enxerto de gordura com sobrecorreção de 50% deve ser realizado. Quando irregularidades de contorno são reconhecidas durante a cirurgia, a correção não deve ser tentada pela lipoaspiração das áreas adjacentes, porque isto irá apenas exacerbar a deformidade. Depois da cirurgia, irregularidades do contorno que se desenvolvam devem ser tratadas conservadoramente por pelo menos 6 meses, durante este tempo elas devem ser tratadas com massagem. Dependendo da severidade da irregularidade, os métodos de correção incluem lipoaspiração das áreas proeminentes ou adjacentes às áreas de depressão, enxerto de gordura ou até mesmo dermolipectomia.

O uso da solução de infiltração reduziu grandemente a perda sanguínea e o risco de transfusão durante uma lipoaspiração. Caso ocorra um hematoma após uma lipoaspiração, ele é geralmente autolimitado e pode ser inicialmente tratado de forma conservadora com malhas compressivas. Após aproximadamente 7 a 10 dias, punções aspirativas com agulha seriadas podem ser realizadas de poucos em poucos dias para remover o hematoma liquefeito. A boa técnica cirúrgica e o uso de malhas de compressão reduziram a incidência de seroma. Caso ocorra um seroma, ele também pode ser tratado com punções aspirativas com agulha seriadas até que ele se resolva. O uso da malha de compressão deve ser mantido até que o seroma se resolva completamente. Infecção é bastante rara após uma lipoaspiração; entretanto, ela é tipicamente responsiva ao tratamento com antibióticos.

As consequências mais severas da lipoaspiração incluem tromboembolismo venoso, embolia gordurosa, toxicidade da lidocaína, lesão visceral e, em raras ocasiões, a morte. O tromboembolismo venoso, a causa mais comum de mortalidade após uma lipoaspiração, deve ser gerenciado com estratificação de risco pré-operatória e tratamento, conforme necessário. Em 2011, a ASPS publicou "Práticas Baseadas em Evidência para a Prevenção do Tromboembolismo" para guiar a estratificação de risco e implementação de medidas preventivas. Todos os pacientes que estão sendo submetidos a uma lipoaspiração devem ter dispositivos de compressão sequencial acoplados às suas pernas e eles devem ser ligados antes da indução da anestesia geral. Além disso, a deambulação precoce e frequente é crítica durante o período pós-operatório. Em pacientes de risco muito alto, a quimioprofilaxia deve ser considerada.

Decisões Críticas e Nuances Cirúrgicas

- Um teste útil para determinar se a lipoaspiração será adequada é tentar apertar a área avaliada; a pele em áreas suscetíveis à lipoaspiração pode somente ser pinçada, enquanto a pele que pode ser apertada como uma prega é geralmente mais bem tratada por um procedimento de contorno corporal que envolva a excisão de pele.
- A técnica superúmida deve ser utilizada em uma razão de 1:1 entre a solução de infiltração e o volume total aspirado.
- A lipoaspiração deve ser realizada nas camadas intermediária e profunda do tecido adiposo.
- Lipoaspiração agressiva das zonas de aderência e da camada superficial do tecido adiposo deve ser evitada.
- Lipoaspiração na camada superficial do tecido adiposo e nas zonas de aderência deve ser realizada com cânulas de diâmetro menor do que 3 mm.
- Ressuscitação hídrica apropriada e monitorização do status de volume são críticas.
- Monitorização de um dia para o outro dos pacientes submetidos à lipoaspiração de grande volume (mais do que 5 L de aspirado total) em um estabelecimento de saúde apropriado é recomendada.

A toxicidade da lidocaína deve ser evitada com a combinação apropriada das soluções de infiltração e pela limitação da dose total de lidocaína a 35 mg/kg. O tratamento é de suporte. Nós sugerimos alguns princípios para a segurança do paciente durante a lipoaspiração.

LEITURAS SELECIONADAS

Ahmad J, Eaves FF III, Rohrich RJ, et al. The American Society for Aesthetic Plastic Surgery (ASAPS) survey: current trends in liposuction. Aesthet Surg J 31:214, 2011.

The American Society for Aesthetic Plastic Surgery. Cosmetic Surgery National Databank 2011 statistics. Available at http://www.surgery.org/sites/default/files/ASAPS-2011-Stats.pdf.

Broughton G II, Horton B, Lipschitz A, Kenkel JM, Brown SA, Rohrich RJ. Lifestyle outcomes, satisfaction, and attitudes of patients after liposuction: a Dallas experience. Plast Reconstr Surg 117:1738, 2006.

Brown SA, Lipschitz AH, Kenkel JM, et al. Pharmacokinetics and safety of epinephrine use in liposuction. Plast Reconstr Surg 114:756; discussion 764, 2004.

Grazer FM, de Jong RH. Fatal outcomes from liposuction: census survey of cosmetic surgeons. Plast Reconstr Surg 105:436; discussion 447, 2000.

Haeck PC, Swanson JA, Gutowski KA, et al; ASPS Patient Safety Committee. Evidence-based patient safety advisory: liposuction. Plast Reconstr Surg 124(4 Suppl):28S, 2009.

Iverson RE, Lynch DJ; American Society of Plastic Surgeons Committee on Patient Safety. Practice advisory on liposuction. Plast Reconstr Surg 113:1478; discussion 1491, 2004.

Kenkel JM, Gingrass MK, Rohrich RJ. Ultrasound-assisted lipoplasty. Basic science and clinical research. Clin Plast Surg 26:221, 1999.

Kenkel JM, Lipschitz AH, Luby M, et al. Hemodynamic physiology and thermoregulation in liposuction. Plast Reconstr Surg 114:503; discussion 514, 2004.

Klein JA. Tumescent technique for local anesthesia improves safety in large-volume liposuction. Plast Reconstr Surg 92:1085; discussion 1099, 1993.

Lista F, Ahmad J. Power-assisted liposuction and the pull-through technique for the treatment of gynecomastia. Plast Reconstr Surg 121:740, 2008.

Lista F, Doherty CD, Backstein RM, et al. The impact of perioperative warming in an outpatient aesthetic surgery setting. Aesthet Surg J 32:613, 2012.

Markman B, Barton FE Jr. Anatomy of the subcutaneous tissue of the trunk and lower extremity. Plast Reconstr Surg 80:248, 1987.

Nguyen AT, Rohrich RJ. Liposuction-assisted posterior brachioplasty: technical refinements in upper arm contouring. Plast Reconstr Surg 126:1365, 2010.

Rohrich RJ, Beran SJ, Fodor PB. The role of subcutaneous infiltration in suction-assisted lipoplasty: a review. Plast Reconstr Surg 99:514; discussion 520, 1997.

Rohrich RJ, Beran SJ, Kenkel JM. Ultrasound-Assisted Liposuction. St Louis: Quality Medical Publishing, 1998.

Rohrich RJ, Beran SJ, Kenkel JM, et al. Extending the role of liposuction in body contouring with ultrasound-assisted liposuction. Plast Reconstr Surg 101:1090; discussion 1117, 1998.

Rohrich RJ, Broughton G II, Horton B, et al. The key to long-term success in liposuction: a guide for plastic surgeons and patients. Plast Reconstr Surg 114:1945; discussion 1953, 2004.

Rohrich RJ, Ha RY, Kenkel JM, et al. Classification and management of gynecomastia: defining the role of ultrasound-assisted liposuction. Plast Reconstr Surg 111:909; discussion 924, 2003.

Rohrich RJ, Leedy JE, Swamy R, et al. Fluid resuscitation in liposuction: a retrospective review of 89 consecutive patients. Plast Reconstr Surg 117:431, 2006.

Rohrich RJ, Raniere J Jr, Beran SJ, et al. Patient evaluation and indications for ultrasound-assisted lipoplasty. Clin Plast Surg 26:269, 1999.

Rohrich RJ, Raniere J Jr, Kenkel JM, et al. Operative principles for optimizing results in circumferential body contouring with ultrasound-assisted lipoplasty. Clin Plast Surg 26:305, 1999.

Rohrich RJ, Smith PD, Marcantonio DR, et al. The zones of adherence: role in minimizing and preventing contour deformities in liposuction. Plast Reconstr Surg 107:1562, 2001.

Samdal F, Amland PF, Bugge JF. Plasma lidocaine levels during suction-assisted lipectomy using large doses of dilute lidocaine with epinephrine. Plast Reconstr Surg 93:1217, 1994.

Tabbal GN, Ahmad J, Lista F, et al. Advances in liposuction: five key principles with emphasis on patient safety and outcomes. Plast Reconstr Surg Glob Open 1:e75, 2013.

Trott SA, Beran SJ, Rohrich RJ, et al. Safety considerations and fluid resuscitation in liposuction: an analysis of 53 consecutive patients. Plast Reconstr Surg 102:2220, 1998.

Wall S Jr. SAFE circumferential liposuction with abdominoplasty. Clin Plast Surg 37:485, 2010.

Zocchi M. Ultrasonic liposculpturing. Aesthetic Plast Surg 16:287, 1992.

Capítulo 12

Riscos e Limites da Lipoaspiração

Fabio X. Nahas • Lydia Masako Ferreira

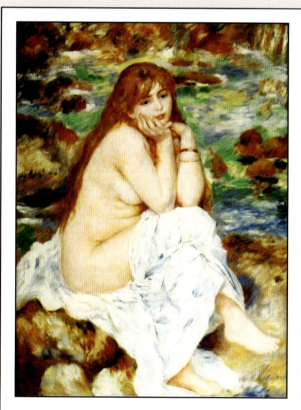

Pierre-Auguste Renoir: Seated bather

A lipoaspiração é o segundo procedimento cirúrgico cosmético mais frequentemente realizado no mundo; atualmente, a cirurgia das pálpebras é realizada com uma frequência ligeiramente maior. A lipoaspiração evoluiu nas últimas décadas; o uso de cânulas menores, várias tecnologias, como a lipoaspiração assistida a ultrassom, à energia e a *laser* (UAL, PAL e LAL), e o uso da solução de infiltração no tecido subcutâneo (técnicas úmida, superúmida e tumescente) melhoraram os resultados. Os resultados são previsíveis, e o procedimento gera uma significativa mudança com apenas uma pequena cicatriz resultante.

Do ponto de vista do paciente, a lipoaspiração oferece um resultado muito bom com risco pequeno. Porém, caso ocorra uma complicação severa, o paciente enfrenta uma situação dramática. Neste capítulo examinaremos a avaliação dos riscos envolvidos neste procedimento e os meios para prevenção das complicações. Os limites de volume aspirado e a extensão da lipoaspiração serão também discutidos.

Indicações e Contraindicações

A lipoaspiração é essencialmente utilizada para melhorar o contorno corporal com objetivos estético e reconstrutor pela remoção de depósitos de gordura. A técnica foi descrita para o tratamento de depósitos de gordura localizada que não respondem aos esforços para perda de peso, como exercícios e dieta. Portanto, é importante salientar que a lipoaspiração não é um método de emagrecimento. Os pacientes para os quais a lipoaspiração é idealmente indicada devem ter boa elasticidade da pele com pouca flacidez para que assim a pele se adapte à nova forma pós-operatória. As indicações primárias incluem o tratamento de depósitos de gordura localizada no abdome, flancos, tornozelos, coxas, panturrilhas, glúteos, braços e pescoço.

Com melhorias nas técnicas e o desenvolvimento de cânulas menos traumáticas, a lipoaspiração é agora frequentemente utilizada como um complemento a muitos procedimentos, com pequeno ou nenhum aumento na morbidade. As principais indicações incluem as seguintes:
- Lipoaspiração para correção da ginecomastia.
- Lipoaspiração da área da mandíbula e pescoço durante uma ritidoplastia.
- Abdominoplastia com lipoaspiração dos flancos e para reduzir "orelhas de cachorro".
- Lipoabdominoplastia, em que a lipoaspiração do retalho do abdome é realizada antes da remoção do excesso de pele.
- Lipoaspiração prévia em dermolipectomia das coxas e braquioplastia, em que a lipoaspiração é realizada antes da remoção da pele. A vantagem deste procedimento é ajustar o envelope de pele ao novo contorno promovido pela lipoaspiração.

As técnicas de lipoaspiração são também indicadas com objetivos reconstrutivos, primariamente para redução do volume de retalhos ou para melhorar o formato do corpo quando são utilizados retalhos.

Seleção de Pacientes

Pacientes obesos e aqueles com diabetes controlada que possuem moderado excesso de pele representam uma contraindicação relativa à lipoaspiração. A lipoaspiração é relativamente contraindicada em paciente obesos mórbidos e naqueles com doença pulmonar obstrutiva crônica ou com condições cardíacas severas. Pacientes com embolia pulmonar recorrente e com doenças sistêmicas severas não devem ser submetidos a este procedimento.

Existem algumas indicações controversas, como a lipoaspiração do parênquima mamário durante uma mamoplastia redutora. Além da presença de calcificações na mamografia após este procedimento, é possível que células malignas possam ser disseminadas pela cânula durante a lipoaspiração. A lipoaspiração do retalho do abdome durante a abdominoplastia é também controversa por causa do potencial de causar dano vascular. O uso da lipoaspiração para tratar um grande lipoma deixa para trás sua cápsula e, portanto, ele pode recidivar. Pacientes acima de 60 anos de idade devem ser avaliados cuidadosamente quanto à elasticidade adequada da pele antes que a lipoplastia seja planejada.

O cirurgião deve coletar uma história extensiva do paciente e fazer um exame físico pré-operatório cuidadoso. Na discussão com o paciente, o cirurgião precisa determinar se o procedimento proposto vai atender adequadamente ao seu resultado desejado para assim prevenir desapontamento e decepção com o resultado. Equimoses e desconforto no pós-operatório devem também ser totalmente discutidos, e um termo de consentimento do paciente deve ser preenchido.

Anestesia e Cuidados Pré-operatórios

A lipoaspiração pode ser realizada com o uso de um anestésico local, com ou sem sedação endovenosa, ou peridural ou anestesia geral. Desde a descrição inicial da técnica de lipoaspiração, houve uma significante evolução a respeito da infiltração anestésica da área a ser aspirada assim como das técnicas operatórias e instrumentos cirúrgicos a ser utilizados.

Os pacientes devem parar de fumar pelo menos 15 dias antes da cirurgia. Aquelas tomando anticoncepcionais devem descontinuar seu uso 15 dias antes da cirurgia. Os exames de hemograma, glicose sérica, sódio, potássio, ureia, creatinina e coagulograma devem ser feitos no pré-operatório. Em pacientes com mais de 40 anos de idade, uma avaliação cardíaca deve também ser realizada.

ANESTESIA, SEDAÇÃO E MEDICAÇÕES

Deve-se analisar o anestésico mais apropriado para cada caso, considerando-se o estado geral de saúde e hábitos do paciente, qualquer comorbidade, o volume total a ser aspirado e a experiência da equipe cirúrgica. Um anestésico geral tem a desvantagem de promover dilatação dos vasos periféricos por estimulação central, além do consequente risco associado à intubação e à ventilação assistida dos pulmões. Existe também o risco de alergia com o uso de múltiplas drogas. A anestesia local com sedação também apresenta alguns riscos, como depressão respiratória e intoxicação pela lidocaína (descrita posteriormente), além da possibilidade de reações alérgicas.

INFILTRAÇÃO DA ÁREA A SER ASPIRADA

A infiltração da área a ser aspirada é um assunto muito importante, quando os riscos da lipoaspiração estão sendo discutidos, primariamente porque a injeção de fluidos determinará a quantidade de perda sanguínea durante o procedimento e as possíveis complicações pós-operatórias. A infiltração do tecido subcutâneo pode ser feita com um fluido contendo solução salina (1.000 mL) e 1 mL de epinefrina (1:1.000.000). Lidocaína (50 mL de uma solução a 1%) pode ser adicionada a esta solução quando anestesia local é escolhida. Existem quatro métodos aplicados pelos cirurgiões para preparação da área a ser aspirada:

1. A técnica de lipoaspiração em que nenhum fluido hipotônico é injetado é chamada de método seco. Esta técnica foi abandonada pela maioria dos cirurgiões plásticos. A principal desvantagem do método seco é que existe uma maior quantidade de perda sanguínea perioperatória, o que pode exigir uma transfusão de sangue no pós-operatório em alguns casos. Aqueles que ainda o utilizam acreditam que sempre que a infiltração é realizada, a quantidade de gordura a ser removida não é facilmente quantificada, reduzindo assim o nível de precisão do cirurgião durante o procedimento. Foi estabelecido que quando o método seco é utilizado para remover de 1.500 mL a 2.000 mL de gordura, não é necessário transfusão sanguínea em pacientes saudáveis. A perda sanguínea estimada varia de 20 a 45% do volume aspirado final, quando o método seco de lipoaspiração é empregado.
2. Poucos cirurgiões hoje utilizam a técnica úmida, em que a quantidade a ser injetada em cada área varia de 200 a 300 mL. A perda sanguínea varia de 4 a 30% do total aspirado.
3. Na técnica tumescente, para cada 2 a 3 mL de fluido injetado, somente 1 mL é aspirado. O volume de perda sanguínea é de aproximadamente 1% do volume aspirado final.
4. Na técnica superúmida, o volume de fluido a ser injetado é aproximadamente o mesmo do volume final esperado de gordura a ser removido (em uma razão de 1:1). A perda sanguínea é de aproximadamente 1% do volume aspirado final, quando esta técnica é utilizada.

Apesar destes quatro métodos alternativos de preparo do tecido adiposo para ser aspirado, muitos cirurgiões preferem o método superúmido por causa da baixa perda sanguínea, melhor balanço hídrico e por não haver sobrecarga hídrica que poderia levar à insuficiência cardíaca (uma complicação vista após o uso da técnica tumescente).

Quando a técnica superúmida é utilizada, a epinefrina na solução promove vasoconstrição. Além disso, o grande volume de fluido injetado tem um papel importante pela compressão das paredes dos vasos. Ambos esses fatores contribuem para a diminuição da perda sanguínea. Esta solução emulsifica a gordura, o que torna a técnica de lipoaspiração mais fácil de ser executada.

É também possível aquecer a solução para se evitar um estado hipotérmico. Infiltrar e aspirar duas a três áreas de cada vez é uma forma prudente de prevenir a sobrecarga de volume.

A reposição de volume endovenosa na técnica superúmida é controversa. Alguns estudos defendem o uso de solução salina depois que 5 L de lipoaspirado tenham sido removidos, enquanto outros indicam reposição de volume com base na necessidade de expansão de volume intravascular. É essencial monitorar e avaliar o fluxo urinário do paciente nesses casos.

Riscos Associados à Lipoplastia

É extremamente difícil avaliar os riscos associados à lipoaspiração, porque existem muitas variáveis envolvidas em cada caso, como o volume a ser aspirado (e, portanto, a duração do procedimento), o uso de várias técnicas de lipoaspiração e de soluções de infiltração, a área de superfície sobre o tecido a ser aspirado, o estado geral de saúde do paciente e outros fatores relevantes. Em 2001, Bruner e de Jong estudaram 292 casos de reivindicações de responsabilidade médica do paciente relacionadas com lipoaspiração durante um período de 13 anos. Os autores verificaram que somente 2% destes pacientes tiveram morbidade severa com deformidades permanentes, e 7 pacientes (2,4%) morreram. Estas porcentagens mostram que embora muitos pacientes entraram com pedidos de compensação pelo sistema judicial, a taxa de deformidades permanentes e morte foram bastante baixas em relação ao número total de ações judiciais.

TÉCNICA CIRÚRGICA

Alguns riscos podem ser relacionados com a técnica durante uma lipoaspiração. Cânulas grandes podem aumentar o risco de irregularidades na pele, porque elas tendem a remover mais gordura em algumas áreas. Por isso cânulas maiores do que 4 mm de diâmetro não devem ser utilizadas. Cânulas maiores podem ser utilizadas em áreas em que a pele será removida.

O poder de penetração da cânula depende do ponto mais distal da ponta. A lipoaspiração assistida a *laser* (LAL) usa o princípio da fototermólise seletiva para destruir preferencialmente os adipócitos enquanto não afeta as estruturas circunjacentes. A desvantagem da LAL inclui o potencial de lesão térmica, os altos custos do equipamento e o tempo prolongado do procedimento. Estudos iniciais avaliando equipamentos de *laser* de primeira geração mostraram, em estudos randomizados, não haver aumento nos benefícios estéticos com a LAL quando comparado à tradicional lipoaspiração assistida a vácuo (LAV). Cânulas com ponta mais triangular podem ter um risco maior de penetração; portanto, estas cânulas não devem ser utilizadas na região abdominal. A cânula de infiltração tem um diâmetro muito menor (aproximadamente 1 mm) e também tem mais risco de penetração da cavidade abdominal.

Teoricamente, caso ocorra uma penetração acidental pela cânula, o risco de perfuração visceral é aumentado caso haja um vácuo contínuo, como na lipoaspiração assistida à energia ou quando qualquer máquina de sucção é utilizada. Por outro lado, caso uma seringa seja utilizada para produzir vácuo durante uma lipoaspiração e a cânula penetre o abdome, o vácuo na seringa será limitado ao máximo de 60 mL (capacidade total da seringa). Durante a lipoaspiração uma parte da seringa está preenchida com gordura, portanto, é razoável considerar que, em média, o vácuo será gerado em 30 mL do volume remanescente da seringa sem gordura. A situação mais temível é a perfuração do intestino, levando à peritonite. A perfuração intestinal é produzida pelo efeito da sucção da parede do intestino, combinada com o orifício cortante da cânula. A capacidade de sucção de uma seringa é limitada e será menos provável causar perfuração intestinal. No entanto, o uso de uma seringa não prevenirá a lesão de grandes vasos e de órgãos parenquimatosos.

Uma outra forma de prevenir a perfuração da parede abdominal é o uso da hiperextensão abdominal dobrando-se a cama no sentido oposto do que é feito em uma abdominoplastia. Isto vai mudar a forma côncava do abdome para uma forma mais convexa, o que pode reduzir o risco de perfuração da parede abdominal durante a lipoaspiração.

CAUSAS DE MORTE

Quando ocorre um óbito após uma lipoaspiração, a causa não é sempre facilmente identificada por causa das dificuldades técnicas, como autenticação dos dados coletados, problemas de privacidade do paciente e do cirurgião e sigilo judicial em casos legais.

Grazer e de Jong conduziram, em 2000, uma pesquisa de censo com respostas de 917 cirurgiões plásticos com título de especialista entre 1994 e 1998. Eles verificaram que estes cirurgiões tiveram 95 mortes em 500.000 pacientes submetidos à lipoaspiração. Isto gera um índice de mortalidade de aproximadamente 1:5.000. A causa mais frequente de mortalidade foi a embolia pulmonar (23%), seguida por perfuração abdominal (14,6%). A terceira causa mais comum de morte foi relacionada com o uso de anestésicos, sedação e medicação (10%). Este último número é provavelmente subestimado, porque a maioria das mortes nesses casos ocorrera fora de um hospital, possivelmente por intoxicação pela lidocaína. Hemorragia, que já foi a causa mais comum de morte associada à lipoplastia quando a técnica seca era utilizada, foi responsável por apenas 4,6% das causas conhecidas de morte.

O número de fatalidades pela lipoaspiração aumentou na década de 1990, comparado à década anterior. Isto é em parte porque existia um limite de 2 L no volume a ser aspirado, quando a técnica seca era utilizada na década de 1980, quando a taxa de mortalidade da lipoaspiração era de 12,7:100.000. Após o uso da infiltração, o limite de volume começou a ser debatido, e lipoaspirações mais extensas foram realizadas. A taxa de mortalidade aumentou para 20:100.000.

Existem muitas outras razões para o aumento da taxa de mortalidade. A mais óbvia é a extensão da cirurgia e a extensão do trauma que são relacionadas com os fenômenos tromboembólicos. Outros fatores que podem contribuir para este aumento das fatalidades incluem a lipoaspiração ser realizada como um procedimento ambulatorial; excesso de infiltração de fluidos; excesso de remoção de gordura, resultando no deslocamento do volume intravascular para o terceiro espaço e cirurgias múltiplas. Além destes fatores, intoxicação pela lidocaína e o excesso de epinefrina também contribuíram para este aumento da taxa de mortalidade (ver Toxicidade da Lidocaína mais adiante neste capítulo).

Avaliação dos Fatores de Risco
TROMBOEMBOLISMO PULMONAR

O risco de trombose é relacionado com a diminuição do fluxo sanguíneo nos membros inferiores, trauma e hipercoagulabilidade. Uma diminuição do fluxo sanguíneo ocorre por causa da posição e imobilização do paciente durante a cirurgia. Trauma é um fator comum de todas as cirurgias e ocorre nas áreas onde a lipoaspiração é realizada. Entretanto, como não foi definido um limite de segurança para a lipoaspiração, os cirurgiões têm aumentado progressivamente o volume da lipoaspiração dos pacientes. Hipercoagulabilidade é relacionada com fatores individuais, condições clínicas e o uso de certas drogas (comumente, anticoncepcionais). Para verificar se a lipoaspiração poderia gerar um "estado de hipercoagulabilidade", Smith e Levine checaram o tempo de protrombina, tempo de tromboplastina parcial ativada, antitrombina III e complexo trombina-antitrombina sérico em pacientes que tinham sido submetidos à lipoaspiração. Esses autores verificaram que não houve alterações nesses parâmetros que poderiam influenciar a coagulação durante uma lipoaspiração. No entanto, não é possível verificar com certeza se existem outros fatores de coagulação envolvidos. A prevenção desta condição pode ser alcançada com a seleção cuidadosa dos pacientes, colocação de dispositivos de compressão nos membros inferiores durante e após a cirurgia, o uso de heparina de baixo peso molecular, um tempo operatório curto, deambulação precoce e uso de meias compressivas no período pós-operatório.

PERFURAÇÃO DA PAREDE ABDOMINAL

Os cirurgiões devem procurar cuidadosamente por hérnias da parede abdominal antes da realização de uma lipoaspiração no abdome. Pequenas hérnias (1 a 2 mm de diâmetro) não são diagnosticadas clinicamente, por ultrassonografia ou por qualquer outro método de imagem. Sua localização habitual é na linha média, nas regiões umbilical e supraumbilical. Além disso, a área subcostal em alguns pacientes pode ser projetada e esta condição aumenta o potencial de penetração pela cânula. Como durante um procedimento de lipoplastia centenas de movimento de penetração da cânula são feitas, o cirurgião deve estar sempre atento quanto ao risco de perfuração visceral. Perfuração abdominal pode também ocorrer durante a infiltração da solução, porque as cânulas de infiltração têm um calibre menor do que as cânulas de aspiração e por isso elas têm uma probabilidade maior de forçar uma penetração na parede abdominal.

A incidência de perfuração da parede abdominal é maior do que se poderia esperar. Embora muitos cirurgiões não acreditem que eles possam cometer um erro tão drástico, eles devem exercitar toda precaução para prevenir isto. Quando o número total de lipoaspirações realizadas no mundo é multiplicado pelo número de movimentos que o cirurgião faz com a cânula quando está executando o procedimento, o resultado é um número nos bilhões de movimentos de penetração, cada um deles com um risco potencial de penetrar o abdome.

Para prevenir esta complicação, é importante posicionar as incisões em um local favorável, considerando as áreas naturalmente projetadas que facilitarão a penetração da cânula para dentro da cavidade abdominal, como a projeção da margem costal. Para evitar o aprofundamento do impulso da cânula, a mão não dominante do cirurgião deve sempre seguir a ponta da cânula durante o procedimento, especialmente em pacientes obesos. A posição do paciente na mesa de cirurgia é muito importante. O abdome deve estar em hiperextensão, o que o deixa mais convexo, em comparação à forma côncava do abdome, quando o paciente está deitado em posição supina.

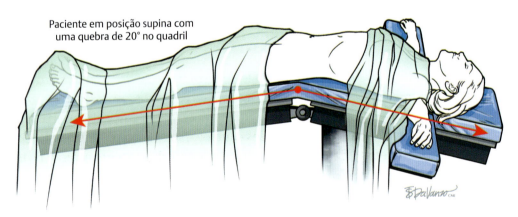

Fig. 12-1

Com o paciente na posição supina, a mesa é quebrada no nível do quadril em um ângulo de 20°. Tipicamente, o paciente está na posição prona, e a mesa está dobrada. Esta não é a posição que eu uso, no entanto, porque o paciente não está pronado. Além disso, esta mesa é dobrada até um ângulo de 60°. Com esta posição, a camada mioaponeurótica do abdome que é geralmente côncava se torna um tanto quanto plana, e a penetração pela cânula é evitada.

É absolutamente essencial reconhecer uma potencial perfuração abdominal iatrogênica. Caso o paciente refira estar apresentando uma dor abdominal incomumente intensa, uma perfuração deve ser considerada. A reação peritoneal geralmente não é infraclínica; no entanto, um diagnóstico precoce é crítico para a resolução bem-sucedida desta complicação. Zakine *et al.* recentemente avaliaram 19 casos com vísceras perfuradas por lipoaspiração; três desses pacientes morreram entre os dias 2 e 11.

Perfuração da parede abdominal pode também acontecer pelo abdome posterior, caso o paciente tenha uma hérnia lombar. Portanto, dor abdominal incomum deve ser prontamente investigada em pacientes em que uma lipoaspiração lombar tenha sido realizada.

TOXICIDADE DA LIDOCAÍNA

A toxicidade da lidocaína ocorre quando o nível sérico deste agente está acima de 5 µg/mL. Sua dosagem máxima, calculada para o uso no espaço epidural, é de 7 mg/kg de peso corporal. No entanto, a dosagem máxima no subcutâneo foi reavaliada para até 35 mg/kg de peso corporal, quando a técnica superúmida é utilizada. Isto se tornou possível por várias razões. O volume injetado durante a lipoaspiração promove alguma compressão na parede dos vasos, diminuindo, portanto, sua absorção. A absorção da lidocaína é baixa no tecido subcutâneo. Esta droga é diluída em uma grande quantidade de fluido, o que também reduz sua absorção; antes que toda a quantidade de lidocaína injetada esteja presente no plasma, parte dela já foi eliminada. Além disso, parte da lidocaína (aproximadamente 30%) é aspirada pela cânula de lipoaspiração. Um fato relevante é que a lidocaína, quando injetada no tecido subcutâneo, tem um pico sérico de 6 a 8 horas após a injeção.

Outro fato é que quando um anestésico local é utilizado, a lipoplastia pode ser realizada como um procedimento ambulatorial, e os pacientes recebem alta no final da cirurgia. Entretanto, o pico sérico do anestésico pode ocorrer, quando o paciente já deixou o hospital ou a clínica. Altos níveis séricos de lidocaína podem levar a convulsões, coma e parada cardíaca. Alguns cirurgiões usam lidocaína em pacientes sob anestesia geral para controle da dor pós-operatória. Estudos controversos não mostraram a superioridade desta técnica. O efeito da lidocaína é curto, e outras drogas com ação mais longa devem ser estudadas para o controle da dor pós-operatória.

É importante enfatizar que a dose total de lidocaína injetada no tecido subcutâneo tem uma relação direta com o nível sérico de lidocaína, o que faz a intoxicação mais previsível. Não é aconselhável dar alta ao paciente antes de 18 horas do término da cirurgia quando uma alta dose de lidocaína tiver sido utilizada para lipoaspiração.

Os sintomas iniciais da intoxicação pela lidocaína são uma diminuição na sensibilidade da língua e distúrbios na visão e sensação do olfato. Entretanto, quando o paciente está sob sedação, estes sintomas não podem ser reconhecidos. Conforme a intoxicação progride, fasciculações musculares, confusão, tontura, vômitos, tremores, perda da consciência, convulsões, coma, dispneia, parada respiratória, bradicardia, hipotensão, arritmia e parada cardíaca podem ocorrer.

Os sintomas que afetam o sistema nervoso central são tontura, tinido, visão borrada, vômito, sensação de calor ou frio, torpor, espasmos, tremores, convulsões, perda da consciência e coma.

Sintomas cardiovasculares incluem bradicardia, hipotensão, arritmia, colapso cardiovascular e parada cardíaca. Os sintomas de níveis tóxicos de lidocaína afetando o sistema respiratório incluem hiperventilação, dispneia, hipóxia e apneia severa levando à acidose.

EMBOLIA GORDUROSA

Embora a lipoaspiração seja uma cirurgia em que ocorra uma quantidade massiva de manipulação e deslocamento de gordura, aparentemente procedimentos ortopédicos envolvendo ossos longos têm uma frequência maior de embolia gordurosa como complicação. É possível que alguma embolia gordurosa clínica ocorra muito frequentemente na lipoaspiração. Kenkel *et al.*, em 2004, realizaram lipoaspiração em seis porcos e verificaram que todos eles apresentaram pequena embolia gordurosa pulmonar sem sinais clínicos. Aparentemente, a presença de embolia gordurosa não é a única causa da síndrome da embolia gordurosa; existe uma reação metabólica em cadeia que leva aos sintomas. O uso de esteroides endovenosos pode prevenir o desenvolvimento da reação metabólica em cadeia. É difícil evitar esta complicação, e o anestesista deve estar preparado para tratá-la.

FASCEÍTE NECROSANTE

Uma infecção localizada não coloca em risco a vida do paciente. Retração e perda de tecido adiposo podem ocorrer após esta complicação. Por outro lado, fasceíte necrosante é uma complicação que ameaça a vida e precisa ser reconhecida e tratada rapidamente. Fasceíte necrosante é uma infecção rapidamente progressiva dos tecidos moles. Ela é mais frequentemente causada pelo *Streptococcus pyogenes*. Pode também ser causada por uma infecção sinergística por bactérias anaeróbicas e anaeróbicas facultativas. Esta é uma complicação devastadora com uma taxa de mortalidade de até 50%. A infecção pode ocorrer por invasão bacteriana através de qualquer tipo de ferida e até mesmo pela pele intacta. O diagnóstico é clínico, e os pacientes se apresentam com dor intensa e com lesões de pele não específicas e insidiosas, associadas à falência de múltiplos órgãos. Estes pacientes devem ficar sob cuidados intensivos. O cirurgião deve remover, de forma bastante agressiva, todas as áreas de necrose. Como consequência, uma aparência extensivamente inestética vai ocorrer. Antibióticos devem ser introduzidos precocemente, visando a restringir o agente que produz a toxina.

HEMORRAGIA

Após a introdução da técnica superúmida nos casos de lipoaspiração de grande volume, houve uma redução da hemorragia como complicação. Com o uso da técnica seca, que não costuma ser utilizada atualmente, é possível remover até dois litros durante a aspiração. A transfusão pode ser necessária quando esse limite não é respeitado.

A lipoaspiração assistida à ultrassom é uma técnica alternativa que pode ser utilizada para a redução de gordura. Aqueles que defendem o uso dessa técnica dizem que há menor perda sanguínea; entretanto, existem controvérsias na literatura. Alguns estudos mostraram que existem uma diminuição de 10% na perda sanguínea; outros não mostraram diferença. Aparentemente, essa técnica produz uma maior incidência de seroma. Ela é mais bem indicada para remoção de gordura, quando existe tecido conectivo mais denso, como na região lombar e na mama masculina. Também é uma técnica associada à melhor retração cutânea.

Casos Especiais

A lipoaspiração pode ser feita como parte de um procedimento de correção da ginecomastia; entretanto, o tecido aspirado deve ser enviado para exame anatomopatológico.

Durante procedimentos de redução de mama, alguns cirurgiões plásticos fazem a lipoaspiração. Esta técnica tem sido largamente utilizada em alguns países da Europa. A lipoaspiração da mama pode trazer melhores resultados, mas, se o paciente tiver um tumor não diagnosticado (geralmente menor do que 0,5 cm), células podem ser disseminadas pela cânula por todo o tecido mamário.

Os pacientes frequentemente se queixam de um excesso de gordura na região sacral. Porém, como as pessoas têm vivido mais tempo e, eventualmente, serão acometidas por doenças degenerativas, os cirurgiões devem estar atentos ao fato de que a gordura sacral possui uma função especial na prevenção de úlceras por pressão em indivíduos com mobilidade limitada, por isso, essa região deve ser tratada de forma conservadora, e o cirurgião deve manter alguma gordura nesse local. Os pacientes podem ficar acamados e precisar de cuidados em longo prazo no futuro, tendo um risco aumentado de desenvolver uma úlcera por pressão sacral. A lipoaspiração do tornozelo deve ser realizada cuidadosamente, pois existe uma maior probabilidade de ocorrência de edema e infecção por causa da vascularização terminal nessa área.

Os cirurgiões devem também ser bastante conservadores na realização da lipoaspiração do abdome e da face medial das coxas em razão da flacidez de pele nessas áreas. Deve-se tomar cuidado para que a gordura abdominal não seja excessivamente removida em mulheres que já engravidaram. Nestes casos, serão formadas dobras de pele, e procedimentos secundários serão necessários para a remoção dessas deformidades.

Resultados

Pacientes com depósito de gordura localizada (mas que não são obesos) terão excelentes resultados em longo prazo com a lipoaspiração, com uma melhora significativa no contorno corporal. É importante enfatizar aos pacientes que a lipoaspiração não é uma alternativa de baixo esforço à dieta e exercícios físicos. Por isso, os pacientes devem controlar seu peso para garantir os melhores resultados cirúrgicos.

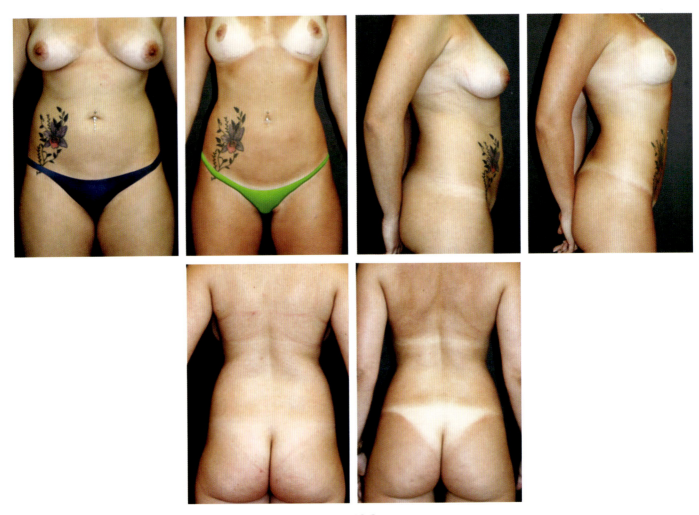

Fig. 12-2

Esta mulher de 29 anos se queixava de excesso de gordura no abdome, flancos, região lombar e nas faces lateral e medial das coxas. Ela ainda se queixava de ptose mamária. Ela é vista 6 meses após a remoção de 2.100 mL de gordura utilizando-se a técnica superúmida. A ptose mamária foi corrigida por uma mastopexia com retalhos cruzados parenquimatosos. Observe a melhora geral em seu contorno corporal, incluindo uma circunferência abdominal reduzida, um abdome anterior plano e melhor definição da cintura. Foi também removida a gordura da região lombar.

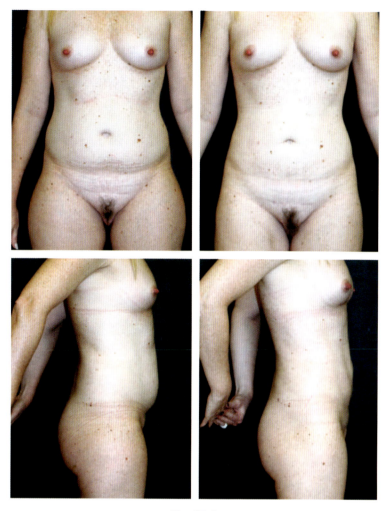

Fig. 12-3

Esta mulher de 31 anos (após duas gestações) apresentava depósitos de gordura no abdome anterior, flancos, regiões lombar e lateral das coxas. Ela é vista 1 ano após a remoção de 3.200 mL de gordura, utilizando-se a técnica superúmida. Observe a melhora da distância anteroposterior, bem como da curvatura lombar, além de melhor definição dos glúteos.

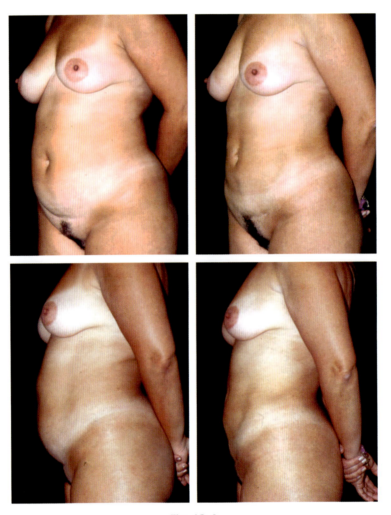

Fig. 12-4

Esta mulher nulípara de 54 anos apresentava excesso de gordura no abdome anterior e flancos. Ela é vista 1 ano após a remoção de 3.500 mL de gordura, utilizando-se a técnica superúmida. Observe a definição muito suave da linha de cintura, uma melhora significativa do perfil abdominal e boa retração da pele.

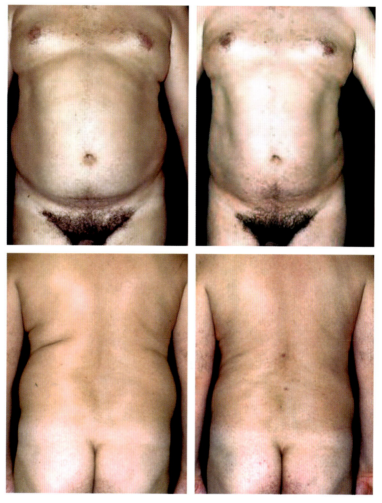

Fig. 12-5

Este homem de 52 anos apresentava excesso de gordura intra-abdominal e nos flancos. Observe a escoliose do paciente e a marcante assimetria dos depósitos de gordura. O paciente compreendeu as limitações da técnica de lipoaspiração. Ele é visto 10 meses depois da remoção de 4.500 mL de gordura, utilizando-se a técnica superúmida. A lipoaspiração foi também realizada na região torácica. Houve uma melhora geral em seu contorno abdominal e região lombar.

Limites

O volume máximo de gordura a ser aspirado ainda não foi determinado. O risco do procedimento aumenta quando um grande volume de gordura é aspirado. O limite de segurança da lipoaspiração foi de, aproximadamente, 2.000 mL, quando técnica seca é utilizada. Porém, depois que a técnica tumescente foi descrita por Klein, em 1987, os cirurgiões começaram a remover maiores volumes de gordura.

Durante a década de 1990, houve um aumento no número de fatalidades após esses procedimentos, se comparado à década anterior. Essas casualidades não ocorreram por hemorragia, mas foram secundárias a outros fatores que foram discutidos anteriormente neste capítulo. A American Society of Plastic Reconstructive Surgery (ASPRS) sugere que, quando a técnica superúmida é utilizada, a remoção de até 5 L de gordura é considerada dentro dos limites de segurança. A remoção de maiores volumes deve ser realizada por uma equipe bem treinada e especializada em lipoaspirações de grandes volumes, com técnica meticulosa e monitorização cuidadosa dos pacientes. O Brasil é um dos únicos países que possui uma resolução, através de seu Conselho Federal de Medicina, que limita o volume máximo de tecido adiposo a ser aspirado a 7% do peso corporal do paciente. Outro limite que deve ser respeitado é não estender o procedimento a mais de 40% da superfície corporal do paciente.

Um outro problema importante é como mensurar o volume aspirado. Alguns cirurgiões permitem que o aspirado descanse em um reservatório por 30 minutos e medem o volume de gordura sobrenadante. No entanto, foi determinado que o volume de lóbulos adiposos infiltrados é, aproximadamente, 3 vezes maior do que a gordura não infiltrada, pois existe fluido aprisionado dentro dos lóbulos de gordura, especialmente quando a técnica tumescente foi utilizada. Este fato pode levar cirurgiões mais jovens e com menos experiência a remover um maior volume de gordura durante a lipoaspiração.

Conclusão

A lipoaspiração é uma técnica muito boa, com excelentes resultados e relativamente poucas complicações; no entanto, o cirurgião deve-se manter atento às potenciais complicações. Quando um paciente tem uma complicação como as descritas nesse capítulo, é uma tragédia tanto para o paciente quanto para o cirurgião. Procedimentos mais extensos estão associados a complicações mais severas, principalmente, eventos tromboembólicos e intoxicação pela lidocaína. A maioria dessas complicações pode ser prevenida. Os cirurgiões plásticos devem sempre ter em mente que essas complicações podem ocorrer e eles devem ser capazes de reconhecê-las. A lipoaspiração de grande volume envolve muitos fatores desfavoráveis, que são difíceis de se quantificar. Os pacientes submetidos ao procedimento de lipoplastia de grande volume devem ser mantidos por, pelo menos, 18 horas sob observação médica.

> ### *Decisões Críticas e Nuances Cirúrgicas*
>
> - Devem ser selecionados para a lipoaspiração pacientes com boa qualidade e retração de pele.
> - O cirurgião deve avaliar se a técnica vai de encontro às expectativas do paciente.
> - Para uma lipoaspiração superficial, devem-se utilizar cânulas de 2 mm e, para uma lipoaspiração profunda, de 3 mm.
> - A lipoaspiração superficial deve ser realizada com uma seringa para que o cirurgião tenha melhor controle do procedimento.
> - De preferência, a lipoaspiração deve ser realizada em um hospital.
> - Nos casos em que mais de 5 L de lipoaspirado sejam removidos com uso da técnica superúmida, a equipe, incluindo o anestesista, deve ser especializada em lipoaspiração de grande volume.

LEITURAS SELECIONADAS

Anwar UM, Ahmad M, Sharpe DT. Necrotizing fasciitis after liposculpture. Aesthetic Plast Surg 28:426, 2004.

Badin AZD, Teixeira V. Laserlipólise. In Badin AZ, Ferreira LM, eds. Videoendoscopia no Contorno Corporal e Procedimentos Complementares. Rio de Janeiro: Revinter, 2007.

Barcellos J. Enxerto de gordura. In Mélega JM, Zanini SA, Psillakis JM, eds. Cirurgia Plástica Reparadora e Estética. São Paulo: Ed Medsi, 1992.

Beran SJ. Contorno corporal. In Weinzweig J, ed. Segredos em Cirurgia Plástica. São Paulo: Artmed, 2001.

Bruner JG, de Jong RH. Lipoplasty claims experience of U.S. insurance companies. Plast Reconstr Surg 107:1285; discussion 1292, 2001.

Bruno G, Amadei F, Abbiati G. Liposculpture with ultrasound: biomedical considerations. Aesthetic Plast Surg 22:401, 1998.

Coleman SR. Hand rejuvenation with structural fat grafting. Plast Reconstr Surg 110:1731, 2002.

Coleman SR. Long-term survival of fat transplants: controlled demonstrations. Aesthetic Plast Surg 19:421, 1995.

Erazo PJ, de Carvalho ACO. "Lipolifting" de braço com tratamento da fáscia superficial ("lift" fascial). In Badin AZ, Ferreira LM, eds. Videoendoscopia no Contorno Corporal e Procedimentos Complementares. Rio de Janeiro: Revinter, 2007.

Feinendegen DL, Baumgartner RW, Vuadens P, et al. Autologous fat injection for soft tissue augmentation in the face: a safe procedure? Aesthetic Plast Surg 22:163, 1998.

Fournier PF. Fat grafting: my technique. Dermatol Surg 26:1117, 2000.

Fournier PF. Reduction syringe liposculpturing. Dermatol Clin 8:539, 1990.

Gonzáles Alana I, Marin de la Cruz D, Palao Doménech R, et al. Necrotizing fasciitis after liposuction. Acta Chir Plast 49:99, 2007.

Grazer FM, de Jong RH. Fatal outcomes from liposuction: census survey of cosmetic surgeons. Plast Reconstr Surg 105:436, 2000.

Grippaudo FR, Matarese RM, Macone A, et al. Effects of traditional and ultrasonic liposuction on adipose tissue: a biochemical approach. Plast Reconstr Surg 106:197, 2000.

Har-Shai Y, Lindenbaum E, Ben-Itzhak O, et al. Large liponecrotic pseudocyst formation following cheek augmentation by fat injection. Aesthetic Plast Surg 20:417, 1996.

Heitmann C, Czermak C, Germann G. Rapidly fatal necrotizing fasciitis after aesthetic liposuction. Aesthetic Plast Surg 24:344, 2000.

Illouz YG. Body contouring by lipolisis: a 5-year experience with over 3,000 cases. Plast Reconstr Surg 72:591, 1983.

Illouz YG. Estudo do adipócito nas lipodistrofias. In Avelar JM, Illouz YG, eds. Lipoaspiração. São Paulo: Ed Hipócrates, 1986.

Illouz YG. Reutilização do tecido adiposo lipoaspirado. In Avelar JM, Illouz YG, eds. Lipoaspiração. São Paulo: Ed Hipócrates, 1986.

Illouz YG. Utilização da gordura aspirada. In Badin AZ, Ferreira LM, eds. Videoendoscopia no Contorno Corporal e Procedimentos Complementares. Rio de Janeiro: Revinter, 2007.

ISAPS International Survey on Aesthetic/Cosmetic Procedures Performed in 2014. Available at http://www.isaps.org.

Ishizuka MMA. Lipoaspiração e enxerto de gordura. In Ferreira LM, ed. Manual de Cirurgia Plástica. São Paulo: Ed Atheneu, 2000.

Kenkel JM, Brown SA, Love EJ, et al. Hemodynamics, electrolytes, and organ histology of larger-volume liposuction in a porcine model. Plast Reconstr Surg 113:1391, 2004.

Klein JA. Tumescent technique. Am J Cosmet Surg 4:263, 1987.

Mottura AA. Facelift postoperative recovery. Aesthetic Plast Surg 26:172, 2002.

Nahas FX. Is the measurement of the fat volume removed in liposuction realistic? Plast Reconstr Surg 108:1834, 2001.

Palma PC, Riccetto CL, Herrmann V, et al. Repeated lipoinjections for stress urinary incontinence. J Endourol 11:67, 1997.

Panfilov DE. Augmentative phalloplasty. Aesthetic Plast Surg 30:183, 2006.

Pereira LH, Radwanski HN. Fat grafting of the buttocks and lower limbs. Aesthetic Plast Surg 20:409, 1996.

Perry AW, Petti C, Rankin M. Lidocaine is not necessary in liposuction. Plast Reconstr Surg 104:1900; discussion 1903, 1999.

Pitman GH. Liposuction and body contouring. In Aston SJ, Beasley RW, Thorne CHM. Grabb and Smith's Plastic Surgery, ed 5. Philadelphia: Lippincott-Raven, 1997.

Rubin A, Hoefflin SM, Rubin M. Treatment of postoperative bruising and edema with external ultrasound and manual lymphatic drainage. Plast Reconstr Surg 109:1469, 2002.

Saldanha OR, De Souza Pinto EB, Mattos WN Jr, et al. Lipoabdominoplasty with selective and safe undermining. Aesthetic Plast Surg 27:322, 2003.

Sato K, Umeno H, Nakashima T. Histological investigation of liposuctioned fat for injection laryngoplasty. Am J Otolaryngol 26:219, 2005.

Shridharani SM, Broyles JM, Matarasso A. Liposuction devices: technology update. Med Devices (Auckl) 7:241, 2014.

Smith KA, Levine RH. Influence of suction-assisted lipectomy on coagulation. Aesthetic Plast Surg 16:299 1992.

Toledo LS. Syringe liposculpture: a two-year experience. Aesthetic Plast Surg 15:321, 1991.

Toledo LS, Mauad R. Complications of body sculpture: prevention and treatment. Clin Plast Surg 33:1, 2006.

Toledo LS, Mauad R. Fat injection: a 20-year revision. Clin Plast Surg 33:47, 2006.

Zakine G, Baruch J, Dardour JC, et al. Perforation of viscera, a dramatic complication of liposuction: a review of 19 cases evaluated by experts in France between 2000 and 2012. Plast Reconstr Surg 135:743, 2015.

Zocchi M. Ultrasonic liposculpturing. Aesthetic Plast Surg 16:287, 1992.

Capítulo 13

Lipoaspiração do Tronco e das Coxas

Luiz Haroldo Pereira ▪ *Beatriz Nicaretta*
Aris Sterodimas

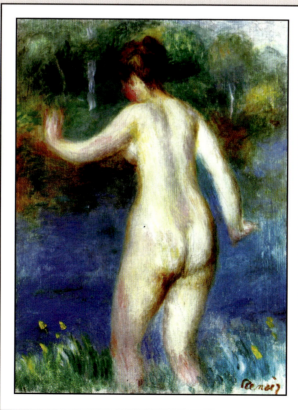

Pierre-Auguste Renoir: Naked woman entering the water

Durante a década de 1970, muitos autores começaram a procurar um tratamento ideal para pequenas lipodistrofias para uma melhora do contorno corporal. Fournier, Fischer, Kesselring, Meyer e outros descreveram o que pode hoje ser chamado de "a inspiração" para a técnica da lipoaspiração moderna. Embora a lipoaspiração tenha muitos predecessores, a técnica foi divulgada mundialmente pelo cirurgião francês Yves-Gérard Illouz, que criou uma forma de remover pequenas quantidades de gordura localizada por uma pequena incisão. Em junho de 1977, Illouz tratou um lipoma utilizando uma cânula romba conectada a um dispositivo de vácuo para remover a gordura subcutânea. Pouco tempo depois, ele desenvolveu a primeira versão de uma técnica "úmida", o que permitiu aos cirurgiões um meio de mínima perda sanguínea e preservação dos feixes neurovasculares. Illouz disseminou incansavelmente esta nova técnica a médicos de diferentes especialidades em todo o mundo. Sua técnica de lipoaspiração com cânula romba se tornou o método de lipoaspiração mais aceito entre os cirurgiões plásticos.

Atualmente a lipoaspiração se tornou um dos procedimentos de cirurgia plástica mais frequentemente realizado no mundo. De acordo com a pesquisa anual da American Society for Aesthetic Plastic Surgery (ASAPS), em 2015, foram realizadas 342.494 cirurgias de lipoaspiração nos Estados Unidos, e muitas outras cirurgias foram realizadas por médicos sem título de especialista em cirurgia plástica.

Os procedimentos de lipoaspiração são classificados como o número 1 da cirurgia plástica, seguido pelo aumento das mamas. Os procedimentos de aumento dos glúteos tiveram um aumento de 92% em 2015. A lipoaspiração requer um planejamento cuidadoso e um olhar artístico para se alcançar um resultado pós-operatório esteticamente agradável. A cuidadosa seleção dos pacientes, técnica cirúrgica apropriada e um diligente cuidado perioperatório do paciente ajudam a prevenir irregularidades de contorno. As expectativas do paciente devem ser fundamentadas em uma avaliação pré-operatória realista da idade, elasticidade da pele, volume de gordura a ser removido e a área da lipoaspiração. Uma escultura corporal verdadeira requer uma compreensão artística tridimensional da anatomia e das camadas adiposas cirúrgicas da região central do tronco. Isto é essencial para prevenção de sequelas da lipoplastia assistida à sucção. Os melhores resultados são obtidos pelo tratamento de moderados depósitos de gordura localizada em um paciente com o peso normal em que o contorno corporal não tenha sido manejado de forma bem-sucedida com dieta e exercício físico. Médicos que realizam a cirurgia de lipoaspiração devem ter um treinamento adequado e experiência nesse campo. Neste capítulo vamos compartilhar nossa experiência com a lipoaspiração, suas armadilhas, os objetivos a serem atingidos e os métodos para realização do procedimento de forma segura.

Anatomia Cirúrgica

Para a determinação do plano cirúrgico apropriado para um paciente que busca uma cirurgia do contorno corporal, o cirurgião deve considerar cuidadosamente as características anatômicas da área a ser tratada.

A gordura é depositada na camada subcutânea em quase todas as áreas do corpo. As células de gordura podem não estar distribuídas uniformemente, fazendo com que algumas áreas sejam mais proeminentes do que o ideal. Os padrões de distribuição de gordura diferem entre as raças, idades e sexos. O número real de células de gordura permanece estável durante a vida adulta. As células se tornam maiores com o ganho de peso e menores com o emagrecimento. Em geral, as mulheres têm proporcionalmente uma maior porcentagem de gordura corporal do que os homens. As mulheres tipicamente têm um número desproporcional de células de gordura no quadril e na região superior das coxas, enquanto os homens tendem a apresentar uma distribuição mais uniforme das células de gordura no tronco. Com o envelhecimento, ocorre um acúmulo progressivo de gordura intra-abdominal. Essa gordura intra-abdominal não é tratada pela lipoaspiração e, portanto, precisa ser cuidadosamente diferenciada da gordura subcutânea quando se avalia um paciente para cirurgia. A anatomia da parede abdominal compreende múltiplas camadas: pele, tecido subcutâneo incluindo camada gordurosa e a fáscia de Scarpa, músculos e sua fáscia de revestimento profunda, fáscia *transversalis* e peritônio do exterior para o interior.

O objetivo primário da lipoaspiração é a camada subcutânea em que a cânula é inserida. Existe tecido adiposo na camada subcutânea da parede abdominal, juntamente com artérias perfurantes, veias, linfáticos e ramos nervosos. Pequenos ramos vasculares originam-se dos vasos torácicos, lombares, intercostais, ilíacas interna e externa, femoral comum e epigástricos superior ou inferior. As estruturas vasculares superficiais nos tecidos subcutâneos suprem os tecidos superficiais à aponeurose do oblíquo externo e da bainha anterior do reto. As estruturas vasculares profundas nas camadas músculo-fasciais suprem os músculos e os tecidos abaixo destas camadas.

O termo *agregado lateral da coxa* descreve uma área combinada de gordura subcutânea que consiste na área trocantérica lateral, glúteo inferolateral e a prega em forma de banana da coxa proximal posterior. Imediatamente abaixo da bolsa de gordura subcutânea da coxa lateral está o tensor da fáscia lata e, mais posteriormente, os músculos das nádegas e das coxas. O nervo ciático, localizado aproximadamente 2 cm profundamente à superfície do músculo glúteo, está fora do campo cirúrgico, mesmo durante uma lipoaspiração das nádegas inferolaterais ou da coxa posterior.

A compreensão de onde e porque mais volume são necessários para recriar a projeção glútea vem da familiaridade com a anatomia das regiões glútea e do quadril. A fáscia glútea superficial e a fáscia glútea profunda se fundem, tornam-se firmemente aderentes e formam o sulco infraglúteo, que é importante característica de uma região glútea esteticamente agradável. A lipoaspiração na área do sulco infraglúteo para a correção de uma "banana roll" (uma bolsa de gordura abaixo do sulco glúteo) deve ser evitada.

A fáscia glútea profunda é importante como um ponto de fixação em muitos tipos de procedimentos glúteos e serve como uma forte fáscia de retenção no aumento subfascial com implantes.

Várias perfurantes das artérias glúteas superior e inferior suprem a região glútea. Antes de entrar no músculo glúteo máximo para suprir perfurantes para a porção superior deste músculo e a pele sobrejacente, a artéria glútea superior passa superiormente ao músculo piriforme. A artéria glútea inferior passa inferiormente ao músculo piriforme e supre a metade inferior do músculo glúteo máximo e as estruturas sobrejacentes. Todas as perfurantes da artéria glútea inferior passam pelo glúteo máximo, assim como metade das perfurantes da artéria glútea superior; a outra metade passa pelo músculo glúteo médio. A sensibilidade para a região glútea e para a lateral do tronco vem de várias fontes: o ramo dorsal de S3 e S4, os ramos cutâneos do nervo ílio-hipogástrico surgindo da raiz L1 e os nervos clúnios superiores que se originam das raízes L1, L2 e L3 e depois passam sobre a crista ilíaca.

Zonas Anatômicas de Perigo

- Pacientes que possuem gordura intra-abdominal significativa podem ter uma aparência alargada e quadrada, caso apenas a abdominoplastia seja realizada. O mesmo procedimento em um paciente sem gordura intra-abdominal significativa pode definir melhor a cintura e melhorar o contorno glúteo.
- A estética da região glútea pode ser muito aperfeiçoada por lipoaspiração judiciosa do abdome; das faces anterior, lateral e medial das coxas; dos flancos e da região lombossacra.
- Lipoaspiração muito agressiva das mamas, nádegas, prega infraglútea e quadril frequentemente produzem resultados estéticos subótimos e podem levar à necessidade de uma intervenção secundária para reparo.
- Incisões mal posicionadas na área a ser lipoaspirada podem prejudicar a estética regional.
- Familiaridade com a área a ser tratada é crucial; por exemplo, lipoaspiração no tórax para uma redução de mamas pode acidentalmente causar uma perfuração da parede torácica e levar a um pneumotórax.
- Na região abdominal, uma lipoaspiração realizada por um cirurgião com treinamento inadequado ou por outro operador pode acidentalmente levar a uma perfuração de vísceras ocas abdominais.
- Aumento na pressão do compartimento, com diminuição da perfusão para a área onde se realizou um enxerto autólogo de gordura, pode ser causado por um grande volume de enxerto de gordura dentro deste compartimento.
- Lesão dos vasos com sangramento e formação de hematoma, ou efeito de massa por um enxerto de gordura de grande volume, podem, teoricamente, aumentar a pressão do compartimento acima do limite de segurança. Embora ainda em discussão na literatura, uma pressão do compartimento acima de 30 mm Hg pode causar necrose do músculo em apenas 4 a 6 horas e degeneração Walleriana dos nervos em 8 horas.

Considerações Fisiológicas

Embora uma lipoaspiração de pequeno volume possa não estar associada a alterações hemodinâmicas importantes, uma lipoaspiração de grande volume (definida como remoção de mais do que 4 litros de gordura e fluidos) resulta em alterações hemodinâmicas. Um aumento no índice cardíaco, frequência cardíaca, pressão média na artéria pulmonar, índice de volume sistólico e índice de trabalho sistólico do ventrículo direito, juntamente com uma diminuição na pressão arterial média e índice vascular sistêmico, foram observados durante uma lipoaspiração de grande volume. Existe ainda um aumento no risco de hipotermia em pacientes sendo submetidos a uma lipoaspiração de grande volume. A exposição de grandes áreas de superfície corporal, a infusão de grandes volumes de soluções frias, a longa duração do procedimento, a anestesia geral, a perda de calor durante a ventilação mecânica, a temperatura ambiente e os fluidos endovenosos contribuem para a hipotermia nesses pacientes. Complicações, como arritmias cardíacas, coagulopatias, oligúria e desequilíbrio eletrolítico, são agravadas pela hipotermia. Tanto as alterações hemodinâmicas como as termorregulatórias podem persistir por mais de 24 horas depois do início da cirurgia. O volume recomendado de gordura removida é proporcional ao peso do paciente; ele geralmente não deve exceder 4.500 mL em uma única sessão operatória.

Indicações e Contraindicações

A lipoaspiração não é um meio para produzir emagrecimento, mas sim para melhorar o contorno corporal. Pacientes no, ou perto do, peso corporal ideal com áreas localizadas de tecido adiposo são candidatos muito melhores do que indivíduos obesos. Os candidatos devem ser cuidadosamente avaliados quanto às suas expectativas e os resultados reais que podem ser alcançados através da lipoaspiração. A adesão às indicações apropriadas e um planejamento cuidadoso do procedimento são tão importantes quanto o procedimento cirúrgico propriamente dito. Pacientes que claramente apresentam um transtorno psiquiátrico, como transtorno dismórfico corporal, devem ser encaminhados para uma avaliação psiquiátrica. Porém, existem casos sutis em que o paciente se apresenta com baixa autoestima, um tipo de ansiedade *borderline* e expectativas irreais. Nesses casos, às vezes é melhor se negar a operar.

O paciente ideal para a lipoaspiração tem uma pequena quantidade de tecido adiposo a ser aspirado para a melhora do seu contorno corporal, não tem flacidez de pele e é dedicado a um estilo de vida saudável, incluindo exercícios físicos diários e uma dieta saudável. Um bom candidato à lipoaspiração deve ter um BMI entre 25 e 29,9. É responsabilidade do cirurgião discutir todas as preocupações, riscos, objetivos e expectativas do procedimento com o paciente e garantir que ele entendeu e aceita esses fatores para assim evitar falsas expectativas e futuras frustrações.

Para os pacientes que pedem lipoaspiração do tronco e das coxas, devemos também considerar todas estas áreas: as mamas, abdomes superior e inferior, regiões superior e inferior das costas, flancos, púbis e zona em V sacral. Nas coxas as áreas mais frequentemente operadas são as faces lateral e medial das coxas, a medial do joelho e as "banana rolls". Deve-se dar uma atenção especial às "bananas rolls": o cirurgião precisa diagnosticar corretamente se existe um excesso real de gordura nesta região ou se existe uma ptose glútea que parece ser um excesso de gordura. A falha no diagnóstico pode levar à ptose glútea e à insatisfação do paciente com o resultado. Quando existe ptose sem excesso de gordura, nós geralmente realizamos injeções de gordura logo abaixo do sulco glúteo inferior para criar um melhor suporte para o glúteo.

Avaliação do Paciente

A avaliação pré-operatória do paciente inclui uma história e exame físico completos. Os pacientes devem estar na classe I ou II da American Society of Anesthesiologists (ASA). Pacientes com problemas de saúde não controlados não são candidatos à lipoaspiração do tronco e das coxas. A lipoaspiração é contraindicada em pacientes com doença cardiovascular severa, em pacientes com distúrbios da coagulação severa incluindo trombofilia e durante a gravidez. Uma história médica completa é obtida, com atenção especial a qualquer história de diátese hemorrágica, embolia, tromboflebite, doenças infecciosas, má cicatrização e diabetes melito. Pacientes com história dessas condições precisam receber liberação médica antes de serem submetidos à lipoaspiração. A história ainda inclui cirurgia abdominal prévia, lipoaspiração prévia e problemas decorrentes de procedimentos cirúrgicos no passado. A segurança da técnica da lipoaspiração depende não somente da quantidade de tecido removida, mas também da saúde geral do paciente. O ideal é que o paciente esteja o mais em forma possível antes do procedimento e esteja sem fumar por vários meses. Caso haja qualquer preocupação com a saúde do paciente, ele deve ser encaminhado para o anestesista ou para o clínico geral para avaliação.

O uso de qualquer medicação, vitaminas e ervas é documentado, com atenção particular dada aos medicamentos que afetam a coagulação sanguínea, como a aspirina, anti-inflamatórios não esteroides, vitamina E e anticoagulantes. Drogas que interajam com a lidocaína, epinefrina ou com agentes anestésicos ou de sedação devem ser anotadas. Candidatos para uma lipoaspiração devem estar saudáveis física e psicologicamente. O peso deve estar estável ou em redução com dieta e exercício físico. Pacientes que estejam apresentando ganho de peso rápido ou persistente devem iniciar um programa de exercício físico e modificações nutricionais antes de serem aceitos como candidatos cirúrgicos. Exames laboratoriais pré-operatórios incluem um hemograma completo, tempo de protrombina, tempo de tromboplastina parcial ativada, perfil químico sanguíneo, testes de função hepática, teste de gravidez para mulheres em idade fértil e um ECG. Uma ultrassonografia do tórax é útil para determinar a proporção relativa de tecido mamário e gordura nas ginecomastias ou no abdome superior e inferior para excluir patologias, quando uma lipoaspiração abdominal for indicada.

AVALIAÇÃO CLÍNICA DA DEFORMIDADE

Os pacientes devem ter objetivos e expectativas razoáveis. Pacientes perfeccionistas raramente ficam felizes com o resultado cirúrgico, e o cirurgião deve-se recusar a realizar uma lipoaspiração nestes indivíduos. Não se deve oferecer uma cirurgia eletiva estética a pacientes com transtorno dismórfico corporal ou com transtornos alimentares. Se o paciente tiver expectativas razoáveis que estão de acordo com resultados tecnicamente alcançáveis, ele ou ela tendem a ficar muito felizes com o resultado. A chave é abordar irregularidades de contorno da pele preexistentes, assimetrias, flacidez e redundância de pele para ajudar o paciente a entender que tipo de resultado pode ser obtido. Nesses casos, a possibilidade de procedimentos secundários e retoques devem também ser enfatizados. O exame físico minucioso deve incluir uma avaliação detalhada da região a ser tratada, incluindo anotações de hérnias, cicatrizes, assimetrias, celulite e estrias. A qualidade da pele, particularmente sua elasticidade e a presença de estrias e irregularidades devem ser anotadas. O sistema musculofascial abdominal subjacente é avaliado quanto à presença de flacidez, integridade e diástase do reto abdominal. As áreas de depósito de gordura são documentadas.

O paciente deve assinar um termo de consentimento pormenorizado listando detalhes sobre o procedimento e suas possíveis complicações. O termo de consentimento deve expor especificamente as limitações do procedimento e se mais procedimentos serão necessários para alcançar resultados otimizados. É dada oportunidade adequada ao paciente para que ele procure informações por folhetos, apresentações de computador e discussões pessoais.

Planejamento e Preparo Pré-operatórios

O paciente é examinado em pé, sentado e deitado, e uma palpação cuidadosa é realizada. A avaliação da área a ser lipoaspirada permite ao cirurgião decidir se algum procedimento cirúrgico associado é necessário para alcançar um melhor resultado cosmético. Uma documentação fotográfica padronizada é necessária. O cirurgião deve pinçar, sentir, inspecionar, mover e moldar o tecido subcutâneo de uma forma que produza uma melhora no contorno da pele. É imperativo manter em mente as características físicas únicas do paciente e seu tipo de pele enquanto se planeja o procedimento. A pele que tem uma pobre elasticidade não vai se remodelar. O cirurgião vai avaliar todos esses fatores para determinar quanta gordura deve remover, e de quais áreas, para produzir um resultado final aceitável.

Técnica Cirúrgica

ANESTESIA

Administra-se sedação pré-operatória na suíte cirúrgica. A anestesia consiste em um bloqueio peridural e sedação endovenosa.

MARCAÇÕES

Com o paciente em pé, são desenhadas linhas de contorno sobre a gordura a ser retirada e nas áreas que requerem enxerto de gordura. As áreas a ser tratadas agressivamente são claramente marcadas, assim como as áreas que não serão tratadas e também aquelas que serão delicadamente ou levemente tratadas. São utilizadas canetas de marcação de diferentes cores ou apenas uma cor, mas com diferentes tipos de marcação, contanto que isto fique claro para o cirurgião.

POSICIONAMENTO DO PACIENTE

O paciente é colocado em posição prona e, quando a lipoaspiração e o enxerto de gordura já tiverem sido feitos nessas áreas, o paciente é transferido para a posição supina. A cefazolina endovenosa intraoperatória é administrada antes da lipoaspiração e do enxerto de gordura.

TÉCNICA

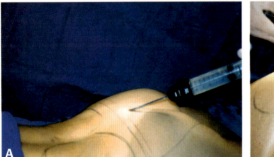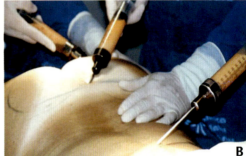

Fig. 13-1, A e B

Após a injeção de solução de infiltração com soro fisiológico contendo epinefrina a 1:500.000 com uma cânula de pequenos orifícios e esperar por 15 minutos para um efeito máximo, uma seringa de 60 mL, conectada a uma cânula romba de 4 mm é inserida por pequenas incisões (menos de 1cm) para acessar a área a ser lipoaspirada. A gordura é aspirada com a utilização do método da seringa. As áreas doadoras incluem o tronco, os flancos, as coxas e joelhos. Cada área a ser aspirada é tratada separadamente.

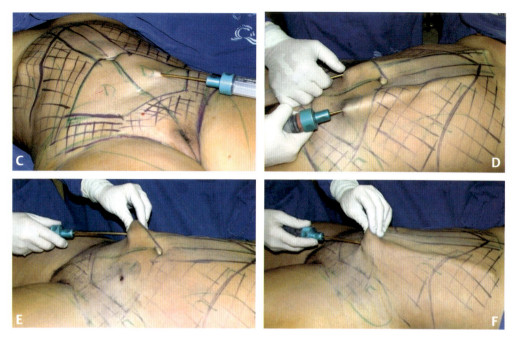

Fig. 13-1, C-F

O paciente é virado para a posição supina, e então realiza-se a lipoaspiração da região abdominal.

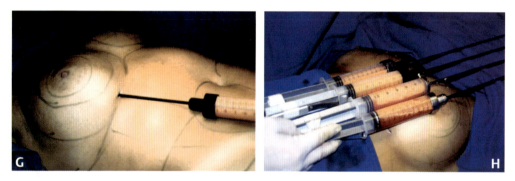

Fig. 13-1, G e H

Caso a lipoaspiração das mamas esteja programada, o tecido adiposo é aspirado da seguinte maneira. Com a seringa segurada verticalmente com a extremidade aberta para baixo, a gordura e o fluido são separados por ação da gravidade. Solução salina isotônica é adicionada à seringa, e a gordura e a solução salina são separadas pela ação da gravidade, e o exsudato é descartado. O procedimento é repetido até que a gordura fique com coloração amarela, livre de sangue e de outros contaminantes. Quando a lipoaspiração está terminada, criam-se acessos para as áreas de enxerto de gordura por incisões de 0,5 cm. Inicialmente cria-se um plano profundo com a cânula de 4 mm; depois, outros planos são criados com a mesma cânula em diferentes trajetórias, sempre a partir do plano profundo para o plano subcutâneo superficial. A gordura é inserida para dentro desses túneis, começando-se pela camada profunda e trabalhando-se para cima para dentro dos compartimentos intermediários de gordura. *A gordura é injetada conforme a cânula é retirada.*

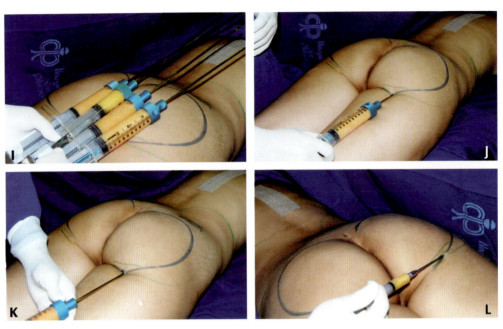

Fig. 13-1, I-L

Com o paciente na posição prona, a gordura é enxertada na região glútea no sulco glúteo inferior. As injeções de enxerto de gordura são realizadas tanto no plano intramuscular quanto no subcutâneo como injeções retrógradas.

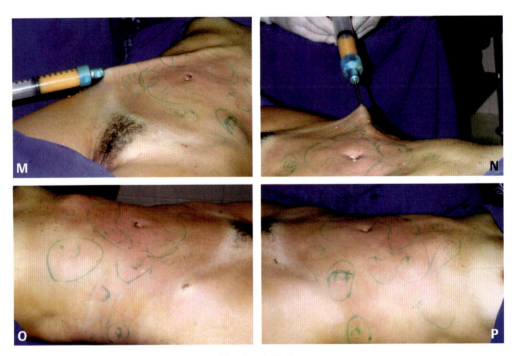

Fig. 13-1, M-P

Com o paciente de volta à posição supina, a gordura é injetada na região abdominal para corrigir qualquer irregularidade de contorno pós-lipoaspiração.

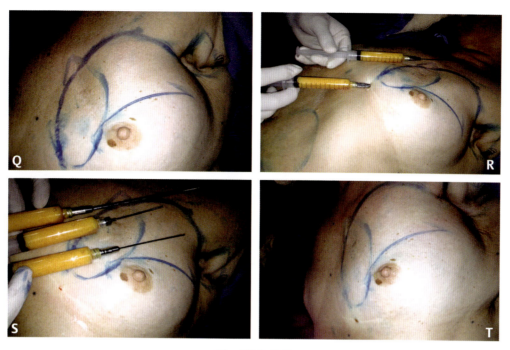

Fig. 13-1, Q-T

A gordura também é enxertada nas mamas, conforme necessário, para suavizar qualquer irregularidade de contorno.

PROCEDIMENTOS COMPLEMENTARES

Em casos de ginecomastia, a lipoaspiração pode ser associada à excisão da glândula, caso necessário. Em pacientes do sexo feminino, redução das mamas assistida pela lipoaspiração pode ser empregada, quando a paciente tem ptose mínima. A retração elástica da pele após a lipoaspiração da mama feminina pode melhorar em algum grau a ptose mamária. Para ptose mamária moderada à severa, técnicas de mastopexia precisam ser aplicadas. Na cirurgia do contorno abdominal, pode-se desenvolver um aumento da flacidez da pele após a lipoaspiração; isto pode ser tratado com o uso de procedimentos complementares, como a abdominoplastia e plicatura da bainha do reto abdominal. Enxerto de gordura para a mama feminina pode ser oferecido a pacientes com hipomastia quando uma lipoaspiração está programada. Modelamento e aumento dos glúteos por enxerto autólogo de gordura podem ser oferecidos como um procedimento complementar para pacientes que se submetem à lipoaspiração.

Cuidados Pós-Operatórios

Uma malha de compressão é usada nas áreas que foram submetidas à lipoaspiração. Este curativo é aplicado à área lipoaspirada imediatamente após o procedimento, evitando-se qualquer pressão na região glútea.

O paciente permanece hospitalizado por 24 horas. Analgésicos e anti-inflamatórios são prescritos para os próximos 7 dias de pós-operatório. O paciente é instruído a dormir na posição prona nas primeiras duas semanas e é permitido retornar a atividades físicas leves após a terceira semana de pós-operatório.

Uma malha feminina sem zíper é colocada no segundo dia de pós-operatório e é usada por 1 mês. Curativos compressivos e cintas pós-operatórias são usados por aproximadamente 4 semanas.

Resultados e Desfechos

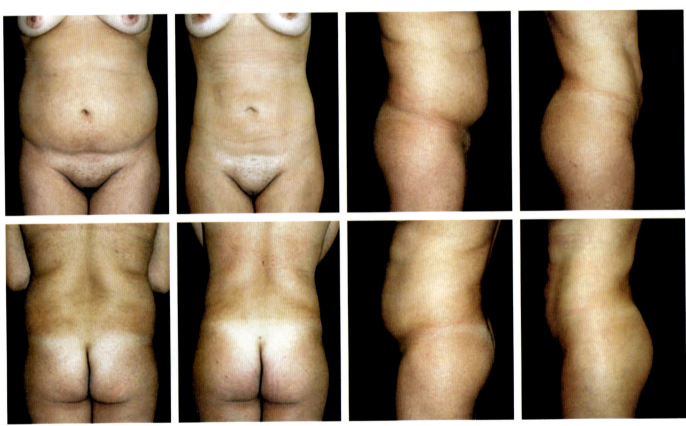

Fig. 13-2

Esta mulher de 34 anos se queixava por não ter "nádegas suficientes", o que a deixava "pouco atraente". Um total de 2.600 mL de gordura foi lipoaspirado das costas, flancos e abdome, e um enxerto autólogo de gordura foi realizado nos glúteos. O total de transferência de gordura para os glúteos foi de 310 mL. Ela é vista no pré-operatório e 3 anos após o procedimento.

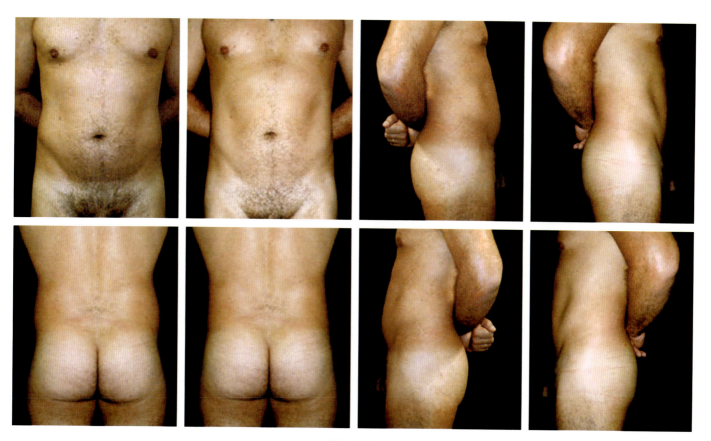

Fig. 13-3

Este homem de 38 anos solicitou uma lipoaspiração e um aumento moderado das nádegas. Lipoaspiração das costas, flancos e abdome como parte do procedimento de modelamento composto do corpo foi realizada, com um total de 950 mL de gordura sendo lipoaspirado. Enxerto autólogo de gordura nos glúteos foi também realizado. O total de transferência de gordura para os glúteos foi de 200 mL. Ele é visto no pré-operatório e 4 anos após o procedimento.

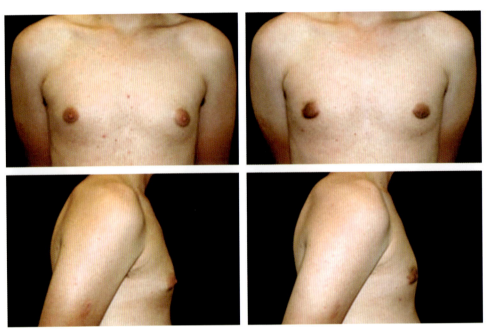

Fig. 13-4

Este homem de 29 anos estava incomodado com sua ginecomastia. Foi realizada uma lipoaspiração do tórax. Ele é visto no pré-operatório e 2 anos após o procedimento.

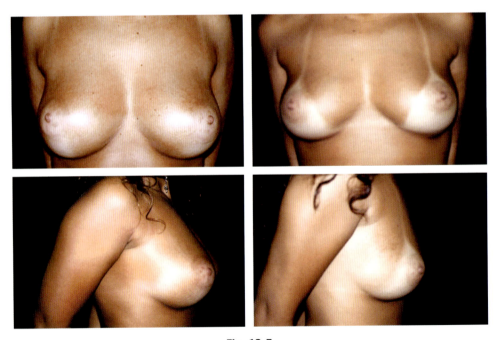

Fig. 13-5

Esta mulher de 32 anos se queixava de ter "mamas grandes" que a deixavam "pouco atraente". Foi realizada uma lipoaspiração das mamas, com remoção de 190 mL de gordura da mama direita e 270 mL da mama esquerda. Ela é vista no pré-operatório e 3 anos após o procedimento.

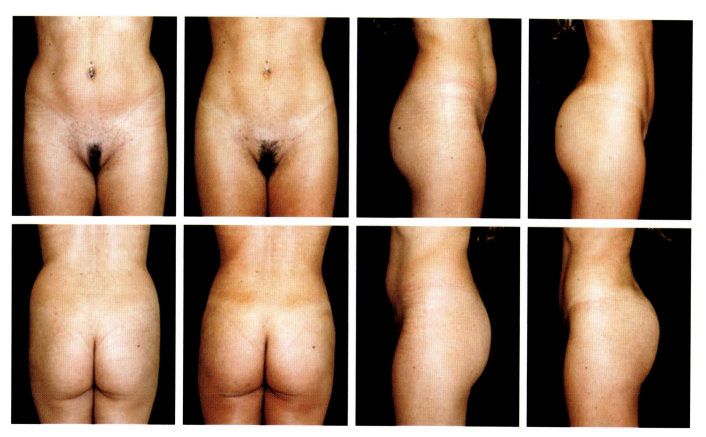

Fig. 13-6

Esta mulher de 44 anos se apresentou com a queixa de "não ter nádegas suficientes" o que a deixava "pouco atraente". Um total de 1.430 mL de gordura foi lipoaspirado das costas, flancos e abdome, e enxerto autólogo de gordura foi realizado nos glúteos. O total de transferência de gordura para os glúteos foi de 330 mL. Ela é mostrada no pré-operatório e 3 anos após o procedimento.

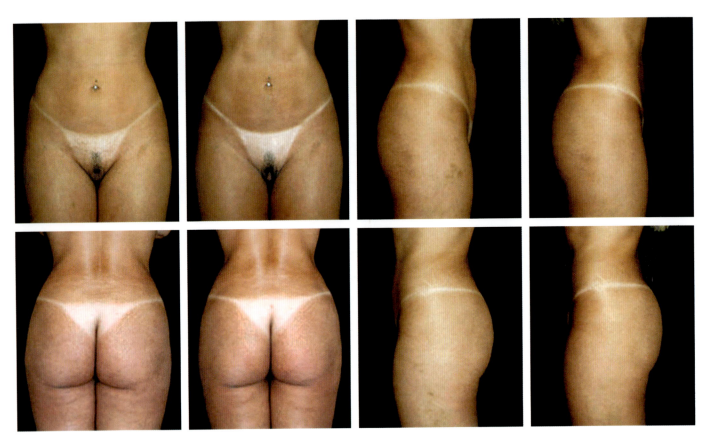

Fig. 13-7

Esta mulher de 25 anos se apresentou para lipoaspiração e moderado aumento dos glúteos. Como parte do procedimento composto de modelamento corporal, um total de 420 mL de gordura foi lipoaspirado das costas, flancos e abdome. Enxerto autólogo de gordura para os glúteos foi também realizado. O total de transferência de gordura para os glúteos foi de 190 mL. Ela é vista no pré-operatório e 4 anos após o procedimento.

Problemas e Complicações

A gordura enxertada tem muitos atributos de um preenchedor ideal, mas os resultados, como aqueles de qualquer procedimento, são dependentes da técnica. Evidência quantitativa da capacidade de sobrevivência e previsibilidade da restauração de volume clínicas contudo não existe, mas existem muitos relatos da satisfação dos pacientes com este procedimento. Somente nos últimos 20 anos os avanços nas técnicas e nos instrumentos nos permitiram obter resultados previsíveis que tornaram o enxerto de gordura uma opção viável para o aumento dos tecidos moles. O enxerto de gordura mantém o estigma de resultados variáveis experimentados pela maioria dos cirurgiões plásticos quando eles realizam enxerto de gordura pela primeira vez. A técnica de enxerto autólogo de gordura continua ainda a ser padronizada; um número de pesquisadores, como Coleman, Yoshimura, Rubin e Sterodimas, publicou resultados com vários métodos de processamento do lipoaspirado. O sucesso do enxerto autólogo de gordura depende de muitos fatores: as técnicas e instrumentos utilizados para coleta do tecido adiposo; o processamento da gordura; o volume de gordura implantado; os locais a serem lipoaspirados e enxertados; os níveis de posicionamento da gordura; e até fatores relacionados com cada paciente individual.

Por causa dessa variabilidade e talvez decorrente de outros fatores que ainda não são compreendidos, os resultados da lipoaspiração e do enxerto de gordura com algumas técnicas, em alguns pacientes e em algumas áreas podem ser imprevisíveis. Embora não exista um consenso universal sobre qual é a metodologia ideal, existem alguns pontos comprovados que devem ser levados em consideração. Não foi demonstrada nenhuma diferença estatística na viabilidade dos adipócitos entre a gordura das áreas doadoras do abdome, das coxas, dos flancos, ou dos joelhos. A área doadora pode ser escolhida de acordo com a preferência do cirurgião e do paciente. A escultura tridimensional bem-sucedida requer atenção no preparo do paciente, planejamento meticuloso e avaliação fotográfica meticulosa. Algumas publicações recentes de Rohrich *et al.* têm mostrado que a centrifugação mecânica não parece aumentar a viabilidade imediata do tecido adiposo antes da implantação. Em um recente artigo publicado por Coleman, a centrifugação mecânica aumenta a viabilidade do tecido após o enxerto de gordura. Uma importante consideração para a coleta e refinamento no preparo para o enxerto é respeitar e manter a arquitetura do tecido de gordura viva. Qualquer agressão mecânica ou química que lesione a frágil arquitetura do tecido adiposo vai resultar na eventual necrose da gordura injetada.

Recentemente resultados preliminares de enxerto de gordura em bloco foram relatados por Gause *et al.*; foi demonstrado experimentalmente que houve uma maior porcentagem de sobrevivência dos adipócitos quando comparados a técnicas de transferência com cânula romba. Porém, enxerto em bloco requer uma incisão para a coleta e posicionamento do enxerto de gordura, e este procedimento produz cicatrizes visíveis. Análises morfométricas e histopatológicas publicadas recentemente, como o estudo do Karacaoglu *et al.*, revelaram um aumento estatisticamente relevante de sobrevivência do enxerto de gordura na camada supramuscular (81,95% ± 4,40%) do que no subcutâneo (41,62% ± 3,29%) e na camada submuscular (37,31% ± 5,77%). Esse estudo mostra que a seleção de uma "área receptora apropriada" deve aumentar a sobrevivência definitiva do enxerto de gordura.

A gordura é um tecido vivo que precisa estar bem próxima a uma fonte nutricional e respiratória para sobreviver. A criação de múltiplos túneis garante suprimento sanguíneo adequado para a gordura enxertada. Uma revisão da literatura atual sugere que a revascularização pode levar até 21 dias para alcançar o centro de um microenxerto de gordura. A injeção do enxerto de gordura deve ser realizada de uma forma retrógrada para evitar a injeção de gordura intravascular. Não se deve aplicar pressão à área enxertada.

As desvantagens mais comumente observadas com o enxerto de gordura são o edema e as equimoses nas áreas doadoras por 6 a 10 dias e contusões leves nos locais receptores por 3 a 5 dias. As limitações do transplante de gordura foram amplamente discutidas e documentadas, particularmente a imprevisibilidade da manutenção do volume em longo prazo.

Estratégias regenerativas com base em células como aquelas envolvendo o uso de células-tronco constituem uma tremenda promessa para o aumento do espaço dos tecidos moles. Séries clínicas recentes, como as séries de Moseley *et al.*, mostram que células-tronco derivadas do tecido adiposo (ADSCs) oferecem a possibilidade de finalmente preencher os princípios básicos de repor semelhante com semelhante como um preenchimento estético, sem as desvantagens associadas às tecnologias atuais. Nos lipoenxertos enriquecidos com estroma (SEL), ADSCs são usadas em associação à lipoinjeção. Uma fração vascular estromal (SVF) contendo ADSCs é isolada a fresco de metade da gordura aspirada e recombinada com a outra metade. Este processo converte gordura aspirada relativamente pobre em ADSC em gordura rica em ADSC. No capítulo do livro de Sterodimas de 2015, os resultados clínicos sugerem que SEL é efetivo e seguro para o aumento de tecidos moles e superior à lipoinjeção convencional. O uso potencial de células-tronco adultas autólogas derivadas de tecido adiposo está rapidamente se tornando uma realidade clínica. A presença de ADSCs possui implicações clínicas para a transferência de gordura autóloga, porque as ADSCs podem contribuir para a neoangiogênese na fase aguda por agirem como células progenitoras endoteliais ou células liberadoras de fator angiogênico. SEL, a nova técnica de engenharia de tecidos usando ADSCs, revolucionou vários aspectos na cirurgia reconstrutiva e estética. SEL é fundamentado no uso de ADSCs combinadas com um biomaterial (tecido adiposo processado) a ser utilizado como uma estrutura natural e biomoléculas, citocinas e fatores de crescimento que são secretados pelas células-tronco e pelo tecido adiposo. Sterodimas e Illouz confirmaram que a gordura do SEL pode sobreviver melhor do que a gordura não SEL, e a microvasculatura pode ser detectada mais proeminentemente na gordura do SEL, especialmente nas camadas mais externas da gordura transferida.

Edema, equimoses, disestesia, fadiga, dor, formação de fibroses, assimetrias e imperfeições do contorno são possíveis complicações após uma lipoaspiração. Edema persistente, disestesia em longo prazo, hiperpigmentação, prurido, hematoma e seroma são efeitos colaterais ocasionais após a lipoaspiração. Necrose da pele, hematomas severos, seromas recorrentes, lesão nervosa, infecção sistêmica, choque hipovolêmico, perfuração intraperitoneal ou intratorácica, trombose venosa profunda, edema pulmonar, embolia pulmonar (ARDS) e óbito são complicações incomuns após uma lipoaspiração.

Decisões Críticas e Nuances Cirúrgicas

- Seleção cuidadosa dos pacientes e técnica cirúrgica adequada ajudam a evitar irregularidades do contorno, e um diligente cuidado perioperatório do paciente ajuda a prevenir complicações pós-operatórias.
- As expectativas com o resultado devem ser com base em uma avaliação pré-operatória realista da idade, elasticidade da pele, do volume de gordura a ser removido e da área a ser lipoaspirada do paciente.
- Somente cânulas de 4 mm e 3 mm são usadas para lipoaspiração. A espessura do tecido subcutâneo é determinada pela manobra de pinça e pela observação da regularidade do tecido, quando a cânula é levantada. As áreas tratadas devem ser abordadas de diversas direções e em múltiplos níveis.
- Os depósitos de gordura podem-se estender por cima da margem costal, e a cânula precisa ser elevada para alcançar o espaço acima das costelas. O uso da palma da mão para pressionar as costelas para baixo permite livre passagem das cânulas a partir de várias direções. A mão oposta também é necessária para julgar quanto tecido adiposo é deixado no local.
- Nas costas, todas as bandas fibrosas separando os depósitos são agressivamente rompidos com uma cânula com a ponta tipo Mercedes.
- A região abdominal é uma área difícil para a lipoaspiração. Graves sequelas locais podem ocorrer e são de difícil correção. A cânula romba deve sempre ser usada com os orifícios de sucção virados para baixo, nunca para cima, para prevenir irregularidades de contorno.
- Medidas apropriadas da gordura extraída de cada região precisam ser anotadas, e o lado contralateral deve ser tratado de forma semelhante.
- O contorno glúteo pode ser melhorado pelo aumento com enxerto de gordura.
- Irregularidades variando de excesso de sucção a irregularidades na pele e assimetrias resultam da experiência inadequada do cirurgião.
- Uma abordagem muito agressiva para a lipoaspiração dos flancos pode lesionar o plexo vascular subdérmico e produzir um eritema crônico.
- Coleção de fluido pós-operatória e hematoma necessitam de intervenção ativa pela drenagem do fluido coletado com uma seringa.
- Para aumentar a satisfação do paciente, complicações menores relacionadas com o trauma cirúrgico devem ser tratadas agressivamente.

LEITURAS SELECIONADAS

Coleman SR. Facial augmentation with structural fat grafting. Clin Plast Surg 33:567, 2006.

Gause TM II, Kling RE, Sivak WN, et al. Particle size in fat graft retention: a review on the impact of harvesting technique in lipofilling surgical outcomes. Adipocyte 3:273, 2014.

Guyuron B, Majzoub RK. Facial augmentation with core fat graft: a preliminary report. Plast Reconstr Surg 120:295, 2007.

Haroldo Pereira L, Sterodimas A. Aesthetic restoration of axillary contour deformity after lymph node dissection. J Plast Reconstr Aesthet Surg 61:231, 2008.

Illouz YG. Body contouring by lipolysis: a 5-year experience with over 3000 cases. Plast Reconstr Surg 72:591, 1983.

Illouz YG. History and current concepts of lipoplasty. Clin Plast Surg 23:721, 1996.

Illouz YG, Sterodimas A. Autologous fat transplantation to the breast: a personal technique with 25 years of experience. Aesthetic Plast Surg 33:706, 2009.

Karacaoglu E, Kizilkaya E, Cermik H, et al. The role of recipient sites in fat-graft survival: experimental study. Ann Plast Surg 55:63; discussion 68, 2005.

Kaufman MR, Miller TA, Huang C, et al. Autologous fat transfer for facial recontouring: is there science behind the art? Plast Reconstr Surg 119:2287, 2007.

Levy S, Gomes FR, Sterodimas A. Macroscopic anatomic changes of subcutaneous fat tissue in massive-weight-loss patients. Aesthetic Plast Surg 35:814, 2011.

Locke MB, de Chalain TM. Current practice in autologous fat transplantation: suggested clinical guidelines based on a review of recent literature. Ann Plast Surg 60:98, 2008.

Moseley TA, Zhu M, Hedrick MH. Adipose-derived stem and progenitor cells as fillers in plastic and reconstructive surgery. Plast Reconstr Surg 118(3 Suppl):121S, 2006.

Nicareta B, Pereira LH, Sterodimas A, Illouz YG. Autologous gluteal lipograft. Aesthetic Plast Surg 35:216, 2011.

Pereira LH, Nicaretta B, Sterodimas A. Bilateral calf augmentation for aesthetic purposes. Aesthetic Plast Surg 36:295, 2012.

Pereira LH, Nicaretta B, Sterodimas A. Correction of liposuction sequelae by autologous fat transplantation. Aesthetic Plast Surg 35:1000, 2011.

Pereira LH, Sterodimas A. Composite body contouring. Aesthetic Plast Surg 33:616, 2009.

Pereira LH, Sterodimas A. Correction for the iatrogenic form of banana fold and sensuous triangle deformity. Aesthetic Plast Surg 32:923, 2008.

Pereira LH, Sterodimas A. Macroscopic and microscopic proof of long-term survival of gluteal fat transplantation. Plast Reconstr Surg 123:162e, 2009.

Rohrich RJ, Sorokin ES, Brown SA. In search of improved fat transfer viability: a quantitative analysis of the role of centrifugation and harvest site. Plast Reconstr Surg 113:391; discussion 396, 2004.

Sterodimas A. Adipose stem cell engineering: clinical applications in plastic and reconstructive surgery. In Illouz YG, Sterodimas A, eds. Adipose-Derived Stem Cells and Regenerative Medicine. Berlin: Springer, 2011.

Sterodimas A. Stromal enriched lipograft for rhinoplasty refinement. Aesthet Surg J 33:612, 2013.

Sterodimas A. Tissue engineering with adipose-derived stem cells (ADSCs) in plastic and reconstructive surgery: current and future applications. In Di Giuseppe A, Shiffman MA, eds. New Frontiers in Plastic and Cosmetic Surgery. New Delhi, India: Jaypee Brothers, 2015.

Sterodimas A, Boriani F, Bogetti P, et al. Junior plastic surgeon's confidence in aesthetic surgery practice: a comparison of two didactic systems. J Plast Reconstr Aesthet Surg 63:1335, 2010.

Sterodimas A, Boriani F, Magarakis E, Nicaretta B, Pereira LH, Illouz YG. Thirty-four years of liposuction: past, present and future. Eur Rev Med Pharmacol Sci 16:393, 2012.

Sterodimas A, de Faria J, Correa WE, Pitanguy I. Tissue engineering in plastic surgery: an up-to-date review of the current literature. Ann Plast Surg 62:97, 2009.

Sterodimas A, de Faria J, Nicaretta B, Boriani F. Autologous fat transplantation versus adipose-derived stem cell-enriched lipografts: a study. Aesthet Surg J 31:682, 2011.

Sterodimas A, de Faria J, Nicaretta B, et al. Cell-assisted lipotransfer. Aesthet Surg J 30:78, 2010.

Sterodimas A, Huanquipaco JC, de Souza Filho S, et al. Autologous fat transplantation for the treatment of Parry-Romberg syndrome. J Plast Reconstr Aesthet Surg 62:e424, 2009.

Sterodimas A, Illouz YG. Conclusions and future directions. In Illouz YG, Sterodimas A, eds. Adipose-Derived Stem Cells and Regenerative Medicine. Berlin: Springer, 2011.

Sterodimas A, Pereira LH. Liposuction of the abdomen and trunk. In Rubin JP, Jewell ML, Richter D, Uebel CO, eds. Body Contouring & Liposuction. Philadelphia: Saunders Elsevier, 2012.

Sterodimas A, Radwanski HN, Pitanguy I. Aesthetic plastic surgery: junior plastic surgeons' confidence in a training program. Aesthetic Plast Surg 33:131, 2009.

Sterodimas A, Radwanski HN, Pitanguy I. Body contouring after weight loss. BL Plastic and Cosmetic Surgery 18:10, 2005.

Ullmann Y, Shoshani O, Fodor A, et al. Searching for the favorable donor site for fat injection: in vivo study using the nude mice model. Dermatol Surg 31:1304, 2005.

CAPÍTULO 14

Lipoaspiração das Extremidades Superiores e Inferiores

Onelio Garcia, Jr.

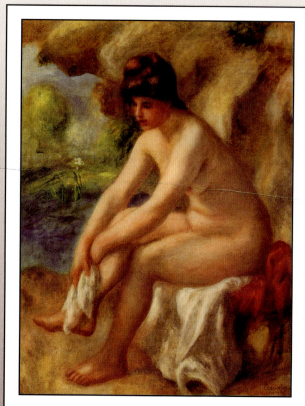

Pierre-Auguste Renoir: Leaving the bath

A lipoaspiração mantém-se como número um entre os procedimentos cirúrgicos estéticos realizados nos Estados Unidos, com quase 400.000 casos relatados à American Society for Aesthetic Plastic Surgery (ASAPS), em 2015. O abdome é a área anatômica em que os pacientes mais procuram a lipoaspiração. Entretanto, aproximadamente 40% dos casos também envolvem as extremidades, tanto por elas mesmas ou associadas a outras áreas.

As extremidades são tridimensionais, estruturas cilíndricas que exibem uma distribuição irregular de depósitos de gordura em compartimentos. Esses depósitos representam desafios para a cirurgia de contorno que não são encontrados no tronco. Existe um entendimento geral de que a cirurgia de modelamento circunferencial das extremidades garante um resultado estético mais harmonioso do que uma lipoaspiração localizada. Isto é verdade tanto para a lipoaspiração assistida a vácuo (SAL) como para a lipoaspiração assistida a ultrassom (UAL).

Rohrich *et al.* estudaram a eficácia da UAL comparada à SAL para múltiplos locais anatômicos em seu livro de 1998, *Lipoaspiração Assistida a Ultrassom*. Eles classificaram a eficácia da UAL como boa à excelente para os braços e coxas, moderada à boa para as panturrilhas e moderada à ineficaz para o tornozelo.

Máquinas de ultrassom de terceira geração foram introduzidas no campo da lipoaspiração no início da década de 2000. O aparelho de UAL de terceira geração, VASER (Solta Medical, Hayward, CA), tornou-se disponível em 2001 e ganhou várias atualizações desde essa data. Ele é atualmente capaz de uma rápida emulsificação de gordura enquanto transmite baixas quantidades de energia ultrassônica aos tecidos, particularmente no modo pulsado do VASER. A alta transmissão de energia ultrassônica aos tecidos foi considerada a principal causa de complicações encontradas com as primeiras gerações de máquinas de UAL. Vários estudos têm mostrado melhora dos resultados estéticos com baixas taxas de complicação e mínima perda sanguínea com o uso da lipoaspiração assistida pelo VASER. Em razão das baixas taxas de complicação, mínima perda sanguínea associada e maior facilidade na execução de uma escultura fina e detalhada, eu tenho usado a lipoaspiração assistida pelo VASER para a maioria dos pacientes de lipoaspiração tratados por mim nos últimos 15 anos.

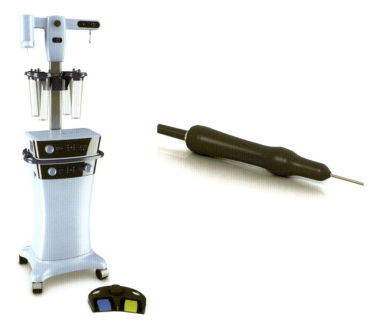

Fig. 14-1

Atualmente, a eficácia da lipoaspiração assistida pelo VASER para o modelamento das coxas, panturrilhas e braços pode ser classificada como excelente. A eficácia de qualquer tipo de UAL dos tornozelos é moderada à pobre na melhor das hipóteses; portanto, a UAL não deve ser utilizada nesta área.

Anatomia Cirúrgica

A maioria das lipoaspirações das extremidades (mais de 95%) é realizada em mulheres. Para alcançar um resultado estético feminino e harmonioso para essas pacientes, é importante não dissociar o quadril e as nádegas das coxas. As áreas anatômicas típicas de lipodistrofia nas mulheres são a lateral das coxas (a área inferior à depressão glúte-a-lateral e superior ao trato iliotibial), a região superomedial das coxas (a área que se estende do sulco médio-inguinal até a zona de aderência medial da coxa), a área infra-glútea ("deformidade em *banana roll*", a área que se estende do sulco glúteo inferior até a zona de aderência posterior da coxa e mistura-se lateralmente com a lateral da coxa), a região medial dos joelhos e a região superoanterior das coxas. Como mencionado anteriormente, a lipoaspiração circunferencial é preferida em relação à lipoaspiração localizada para o modelamento estético das extremidades. A região do quadril deve ser incluída para criar proporções estéticas entre o tronco e as coxas (ver o Capítulo 13).

Figs. 14.1, 14.8, 14.17 © 2017 Sofia Medical, Inc. Usadas com permissão. VASER e VASERsmooth são marcas registradas de Sofia Medical, Inc. ou suas subsidiárias nos EUA e em outros países. Liposonix é uma marca registrada de Sofia Medical, Inc. ou suas subsidiárias nos EUA e em outros países.

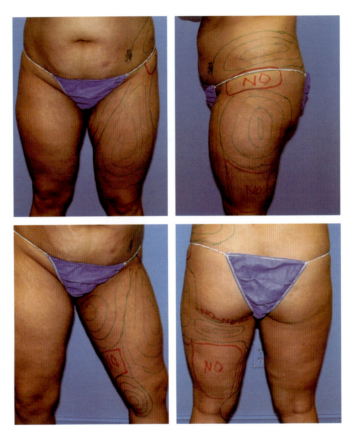

Fig. 14-2

As áreas a serem evitadas durante a lipoaspiração das coxas são as cinco zonas de aderência: (1) a área lateral inferior da coxa do trato iliotibial; (2) o sulco glúteo; (3) a depressão glútea lateral; (4) a área médio-medial da coxa e (5) a área posterodistal da coxa acima da fossa poplítea. A violação dessas áreas com sondas ultrassônicas ou cânulas de aspiração frequentemente leva a deformidades de contorno iatrogênicas. Uma exceção a essa regra pode ser a zona de aderência médio-medial da coxa, que pode ser apenas relativamente contraindicada para a lipoaspiração. Quando existe lipodistrofia significativa da coxa, frequentemente utilizo a lipoaspiração assistida à VASER para unir a área superomedial da coxa com a região medial do joelho. A remoção cuidadosa de gordura das coxas melhora o seu contorno estético e previne deformidades de contorno. Nessa paciente, as áreas típicas de lipodistrofia feminina estão marcadas em verde, e as zonas de aderência estão marcadas em vermelho.

Gilliland e Lyos conceitualmente dividiram o braço em três regiões – anteromedial, anterolateral e posterolateral – com o propósito de planejamento dos procedimentos de contorno das extremidades superiores. A maioria das lipodistrofias das extremidades superiores ocorre na área posterolateral do braço. Existe uma quantidade modesta de gordura localizada na região anterolateral e mínima quantidade de gordura na região anteromedial. A lipoaspiração é realizada nas regiões posterolateral e anterolateral, porém, a realização de lipoaspiração na região anteromedial deve ser evitada na maioria dos casos. O teste da pinça na região anteromedial é geralmente menor do que 1 cm, e a remoção de gordura dessa área frequentemente levará a irregularidades de contorno.

As incisões de acesso para a lipoaspiração dos braços, particularmente com UAL ou lipoaspiração assistida a VASER, devem ser posicionadas na prega axilar posterior e na face radial do cotovelo para evitar lesão do nervo ulnar. Tanto as sondas ultrassônicas quanto as cânulas de aspiração são inseridas longitudinalmente ao longo do eixo longo do braço. Entretanto, o cirurgião precisa evitar o movimento da ponta da sonda ultrassônica para dentro da área ulnar do cotovelo, quando ela é inserida proximalmente, e evitar movimentar a ponta da sonda para dentro da axila quando ela é inserida distalmente.

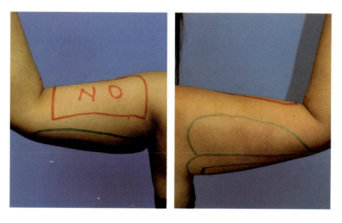

Fig. 14-3

As áreas típicas de lipodistrofia do membro superior estão marcadas em verde, e as áreas a serem evitadas estão marcadas em vermelho.

Zonas Anatômicas de Perigo

Extremidades Inferiores
- Área lateral inferior da coxa do trato iliotibial
- Sulco glúteo
- Depressão glútea lateral
- Área médio-medial da coxa
- Área posterodistal da coxa acima da fossa poplítea

Extremidades Superiores
- Região anteromedial do braço
- Área ulnar do cotovelo

Indicações e Contraindicações

A seleção do paciente sempre foi a consideração mais importante para a lipoaspiração. Durante a evolução inicial da lipoaspiração assistida a vácuo, os cirurgiões plásticos rapidamente prenderam que a seleção rigorosa de pacientes é essencial para se alcançar bons resultados estéticos consistentemente, enquanto se minimizam as complicações. As diretrizes que devem ser estritamente seguidas incluem limitar o procedimento a pessoas jovens, saudáveis, com bom tônus cutâneo, que estão próximas do seu peso corporal ideal e aqueles que apresentam áreas de lipodistrofias localizadas e bem definidas. Com o advento dos aparelhos de UAL de terceira geração, os cirurgiões plásticos têm tido a habilidade de expandir significativamente os critérios de seleção para esses procedimentos. Com o uso da lipoaspiração assistida pelo VASER, eu atualmente realizo lipoplastias de grande volume com resultados aceitáveis em pacientes saudáveis, mas significativamente acima do peso, com moderado tônus cutâneo e áreas de lipodistrofia pouco definidas.

INDICAÇÕES PARA LIPOASPIRAÇÃO DAS PERNAS E COXAS

Quadro 14-1 Critérios para Seleção dos Pacientes para Cirurgia de Contorno das Coxas

Tipo	Avaliação da Pele	Avaliação da Gordura	Recomendações
1	Tônus cutâneo bom	Moderada	SAL, UAL ou LA-VASER
2	Tônus cutâneo moderado	Moderada	UAL ou LA-VASER
3	Tônus cutâneo moderado	Mínima	Dermolipectomia das coxas
4	Tônus cutâneo pobre	Moderada à grande	LA-VASER com dermolipectomia das coxas

SAL: Lipoaspiração Assistida a Vácuo; UAL: Lipoaspiração Assistida a Ultrassom; LA-VASER: Lipoaspiração Assistida a VASER.

Os melhores candidatos à lipoaspiração das extremidades inferiores são os indivíduos que estão perto de seu peso corporal ideal e que possuem uma distribuição de gordura altamente desproporcional nas coxas e pernas em relação ao tronco. A gordura na lateral da coxa é densa, fibrosa e coberta por uma espessa derme. A gordura na coxa medial superior é relativamente frouxa, macia e coberta por uma derme muito fina. Essas diferenças anatômicas fazem da lateral da coxa uma área bastante tolerante à realização da lipoaspiração, enquanto a região supramedial da coxa não é. A má seleção de pacientes e a remoção exagerada de gordura são as causas mais comuns de resultados estéticos ruins após uma lipoaspiração da face interna das coxas e geralmente resultam em flacidez significativa de pele e deformidades de contorno visíveis. A lipoaspiração da face medial das coxas deve ser evitada em pacientes com flacidez significativa de pele ou com pouca distribuição de gordura na área (menos de 2 cm no teste da pinça). Esses pacientes são mais bem tratados com um procedimento aberto excisional, como uma dermolipectomia das coxas. A remoção de gordura por meio da UAL ou da LA-VASER associada à dermolipectomia das coxas é uma técnica altamente eficiente para o tratamento da flacidez de pele em pacientes com quantidades significativas de gordura na face medial das coxas. Realizar a extração de gordura como um procedimento de lipoaspiração fechada em associação a uma dermolipectomia de coxa permite ao cirurgião limitar a dissecção dos tecidos, o que diminui o espaço morto e preserva a drenagem linfática; como resultado, isto minimiza a formação de seroma e as complicações com a cicatrização de feridas associadas a esses procedimentos. A LA-VASER pode ser usada para emulsificar a gordura antes da remoção, enquanto minimiza a quantidade de energia ultrassônica transmitida aos tecidos.

INDICAÇÕES PARA LIPOASPIRAÇÃO DOS BRAÇOS

Quadro 14-2 Critérios para Seleção de Pacientes para Cirurgia de Contorno dos Braços

Tipo	Avaliação da Pele	Avaliação da Gordura	Recomendações
1	Tônus cutâneo bom	Moderada	SAL, UAL ou LA-VASER
2	Tônus cutâneo moderado	Moderada	UAL ou LA-VASER
3	Tônus cutâneo moderado	Mínima	Dermolipectomia dos braços
4	Tônus cutâneo pobre	Moderada à grande	UAL ou LA-VASER com dermolipectomia dos braços

Numerosas classificações foram propostas para melhorar o processo de planejamento pré-operatório da cirurgia de contorno dos braços com lipoaspiração. Todas essas classificações têm em comum uma comparação da relação entre o excesso de gordura dos braços e o excesso do envelope cutâneo. Entretanto, um pobre tônus cutâneo – independentemente da quantidade de excesso de gordura – geralmente dita que o cirurgião deve realizar um procedimento de ressecção para modelar propriamente o braço. O mesmo pode ser dito para pacientes que apresentam um excesso mínimo de gordura, mesmo com moderado tônus cutâneo. Ocasionalmente, em paciente com pobre tônus cutâneo e excesso significativo de gordura, um procedimento associado que empregue UAL ou LA-VASER para remoção da gordura, seguido de uma dermolipectomia do braço para ressecção de pele, é um método altamente eficiente para correção do contorno do braço. O uso da LA-VASER é preferido em relação à UAL quando é vantajoso o uso de sondas ultrassônicas de pequenos diâmetros para transmitir a menor quantidade de energia ultrassônica necessária para emulsificar a gordura que se encontra abaixo de uma fina cobertura dérmica. O algoritmo para a seleção de pacientes a seguir espelha àquele utilizado quando se considera procedimentos de lipoaspiração para as coxas.

Avaliação do Paciente

Quadro 14-3 Critérios de Seleção de Pacientes para Cirurgia de Contorno Corporal

Tipo	Características	Recomendações
1	Tônus bom da pele, lipodistrofia bem definida, mínimas irregularidades na pele	SAL, UAL ou LA-VASER
2	Tônus da pele diminuído, lipodistrofia generalizada, irregularidades na pele, áreas de fibrose	UAL ou LA-VASER
3	Excesso de pele e lipodistrofia	LA-VASER com procedimentos excisionais

A década de 2000-2010 trouxe avanços tecnológicos em aparelhos de ultrassom para cirurgia de contorno corporal que permitiram aos cirurgiões expandir os critérios de seleção de pacientes para lipoaspiração. Entretanto, um critério que permanece inalterado é o estado geral de saúde do paciente. Como qualquer procedimento estético eletivo, a lipoaspiração deve somente ser oferecida a indivíduos saudáveis que estejam relativamente em boas condições físicas. De um ponto de vista psicológico, é imperativo que os pacientes sejam capazes de entender as limitações do procedimento para que expectativas realistas possam ser estabelecidas a respeito do resultado esperado. Depois de garantir que o paciente se encaixe nos requisitos físicos e psicológicos para ser submetido a um procedimento estético eletivo, o cirurgião vai, então, determinar se ele ou ela é apto a um procedimento de lipoaspiração. Os dois fatores mais importantes são a quantidade de gordura na localização anatômica, que está sendo considerada para modelamento, e a qualidade do envelope cutâneo sobrejacente.

Uma classificação para pacientes de cirurgia de contorno corporal com base na quantidade de excesso de pele e lipodistrofia foi descrita por Rohrich *et al.*

O paciente é avaliado em pé. As extremidades inferiores são examinadas nas visões anterior, posterior, lateral direita e esquerda. A avaliação das extremidades superiores é tipicamente realizada nas visões anterior e posterior com os braços abduzidos a 90° dos ombros e os cotovelos fletidos a 90°. O tônus da pele e a lipodistrofia são avaliados. Qualquer assimetria e a presença de celulite, telangiectasias, deformidades de contorno, estrias e veias varicosas são observadas. Os achados são documentados no pré-operatório em uma ficha com registro de dados para contorno corporal contendo diagramas corporais, e, então, tais achados são discutidos com o paciente.

Planejamento e Preparo Pré-Operatórios

Pacientes que estão considerando uma lipoaspiração são submetidos a uma extensa consulta que inclui uma história médica e um exame físico minuciosos. É importante anotar e descontinuar medicações não receitadas por médicos comumente utilizadas, e que possam alterar a função plaquetária. É também importante examinar cuidadosamente fatores de risco que possam potencialmente levar a uma trombose venosa profunda (DVT) e embolia pulmonar (PE) nesses pacientes. Em uma pesquisa com os membros da ASAPS, Grazer e De Jong relataram uma taxa de mortalidade de 19 para 100.000 pacientes submetidos à lipoaspiração, com aproximadamente 25% das mortes, sendo resultado direto de uma PE. Em uma pesquisa feita por Teimourian e Rogers com mais de 75.000 grandes procedimentos de lipoaspiração, houve uma incidência relatada de DVT de 33 em 100.000 e um diagnóstico de PE de 12 para 100.000. Embora o protocolo para pacientes de alto risco para DVT durante um procedimento de modelamento corporal excisional devesse incluir doses profiláticas de heparina de baixo peso molecular, muitos cirurgiões plásticos não utilizam a profilaxia farmacológica para DVT como rotina nos procedimentos de lipoaspiração, por causa de complicações relacionadas com sangramento excessivo durante o procedimento, assim como maiores contusões pós-operatórias. Aparelhos de compressão sequencial pneumática deveria ser parte do protocolo de rotina para todos os grandes procedimentos de lipoaspiração.

O procedimento de consentimento informado requer que o cirurgião forneça ao paciente as informações pertinentes sobre o procedimento cirúrgico proposto de uma forma que permita ao paciente tomar uma decisão consciente sobre a cirurgia. Além dos riscos universais de ser submetido a uma cirurgia sob anestesia, o paciente precisa ser informado sobre as seguintes complicações que podem ocorrer como resultado direto da lipoaspiração: sangramento, infecção, deformidades de contorno ou assimetrias, levando à necessidade de um procedimento secundário, fibrose, descoloração da pele, alterações da sensibilidade, seroma, PE, hipervolemia (edema pulmonar), desidratação severa (choque), dor crônica, lesão a estruturas profundas e queimadura da pele e tecidos moles durante a UAL. Complicações sérias associadas à lipoaspiração são raras. As complicações mais comuns são relativamente menores e consistem em deformidades de contorno e assimetria. Como pode se esperar, a incidência de complicações é maior aos pacientes submetidos à lipoaspiração de grande volume.

Documentação fotográfica consistente e padronizada é de extrema importância quando se planejam procedimentos de contorno corporal. Atenção aos detalhes, como iluminação, pano de fundo, distância focal e posicionamento, assegura uma comparação precisa das fotografias de pré e pós-operatório.

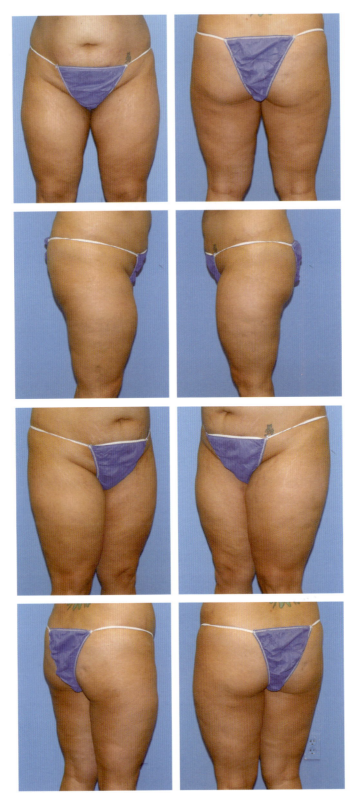

Fig. 14-4

As extremidades inferiores são fotografadas nas visões anterior, posterior, lateral, oblíquas anterior e posterior.

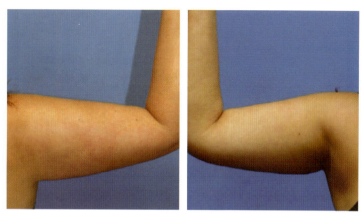

Fig. 14-5

Os braços são fotografados com os ombros abduzidos a 90°, e os cotovelos fletidos a 90° nas visões anterior e posterior. O cirurgião revisa as fotografias pré-operatórias com o paciente antes da cirurgia para apontar qualquer irregularidade de contorno e assimetrias que estiverem presentes. Uma fotografia das marcações pré-operatórias permite ao cirurgião revisar com o paciente a extensão de modelamento necessária em uma área anatômica particular.

Técnica Cirúrgica
MARCAÇÕES

As marcações pré-operatórias são realizadas com o paciente em pé. Os braços são marcados na mesma posição utilizada para as fotografias operatórias (90° de abdução dos ombros, com os cotovelos fletidos a 90°). Canetas de marcação à prova d'água são utilizadas para delinear as áreas específicas planejadas para cirurgia de contorno, assim como os locais das incisões de acesso e qualquer irregularidade do contorno. Durante a sessão de marcação pré-operatória, o cirurgião deve prestar muita atenção ao posicionamento das incisões de acesso. A UAL requer o maior número de incisões de acesso, assim como incisões um pouco maiores para acomodar os protetores de pele. As incisões de acesso devem permitir acesso linear para a área de tratamento, pois o cirurgião deve evitar colocar pressão nas sondas da UAL sobre áreas anatômicas curvas. Sempre que possível, a preferência do autor é marcar o paciente no consultório no dia anterior à cirurgia, fotografar as marcações e revisá-las com o paciente. Este procedimento permite ao paciente ter um melhor entendimento do plano cirúrgico e evita má interpretação a respeito da extensão da cirurgia de contorno corporal e do posicionamento das incisões. As simetrias ou irregularidades de contorno que estejam presentes no pré-operatório são facilmente apontadas para o paciente durante essa sessão. Definir ao paciente as expectativas apropriadas no pré-operatório evita a necessidade de lidar com elas no pós-operatório.

ANESTESIA

Quadro 14-4 Fórmulas mais comuns de solução de infiltração*

Fórmula de Fodor		Fórmula da Universidade do Sudoeste do Texas	
Solução de lactato de Ringer	1 L	Solução de lactato de Ringer	1 L
Pequeno volume (< 2.000 mL): epinefrina 1:500	1 mL	Pequeno volume (< 5.000 mL): lidocaína 1%	30 mL
Volume moderado (2.000 a 4.000 mL): epinefrina 1:1.000	1 mL	Grande volume (> 5.000 mL): lidocaína 1%	15 mL
Grande volume (> 4.000 mL): epinefrina 1:1.500	1 mL	Epinefrina 1:1.000	1 mL
Fórmula de Klein		**Fórmula de Hunstad**	
Solução salina normal	1 L	Solução de Ringer com Lactato (38°C a 40°C)	1 L
Lidocaína 1%	50 mL	Lidocaína 1%	50 mL
Epinefrina 1:1.000	1 mL	Epinefrina 1:1.000	1 mL
Bicarbonato de sódio 8,4%	12,5 mL		
Fórmula de Hamburg		**Fórmula de Garcia (a fórmula do autor para casos de anestesia geral)**	
Solução salina normal	1 L	Solução de lactato de Ringer (temperatura ambiente)	1 L
Lidocaína 2%	10 mL	Epinefrina 1:1.000	1 mL
Prilocaína 2%	10 mL	Para casos de anestesia local, adicionar: Lidocaína 1% (dose total < 35 mg/kg)	30 mL
Bicarbonato de sódio 8,4%	6 mL		
Epinefrina 1:1.000	0,7 mL		
Triancinolona 10 mg	1 mL		

* A temperatura ambiente é utilizada em todas as fórmulas, exceto na Fórmula de Hunstad. A Fórmula da Universidade do Sudoeste do Texas define especificamente a temperatura ambiente como 21°C (70°F). Na minha fórmula (Fórmula de Garcia), eu especificamente menciono temperatura ambiente para destacar a importância de não aquecer a solução tumescente quando se usa ultrassom interno.

A anestesia geral é administrada à maioria dos pacientes submetidos à lipoaspiração. Uma solução de infiltração é injetada, consistindo em 1 mL de epinefrina 1:1.000 adicionada a 1 L de solução de Ringer com Lactato. A lidocaína não é utilizada nesses pacientes; a não adição de lidocaína na solução de infiltração para retiradas de grande volume permite segurança na infiltração dos tecidos com grandes volumes, o que é vantajoso para modelamento com UAL ou LA-VASER. Para lipoaspirações de pequeno volume em que a anestesia geral não é utilizada, 30 mL de lidocaína a 1% são adicionados a cada 1 L de solução de infiltração. Quando a lidocaína é usada na solução de infiltração, a dose total recomendada não deve exceder 35 mg/kg, embora alguns autores tenham relatado o uso de rotina de doses que excedam 50 mg/kg enquanto mantiveram a margem de segurança. A maioria das lipoaspirações circunferenciais requer o uso da anestesia geral e, em procedimentos menores sem a anestesia geral, que não requerem volumes tão altos de solução de infiltração, não existem boas razões para forçar os limites da toxicidade da lidocaína. Existem várias fórmulas de solução de infiltração que já foram relatadas na literatura. Fórmulas que advogam o aquecimento da solução de infiltração não são recomendadas para procedimentos de UAL e LA-VASER.

A hipotermia leve é uma ocorrência comum em muitos desses pacientes por causa de uma combinação de fatores encontrados durante a cirurgia de lipoaspiração, como grandes áreas de superfície corporal expostas, alterações termorregulatórias induzidas pela anestesia geral prolongada e o grande volume de solução de infiltração dispersado no espaço subcutâneo. O uso de um aquecedor de fluidos para os fluidos intravenosos é útil para manutenção da temperatura corporal nesses pacientes. O uso de mantas térmicas sobre a cabeça e todas as outras áreas que não estejam sendo operadas é um método altamente efetivo para combater a hipotermia nesses pacientes.

POSICIONAMENTO DO PACIENTE

Já foi senso comum realizar a preparação operatória para lipoaspiração circunferencial antes da indução anestésica com o uso de uma solução de iodo-povidine (Betadine) em *spray* de uma forma circunferencial com o paciente em pé. O paciente, então, deitava sobre os campos cirúrgicos estéreis colocados sobre a mesa de cirurgia, e o resto da colocação dos campos era então feita. Atualmente a preferência de muitos cirurgiões (incluindo a mim) é preparar e colocar campos no paciente anestesiado, na posição apropriada na mesa de cirurgia usando Betadine em gel. A lipoaspiração circunferencial das extremidades inferiores requer o reposicionamento do paciente na mesa de cirurgia durante o procedimento.

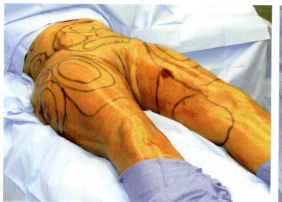
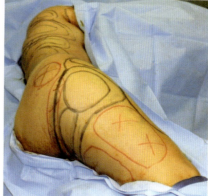

Fig. 14-6

A face medial das coxas, os joelhos e a face anterior das coxas são submetidos à cirurgia de contorno corporal com o paciente na posição supina. A face lateral das coxas, a região superoposterior das coxas (deformidade em "*banana roll*"), o quadril e as nádegas podem ser modelados com o paciente na posição prona. Essa posição requer acolchoamento cuidadoso de todos os pontos de pressão e proeminências ósseas, assim como proteção adequada das mamas e da face. Um rolo macio para o quadril é colocado no nível das cristas ilíacas, e a mesa operatória é levemente fletida. A posição prona torna mais fácil a avaliação da simetria durante o procedimento, porque ambos os lados do paciente estão expostos ao mesmo tempo. Tem ainda a vantagem de que o paciente é reposicionado somente uma vez para a posição supina para finalizar o procedimento.

Apesar das vantagens, muitos cirurgiões experientes na cirurgia do contorno corporal frequentemente realizam a lipoaspiração (particularmente UAL e LA-VASER) nessas áreas com o paciente na posição de decúbito lateral. Embora existam desvantagens associadas à necessidade de um reposicionamento adicional do paciente (comparando-se ao uso da posição prona), a posição de decúbito lateral é escolhida, porque ela fornece um melhor acesso às áreas do quadril e da face lateral das coxas com menos trauma. Isto é particularmente importante para os procedimentos de UAL e LA-VASER em que um acesso linear direto da incisão para a área de tratamento é necessário. Esta posição é muito útil quando se está retirando grandes volumes do quadril e dos flancos, e o acesso direto fornecido pelo posicionamento lateral também oferece proteção contra os "impactos finais", forçando a ponta da sonda da UAL ou da cânula de aspiração contra a derme profunda.

TÉCNICA

Para procedimentos circunferenciais que envolvem as extremidades inferiores, a anestesia deve ser induzida assim que o paciente chega à sala de cirurgia quando ele ou ela ainda está na maca. Depois o paciente é transferido para a mesa de cirurgia e colocado na posição prona ou em decúbito lateral para fornecer acesso à face lateral das coxas, áreas infraglúteas, quadril e panturrilhas. As incisões são feitas com uma lâmina número 11 e precisam garantir um acesso linear para a sonda ultrassônica alcançar a área a ser modelada. Embora a posição de decúbito lateral seja mais incômoda, eu acho que ela garante um melhor acesso linear para as sondas, que não devem ser colocadas sob pressão. Portanto, esta posição deve ser usada quando se realiza uma UAL ou LA-VASER circunferencial das extremidades inferiores. As incisões de acesso para a UAL ou LA-VASER devem ter uma extensão suficiente para acomodar os protetores de pele do ultrassom. A solução de infiltração é infundida a uma taxa de 400 a 500 mL por minuto com o uso de uma bomba de infusão elétrica.

A aplicação interna do ultrassom na face medial dos joelhos e medial das coxas envolve o uso de uma sonda VASER de três anéis com um diâmetro de 3,7 mm. A configuração recomendada para o ultrassom é de 70% de energia no modo VASER (pulsado). O tempo total de ultrassom para a face medial das extremidades inferiores deve ser entre 45 e 60 segundos para cada 100 mL de aspirado total esperado para essa área. Quando a LA-VASER começou a ser utilizada, existia uma regra de aplicar a energia do ultrassom por 1 minuto para cada 100 mL de solução de infiltração injetada. Aquela fórmula pode ter sido adequada quando era utilizada a técnica superúmida, com uma relação 1:1 entre a solução de infiltração e o volume de aspirado esperado, entretanto, com o grande volume de solução de infiltração atualmente recomendado para os procedimentos de LA-VASER, a fórmula mencionada anteriormente forneceria uma dose de energia aos tecidos maior do que seria necessário para se alcançar a fragmentação apropriada da gordura.

A aplicação interna do ultrassom para as laterais das coxas, área infraglútea e quadril também é feita com uma sonda VASER de três anéis e com diâmetro de 3,7 mm. A configuração recomendada para o ultrassom é de 80% de energia no modo VASER (pulsado). A energia do ultrassom é aplicada por aproximadamente 1 minuto para cada 100 mL de aspirado total esperado dessa área. Para a cirurgia de contorno das panturrilhas com a LA-VASER, eu recomendo utilizar uma sonda de ultrassom de 3,0 mm e três anéis com 60 a 70% de energia no modo VASER (pulsado). A energia do ultrassom é fornecida para essa área por apenas 45 segundos para cada 100 mL de aspirado esperado.

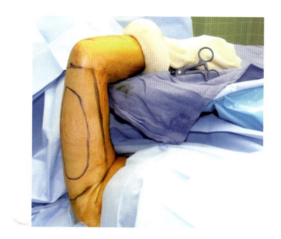

Fig. 14-7

A cirurgia do contorno do braço é feita com o paciente na posição supina. O cotovelo é fletido a 90° e estabilizado em um suporte de Mayo coberto com campos cirúrgicos que é colocado acima da face do paciente. O braço é preparado circunferencialmente para permitir livre movimentação. As incisões de acesso são feitas na face radial do cotovelo para evitar lesão do nervo ulnar e também na prega axilar posterior. A cirurgia de contorno do braço com LA-VASER pode ser eficientemente realizada com relativamente baixa energia de ultrassom fornecida aos tecidos. A solução de infiltração é infundida a uma taxa de 300 mL por minuto com o uso de uma bomba de infusão elétrica. Uma sonda VASER de 3,0 mm ou 3,7 mm e de três anéis é utilizada com uma configuração de energia de 70%. Nesta área é raramente necessário fornecer a energia do ultrassom por mais de 45 segundos para cada 100 mL de aspirado esperado.

Quadro 14-5 Configurações Recomendadas do Ultrassom Interno para a Lipoaspiração Assistida a VASER das Extremidades

Área	Sonda	Energia (%)	Pulsado/Contínuo	Tempo
Joelhos	3,7 mm três anéis	70	Pulsado	45 a 60 segundos por 100 mL de aspirado total esperado
Medial da coxa	3,7 mm três anéis	70	Pulsado	45 a 60 segundos por 100 mL de aspirado total esperado
Área Infraglútea	3,7 mm três anéis	80	Pulsado	60 segundos por 100 mL de aspirado total esperado
Lateral da coxa	3,7 mm três anéis	80	Pulsado	60 segundos por 100 mL de aspirado total esperado
Quadril	3,7 mm dois ou três anéis	80	Pulsado	60 segundos por 100 mL de aspirado total esperado
Panturrilha	3,0 mm três anéis	60-70	Pulsado	45 segundos por 100 mL de aspirado total esperado
Braços	3,0 mm ou 3,7 mm três anéis	70	Pulsado	45 segundos por 100 mL de aspirado total esperado

A remoção de gordura de todas as áreas deve ser realizada com o uso de uma cânula de aspiração VentX de 3,0 mm (VASER). O aspirado emulsificado pelo VASER flui facilmente por essa cânula de pequeno diâmetro, o que garante um maior nível de precisão quando se modelam essas áreas do que com cânulas de grande diâmetro.

Durante a fase de remoção da gordura (aspiração), é preferível deixar para trás uma pequena quantidade de gordura emulsificada solta (aproximadamente 5% do volume retirado da área) e depois modelar manualmente a área até que ela esteja regular. Esse processo foi descrito pelo Wall como parte de sua técnica *SAFELipo*. Essa manobra técnica é também aplicável para os casos de LA-VASER, porque a emulsão gordurosa nos aspirados da UAL com sonda sólida de terceira geração é composta de células adiposas vivas que são adequadas para enxerto de gordura quando são colhidas nas configurações de energia recomendadas. Essa manobra pode ser muito útil para evitar irregularidades de contorno em áreas com fina cobertura dérmica, como a face medial da coxa ou o braço.

Em pacientes com celulite significativa das extremidades inferiores, o tratamento do tecido subcutâneo superficial com o aparelho VASERsmooth é um procedimento complementar útil que reduz a aparência tanto da celulite quanto das irregularidades da pele.

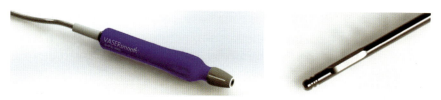

Fig. 14-8

A peça de mão e a sonda do VASERsmooth utilizam a energia ultrassônica do amplificador VASER para romper os septos fibrosos na camada subcutânea superficial, que têm sido considerados a causa das irregularidades visíveis na pele observadas com a celulite das coxas. Antes do fechamento, eu aperto para fora todo fluido remanescente pelas incisões de acesso, e, então, eu geralmente as fecho com um ponto sepultado.

Cuidados Pós-Operatórios

As lipoaspirações de grande volume (maiores do que 7,5 L) não devem ser realizadas como procedimentos ambulatoriais, porque elas requerem monitoramento cuidadoso da reposição volêmica e do débito urinário. O aspirado da lipoplastia é tido como contendo menos do que um terço da solução de infiltração infundida; no entanto, a outra porção (aproximadamente 70% do volume infundido) eventualmente não é absorvida para o espaço intravascular, como se pensava anteriormente. Atualmente os grandes volumes de solução de infiltração recomendados para a LA-VASER estão associados a um volume significativo de perdas não quantificáveis pelas incisões de acesso como resultado da alta pressão interna criada pela infusão do fluido.

Após a fase de aspiração, o cirurgião pode realizar uma massagem rolante na área tratada, o que também remove uma quantidade significativa do fluido infundido pelas incisões. A maioria dos pacientes submetidos a uma lipoaspiração de grande volume continua a apresentar vazamento de líquido por suas incisões nas primeiras 24 a 48 horas após a cirurgia. Esses fatores, juntamente com uma variabilidade significativa entre os pacientes, criam dificuldades com o uso de uma fórmula "que serve para todos" para a reposição volêmica. Assim, um cateter de Foley intravesical é deixado de um dia para o outro em todos os pacientes submetidos a uma LA-VASER de grande volume, e eles passam a noite no hospital para que se possa manejar a reposição volêmica de acordo com a manutenção do débito urinário de aproximadamente 1 mL/kg/h. Os pacientes podem tomar líquidos assim que estão bem acordados; a deambulação precoce é encorajada, e os pacientes recebem alta no primeiro dia de pós-operatório depois que tiverem apresentado diurese espontânea. Os pacientes que tenham sido submetidos a uma lipoaspiração de pequeno e moderado volumes recebem alta no mesmo dia da cirurgia depois que tenham apresentado diurese espontânea; eles são encorajados a deambular e a manter uma hidratação adequada com uma ingestão liberal de líquidos via oral.

Figs. 14.8, 14.17 © 2017 Sofia Medical, Inc. Usadas com permissão. VASER e VASERsmooth são marcas registradas de Sofia Medical, Inc. ou suas subsidiárias nos EUA e em outros países. Liposonix é uma marca registrada de Sofia Medical, Inc. ou suas subsidiárias nos EUA e em outros países.

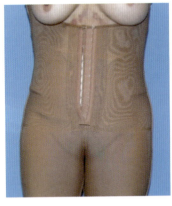

Fig. 14-9

Espumas e malha de compressão são aplicadas na maioria dos pacientes submetidos à LA-VASER durante o período pós-operatório imediato, com exceção de retiradas circunferenciais de grande volume que são associadas precocemente à alta drenagem de líquidos pelas incisões de acesso. A maioria desses pacientes pode geralmente utilizar as malhas 24 a 48 horas depois, quando a maior parte da drenagem do líquido já saiu. Os pacientes apresentam ressecamento da pele nas primeiras semanas após a LA--VASER. O uso de um hidratante cutâneo comum é recomendado durante esse período.

Resultados e Desfechos

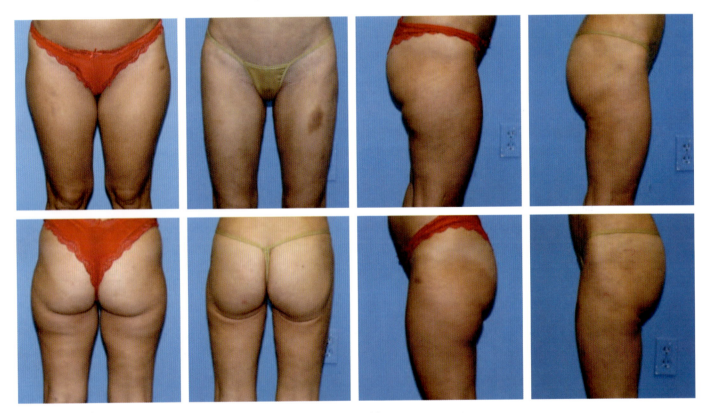

Fig. 14-10

Esta mulher atlética de 36 anos foi atendida em uma consulta para cirurgia de contorno corporal 1 ano após ter tido um bebê. Apesar de um regime de dieta e exercício físico, ela ainda estava insatisfeita com os depósitos residuais de gordura no abdome inferior, quadril e coxas. O exame físico revelou bom tônus cutâneo e áreas bem definidas de lipodistrofia no abdome, quadril, face medial das coxas, face superolateral das coxas, face anterior das coxas e área infraglútea da paciente. A paciente media 1,70 m e pesava 61,2 kg na data da cirurgia.

Quadro 14-6 Dados Cirúrgicos: Quadril e Coxas

Área	Infiltrado (mL)	Sonda	Modo	Energia (%)	Tempo (min)	Cânula VentX (mm)	Aspirado (mL)
Coxa esquerda anterior/medial	1.800	3,7 mm três anéis	Pulsado	70	9	3	950
Coxa direita anterior/medial	1.800	3,7 mm três anéis	Pulsado	70	8	3	900
Coxa lateral e "banana roll" esquerdos	1.200	3,7 mm três anéis	Pulsado	80	6	3	700
Coxa lateral e "banana roll" direitos	1.200	3,7 mm três anéis	Pulsado	80	6	3	650
Quadril esquerdo	1.000	3,7 mm três anéis	Pulsado	80	5	3	600
Quadril direito	1.000	3,7 mm três anéis	Pulsado	80	5	3	650

Nós realizamos uma LA-VASER circunferencial do abdome, quadril e coxas sob anestesia geral como um procedimento ambulatorial. O volume aspirado do quadril e das coxas foi de 4.450 mL, e o volume total aspirado da LA-VASER foi de 5.200 mL. Ela é vista 9 meses após a cirurgia com uma diminuição significativa da circunferência das coxas; seus contornos estão melhores, e a retração da pele foi boa. As coxas e as nádegas exibem a aparência mais atlética que a paciente desejava.

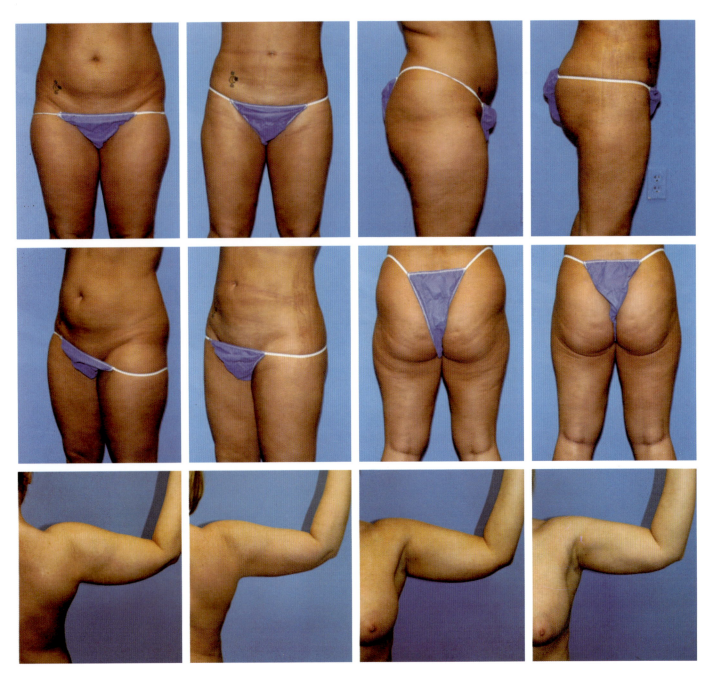

Fig. 14-11

Esta mulher nulípara de 31 anos desejava melhorar o contorno de suas costas, abdome, quadril, coxas e braços. Os achados clínicos a respeito de suas extremidades incluem lipodistrofia moderada das coxas, quadril e áreas infraglúteas, com algumas irregularidades menores nas laterais das coxas e nas áreas infraglúteas. Ela possuía um bom tônus de pele nessas áreas. A paciente media 1,73 m de altura e pesava 73,5 kg na data da cirurgia.

Quadro 14-7 Dados Cirúrgicos: Quadril, Coxas e Braços

Área	Infiltrado (mL)	Sonda	Modo	Energia (%)	Tempo (min)	Cânula VentX (mm)	Aspirado (mL)
Coxa esquerda anterior/medial	1.000	3,7 mm três anéis	Pulsado	70	9	3	1.600
Coxa direita anterior/medial	1.000	3,7 mm três anéis	Pulsado	70	9	3	1.500
Coxa lateral e "banana roll" esquerdos	550	3,7 mm três anéis	Pulsado	80	8	3	900
Coxa lateral e "banana roll" direitos	550	3,7 mm três anéis	Pulsado	80	8	3	950
Quadril esquerdo	800	3,7 mm três anéis	Pulsado	80	7	3	1.050
Quadril direito	800	3,7 mm três anéis	Pulsado	80	7	3	1.100
Braço esquerdo	350	2,9 mm três anéis	Pulsado	70	3	3	250
Braço direito	350	2,9 mm três anéis	Pulsado	70	3	3	250

A paciente foi submetida a uma LA-VASER circunferencial do abdome, costas, quadril, coxas e braços sob anestesia geral. O volume aspirado das coxas e do quadril foi de 7.100 mL e 500 mL dos braços; o volume aspirado total da LA-VASER foi de 10.500 mL. A paciente permaneceu no hospital até o dia seguinte para controle da volemia após sua retirada de alto volume pela LA-VASER; ela recebeu alta na manhã seguinte após uma recuperação sem intercorrências. Após 1 ano do procedimento, ela exibe boa retração da pele e uma melhora significativa dos contornos estéticos das coxas e do quadril.

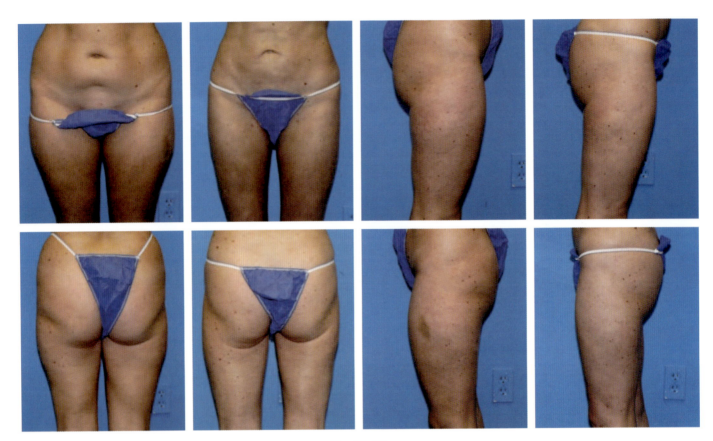

Fig. 14-12

Esta mulher multípara de 38 anos se queixava de depósitos excessivos de gordura no abdome; ela também achava que seu quadril era desproporcionalmente grande, o que dava ao seu glúteo uma aparência alongada. O exame físico revelou moderado tônus de pele, lipodistrofia significativa da área do quadril, lipodistrofia moderada generalizada do abdome e lipodistrofia moderada bem definida das laterais das coxas e da área infraglútea. Ela exibia algumas irregularidades nos abdomes médio e inferior. A paciente media 1,64 m de altura e pesava 64,4 kg na data da cirurgia.

Quadro 14-8 Dados Cirúrgicos: Quadril e Coxas

Área	Infiltrado (mL)	Sonda	Modo	Energia (%)	Tempo (min)	Cânula VentX (mm)	Aspirado (mL)
Coxa esquerda anterior/medial	1.500	3,7 mm três anéis	Pulsado	70	8	3	1.000
Coxa direita anterior/medial	1.500	3,7 mm três anéis	Pulsado	70	8	3	1.000
Coxa lateral e "banana roll" esquerdos	1.000	3,7 mm três anéis	Pulsado	80	7	3	550
Coxa lateral e "banana roll" direitos	1.000	3,7 mm três anéis	Pulsado	80	7	3	550
Quadril esquerdo	1.500	3,7 mm três anéis	Pulsado	80	9	3	800
Quadril direito	1.500	3,7 mm três anéis		80	9	3	800

Ela foi submetida a uma LA-VASER circunferencial do abdome, costas, quadril e coxas sob anestesia geral e como um procedimento ambulatorial. O volume aspirado pela LA-VASER no quadril e nas coxas foi de 4.700 mL, e o aspirado de todas as áreas combinadas totalizou 6.800 mL. Vista 6 meses após a cirurgia, a paciente exibe uma linha de cintura mais bem definida com significativa redução do volume do quadril. A área de lipodistrofia superomedial das coxas foi corrigida, e o contorno das nádegas melhorado. Houve uma boa retração da pele no pós-operatório, e as irregularidades do abdome inferior foram corrigidas.

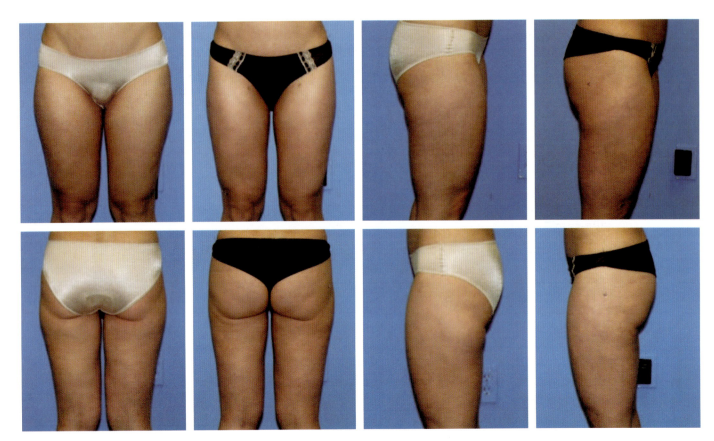

Fig. 14-13

Esta mulher multípara de 32 anos buscou melhora do contorno de suas coxas. Ela estava particularmente preocupada com os depósitos excessivos de gordura nas regiões lateral e superomedial das coxas. A paciente media 1,70 m e pesava 58,9 kg, o que estava próximo ao seu peso ideal.

Quadro 14-9 Dados Cirúrgicos: Coxas

Área	Infiltrado (mL)	Sonda	Modo	Energia (%)	Tempo (min)	Cânula VentX (mm)	Aspirado (mL)
Coxa esquerda anterior/medial	1.500	3,7 mm três anéis	Pulsado	70	7	3	980
Coxa direita anterior/medial	1.500	3,7 mm três anéis	Pulsado	70	7	3	1.050
Coxa lateral e "banana roll" esquerdos	1.000	3,7 mm três anéis	Pulsado	80	4	3	400
Coxa lateral e "banana roll" direitos	1.000	3,7 mm três anéis	Pulsado	80	4	3	420

Nós realizamos uma LA-VASER circunferencial para modelar suas coxas sob anestesia geral e como um procedimento ambulatorial. O volume aspirado total das coxas foi de 2.850 mL, o que é um volume relativamente moderado para uma cirurgia de contorno das extremidades inferiores com a LA-VASER. Ela é vista com 4 meses de pós-operatório com uma retração muito boa da pele e com uma aparência muito mais atlética das coxas e glúteos. A manutenção da convexidade lateral natural da coxa deu a ela um contorno feminino e esteticamente agradável para as extremidades inferiores.

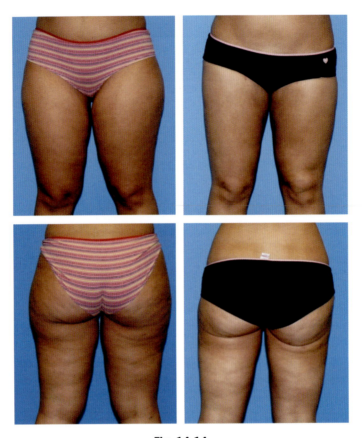

Fig. 14-14

Esta mulher nulípara de 20 anos se queixava de coxas desproporcionalmente grandes em relação ao resto do seu corpo. O exame físico revelou lipodistrofia significativa das laterais das coxas, áreas infraglúteas, região anterior das coxas e região superomedial das coxas. Havia irregularidades cutâneas notáveis na área lateral das nádegas, nas laterais das coxas e na região posterior das coxas. A desproporção entre a circunferência significativa da coxa da paciente e o restante de sua anatomia era óbvia durante o exame. A paciente media 1,73 m e pesava 66,6 kg na data da cirurgia. Ela é vista no pré-operatório e 3 meses após a cirurgia.

Quadro 14-10 Dados Cirúrgicos: Coxas

Área	Infiltrado (mL)	Sonda	Modo	Energia (%)	Tempo (min)	Cânula VentX (mm)	Aspirado (mL)
Coxa esquerda anterior/medial	2.500	3,7 mm três anéis	Pulsado	70	10	3	2.050
Coxa direita anterior/medial	2.500	3,7 mm três anéis	Pulsado	70	10	3	1.980
Coxa lateral e "banana roll" esquerdos	1.200	3,7 mm três anéis	Pulsado	80	9	3	1.200
Coxa lateral e "banana roll" direitos	1.200	3,7 mm três anéis	Pulsado	80	9	3	1.150

Ela foi submetida a uma LA-VASER circunferencial de grande volume das coxas sob anestesia geral como um procedimento ambulatorial. O volume total aspirado pela LA-VASER das coxas foi de 6.380 mL. Houve uma redução pós-operatória significativa da circunferência de suas coxas. A LA-VASER foi extremamente útil para se alcançar uma excelente retração da pele após uma retirada de tão grande volume de uma área de superfície que era confinada às coxas. As irregularidades da pele foram melhoradas, e o contorno e volume das coxas no pós-operatório estão mais em proporção ao restante do corpo da paciente.

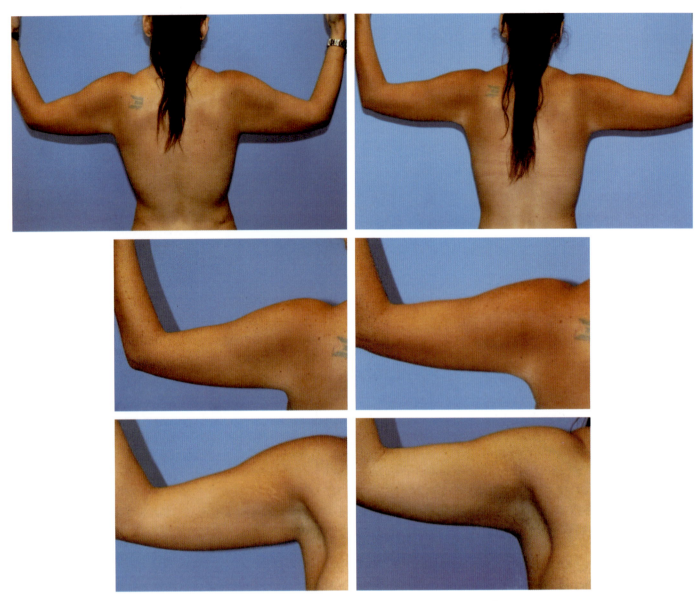

Fig. 14-15

Depois de uma perda de peso de 31,75 kg, esta mulher multípara de 30 anos buscou correção de gordura abdominal residual e flacidez dos tecidos abdominais. Além disso, ela queira melhorar o contorno dos braços, que ela sentia não ter respondido ao regime de dieta e exercícios físicos. Ela media 1,73 m e pesava 63 kg na data da cirurgia. O exame físico revelou lipodistrofia modesta generalizada do abdome com pobre tônus cutâneo, assim como lipodistrofia moderada dos braços com moderado tônus cutâneo. A paciente não desejava ser submetida a um procedimento aberto de contorno dos braços; ela estava disposta a aceitar a melhora limitada do volume e contorno dos braços que ocorreriam com a lipoplastia. Ela também foi submetida à cirurgia de contorno da área da cintura.

Quadro 14-11 Dados Cirúrgicos: Braços

Área	Infiltrado (mL)	Sonda	Modo	Energia (%)	Tempo (min)	Cânula VentX (mm)	Aspirado (mL)
Braço esquerdo	400	3,7 mm três anéis	Pulsado	70	3	3	170
Braço direito	400	3,7 mm três anéis	Pulsado	70	3	3	150

A paciente foi submetida a uma LA-VASER circunferencial dos braços, assim como uma Lipoabdominoplastia assistida a VASER. O volume aspirado pela LA-VASER dos braços foi de 320 mL, e o total aspirado pela LA-VASER em toda a cirurgia foi de 1.120 mL. Ela é vista 4 meses após o procedimento com uma significativa redução do volume da região posterior de seus braços e uma melhora no contorno. A LA-VASER foi útil para se alcançar uma adequada retração da pele, que é responsável pelo bom tônus cutâneo no pós-operatório retratado nas fotografias. A energia ultrassônica do VASER foi aplicada por um período um pouco mais longo nesse caso (2 minutos por 100 mL de aspirado esperado em vez do habitual 1 minuto por 100 mL de aspirado esperado).

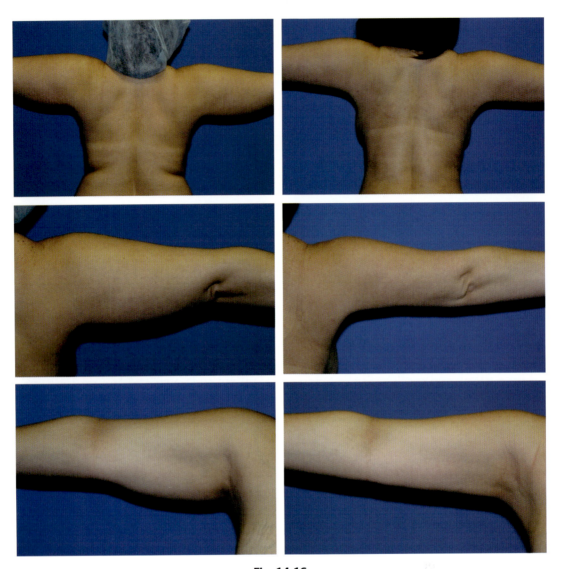

Fig. 14-16

Esta mulher nulípara de 30 anos foi atendida com a queixa de depósito excessivo de gordura no abdome, quadril e nas costas. A paciente também se queixava de braços desproporcionalmente grandes. O exame físico das extremidades superiores revelou lipodistrofia significativa dos braços com moderado tônus de pele. A paciente media 1,67 m de altura e pesava 68,9 kg na data da cirurgia.

Quadro 14-12 Dados Cirúrgicos: Braços

Área	Infiltrado (mL)	Sonda	Modo	Energia (%)	Tempo (min)	Cânula VentX (mm)	Aspirado (mL)
Braço esquerdo	500	3,7 mm três anéis	Pulsado	70	3,5	3	390
Braço direito	500	3,7 mm três anéis	Pulsado	70	3,5	3	410

A paciente foi submetida a uma LA-VASER circunferencial de grande volume do tronco e braços sob anestesia geral. Ela permaneceu no hospital até o dia seguinte para monitoramento da administração de fluidos. A paciente recebeu alta na manhã seguinte após tolerar bem a administração oral de líquidos e urinar espontaneamente. O volume aspirado pela LA-VASER dos braços foi de 800 mL, e o volume aspirado pela LA-VASER de todas as áreas tratadas totalizou 7.250 mL. O uso da LA-VASER nessa paciente permitiu um grande volume de extração de gordura dos braços enquanto ainda se alcançou boa retração da pele. Aos 4 meses após a cirurgia, a paciente apresentava uma circunferência do braço significativamente menor com uma melhora no contorno e boa retração da pele.

Problemas e Complicações

As complicações relacionadas com UAL ou LA-VASER das extremidades podem ser divididas naquelas que são diretamente associadas à lipoaspiração e aquelas relacionadas com a aplicação da energia do ultrassom. Extração excessiva ou insuficiente e extração irregular são de longe as complicações mais comumente encontradas com a lipoaspiração das extremidades. Na maior parte, essas complicações são evitáveis. O uso de um fluxograma intraoperatório para documentar os volumes de infusão e de aspiração para cada área é essencial para controlar os volumes de extração. A subcorreção responde bem a uma cirurgia de revisão, e a sobrecorreção frequentemente requer enxerto de gordura. As irregularidades da pele que resultam de uma lipoaspiração, frequentemente, respondem bem a tratamentos externos com ultrassom. Parestesias associadas à LA-VASER são geralmente de curta duração. Edema e equimoses são autolimitados, e eles aparecem menos frequentemente com a LA-VASER comparando-se à SAL. O uso de malhas compressivas e espumas é benéfico para redução da intensidade e da duração dessas sequelas.

A DVT e a PE foram discutidas anteriormente nesse capítulo. A embolia gordurosa e a síndrome da embolia gordurosa (FES) são ocorrências raras, e sua incidência após lipoaspiração é atualmente desconhecida. É importante diferenciar a FES da PE, porque o tratamento dessas condições difere significativamente. O tratamento precoce da PE envolve terapia anticoagulante, enquanto o tratamento precoce da FES requer o uso de esteroides em altas doses.

Perda da pele é rara após a lipoaspiração, mas ela pode ser severa o suficiente para necessitar de enxerto de pele. Um dos fatores mais importantes que contribui para isso é o tabagismo, que, associado a uma lipoaspiração superficial extensa, pode levar à desvascularização da pele, com necrose subsequente. As primeiras gerações de aparelhos de UAL eram comumente associadas à lesão térmica da pele sobrejacente, quando eles eram utilizados superficialmente. O uso de maiores volumes de solução de infiltração dispersados dentro dos tecidos e a introdução das atuais gerações de aparelhos de ultrassom contribuíram para que a lesão térmica se tornasse uma complicação rara. A incidência de seromas durante a época inicial do uso da UAL foi bem documentada. Seromas são raros com procedimentos de SAL, e a diminuição significativa da energia ultrassônica transmitida aos tecidos com a LA-VASER tornou os seromas uma complicação rara também com este aparelho.

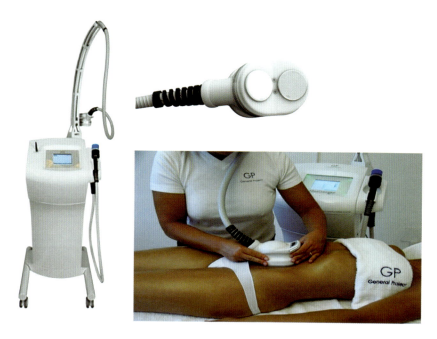

Fig. 14-17

A hiperpigmentação é mais comum com a cirurgia de contorno das coxas. Ela resulta de depósitos de hemossiderina, é geralmente autolimitada e desaparece espontaneamente 4 a 6 meses após a cirurgia. O tratamento com aparelhos ultrassônicos externos de massagem tem sido útil na redução do tempo para a resolução da hiperpigmentação e, também, tem sido utilizado com sucesso para tratar irregularidades após lipoaspiração. O componente de massagem linfática do aparelho é útil para redução do edema pós-operatório após procedimentos de lipoaspiração.

Disestesias dolorosas foram relatadas após UAL com os aparelhos das primeiras gerações. Disestesias são o resultado da desmielinização de nervos periféricos como resultado da sua exposição à energia ultrassônica excessiva; elas são um fenômeno raro e transitório atualmente com os aparelhos de terceira geração. Deve-se, no entanto, evitar o contato dos principais nervos periféricos com qualquer sonda ultrassônica. Por exemplo, as incisões de acesso feitas para a cirurgia de contorno dos braços devem ser posicionadas no lado radial do cotovelo para evitar a proximidade da sonda ultrassônica com o nervo ulnar. Quando está aplicando energia ultrassônica nos braços, o cirurgião deve evitar estender a sonda até a axila, onde ela também estaria próxima aos nervos dessa região.

Hipertrofia da cicatriz dos locais de acesso não é uma ocorrência comum. Entretanto, a fricção das cânulas de aspiração e a lesão térmica das sondas de ultrassom são fatores que contribuem para uma má cicatrização dessas incisões. O uso de uma cânula de menor diâmetro e a aplicação de uma compressa molhada no local da incisão ajudam a minimizar a fricção. Protetores de pele devem ser utilizados nos locais das incisões quando se realiza a UAL ou a LA-VASER

Fig. 14.17 © 2017 Sofia Medical, Inc. Usadas com permissão. VASER e VASERsmooth são marcas registradas de Sofia Medical, Inc. ou suas subsidiárias nos EUA e em outros países. Liposonix é uma marca registrada de Sofia Medical, Inc. ou suas subsidiárias nos EUA e em outros países.

> ### *Decisões Críticas e Nuances Cirúrgicas*
>
> - A cirurgia de contorno circunferencial das extremidades produz um resultado estético mais harmonioso comparando-se a extrações localizadas de gordura.
> - Quando está realizando a cirurgia de contorno das extremidades inferiores, o cirurgião não deve dissociar o quadril e as nádegas das coxas.
> - O cirurgião deve evitar as cinco zonas de aderência nas extremidades inferiores.
> - O uso de cânulas de menor diâmetro fornece maior precisão, particularmente durante a aspiração da gordura superficial.
> - A cirurgia de contorno das extremidades com a LA-VASER reduz a perda sanguínea e melhora a retração de pele.
> - O uso da LA-VASER para a cirurgia do contorno das extremidades requer um grande volume de solução de infiltração distribuída uniformemente por todo o tecido e incisões que forneçam acesso linear à área tratada.
> - Deve-se fazer uma incisão no lado radial do cotovelo para a realização da cirurgia do contorno do braço para evitar lesão do nervo ulnar.
> - O uso pós-operatório de espuma, malhas de compressão, drenagem linfática, massagem ultrassônica externa e hidratação da pele podem otimizar os resultados e diminuir o tempo de recuperação.

LEITURAS SELECIONADAS

Appelt EA, Janis JE, Rohrich AJ. An algorithmic approach to upper arm contouring. Plast Reconstr Surg 118:237, 2006.

Bergeret-Galley C. Liposuction of the lower extremities and leg reshaping with fat. In Rubin JP, Jewell ML, Richter DF, et al, eds. Body Contouring and Liposuction. Philadelphia: Saunders, 2012.

de Souza Pinto EB, Abdala PC, Maciel CM, et al. Liposuction and VASER. Clin Plast Surg 33:107, 2006.

Fodor PB, Watson JP. Wetting solutions in ultrasound-assisted lipoplasty. Clin Plast Surg 26:289, 1999.

Garcia O Jr. Aesthetic body contouring of the posterior trunk and buttocks using third generation pulsed solid probe internal ultrasound-assisted lipoplasty. In Shiffman MA, Di Giusseppe A, eds. Body Contouring: Art, Science, and Clinical Practice. Berlin: Springer, 2010.

Garcia O Jr. Comparison of blood loss in suction-assisted lipoplasty and third-generation ultrasound-assisted lipoplasty. In Shiffman MA, Di Giusseppe A, eds. Body Contouring: Art, Science, and Clinical Practice. Berlin: Springer, 2010.

Garcia O Jr. Ultrasonic liposuction. In Rubin JP, Jewell ML, Richter DF, et al, eds. Body Contouring and Liposuction. Philadelphia: Saunders, 2012.

Garcia O Jr, Nathan N. Comparative analysis of blood loss in suction-assisted lipoplasty and third-generation internal ultrasound-assisted lipoplasty. Aesthet Surg J 28:430, 2008.

Garcia O Jr, Schafer M. The effects of nonfocused external ultrasound on tissue temperature and adipocyte morphology. Aesthet Surg J 33:117, 2013.

Gilliland MD, Lyos AT. CAST liposuction: an alternative to brachioplasty. Aesthetic Plast Surg 21:398, 1997.

Grazer FM, de Jong RH. Fatal outcomes from liposuction: census survey of cosmetic surgeons. Plast Reconstr Surg 105:436; discussion 447, 2000.

Jewell ML, Fodor PB, de Souza Pinto EB, et al. Clinical applications of VASER-assisted lipoplasty: a pilot clinical study. Aesthet Surg J 22:131, 2002.

Lyos AT. Circumferential para-axillary superficial tumescent CAST liposuction for upper arm contouring. In Shiffman MA, Di Giuseppe A, eds. Body Contouring: Art, Science, and Clinical Practice. Berlin: Springer, 2010.

Rohrich RJ, Beran SJ, Kenkel JM. Patient selection and planning. In Rohrich RJ, Beran SJ, Kenkel JM, eds. Ultrasound-Assisted Liposuction. St Louis: Quality Medical Publishing, 1998.

Senyuva C, Guner H. Liposuction of the upper extremities. In Rubin JP, Jewell ML, Richter DF, et al, eds. Body Contouring and Liposuction. Philadelphia: Saunders, 2012.

Teimourian B, Rogers WB III. A national survey of complications associated with suction lipectomy: a comparative study. Plast Reconstr Surg 84:628, 1989.

Wall S Jr. SAFE circumferential liposuction with abdominoplasty. Clin Plast Surg 37:485, 2010.

CAPÍTULO 15

Abordagem Alternativa para Lipoaspiração de Repetição

Simeon Wall, Jr.

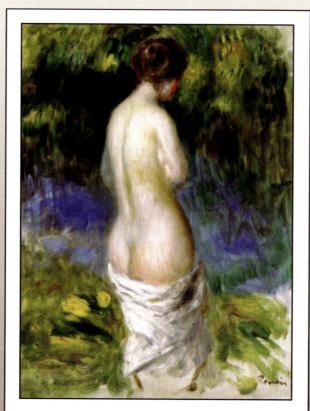

Pierre-Auguste Renoir: Bather

A Lipoaspiração para o contorno corporal continua a crescer em popularidade e em sofisticações tecnológicas. Cirurgiões que realizam lipoaspiração continuam a adquirir um melhor entendimento da anatomia da gordura e do manejo dos fluidos, juntamente com melhorias nos instrumentais e nas técnicas. Não existe dúvida de que, nas mãos de um cirurgião propriamente treinado e experiente, a lipoaspiração está mais segura e mais previsível do que nunca.

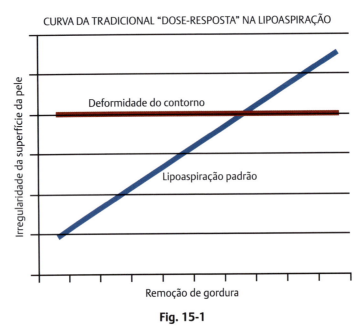

Fig. 15-1

Apesar de mais de 35 anos de progresso, incluindo a habilidade de manter a segurança do paciente em procedimentos de lipoaspiração de grande volume, nenhuma técnica ou tecnologia foi capaz de quebrar a curva *dose-resposta** vista na lipoaspiração, em que a dose é a quantidade crescente de gordura removida de uma área, e a resposta é a tendência em direção às irregularidades da pele ou deformidades de contorno. A maioria dos cirurgiões bem treinados e experientes tem sido capaz de trabalhar bem dentro dos limites que essa curva de dose-resposta dita.

---

*A curva de dose-resposta na lipoaspiração é uma curva que planeja o relacionamento entre a lipoaspiração e os efeitos fisiológicos da lipoaspiração.

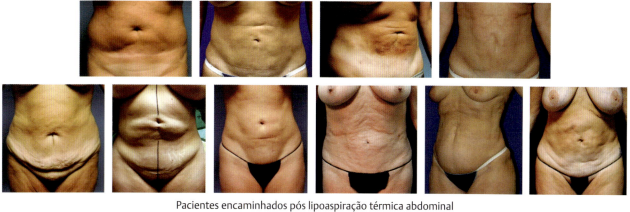

Pacientes encaminhados pós lipoaspiração térmica abdominal

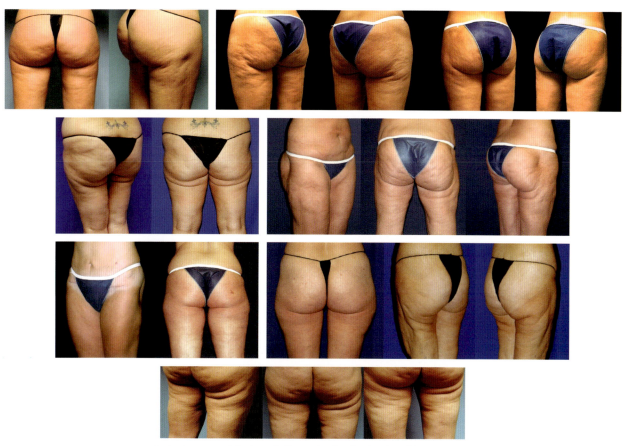

Pacientes encaminhados pós lipoaspiração térmica das nádegas e coxas

Fig. 15-2

Algumas vezes, no entanto, o resultado cosmético alcançado fica abaixo das expectativas dos pacientes e dos cirurgiões, exigindo procedimentos adicionais secundários ou até mesmo múltiplos, nenhum dos quais poderia se igualar ou exceder o resultado que poderia ter sido alcançado em um procedimento primário otimizado.

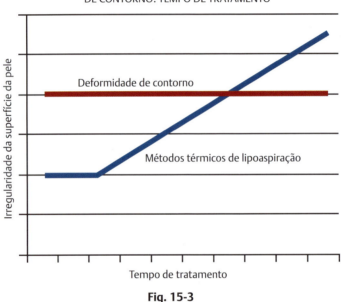

Fig. 15-3

Diversas tecnologias foram defendidas e sugeriam eliminar a aparência de desnivelamento, irregularidades, ondulações ou outras formas de aparência que não são lisas na área tratada onde "muita gordura tenha sido removida", apesar de a quantidade de gordura e a espessura da pele pinçada serem a quantidade desejada pelo paciente e cirurgião. A maioria dessas tecnologias propostas utiliza energia térmica – ultrassônica, *laser* ou radiofrequência. Essas tecnologias não somente falharam na redução das complicações da lipoaspiração, mas também adicionaram uma segunda curva de dose-resposta, não intencional, criando deformidades de contorno com base na carga térmica transmitida aos tecidos.

Entre outros fatores, como a quantidade de energia, o tipo de energia e como é aplicada, o próprio tempo do tratamento torna-se o principal fator para criar deformidades do contorno. É por essas razões que eu abandonei o uso de qualquer aparelho térmico interno para redução de gordura e em vez disso uso um processo abrangente de gerenciamento de gordura instituindo separação da gordura, aspiração e equalização da gordura (*SAFELipo*), que será extensivamente discutido neste capítulo.

Definições

Os procedimentos de revisão de lipoaspiração e lipoaspiração secundária diferem em poucas mas importantes maneiras. A *revisão de lipoaspiração* refere-se à repetição de uma cirurgia geralmente realizada pelo mesmo cirurgião para melhorar o primeiro resultado ou para consertar algo que não foi feito ou não foi feito de forma otimizada durante o primeiro procedimento. A *lipoaspiração secundária* refere-se a procedimentos que são frequentemente, mas não sempre, realizados por um cirurgião diferente, e são mais extensos por natureza do que um procedimento de revisão. Outra distinção entre lipoaspiração de revisão e secundária é temporal: procedimentos secundários geralmente não são realizados menos do que 1 ano depois do procedimento inicial, mesmo quando são realizados pelo mesmo cirurgião.

Este capítulo vai discutir principalmente procedimentos de lipoaspiração secundária, embora muito da informação refira-se a ambas, lipoaspiração de revisão e secundária, porque ambos esses tipos de procedimento são categorizados como procedimentos de repetição.

Razões para um Procedimento de Repetição

Os procedimentos de repetição são realizados por uma variedade de razões, incluindo resultados insatisfatórios ou a necessidade de melhoras adicionais. Frequentemente, um paciente de lipoaspiração simplesmente busca uma maior redução de uma área que já foi tratada, tanto por causa de ganho de peso ou porque ele ou ela ficaram insatisfeitos com a quantidade ou distribuição da lipoaspiração. Um candidato típico para um procedimento de repetição é um paciente que foi submetido à lipoaspiração localizada, geralmente somente do abdome superior ou do inferior. Como a unidade abdominal ou do tronco, como um todo, não foi remodelada de forma abrangente, o paciente fica insatisfeito com a área remanescente ou com áreas de adiposidade e, portanto, deseja um procedimento secundário mais abrangente. Mais comumente, no entanto, pacientes insatisfeitos buscam um procedimento secundário para corrigir uma ou várias deformidades de contorno que resultaram de um procedimento inicial de lipoaspiração. Essas deformidades de contorno incluem ondulações na pele, colinas e vales, contornos estranhos, falhas absolutas e depressões. Além dessas deformidades de contorno, muitos pacientes têm lesões da pele na forma de depósitos de hemossiderina, alterações da pigmentação e cicatrizes por métodos térmicos ou avulsivos de lipoaspiração. A fibrose interna é vista como uma aparência não natural, estática e/ou dinâmica da área, com aderência, endurecimento e piora da aparência com mudanças de posição ou tensão da pele. As cicatrizes externas geralmente só são vistas com métodos térmicos de lipoaspiração em que houve queimadura no local de entrada, ou até mesmo queimaduras internas tão severas que a pele sobrejacente foi queimada e formou cicatriz.

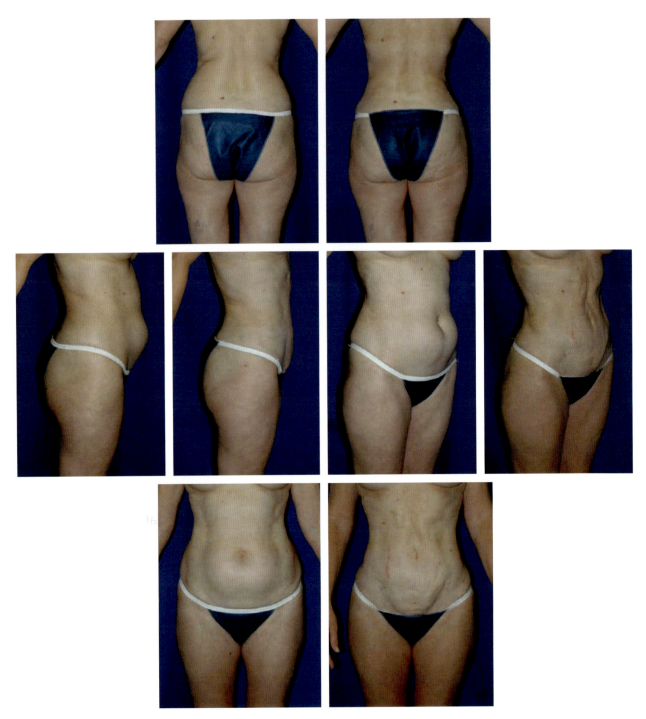

Fig. 15-4

Esta mulher de 64 anos foi submetida a uma lipoaspiração assistida a ultrassom (UAL) em que foram removidos 3,7 L de gordura de forma circunferencial do tronco. Observe a contração irregular e não uniforme da pele do abdome.

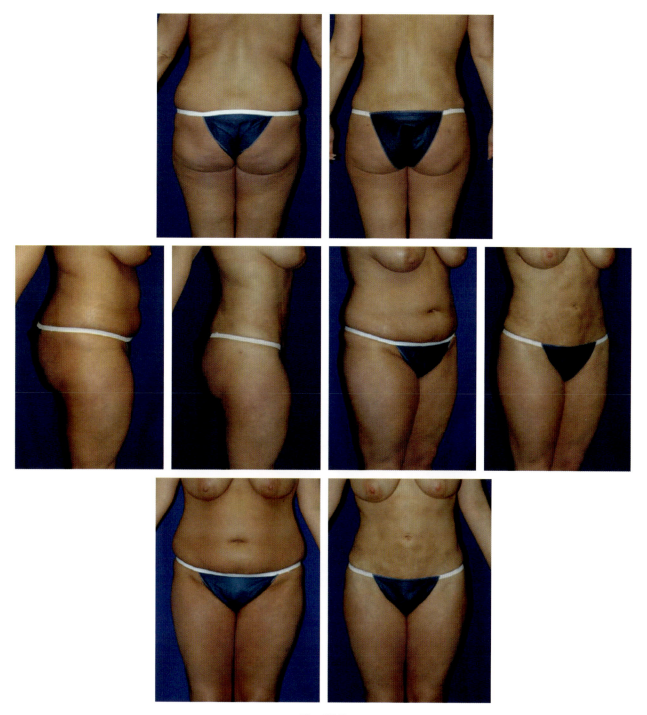

Fig. 15-5

Esta mulher de 28 anos foi submetida a uma UAL em que foram removidos 6,7 L de gordura de forma circunferencial do tronco. Observe a aparência irregular da superfície da pele e a aparência manchada da pele decorrente de depósitos de hemossiderina, o que é comumente visto após lipoaspiração térmica.

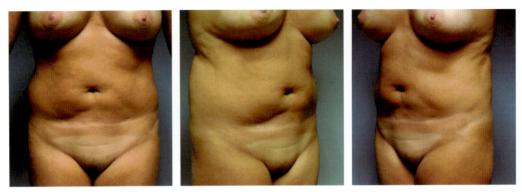

Fig. 15-6

Esta mulher de 38 anos é mostrada 3 anos após tratamento em outro local com uma combinação de UAL e lipoaspiração assistida a *laser* (LAL) de forma circunferencial no tronco. Observe as severas irregularidades da pele com retrações desniveladas, deformidades de contorno superficiais e profundas e aparência não natural de todas as áreas tratadas.

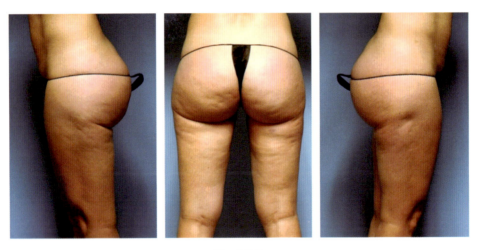

Fig. 15-7

Esta mulher de 24 anos é mostrada 2 anos após tratamento com LAL das faces medial e lateral das coxas e das nádegas. Observe a aparência irregular da superfície da pele, deformidades de contorno e colapso assimétrico das pregas glúteas, dando uma aparência pouco atrativa e de envelhecimento para os glúteos.

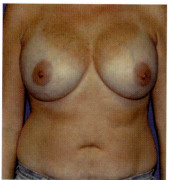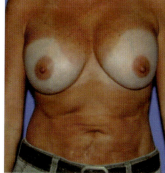

Fig. 15-8

Esta mulher de 35 anos é mostrada antes e 2 anos após ser submetida a tratamento em outro local com LAL do abdome e flancos. Observe a cicatrização residual severa da superfície, sulcos na pele, retração desigual da pele, depósitos de hemossiderina e deformidades do contorno.

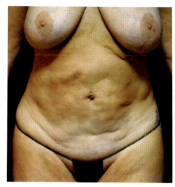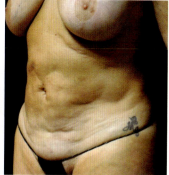

Fig. 15-9

Esta mulher de 50 anos foi encaminhada após ter sido submetida a três cirurgias de lipoaspiração circunferencial do tronco prévias em um período de 5 anos: lipoaspiração padrão, UAL e LAL. Ela também recebeu múltiplos tratamentos de radiofrequência externa sem melhora. Observe a contração irregular da pele, deformidades profundas do contorno, áreas com fibrose densa e irregularidades gerais na superfície da pele.

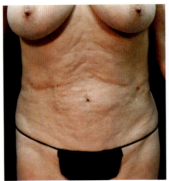 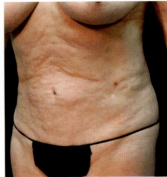

Fig. 15-10

Esta mulher de 50 anos foi encaminhada após ter recebido um único tratamento de UAL com "gravura abdominal". Observe a aparência de envelhecimento e de pedras de calçamento da pele abdominal, a aparência anormal das áreas "com gravura" e o pobre contorno geral.

Dificuldades Inerentes na Lipoaspiração de Repetição (Revisão ou Secundária)

A viabilidade da lipoaspiração é fundamentada na premissa de que existe uma relativa baixa resistência, uma camada de tecido adiposo subcutâneo "coletável" entre os planos com mais alta resistência da gordura superficial e da derme sobrejacente acima e as estruturas musculoesqueléticas subjacentes abaixo. A diferença da resistência entre esses planos é o que permite que uma cânula passe facilmente através e permaneça na camada de gordura planejada. Portanto, a lipoaspiração funciona porque a gordura é menos densa e mais fácil de atravessar, romper e remover do que os tecidos que a circundam.

Uma vez que uma lipoaspiração foi realizada, essa camada tratável de tecido se torna fibrosada, aderente, ou até mesmo obliterada, fazendo a navegação e extração da gordura mais difíceis e potencialmente mais perigosas, mesmo para cirurgiões experientes. Por exemplo, em um procedimento primário de lipoaspiração, encontrar uma resistência significativa na ponta da cânula é geralmente um sinal de que a cânula deve ser redirecionada. Em um procedimento de revisão ou secundário, isto não é necessariamente o caso, então o cirurgião deve ser capaz de discernir se a resistência vem de uma estrutura vital ou do tecido subcutâneo fibrótico que permaneceu do procedimento anterior.

Esta perda do diferencial da resistência vista em procedimentos de lipoaspiração de repetição é a principal razão pela qual esses procedimentos frequentemente resultam em problemas, como "traumas terminais" na pele, resultando de a tendência natural do cirurgião redirecionar superficialmente a cânula, preferindo errar aqui do que nas estruturas profundas. A perda desse plano de baixa resistência pode ainda levar a perfurações abdominais potencialmente fatais (e provavelmente sub-relatadas) ou lesão de outras estruturas profundas.

Muitos cirurgiões de contorno corporal competentes e experientes simplesmente não fazem procedimentos de lipoaspiração de repetição, talvez sabiamente. Como cirurgiões plásticos, nós tipicamente lutamos por resultados bonitos que "não fazem mal" ao paciente, mas quando se considera a lipoaspiração de repetição, estamos diante de duas quase verdades universais que distinguem esses procedimentos da maioria dos outros procedimentos de revisão da cirurgia plástica: primeiro, o resultado nunca será tão bom quanto o resultado que poderia ter sido obtido com um procedimento de lipoaspiração primário realizado de forma otimizada; e, segundo, o risco de lesão significativa ou séria é muito maior e fora do escopo usual de um procedimento de lipoaspiração primária.

Apesar dessas e de outras dificuldades enfrentadas em procedimentos de lipoaspiração de repetição, a cirurgia de contorno corporal de revisão e secundária com lipoaspiração pode ser muito gratificante e bem-sucedida para os pacientes e seus cirurgiões, quando as expectativas, abordagem, cuidados e técnicas apropriadas são aplicados. Eu realizo uma abordagem de certa forma "alternativa" às técnicas tipicamente propostas para a lipoaspiração de repetição. Essa técnica pode ajudar muitos pacientes que de outra forma não tinham anteriormente muita esperança de reconquistar uma aparência mais normal ou natural. Há ainda pacientes de lipoaspiração com deformidades do procedimento primário que não são bons candidatos para procedimentos de repetição; a maioria desse subconjunto de pacientes terá sido submetido a métodos térmicos de lipoaspiração.

Procedimentos de repetição são ainda associados a complicações diferentes daquelas comumente vistas após procedimentos de lipoaspiração primária. Eu comparei a execução da lipoaspiração de repetição a operar no concreto. Em procedimentos de repetição, a diferença na resistência entre os planos desejados e indesejados é estreitada e, às vezes, eliminada. Como destacado anteriormente, essa dificuldade de navegar pelo tecido subcutâneo fibrosado e aderente aumenta o risco de lesão à pele e a estruturas profundas, resultando em complicações com potencial risco de vida. Esses procedimentos também tomam mais tempo para serem realizados, o que é outro fator que aumenta o risco geral. Obviamente, em tal ambiente, a extração de gordura é mais desafiadora, e suavidade e uniformidade são mais difíceis de se alcançar.

"Desventuras" da cânula – lesão da pele e de estruturas corporais, ruptura vascular e sangramento maior, lesão nervosa, lesão musculoesquelética e perfuração de órgãos internos – foram todas relatadas. Embora essas lesões sejam possíveis com qualquer procedimento de lipoaspiração, elas são mais prováveis de ocorrer na lipoaspiração de repetição, em que há uma alta resistência, fibrose e leito de tecido confluente que requer mais passadas da cânula com maior força para a execução adequada do procedimento. Foi ainda afirmado que lesões penetrantes por procedimentos de lipoaspiração são significativamente sub-relatadas na literatura.

Na lipoaspiração tradicional, a curva dose-resposta se refere à propensão para deformidade de contorno com maiores quantidades de remoção de gordura. Isto sempre foi um problema com a lipoaspiração. Métodos térmicos de lipoaspiração (*laser*, ultrassom, radiofrequência e outros) foram desenvolvidos para evitar esse fenômeno, mas os métodos térmicos falharam a esse respeito e pelo contrário iniciaram um problema de lesão/resposta que podem em última análise levar a deformidades de contorno relacionadas com lesão térmica. A lesão térmica transmitida aos tecidos varia, com base no tipo e potência do aparelho e quanta energia é utilizada, configurando uma segunda curva dose-resposta com o simples uso do aparelho (tempo de tratamento) e contribui para a criação de uma deformidade de contorno por meio da carga térmica transmitida às áreas tratadas. Além disso, a lesão térmica causada por esses aparelhos não é restrita à gordura-alvo, mas pode afetar a gordura que não era o alvo, assim como a rede de suporte estromal dos tecidos – os vasos sanguíneos, os nervos, a rede conectiva estromal e a derme. Em casos de repetição, em que áreas fibróticas foram criadas pelos procedimentos prévios, os maiores tempos de tratamento requeridos levam a mais lesão térmica, e o processo começa novamente, terminando em ainda mais deformidades de contorno.

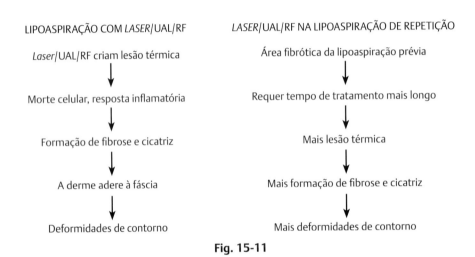

Fig. 15-11

Por essas razões, eu abandonei as tecnologias térmicas internas e uso apenas técnicas e tecnologias preservadoras de gordura tanto para casos primários como para os de repetição. O enxerto de gordura e a equalização de gordura são também uma parte integral de todos os meus casos de cirurgia de contorno, necessitando de um leito receptor saudável e gordura saudável para a sobrevivência máxima e potencial regenerativo.

Muitos pacientes solicitam procedimentos de repetição para redução adicional de gordura tanto decorrente da subextração durante o procedimento inicial ou por novo acúmulo de gordura por ganho de peso. Nesses pacientes, é fácil pensar que a simples remoção adicional de gordura das áreas-alvo é tudo que é necessário, novamente referido como lipoaspiração localizada. Na prática, entretanto, até mesmo o paciente de lipoaspiração de repetição simples pode ser enganosamente difícil de tratar novamente com lipoaspiração por causa do tecido cicatricial e da fibrose encontrados em quase todos esses casos. Na melhor hipótese, esses pacientes apresentam uma área mais densa e mais fibrosa em que se realiza a lipoaspiração de repetição, tornando mais difícil extrair mais gordura uniformemente. Mais comumente, esses pacientes têm compartimentos de gordura profundos fibróticos que são na maioria desprovidos de gordura passível de aspiração, com somente uma zona de gordura relativamente superficial a ser navegada, tendo uma quantidade variável de fibrose e aderências à derme sobrejacente e à fáscia subjacente. Por essa razão, nenhum paciente de lipoaspiração de repetição deve ser abordado como um caso simples.

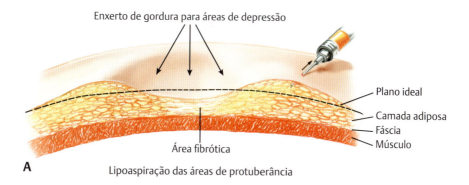

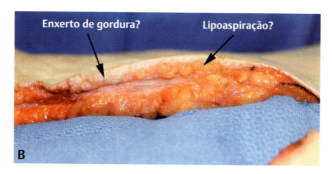

Fig. 15-12, A e B

Esta ilustração mostra a "abordagem localizada" tradicional tanto da lipoaspiração como do enxerto de gordura de áreas individuais, ou "*spots*" (*A*). O corte transversal de um paciente real com deformidades de contorno mostra a dificuldade de usar a "abordagem localizada" na prática (*B*).

Um procedimento de contorno corporal ideal deve ser abrangente em natureza, com aplicabilidade na maioria ou em todas as situações. Para a maioria dos pacientes, isto requer não somente a remoção do tecido adiposo, mas também enxerto de gordura e redistribuição de gordura. A técnica *SAFELipo* foi desenvolvida especificamente para casos de lipoaspiração de repetição, em que o enxerto de gordura é frequentemente necessário, e os problemas previamente mencionados (que são a fibrose, irregularidades de contorno existentes e assim por diante) frequentemente estão presentes. A *SAFELipo* é um processo de múltiplos passos de manejo abrangente da gordura que não somente reduz a gordura pela lipoaspiração, mas também pode aumentar e redistribuir a gordura. Existem outras técnicas usadas em procedimentos de repetição. Entretanto, eu uso exclusivamente a *SAFELipo* tanto para lipoaspiração primária, como para secundária, em todas as partes do corpo e da face. Haverá inevitavelmente uma significativa sobreposição da forma como essas técnicas são utilizadas em procedimentos primários *versus* secundários, mas minha discussão foca em como a *SAFELipo* é empregada em procedimentos de repetição.

A *SAFELipo* diferencia-se das outras técnicas de lipoaspiração avançada em alguns pontos importantes que se tornarão aparentes, conforme cada passo individual for explicado. A *SAFELipo* incorpora um processo de abordagem para o modelamento de gordura, com passos específicos, reprodutíveis e delineados que padronizam e simplificam as cirurgias. Um processo de abordagem similar foi aplicado a outros procedimentos cirúrgicos cosméticos (p. ex., o aumento das mamas) e mostrou ser benéfico. E em contraste às formas térmicas e avulsivas de lipoaspiração (lipoaspiração assistida a vácuo padrão [SAL]), a *SAFELipo* reduz grandemente o risco de ruptura de vasos sanguíneos e de estruturas de suporte e ao mesmo tempo maximiza o potencial de um resultado esteticamente agradável.

Outro diferencial da *SAFELipo* é não ser necessário evitar as zonas de aderência e as áreas desprovidas de excesso de gordura, em contraste com outras formas de lipoaspiração. Tipicamente, as deformidades de contorno são causadas pela avulsão (aspirando) de muita gordura ou de camadas erradas de gordura de uma área, um problema composto por áreas que possuem quantidades mínimas de gordura ou áreas que são mais fibrosas. Como não há aspiração enquanto se realizam a separação e a equalização da gordura, áreas que são tipicamente propensas a deformidades de contorno com o uso das técnicas padrão de lipoaspiração podem ser atravessadas sem o medo de excesso de aspiração ou de sua lesão, usando-se a *SAFELipo*. Durante os estágios de separação e equalização da gordura, as zonas podem ser navegadas, portanto o único momento a ser cauteloso com essas zonas é quando se está realizando a aspiração da gordura. A *SAFELipo* permite um tratamento muito mais abrangente de áreas anatômicas inteiras, dada sua habilidade de passar por dentro de qualquer área delgada ou das zonas de aderência sem criar lesões de avulsão pela sucção.

Indicações e Contraindicações

Bons candidatos à lipoaspiração de repetição geralmente têm um BMI de 30 ou menos, bons hábitos alimentares e de exercício físico e expectativas razoáveis a respeito dos resultados. Para um paciente que procura um procedimento de lipoaspiração secundária para tratar um novo acúmulo de gordura, todos esses fatores se tornam ainda mais importante. Por outro lado, um paciente que não aderiu aos cuidados pós-operatórios depois do primeiro procedimento ou que ganhou peso rapidamente após um procedimento de contorno corporal prévio poderia ser considerado um candidato subótimo para um procedimento de repetição.

Como um paciente que busca um procedimento de repetição já teve uma experiência negativa, é importante que o cirurgião explique cuidadosamente o que esperar de um procedimento de repetição. Obviamente, se o cirurgião não for capaz de consertar completamente aquilo que não é esteticamente agradável, ele ou ela deve explicar isso para o paciente antes que um segundo ou terceiro procedimento seja realizado. Ainda, é importante ter certeza que o paciente entende as limitações inerentes a um procedimento de repetição, assim como a probabilidade de que o resultado não será tão ótimo como aquele que poderia ter sido obtido com um primeiro procedimento mais bem realizado. Isto é particularmente verdade se o primeiro procedimento envolveu o uso de lipoaspiração térmica em razão da quantidade excessiva de tecido cicatricial e fibroses vista nesses casos. Em alguns casos, quando os pacientes foram submetidos a um ou mais procedimentos com o uso da LAL interna, pode não ser possível conseguir melhora do quadro, portanto esses pacientes devem ser aconselhados a evitar serem submetidos a outro procedimento. Caso não seja provável conseguir atingir as expectativas do paciente com qualquer técnica disponível, ou se a quantidade de cirurgia necessária se torna excessiva para a obtenção de uma melhora apenas modesta, nenhum plano cirúrgico definitivamente agradará o paciente.

Usando uma abordagem semelhante àquela utilizada para revisão de rinoplastia, eu aguardo pelo menos 1 ano antes de realizar um procedimento de lipoaspiração secundária. Esse tempo é necessário para garantir que todo inchaço se resolveu e que os tecidos estejam o mais maleáveis, macios e elásticos possível. Além disso, por causa da frequente necessidade de adicionar, redistribuir e subtrair de uma área, é necessário um leito tecidual estável e imutável antes de planejar uma reoperação. A maioria dos pacientes com deformidades do contorno moderada à severa requer 18 meses a 2 anos para acomodação do inchaço e dos tecidos antes de se tentar uma operação de lipoaspiração de repetição significativa, e quanto maior for o intervalo de tempo entre a cirurgia original e a cirurgia de repetição, maior a chance de melhora e sucesso em longo prazo.

Avaliação do Paciente
AVALIAÇÃO CLÍNICA DA DEFORMIDADE

Após seu procedimento ou procedimentos iniciais, alguns pacientes são deixados com uma quantidade de gordura subcutânea tão pequena que é impossível realizar um procedimento de repetição. Mesmo com o processo da *SAFELipo*, precisa haver alguma quantidade de gordura residual para criação de um contorno com aparência lisa e natural. Casos que contam apenas com o enxerto de gordura para a criação de uma aparência lisa são muito difíceis de se executar e devem ser realizados com extrema cautela; talvez eles não deveriam sequer ser realizados.

Planejamento e Preparo Pré-Operatórios

Como na lipoaspiração primária, são colocados aparelhos de compressão intermitente ou sequencial nos membros inferiores antes da indução da anestesia, e eles são usados durante toda a cirurgia e por vários dias no pós-operatório, ou até que o paciente esteja deambulando normalmente. Manobra de aquecimento do paciente ativas e passivas são empregadas desde uma hora antes da cirurgia até que o paciente receba alta da recuperação para prevenção de hipotermia. Foi demonstrado que a hipotermia, ou uma queda da temperatura corporal para abaixo de 36°C a qualquer momento durante a cirurgia, aumenta o sangramento, a náusea e vômitos pós-operatórios e a infecção da ferida. De forma empírica, eu ainda observei uma maior dificuldade no controle da dor no pós--operatório de pacientes que ficaram hipotérmicos durante a cirurgia. Unidades de ar forçado, mantas retentoras de calor, colchão de água quente circulante, aquecedores de fluidos intravenosos, fluidos intravenosos aquecidos, soluções de antissepsia aquecidas e uma sala aquecida (23,33°C) durante a preparação são todos utilizados em procedimentos significativos de contorno corporal primário ou de repetição.

Técnica Cirúrgica

MARCAÇÕES

Em contraste com as marcações topográficas de uma única cor feitas na maioria dos casos de lipoaspiração primária, procedimentos de lipoaspiração de repetição geralmente requerem marcações topográficas mais distintas para delinear mais claramente as colinas e vales. Embora uma abordagem localizada não seja utilizada para correção desses casos, ainda é sábio ter um mapa relativamente detalhado das áreas a serem reduzidas, redistribuídas ou aumentadas; essas áreas são geralmente representadas por anéis concêntricos em preto para redução e marcas hachuradas em vermelho para áreas de redistribuição ou aumento. Também tem sido útil fazer marcas de orientação nas áreas tratadas para ajudar na simetria quando se está tratando em várias posições corporais.

ANESTESIA

Procedimentos de lipoaspiração de repetição são tipicamente realizados sob anestesia geral. Exceto os procedimentos menores de retoque, os procedimentos de lipoaspiração de repetição não são passíveis de serem realizados sob anestesia local, tumescente ou sedação consciente pelas mesmas razões pelas quais esses métodos não são utilizados para procedimentos significativos de lipoaspiração primária. Além disso, o denso tecido cicatricial e os planos de tecido não navegáveis, que são frequentemente encontrados, limitam a habilidade do cirurgião em passar instrumentos de infiltração, separação ou lipoaspiração de forma fácil, completa ou indolor.

POSICIONAMENTO DO PACIENTE

O posicionamento para a lipoaspiração de repetição não difere inerentemente daquela para a lipoaspiração primária. Isso dito, sempre que possível, eu evito colocar o paciente na posição prona. O acolchoamento adequado de todos os pontos de pressão é importante, incluindo aqueles envolvidos em qualquer mudança de posição, juntamente com preparação estéril cuidadosa e colocação de campos. Eu prefiro fazer uma única preparação do corpo todo, com o campo estéril se estendendo do pescoço para baixo até o final da mesa de cirurgia para que o paciente possa ser movido para diferentes posições durante o procedimento sem a necessidade de preparações adicionais.

A lipoaspiração de revisão com o uso do processo *SAFELipo* é tipicamente realizada em três posições: supina e nos decúbitos laterais direito e esquerdo. Embora no presente momento falte evidência, virar o paciente múltiplas vezes, incluindo para as posições de decúbito lateral, pode reduzir o risco de trombose venosa profunda e embolia pulmonar, porque a pressão venosa fica reduzida no lado elevado, reduzindo a estase e melhorando a drenagem venosa pélvica.

A realização da lipoaspiração nessas três posições pode ajudar a prevenir deformidades de contorno, incluindo "mordidas de tubarão" na região médio-glútea e outros estigmas da lipoaspiração que são frequentemente vistos. Alguns cirurgiões realizam o procedimento em uma posição de certa forma supina, mas com as pernas erguidas e cruzadas com o corpo, o que vai criar uma aparência anormal nas nádegas e na lateral das coxas por causa da proeminência abaulada da área trocantérica femoral. A realização da cirurgia de contorno em uma posição não anatômica das extremidades inferiores pode levar à correção excessiva ou insuficiente, o que é frequentemente visto como deformidade de contorno da área médio-glútea. Na posição de decúbito lateral, recria-se de forma mais parecida a posição em pé normal, permitindo que a cirurgia de contorno seja realizada na mesma posição que o paciente se avalia em casa na frente do espelho. Além disso, a posição de decúbito lateral permite o tratamento completo do abdome superior, enquanto a posição supina frequentemente não permite como resultado da hiperextensão do abdome nessa posição, da interferência das costelas subjacentes e da aderência da pele abdominal esticada à estrutura subjacente. A pele do abdome superior do paciente pode ser livremente tracionada para fora das costelas subjacentes, que são agora menos protuberantes por causa da posição abdominal mais flexionada. Existe ainda mais um elemento de segurança adicionado com a realização do tratamento do abdome superior com o paciente na posição de decúbito lateral, porque as costelas não estão constantemente se apresentando com o potencial de se penetrar por baixo delas da posição supina.

TÉCNICA

A *SAFELipo* é um processo de contorno corporal de múltiplos passos que oferece uma solução abrangente para o tratamento da gordura. A aplicação de um processo de abordagem tanto para uma lipoaspiração primária como para a de repetição simplifica a técnica de muitas formas e permite um tratamento muito mais completo das áreas-alvo, se elas necessitarem de remoção, redistribuição ou adição de gordura. Comparada a outros métodos de lipoaspiração, a *SAFELipo* permite a remoção suave de todo e qualquer excesso de gordura das áreas-alvo sem o temor de causar lesão da pele e deformidades do contorno.

SAFE é um acrônimo para separação, aspiração e equalização da gordura*. Estes são os passos realizados nos casos de lipoaspiração primária. Em casos secundários, um quarto passo é adicionado e pode incluir processos de transferência de gordura, enxerto e liberação para tratar qualquer defeito residual ou deficiência de volume.

Em qualquer procedimento de lipoaspiração, a infusão adequada da solução de infiltração é crucial para minimizar a perda sanguínea, proporcionar anestesia adicional e aumentar o espaço de trabalho pela expansão de volume. Em casos primários, uma infusão superúmida típica é utilizada, com uma razão entre a infiltração e o aspirado de 1:1 ou 1,5:1. Em um procedimento de repetição, em que a expansão de volume das zonas-alvo é ainda mais vital para ser possível atravessar os planos teciduais adequadamente, uma abordagem tumescente com uma relação de 2:1 ou até mesmo de 3:1

---

* N. do T.: *SAFELipo* é acrônimo do inglês: *Separation, Aspiration* and *Fat Equalization*.

é frequentemente necessária. No passado, uma agulha de Klein era utilizada para esse importante aspecto do procedimento, englobando uma fase de infusão e depois aproximadamente 20 minutos de espera para permitir vasoconstrição máxima dos tecidos antes de se realizar o primeiro passo do processo da SAFELipo, a separação.

No decorrer do uso dos conceitos da SAFELipo em seus procedimentos de lipoaspirações e enxertos de gordura, o Dr. Daniel Del Vecchio propôs pela primeira vez a utilidade da realizar simultaneamente a separação e a tumescência. O tempo necessário para a máxima vasoconstrição ter ocorrido é drasticamente reduzido pela infusão da solução de infiltração simultaneamente à realização do passo 1, a separação.

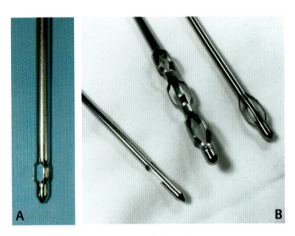

Fig. 15-13, A e B

O primeiro passo, a separação, é realizado classicamente com uma variação angulada de uma cânula legacy Becker de 5 mm com cesto, que foi originalmente utilizada para separação e equalização da gordura no processo da *SAFELipo* (*A*). Novas cânulas de alta eficiência são utilizadas nos casos de revisão de lipoaspiração, como uma cânula Mercedes angulada de orifícios longos minimamente traumática, usada para aspiração da gordura separada (à esquerda), um separador de gordura angulado de alta eficiência com ponta de explosão tripla em armação (centro) e uma cânula de enxerto de gordura angulada e em armação de alta eficiência usada para lipoenxertia vibratória de expansão (EVL) (à direita) (*B*).

O passo 1 contabiliza aproximadamente 40% do tempo total do procedimento. A separação da gordura é tipicamente realizada com o uso da lipoaspiração assistida à energia (PAL) para maximizar o movimento e o efeito das asas das cânulas com ponta de explosão e para minimizar o esforço durante a lipoaspiração. Embora a PAL torne a *SAFELipo* menos extenuante e de alguma forma mais eficiente, todos os aspectos da *SAFELipo* podem ser feitos manualmente sem a energia. As cânulas anguladas ou dissectores possuem uma ponta romba e "asas" ou defletores que, quando passados pelo tecido, criam zonas de baixa pressão que permitem que glóbulos de gordura aderidos se desloquem e desprendam-se de suas aderências circundantes, essencialmente separando essas gotículas de gordura umas das outras e de suas estruturas de suporte de vasos sanguíneos e tecido estromal. Este processo de emulsificação mecânica, ou separação, transforma a arquitetura sólida normal da gordura em um ambiente mais líquido nas áreas-alvo, na realidade criando uma zona de tratamento de gordura emulsificada de baixa resistência e áreas de alta resistência não tratadas acima (pele) e abaixo (estruturas musculoesqueléticas) da zona-alvo. A criação dessa diferença na resistência desses planos de tratamento é crucial para ser possível navegar com segurança e facilidade pela área durante o segundo passo, a aspiração.

Em um caso de lipoaspiração de repetição, a criação ou ampliação de uma diferença de resistência é ainda mais importante, porque a diferença natural da resistência entre a camada de gordura e a pele sobrejacente e as estruturas musculoesqueléticas subjacentes desapareceu como resultado do tecido cicatricial da lipoaspiração prévia. Em um caso típico de lipoaspiração de repetição, já existe um leito fibrótico e uma arquitetura mais sólida de tecido cicatricial, gordura e estruturas de suporte; isto tipicamente se manifesta para o cirurgião como uma dificuldade para passar uma cânula de infiltração ou de lipoaspiração pelos tecidos, assim precisando permanecer dentro da zona-alvo. Nesse cenário, traumas com a ponta da cânula na pele ou lesão de estruturas profundas são muito mais comuns e foram no passado quase inevitáveis. O passo da separação permite ao cirurgião reconquistar a diferença de resistência perdida entre esses planos, permitindo uma navegação mais fácil pelas zonas-alvo, tanto se o objetivo for remover mais gordura, redistribuir aquela que permaneceu ou adicionar mais gordura à área. Por exemplo, caso seja necessário remover mais gordura, é mais fácil permanecer dentro da zona-alvo com gordura em excesso separada, porque sua resistência foi tornada notavelmente mais baixa do que a pele sobrejacente e o leito subjacente, similar à sensação de um típico procedimento de lipoaspiração primário. As estruturas de suporte e os vasos sanguíneos são poupados, porque eles permanecem sólidos e distintos da gordura-alvo emulsificada que é preferencialmente aspirada.

Não existe necessidade de qualquer energia térmica ou sucção durante o passo 1, separação, portanto os tecidos e vasos sanguíneos ao redor da gordura são deixados intactos. A separação da gordura foi comparada a chacoalhar uma árvore para fazer uma maçã cair, um procedimento relativamente suave. É importante definir um plano apropriado para prevenir desventuras e lesões por avulsão dos vasos ou destruição da rede estromal. Como mencionado previamente, a PAL facilita um procedimento mais ágil, maximizando a quantidade de separação de gordura que pode ser conseguida com cada passada. O ponto final desejado nesse estágio é a perda da resistência de toda a gordura-alvo, mostrando ao operador que a zona-alvo está adequadamente emulsificada mecanicamente.

Somente após alcançar a separação da gordura-alvo das suas adesões, uma cânula convencional (p. ex., uma cânula Mercedes Wall dupla angulada com orifícios longos de 2,7 mm, 3 mm ou 4 mm) com orifícios menores, menos agressivos e mais numerosos pode ser utilizada para aspirar a gordura que agora está "emulsificada" e com baixa resistência. Como a gordura já foi separada, esse processo de aspiração é rápido, quase totalmente sem sangramento e pode ser realizado com cânulas menores e menos agressivas, que causam mínimo trauma à gordura circundante deixada no local, que é necessária para proporcionar um contorno suave e natural.

Passo 2, aspiração, geralmente constitui aproximadamente 40% do tempo total do tratamento, embora a quantidade de tempo necessária seja altamente variável em casos de lipoaspiração de repetição, porque a quantidade de gordura a ser aspirada pode variar significativamente. Nos casos em que pouca gordura precisa ser aspirada, o passo 2 pode ser utilizado apenas em áreas doadoras predeterminadas para coletar gordura para um posterior enxerto em áreas deficientes de volume.

De forma similar à água sendo aspirada por um canudo de um copo d'água com cubos de gelo, esta gordura mecanicamente emulsificada/liquefeita é aspirada preferencialmente da camada subcutânea deixando para trás uma rede de suporte intacta. Em contraste, a lipoaspiração padrão usa uma tremenda pressão negativa para forçosamente fazer a avulsão da gordura e das estruturas de suporte em seu estado natural, sólido e de alta resistência. Como a gordura-alvo e os vasos sanguíneos de suporte oferecem uma resistência tecidual similar, ambos são aspirados a taxas quase equivalentes.

O terceiro passo da *SAFELipo* é a equalização da gordura. De forma similar ao passo 1, a equalização da gordura é realizada sem qualquer sucção e com a mesma cânula com a ponta de explosão ou dissector, a não ser que uma resistência incomum e/ou gordura inseparável sejam encontradas, neste caso separadores mais defletidos podem ser utilizados para facilitar a equalização na área. O passo 3 tipicamente constitui aproximadamente 20% do tempo total do procedimento. Na primeira vez que usam o processo *SAFELipo*, muitos cirurgiões acham que gastam menos tempo no passo 1 e muito mais tempo no passo 3, tentando equalizar o leito remanescente. Conforme ganha-se experiência e compreende-se completamente a importância do passo 1, a divisão do tempo em 40/40/20 fica mais comum. Em procedimentos de lipoaspiração de repetição, mais tempo é tipicamente gasto tentando-se equalizar as colinas e vales restantes, por meio de modelamento agressivo e equalização do contorno do leito de gordura remanescente com a mão oposta, juntamente com o movimento para frente e para trás do instrumento com a ponta de explosão, pelo leito de tecido irregular.

O passo de equalização da gordura efetivamente separa parte da gordura que sobrou, elimina áreas espessas e finas de gordura e deixa a gordura recentemente separada como uma suave camada de enxerto de gordura "local", que previne a aderência da derme à fáscia profunda ou a outras estruturas musculoesqueléticas. Essa cobertura de enxerto de gordura "local" é deixada na área para proteger contra a fibrose, as aderências da pele e suas deformidades de contorno resultantes. Essa camada de enxerto de gordura "local" suave e regular promove a aparência lisa e natural tipicamente vista nos procedimentos de *SAFELipo*, mesmo quando a camada de gordura remanescente é muito fina, o que está em grande contraste às outras formas de lipoaspiração que tipicamente criam deformidades de contorno desagradáveis porque a camada de gordura é deixada progressivamente mais fina. Como em procedimentos de lipoaspiração primário a utilidade do processo *SAFELipo* em procedimentos de repetição permite muito mais versatilidade e aplicabilidade, quando se tratam pacientes complexos com irregularidades, deficiências de gordura ou fibroses severas.

O passo da equalização de gordura combina aspectos da separação de gordura do passo 1 com a transferência de gordura e enxerto de gordura "local" para produzir uma camada de gordura remanescente lisa, regular e complacente para um resultado estético agradável. No passado, um dos maiores desafios da lipoaspiração era como remover toda a gordura indesejada em uma área sem criar nela uma superfície irregular, nodular ou ondulada. O processo abrangente envolvido na *SAFELipo* resolveu o desafio, procurando, ainda, criar resultados dramáticos, suaves e naturais.

Para casos primários e de repetição, o ponto final do passo da equalização de gordura é um teste de pinçamento progressivo regular. Utilizando-se ambas as mãos e sem qualquer instrumentação, a pele é gentilmente pinçada e sentida entre os dedos e o polegar, "rolando-se" ao longo de toda área em múltiplas e diversas direções para avaliar a regularidade da pele e da camada de gordura subjacente. Em áreas de irregularidade persistente, o dissector com a ponta de explosão pode ser inserido e movimentado para a frente e para trás, pela área irregular, enquanto pinça-se e traciona-se para cima a área com a mão oposta, aplicando-se suave pressão à área irregular. Em casos de repetição em que a área ainda não estiver regular, a transferência de gordura e o modelamento manual agressivo são realizados, se necessário, juntamente com o enxerto de gordura pela EVL, caso a área ainda apresente deficiência de volume. Com o uso de cânulas com ponta de explosão e uma fonte de energia reciprocante, a expansão dessas áreas fibróticas é obtida com um *"stenting"* simultâneo da área com a gordura enxertada, aumentando efetivamente a relação enxerto/capacidade dessas áreas justas. A vibração para multiplicar a expansão e o efeito de *"stenting"* da ponta de explosão, permitindo equalização de toda a área. Eu, originalmente descrevi e utilizei eficientemente esta técnica de EVL, em 2006, e ela foi mais recentemente descrita mais profundamente para o uso em casos de enxerto de gordura primário. Finalmente, a liberação de qualquer aderência remanescente da pele é realizada de forma conservadora e precisa. A maioria dos cirurgiões plásticos é muito familiarizada com as abordagens localizadas tradicionais, que foram amplamente ensinadas e adotadas para tratar as deformidades de contorno. A técnica propõe tratar as colinas com lipoaspiração e os vales com enxerto de gordura, além de não tocar as áreas que não são nem colinas, nem vales. Essas abordagens localizadas tipicamente requerem marcações pré-operatórias extensas e longos tempos cirúrgicos. Em forte oposição a isso, a equalização de toda uma área com o processo da *SAFELipo* é tecnicamente muito mais simples de ser realizada, com o benefício adicional de tornar o enxerto de gordura formal desnecessário em muitos casos. Caso o enxerto de gordura ainda seja necessário, o processo da *SAFELipo* fornece um ambiente receptivo para o enxerto de gordura, ao contrário do leito recipiente inóspito e frequentemente hostil visto após métodos térmicos de lipoaspiração.

Várias técnicas adicionais são úteis para ajudar a prevenir deformidades de contorno durante a lipoaspiração. Primeiro, a sucção deve ser desligada antes da inserção e remoção das cânulas para prevenir a criação de uma depressão no local de entrada da cânula. Além disso, são utilizadas exclusivamente cânulas anguladas, por elas poderem ser rodadas e redirecionadas sem a necessidade de tracioná-las de volta até quase o ponto de entrada. Isto previne a formação de depressões e também permite uma cobertura mais completa da área, com a constante rotação da cânula angulada, criando um efeito de "limpador de para-brisas" e máxima cobertura. As áreas mais próximas à incisão devem sempre ser menos tratadas, e a gordura deve ser cuidadosamente equalizada nos locais de acesso na conclusão do caso. Todos os locais de acesso, exceto aqueles usados para enxerto de gordura formal, são deixados abertos para drenar, minimizando o acúmulo de fluidos, equimoses e edemas persistentes. Finalmente, é geralmente prudente não aspirar a área médio-glútea e a área da prega glútea, mas pelo contrário deve-se realizar um enxerto de gordura nessas áreas para prevenir uma posterior depressão ou colapso.

A curva "dose-resposta" tradicional (em cima) e tempo de tratamento como um outro

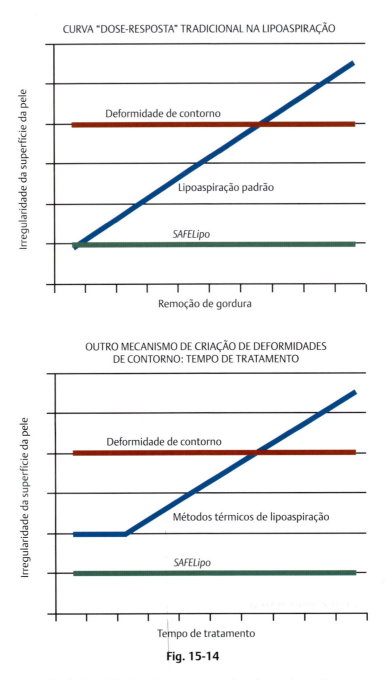

Fig. 15-14

método de criação de deformidades de contorno (embaixo) explica porque a *SAFELipo* funciona, como ela é diferente e explica que ela quebra a curva "dose-resposta" tradicional da lipoaspiração.

PROCEDIMENTOS COMPLEMENTARES

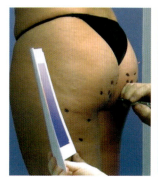 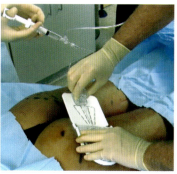 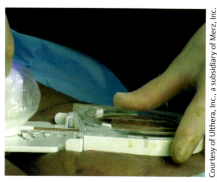

Fig. 15-15

O aparelho Cellfina para celulite é útil em procedimentos de lipoaspiração de repetição para a liberação de áreas de aderência, ou depressões, de uma forma precisa e padronizada. A liberação destes locais de aderência a uma profundidade controlada causa menos sangramento, menos ruptura da rede de suporte estromal e por fim menos ruptura da gordura que pode ter sido enxertada nessa área. Antes do procedimento, os locais que serão tratados com a Cellfina são fotografados e marcados, embora o aparelho de fato somente seja empregado durante o passo final do processo da *SAFELipo*, quando os defeitos residuais são tratados. Com a Cellfina, suturas de tração e cânulas cortantes, grandes e imprecisas ou fios não são mais necessários.

A lipoaspiração de revisão pode frequentemente precisar ser associada a outros procedimentos de contorno corporal, incluindo abdominoplastia, para maximizar os resultados. Esses procedimentos podem também ser associados a procedimentos não relacionados, como procedimentos de aumento das mamas. A coleta de gordura de áreas de lipoaspiração de repetição para a transferência para outras áreas corporais é também possível, embora a qualidade dos enxertos de gordura não seja tão boa e é mais sanguinolento. Em geral, existem poucas diferenças em termos de quais procedimentos complementares são apropriados para associar à lipoaspiração de repetição comparando-se à lipoaspiração primária.

Cuidados Pós-Operatórios

Procedimentos secundários não somente são mais difíceis de se realizar, mas também têm tipicamente um processo de cicatrização pós-operatória mais complexo. São necessários mais cuidados com esses pacientes, porque eles têm uma tendência a inchaço prolongado e a desenvolver irregularidades e deformidades do contorno. De forma semelhante a que eu aviso os pacientes de rinoplastia secundária a respeito das complexidades bem conhecidas do procedimento, aviso todos os pacientes de lipoaspiração secundária que vai levar pelo menos 1 ano e geralmente até 2 anos ou mais para que todo o inchaço se resolva e para que a pele amacie e reassuma uma elasticidade mais normal. Além disso, os pacientes de lipoaspiração secundária têm mais tendência a apresentar parestesias e disestesias, que podem ser manejadas pelo reconhecimento pós-operatório precoce e tratamento com Lyrica, terapia de dessensibilização, e tratamentos com massagens começando depois de duas semanas de pós-operatório.

Pacientes de repetição frequentemente se beneficiam de tratamento de compressão prolongada para ajudar na resolução do inchaço e desconforto, assim como para prevenção das deformidades de contorno. Uma espuma de Reston de 1,25 cm ou 2,5 cm é utilizada para compressão uniforme suave das áreas tratadas. A espuma de Reston de 2,5 cm com recortes é também utilizada para compressão diferencial de grandes áreas de depressão em que enxerto de gordura formal tenha sido realizado.

Dando simples instruções de como usar a espuma previnem-se problemas e irritações que podem ser causados por ela. A face adesivada da espuma é coberta com gazes para prevenir a formação de bolhas. A espuma deve ser removida na manhã seguinte da cirurgia e depois diariamente no pós-operatório. O simples ato de retirar a espuma e reaplicá-la imediatamente previne a formação de bolhas de tração e mantém os pacientes mais confortáveis. A mesma espuma pode ser utilizada por duas semanas o dia inteiro e depois por mais duas semanas apenas durante o dia (sem usá-la à noite). Talco de bebê deve ser utilizado abaixo da espuma para maior conforto, ou uma camiseta de compressão da Under Armour pode ser usada por baixo da espuma, caso se desenvolva sensibilidade. A espuma pode ser lavada e secada e reutilizada por várias semanas; ela vai se tornar mais macia e confortável com o passar do tempo. Deve-se ser cauteloso ao usar a espuma após a cirurgia, porque ela é rígida e adesiva e pode machucar a pele do paciente, causando bolhas e ulcerações severas. Malhas compressivas são usadas por cima da espuma e não devem ser muito apertadas ou tensas, o que pode levar à formação de bandas de constrição da malha que pode ser transmitida para a pele e causar uma deformidade do contorno.

Além do uso da espuma e da malha de compressão, os pacientes devem ser instruídos a evitar sulcos e flexão da pele em qualquer área (na maioria das vezes o abdome), e a evitar o uso de roupas apertadas ou constritivas por pelo menos 4 meses.

Resultados e Desfechos

A *SAFELipo* para lipoaspiração secundária é uma melhoria em relação à lipoaspiração tradicional, térmica ou de outras formas por diversos fatores. A abordagem do processo da *SAFELipo* é mais do que apenas um procedimento de redução. A gordura é reduzida, redistribuída ou aumentada até a espessura desejada e equalizada por unidades anatômicas inteiras. Ao contrário de todas as outras formas de lipoaspiração, existe uma margem de erro muito maior para os limites de remoção de gordura com a *SAFELipo*. A técnica permite uma lipoaspiração completa – até mesmo agressiva – sem aumentar o risco de deformidades de contorno.

O fato de se evitar a utilização de aparelhos térmicos internos melhora o ambiente para o enxerto de gordura, porque isto previne a depleção dos adipócitos e das células-tronco derivadas do tecido adiposo (ADSCs) como resultado da destruição celular direta, da inflamação crônica e da fibrose. Existe alguma evidência de que a separação e equalização da gordura, como realizadas na *SAFELipo*, promovem angiogênese e melhoram a tensão de oxigênio no tecido adiposo isquêmico pela ativação de ADSCs residentes; isto provavelmente promove reparo e reconstrução de tecido adiposo saudável.

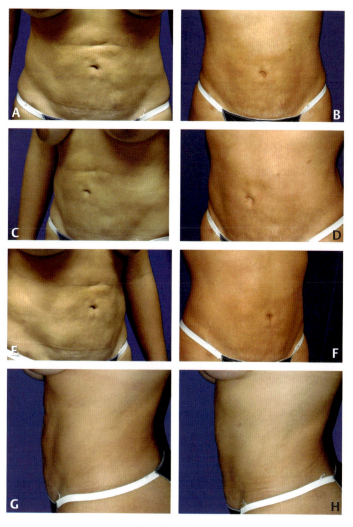

Fig. 15-16, A-H

Esta mulher de 30 anos, com duas gestações e partos normais prévios, tinha uma história de já ter sido submetida a duas lipoaspirações padrão de grande volume do tronco de forma circunferencial e da região medial das coxas e depois se submeteu a um terceiro procedimento consistindo em uma UAL circunferencial do tronco e da região medial das coxas. Ela buscou tratamento para correção do contorno. Ela é mostrada antes e 1 ano após uma cirurgia corretiva utilizando a *SAFELipo* para equalização da gordura e enxerto de gordura por EVL dos sulcos abdominais (60 mL).

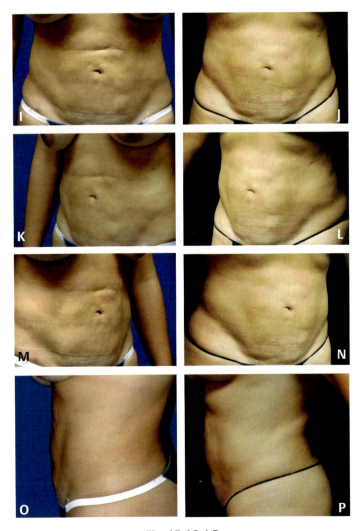

Fig. 15-16, I-P

Para mostrar seus resultados pós-operatórios em longo prazo, ela é mostrada antes e 6 anos após a cirurgia corretiva anteriormente mencionada. Observe a estabilidade em longo prazo da equalização da gordura e do enxerto de gordura por EVL da região abdominal.

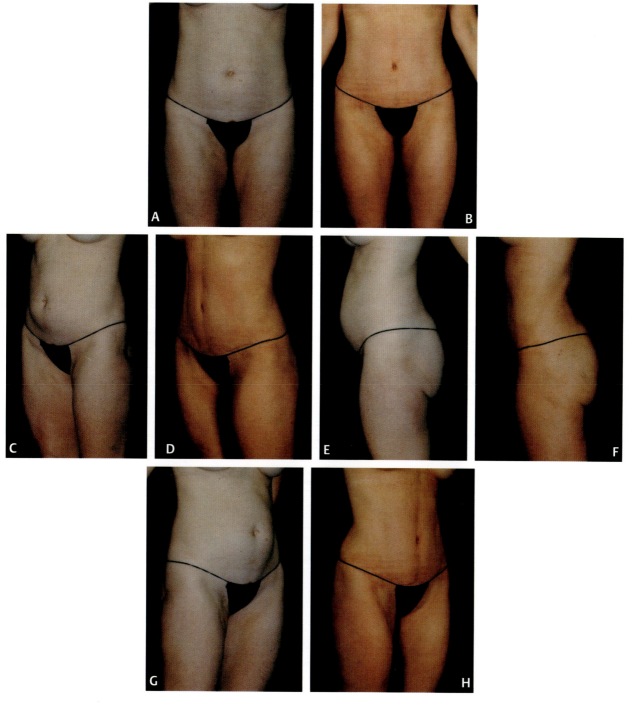

Fig. 15-17, A-H

Esta mulher de 40 anos, com três gestações e três partos normais prévios, tinha 1,73 m de altura e pesava 75,7 kg. Ela foi encaminhada com uma história de múltiplas cirurgias incluindo uma SAL circunferencial do tronco e das coxas, dos glúteos e das pregas glúteas, seguida por uma cirurgia corretiva com UAL das mesmas áreas. Ela apresentava lipodistrofias persistentes das áreas previamente tratadas, com múltiplas deformidades profundas do contorno.

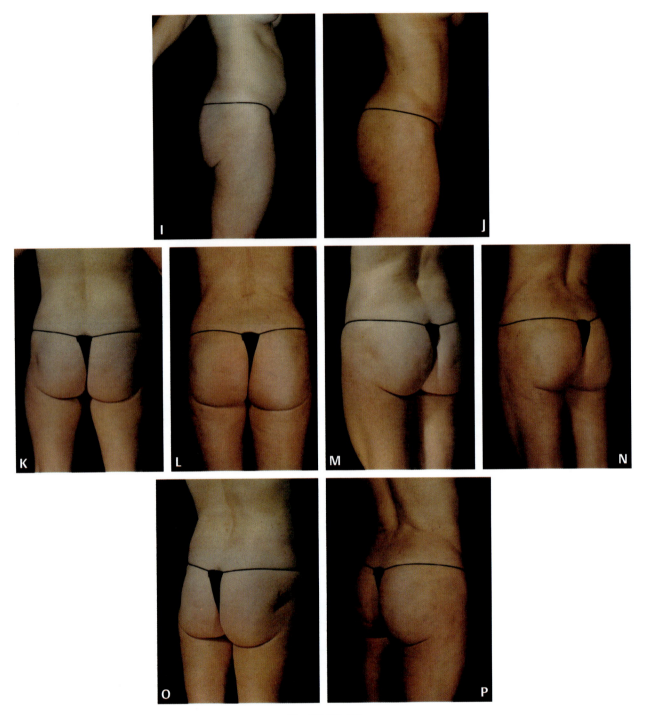

Fig. 15-17, I-P

Ela é mostrada antes e 6 meses após uma abdominoplastia associada a uma lipoaspiração de revisão com a *SAFELipo* circunferencial do tronco e das coxas, transferência de gordura para as deformidades de contorno e EVL da região médio-lateral das nádegas e das pregas glúteas, com enxerto de 345 mL enxertados no lado direito e 385 mL enxertados no lado esquerdo.

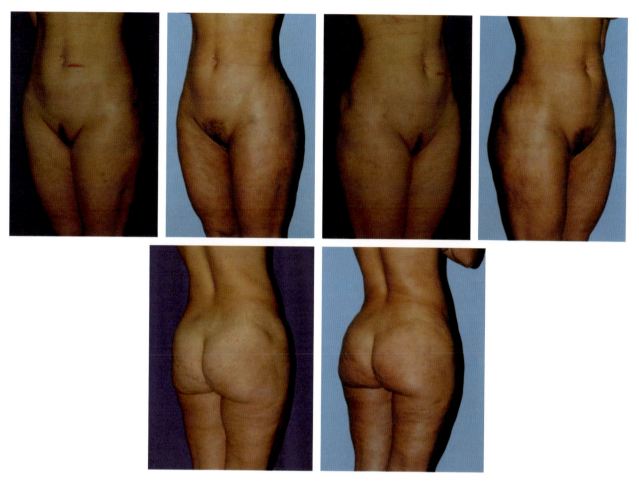

Fig. 15-18

Esta mulher saudável de 35 anos, com uma gestação e um parto normal anteriores, com história de lipoaspiração prévia do quadril, da lateral das coxas e dos glúteos e posterior lipoaspiração de revisão do quadril e da lateral das coxas, apresenta deformidades de contorno severas dessas áreas. Ela foi submetida a uma *SAFELipo* das faces medial e anterior das coxas, dos flancos e do quadril, juntamente com *SAFELipo* para suavização das múltiplas deformidades de contorno dessas áreas e enxerto de gordura por EVL para o quadril e lateral das coxas. O volume da lipoaspiração foi de 2,5 litros, com 96 mL sendo retirados do quadril e lateral da coxa direitos e 144 mL sendo removidos do quadril e lateral da coxa esquerdos. Ela é mostrada 2 anos após a cirurgia.

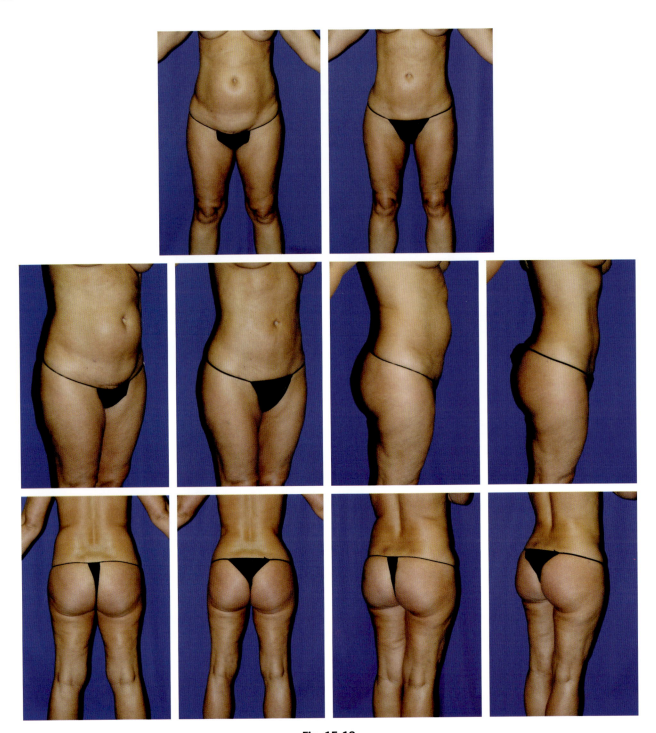

Fig. 15-19

Esta mulher saudável de 47 anos, com duas gestações e dois partos normais prévios, com história de lipoaspiração circunferencial do tronco, das coxas e dos joelhos apresentava múltiplas irregularidades e lipodistrofia persistente dessas áreas. Foi utilizada a *SAFE-Lipo* circunferencial do tronco, das coxas, dos joelhos e das panturrilhas. O volume da lipoaspiração foi de 6,8 litros. Ela é mostrada antes da cirurgia e 1 ano e 3 meses após.

Problemas e Complicações

Os procedimentos de lipoaspiração de revisão e secundária estão associados a resultados menos ideais do que aqueles vistos mesmo com outros procedimentos cosméticos de revisão. Por exemplo, com uma rinoplastia de revisão ou uma revisão de um aumento de mama complicado, o resultado estético pode frequentemente se igualar ou até exceder o do procedimento primário. No entanto, com a lipoaspiração, os pacientes submetidos a um procedimento secundário extenso vão quase sempre apresentar algum grau de deformidade residual das irregularidades de contorno, das imperfeições da pele ou das fibroses existentes que comprometem o resultado geral. Além disso, algumas áreas de deformidades residuais não serão suscetíveis ao reparo, particularmente quando o procedimento prévio utilizou métodos térmicos. Os níveis de fibrose e tecido cicatricial vistos pós-lipoaspiração térmica geralmente reduzem a possibilidade de que toda a deformidade residual possa ser tratada com sucesso.

Decisões Críticas e Nuances Cirúrgicas

- Casos de lipoaspiração de repetição são mais complicados do que casos iniciais e têm um maior risco de resultados subótimos.
- A lipoaspiração térmica causa maior lesão celular, inflamação, formação de tecido cicatricial, fibrose e deformidades de contorno, e complica ainda mais a performance da lipoaspiração de repetição.
- A *SAFELipo* é mais do que um procedimento redutor, mas sim inclui transferência e adição de gordura conforme necessário, equalização da gordura, EVL e liberação da pele.
- A *SAFELipo* oferece uma maior margem de erro nos limites de remoção de gordura e uma lipoaspiração dramática e completa sem aumentar o risco de deformidades de contorno, efetivamente quebrando a "curva dose-resposta" vista em outras formas de lipoaspiração.

LEITURAS SELECIONADAS

Chang KN. Correction of contour deformities after liposuction. In Nahai F, ed. The Art of Aesthetic Surgery: Principles & Techniques, ed 2. St Louis: Quality Medical Publishing, 2010.

Del Vecchio D, Wall Jr S. Expansion vibration lipofilling. Plast Reconstr Surg (in press).

Matarasso A, Schneider LF, Barr J. The incidence and management of secondary abdominoplasty and secondary abdominal contour surgery. Plast Reconstr Surg 133:40, 2014.

Wall S Jr. SAFE circumferential liposuction with abdominoplasty. Clin Plast Surg 37:485, 2010.

Wall SH Jr, Lee MR. Separation, aspiration, and fat equalization: SAFE liposuction concepts for comprehensive body contouring. Plast Reconstr Surg 138:1192, 2016.

Yoshimura K, Eto H, Kato H, et al. In vivo manipulation of stem cells for adipose tissue repair/reconstruction. Regen Med 6(6 Suppl):S33, 2011.

Capítulo 16

Lipoescultura: Técnicas de Injeção de Gordura no Corpo

Kamran Khoobehi ▪ Jules A. Walters III

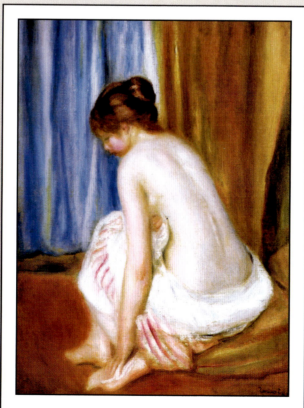

O enxerto autólogo de gordura tem apresentado um aumento na popularidade e ganhou ampla aceitação entre os cirurgiões e o público nos últimos anos. A maioria dos cirurgiões plásticos já usou o enxerto de gordura na sua prática. O enxerto de gordura tem benefícios tanto para a cirurgia estética como para a reconstrutora, e o temos utilizado em nossa prática desde 1997. Da cirurgia do contorno facial ao aumento das mamas ou à reconstrução do contorno corporal, o enxerto de gordura permite aos cirurgiões alcançar resultados mais naturais tanto para pacientes cosméticos, como para reconstrutivos.

O enxerto de gordura tornou-se popular na década de 1980 com o advento da lipoaspiração. Antes disso, o enxerto de gordura não era amplamente aceito por causa dos seus resultados imprevisíveis e altas taxas de insucesso. Czerny, em 1895, relatou pela primeira vez o uso de transplante de gordura autóloga para corrigir um efeito na mama. O interesse no enxerto de gordura foi renovado com a introdução da lipoaspiração pelo Illouz.

As técnicas de enxerto de gordura recentemente se tornaram parte da formação nas residências, e o enxerto de gordura é consistentemente um tema de destaque nos maiores encontros científicos nacionais. No entanto, ainda existe uma grande variação entre os cirurgiões sobre as técnicas para coleta, processamento e injeção da gordura, o que levou a alguns resultados e desfechos imprevisíveis. Atualmente, não há nenhum consenso publicado sobre a técnica ideal para enxerto autólogo de gordura, o que leva à frustração tanto do paciente como do cirurgião. Nestes capítulos iremos destacar os princípios do enxerto de gordura, assim como nossas técnicas, com o objetivo de ajudar os cirurgiões a obter resultados mais previsíveis e satisfação com o enxerto de gordura.

Existem diversos métodos diferentes de processamento atualmente, por isso pode ser difícil para os cirurgiões escolher um método ideal quando ele está começando a incorporar o enxerto de gordura em sua prática. Centrifugação, separação pela gravidade, filtração e rolamento com gaze são técnicas atualmente utilizadas para processar a gordura coletada. Foi demonstrado em vários estudos que as células da fração vascular estromal (SVF) e as células-tronco derivadas do tecido adiposo (ADSCs) aumentam a sobrevivência da gordura enxertada, principalmente pela indução da angiogênese. Portanto, a determinação de um método de processamento ideal aumentaria o número de células SVF e ADSCs na gordura, melhorando o resultado final. O método ideal deve ainda ser eficiente tanto para enxerto de gordura de alto e baixo volume para reduzir o tempo operatório total. Recentemente, o método de rolamento com gaze tem mostrado aumentar o número de células viáveis e por fim o volume de retenção de gordura quando comparado a outros métodos. No entanto, esse método pode não ser eficiente para grandes volumes de enxerto de gordura para a cirurgia do contorno corporal. Apesar dos numerosos estudos na literatura, ainda não existe um consenso sobre o método de processamento perfeito. Quando todos os estudos são avaliados, fica claro que um processo não pode ser declarado superior aos outros no momento atual.

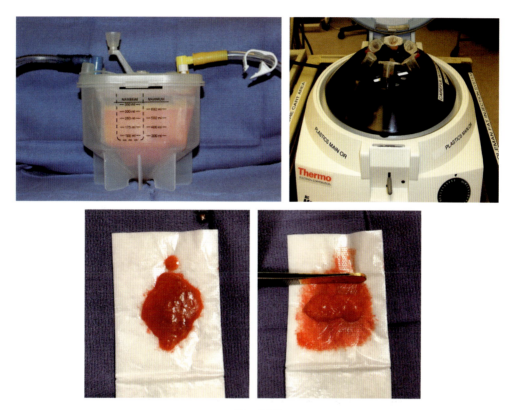

Fig. 16-1

Vários métodos de processamento atuais incluem o Sistema REVOLVE de Enxerto de Gordura, o Body-Jet LipoCollector, centrifugação e rolamento com gaze.

Anatomia Cirúrgica

Com a técnica de lipoaspiração de baixa pressão, a lipoaspiração superficial e profunda à fáscia de Scarpa pode ser realizada nas áreas doadoras para criar um contorno ótimo sem aumentar o risco de deformidades de contorno. Para as mamas, múltiplas camadas anatômicas são injetadas para criar um contorno estético. A gordura é enxertada nos espaços submuscular e subglandular para aumentar a projeção das mamas. A injeção intraglandular é evitada, porque pode levar a calcificações que são visíveis nas mamografias. O enxerto no espaço subcutâneo cria volume nas regiões mediais das mamas e dá a elas um contorno suave.

> **Zonas Anatômicas de Perigo**
>
> - É essencial injetar a gordura somente enquanto se retira a cânula.
> - Deve-se dar atenção especial ao quadrante medial da mama, onde existem grandes perfurantes intercostais.
> - Quando se está injetando no espaço submuscular, a cânula deve estar sempre paralela à parede torácica para evitar uma entrada inadvertida na cavidade torácica.
> - Com o uso de uma cânula romba e injetando-se na retirada, os riscos de embolia gordurosa e lesão nervosa são reduzidos e ocorrem raramente.

Considerações Fisiológicas

As considerações fisiológicas associadas à lipoescultura são a respeito das trocas de fluido potenciais que podem ocorrer com a lipoaspiração de grande volume. Recomendamos para procedimentos ambulatoriais que o volume total de lipoaspirado seja limitado a 5 L para se evitar complicações potenciais. Caso um volume maior seja aspirado em um único procedimento, o paciente deve permanecer no hospital até o dia seguinte para um monitoramento cuidadoso da reposição hídrica.

Indicações e Contraindicações

Um paciente ideal para uma lipoescultura planeja evitar flutuações de peso extremas após a cirurgia. Os resultados pós-operatórios podem ser comprometidos, se o paciente ganhar ou perder uma grande quantidade de peso após um enxerto de gordura. O paciente deve estar saudável e não ter qualquer comorbidade que o impeça de ser submetido a um procedimento cosmético ou reconstrutivo.

Virtualmente todas as partes do corpo podem ser submetidas à lipoescultura e enxerto de gordura, e as indicações são amplas. O enxerto de gordura pode ser adicionado a quase todos os procedimentos cosméticos e reconstrutivos para melhorar o resultado pós-operatório. Nós comumente usamos o enxerto de gordura na reconstrução de mama, aumento das mamas com ou sem implantes, com mastopexia e para pacientes que sofreram complicações severas com implantes. As pacientes que pedem aumento das mamas de mais de um tamanho do bojo não são grandes candidatas para o aumento das mamas somente com enxerto de gordura; tais pacientes geralmente têm uma melhor indicação de implante de silicone nas mamas ou necessitarão de procedimentos de repetição de enxerto de gordura nas mamas para conseguir um aumento de mais de um tamanho de bojo. Os pacientes que apresentam complicações de uma lipoaspiração prévia podem também se beneficiar do preenchimento das deformidades do contorno com enxerto de gordura. O aumento do quadril com gordura durante uma abdominoplastia e o aumento dos glúteos com gordura são também muito comuns em nossa prática.

O enxerto de gordura é uma ferramenta incrível a ser utilizada nos procedimentos que têm sido realizados para cirurgia plástica de revisão e que estão apresentando aumento dos números nos últimos anos. A beleza do enxerto de gordura é que, uma vez que o cirurgião esteja confortável e proficiente na sua realização, as indicações ficam limitadas somente pela visão do cirurgião plástico.

Avaliação do Paciente

Antes de embarcar na lipoescultura, o cirurgião plástico deve ter uma atenção cuidadosa com as potenciais áreas doadoras. Como cirurgiões plásticos, nosso dever é não somente melhorar a área receptora, mas também evitar deixar a área doadora com uma deformidade. Por isso, tanto a área doadora como a receptora são de igual importância. Quaisquer procedimentos de lipoaspiração prévios devem ser anotados, porque a lipoaspiração de repetição na mesma área doadora pode aumentar o risco de potenciais complicações.

Uma questão que deve ser perguntada é se o paciente possui gordura suficiente para ser coletada para um procedimento de enxerto de gordura específico. Embora alguns pacientes fisiculturistas ou atléticos certamente não são candidatos para procedimentos de enxerto de gordura, é útil observar com muita atenção as coxas de mulheres magras. Um rápido exame das coxas ou até mesmo de outras áreas corporais pode ajudar o cirurgião a decidir se existe gordura suficiente para coletar para um determinado procedimento.

AVALIAÇÃO CLÍNICA DAS ÁREAS DOADORAS

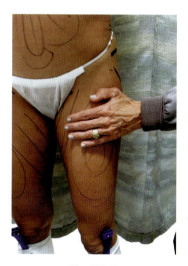

Fig. 16-2

Uma das mãos média tem aproximadamente 10 por 20 cm, portanto o cirurgião pode usar sua mão para estimar as áreas a serem submetidas à lipoaspiração. Um simples teste de pinçar é, então, realizado para estimar a espessura da gordura subcutânea. Por exemplo, se a coxa a ser aspirada mede 3 "mãos", multiplica-se 3 × (10 × 20), o que dá 600. Caso a gordura subcutânea meça 1 cm, então pelo menos 0,5 cm de gordura deve ser deixado para prevenir deformidades, e 0,5 cm de gordura pode ser aspirado. Portanto, aproximadamente 300 mL de lipoaspirado podem ser retirados (600 × 0,5). Essa regra serve apenas como um guia para potencialmente se estimar a quantidade de gordura que pode ser coletada em pacientes magros e tem sido muito útil em nossa prática.

Planejamento e Preparo Pré-Operatórios

Utilizamos as imagens do VECTRA 3D para o planejamento pré-operatório de pacientes que serão submetidos a enxerto de gordura nas mamas. Esta ferramenta é muito útil para pacientes que serão submetidas a enxerto de gordura nas regiões mediais das mamas no mesmo tempo de um aumento com implantes. Para as pacientes que têm um grande espaço entre as mamas no pré-operatório, as imagens do VECTRA 3D permitem ao cirurgião mostrar que este espaço ainda estará presente após o aumento com implantes e como o enxerto de gordura na região medial pode melhorar o resultado pós-operatório da paciente. Nós descobrimos que um implante bem pequeno e de perfil baixo pode ser demonstrado nas imagens do VECTRA 3D para mostrar aos pacientes o resultado potencial que um procedimento de enxerto de gordura pode dar. Nós notificamos aos pacientes que a projeção mamária será menor, se realizado apenas enxerto de gordura, do que quando utilizamos implantes. A retenção da gordura pode ser confirmada no aumento das mamas pelas medidas dos volumes pré e pós-operatórios das mamas. Esse volume de retenção não pode ser medido em pacientes submetidas à mastopexia com enxerto de gordura, porque a arquitetura e as dimensões das mamas estarão distorcidas pela mastopexia.

São solicitadas mamografias pré e pós-operatórias para todas as pacientes submetidas a enxerto de gordura das mamas. É importante ter uma relação de trabalho próxima com o radiologista que avaliará os exames das pacientes submetidas a enxerto de gordura. Já foi demonstrado que o enxerto de gordura não altera a habilidade do radiologista distinguir condições benignas de achados preocupantes.

TERMO DE CONSENTIMENTO INFORMADO

Um termo de consentimento informado especial para enxerto de gordura, que destaca os riscos do procedimento, é dado a todos os pacientes. Os pacientes que podem-se beneficiar de mais de um procedimento de enxerto de gordura são apropriadamente aconselhados e recebem estimativas de custos para o segundo procedimento de enxerto de gordura na consulta inicial.

Técnica Cirúrgica

ANESTESIA

Os procedimentos de enxerto de gordura para o corpo podem ser realizados sob anestesia geral ou local com sedação oral ou endovenosa. Quando se usa a anestesia geral, nós utilizamos uma solução tumescente que consiste em 1.000 mL de solução salina normal, 30 mL de lidocaína a 1% e 2 mL de epinefrina a 1:1.000. Quando se usa a anestesia local, nós adicionamos 60 mL de lidocaína a 1%. Nós esperamos 20 minutos antes de começar a lipoaspiração para permitir vasoconstrição adequada e para a anestesia fazer efeito.

MARCAÇÕES

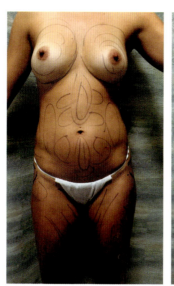
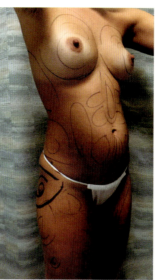

Fig. 16-3

Na sala de espera pré-operatória, os pacientes são marcados em pé. As áreas a serem tratadas com lipoaspiração são marcadas primeiro, seguidas pelas áreas a serem preenchidas com enxerto de gordura. São usados marcadores com diferentes cores para diferenciar as áreas a serem aspiradas e as áreas a serem preenchidas com gordura. Para pacientes que serão submetidas à cirurgia das mamas, nós marcamos a base das mamas no tórax, qualquer deformidade de contorno e as áreas com tecido mamário fino.

POSICIONAMENTO DO PACIENTE

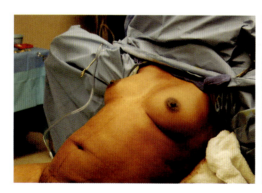
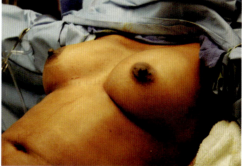

Fig. 16-4

Os pacientes são colocados na posição supina, e todas as áreas são adequadamente preparadas. Quando se realiza a injeção de gordura nas mamas, a cabeceira da mesa cirúrgica é elevada a aproximadamente 45° antes da injeção. Esta paciente é mostrada antes e depois do enxerto de gordura em suas mamas. Os pacientes que são submetidos a aumento dos glúteos são colocados nas posições supina e prona.

TÉCNICA

Para nossos pacientes de lipoescultura, nós usamos a técnica de infiltração superúmida ou a tumescente. A solução de infiltração é injetada e esperamos 20 minutos antes de começar a lipoaspiração para que a solução faça efeito. A lipoaspiração é começada com uma cânula de 5 mm e com a ponta Mercedes para a maior parte das áreas corporais com uma baixa pressão (10 polegadas de mercúrio ou 254 mmHg). A lipoaspiração à baixa pressão reduz o trauma aos adipócitos e minimiza os riscos de morbidade na área doadora. A lipoaspiração à baixa pressão também permite que o cirurgião use cânulas maiores, o que minimiza as lesões aos adipócitos como resultado das forças de cisalhamento reduzidas.

A gordura é coletada em um sistema estéril, fechado (LipoCollector) e, então, transferida para seringas de 30 mL que são deixadas em repouso para acomodação adicional. Para as mamas, a gordura é, então, centrifugada a 100 G por 1 minuto. O lipoaspirado é centrifugado para enxerto no tecido mamário para eliminar ao máximo o óleo e os detritos, porque a área receptora possui limitado espaço disponível, e a centrifugação pode ajudar na prevenção da formação de cistos de óleo. A gordura é, então, transferida para seringas Luer-Lok de 10 mL ou de 30 mL para injeção. Antes da injeção, a pele é preparada com Hibiclens. Para as mamas e para o corpo, é utilizada uma cânula de injeção de calibre 11 (11 G) com um único orifício. Para as mamas, são usadas uma incisão de acesso medial e outra lateral no sulco inframamário para o enxerto de gordura. Não são feitas incisões periareolares, porque isto pode levar a um aumento na taxa de infecções.

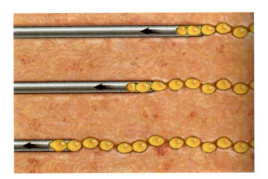

Fig. 16-5

Primeiro cria-se um túnel com a cânula, e a *gordura é enxertada não quando a cânula entra no túnel, mas somente quando a cânula é retirada*, conforme mostrado passo a passo anteriormente. Este método minimiza os riscos de enxertar gordura em cima de gordura, o que pode levar à necrose e reabsorção da gordura. É essencial prestar atenção à área receptora e à complacência dos tecidos. Locais não complacentes, como os polos inferiores das mamas na deformidade da mama tuberosa ou tecidos irradiados, provavelmente vão necessitar mais de uma sessão de enxerto de gordura.

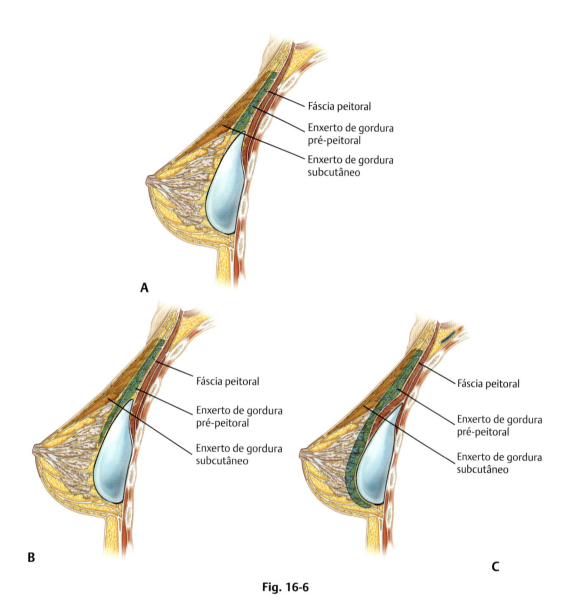

Fig. 16-6

Para outras partes do corpo, como os glúteos e o quadril, começa-se o enxerto de gordura nas camadas mais profundas, e depois as camadas superficiais são enxertadas para se alcançar o efeito desejado. Para as mamas, múltiplas camadas são enxertadas, incluindo a subcutânea, a subpeitoral, a subglandular e até mesmo a intraparenquimatosa. São evitadas incisões de acesso ao redor do complexo areolomamilar para minimizar o risco de infecção. Enxertar o espaço retroareolar pode também aumentar a projeção mamilar.

PROCEDIMENTOS COMPLEMENTARES

Na conclusão do enxerto de gordura nas mamas, é realizada uma lipoaspiração do sulco inframamário. Esta é uma ferramenta muito poderosa para melhorar o resultado pós-operatório pelo aumento da definição do sulco inframamário.

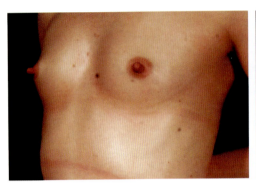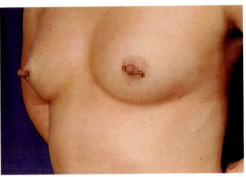

Fig. 16-7

Com a lipoaspiração do sulco inframamário combinada com enxerto de gordura nas mamas, o cirurgião tem mais capacidade de definir uma transição aguda entre as mamas e a parede torácica.

Cuidados Pós-Operatórios

Os pacientes submetidos a enxerto de gordura nas mamas usam um sutiã de suporte no pós-operatório e são orientadas a não massagear as mamas. Todos os pacientes de lipoescultura usam uma malha de compressão pós-operatória, que eles usam continuamente na primeira semana. Após a primeira semana, permite-se aos pacientes retirar a malha apenas para tomar banho. A malha de compressão é utilizada por um total de 4 semanas no pós-operatório.

Aos 10 a 14 dias de pós-operatório, os pacientes começam a ser submetidos à massagem das áreas doadoras e fazem um total de 10 sessões. Esse tratamento ajuda a reduzir o inchaço, assim como qualquer irregularidade de contorno. No entanto, nenhuma massagem externa é realizada nas áreas receptoras de enxerto de gordura.

Resultados e Desfechos

Altas taxas de satisfação podem ser obtidas com enxerto de gordura nas mamas e no corpo. A criação de um contorno de ampulheta com enxerto de gordura no quadril pode exceder as expectativas pós-operatórias após uma abdominoplastia. Os resultados em longo prazo são sempre melhores quando os pacientes mantêm um estilo de vida saudável e o peso estável.

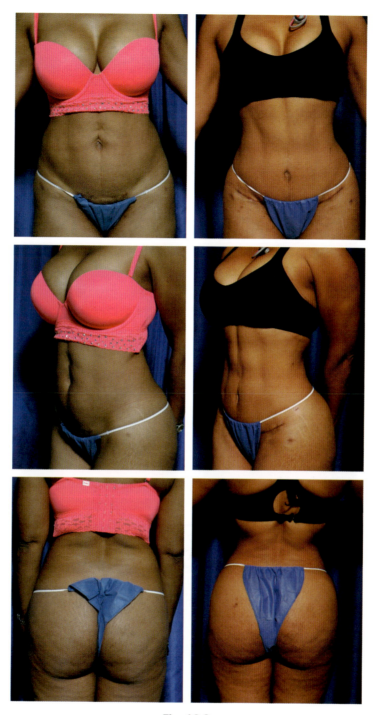

Fig. 16-8

Esta mulher de 45 anos é mostrada no pré-operatório e 2 anos após uma lipoaspiração do abdome superior, da cintura e das costas. Ela também foi submetida a uma abdominoplastia e enxerto de gordura de 220 mL e 190 mL nos lados direito e esquerdo do quadril, respectivamente.

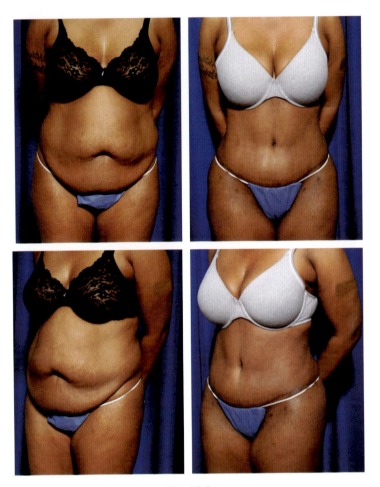

Fig. 16-9

Esta mulher de 40 anos é mostrada no pré-operatório e 6 meses após uma lipoaspiração do abdome superior, da cintura e das costas. Ela também foi submetida a uma abdominoplastia e enxerto de gordura de 340 mL e 330 mL nos lados direito e esquerdo do quadril, respectivamente.

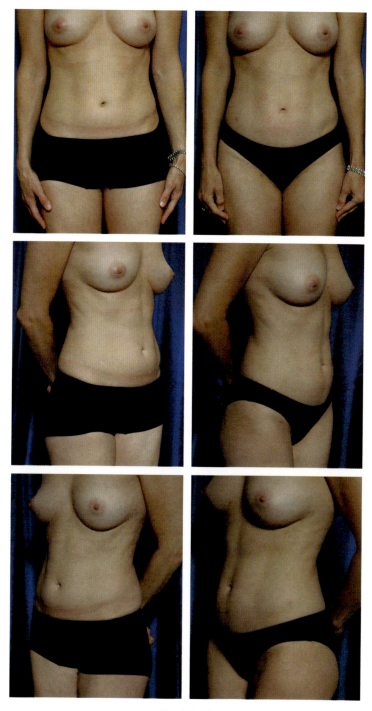

Fig. 16-10

Esta mulher de 40 anos é mostrada no pré-operatório e 6 meses após uma lipoaspiração do abdome, cintura e face medial das coxas. Ela também foi submetida a enxerto de gordura de 155 mL e 150 mL nos lados direito e esquerdo das mamas, respectivamente.

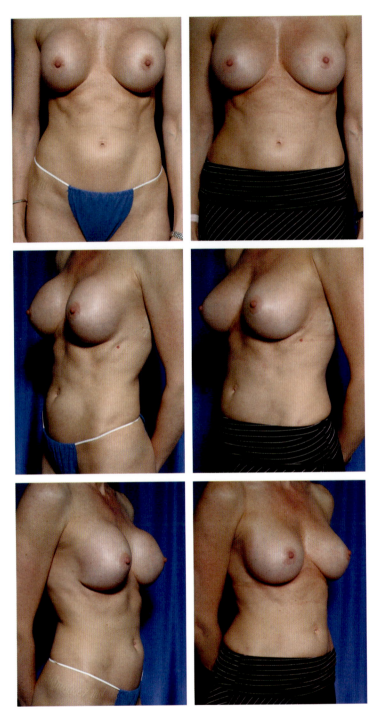

Fig. 16-11

Esta mulher de 41 anos é mostrada no pré-operatório e 1 ano após uma lipoaspiração do abdome, cintura e face medial das coxas. Nós também realizamos uma revisão dos implantes com uma troca dos implantes de salina subglandulares por implantes de silicone submusculares e enxerto de gordura de 140 mL e 110 mL para as mamas direita e esquerda, respectivamente.

Problemas e Complicações

Poucas complicações são encontradas com a lipoescultura quando as técnicas aqui descritas são seguidas. Infecção pós-operatória é bastante incomum e é geralmente tratada com antibióticos via oral. Uma incisão e drenagem são raramente necessárias. Ocasionalmente podem ocorrer cistos de óleo na mama e podem necessitar drenagem, caso se tornem incômodos para a paciente. Podem ocorrer assimetrias e são geralmente tratadas por uma outra sessão de enxerto de gordura, caso o paciente deseje.

Decisões Críticas e Nuances Cirúrgicas

- O enxerto de gordura pode ser adicionado a quase todos os procedimentos cosméticos e reconstrutores para melhorar o resultado pós-operatório.
- O paciente ideal para lipoescultura é aquele que vai adotar um estilo de vida saudável para evitar flutuações extremas de peso após a cirurgia.
- Tanto a área doadora como a receptora possuem a mesma importância.
- As imagens do VECTRA 3D são utilizadas no planejamento pré-operatório de pacientes que serão submetidos a enxerto de gordura nas mamas.
- É importante ter uma relação de trabalho próxima com o radiologista que vai analisar as mamografias das suas pacientes de enxerto de gordura.
- A lipoaspiração de baixa pressão reduz o trauma aos adipócitos e também minimiza os riscos de morbidade da área doadora.
- Primeiro cria-se um túnel com a cânula, e a gordura é enxertada somente quando a cânula é retirada.
- Locais não complacentes, como os polos inferiores das mamas na deformidade das mamas tuberosas ou tecidos irradiados, provavelmente necessitarão mais de uma sessão de enxerto de gordura.
- Aos 10 a 14 dias de pós-operatório, os pacientes iniciam as massagens das áreas doadoras para reduzir o inchaço e as irregularidades de contorno.

LEITURAS SELECIONADAS

Auclair E, Blondeel P, Del Vecchio DA. Composite breast augmentation: soft-tissue planning using implants and fat. Plast Reconstr Surg 132:558, 2013.

Champaneria MC, Wong WW, Hill ME, et al. The evolution of breast reconstruction: a historical perspective. World J Surg 36:730, 2012.

Cleveland EC, Albano NJ, Hazen A. Roll, spin, wash, or filter? Processing of lipoaspirate for autologous fat grafting: an updated, evidence-based review of the literature. Plast Reconstr Surg 136:706, 2015.

Coleman SR. Structural Fat Grafting. St Louis: Quality Medical Publishing, 2004.

Coleman SR, Saboeiro AP. Fat grafting to the breast revisited: safety and efficacy. Plast Reconstr Surg 119:775; discussion 786, 2007.

Del Vecchio DA, Del Vecchio SJ. The graft-to-capacity ratio: volumetric planning in large-volume fat transplantation. Plast Reconstr Surg 133:561, 2014.

Gale KL, Rakha EA, Ball G, et al. A case-controlled study of the oncologic safety of fat grafting. Plast Reconstr Surg 135:1263, 2015.

Gir P, Brown SA, Oni G, et al. Fat grafting: evidence-based review on autologous fat harvesting, processing, reinjection, and storage. Plast Reconstr Surg 130:249, 2012.

Illouz YG. Body contouring by lipolysis: a 5-year experience with over 3000 cases. Plast Reconstr Surg 72:591, 1983.

Khoobehi K, Sadeghi A. Single staged mastopexy with autologous fat grafting. Plast Reconstr Surg 124(Suppl 4):S8, 2009.

Kling RE, Mehrara BJ, Pusic AL, et al. Trends in autologous fat grafting to the breast: a national survey of the American Society of Plastic Surgeons. Plast Reconstr Surg 132:35, 2013.

Lee JH, Kirkham JC, McCormack MC, et al. The effect of pressure and shear on autologous fat grafting. Plast Reconstr Surg 131:1125, 2013.

Mendieta C. The Art of Gluteal Sculpting. St Louis: Quality Medical Publishing, 2011.

Rubin JP, Coon D, Zuley M, et al. Mammographic changes after fat transfer to the breast compared with changes after breast reduction: a blinded study. Plast Reconstr Surg 129:1029, 2012.

Salinas HM, Broelsch GF, Fernandes JR, et al. Comparative analysis of processing methods in fat grafting. Plast Reconstr Surg 134:675, 2014.

CAPÍTULO 17

Novas Tecnologias na Lipoaspiração

Jason Pozner ▪ *Barry E. DiBernardo*
Gabriella DiBernardo ▪ *Daniel Kushner*

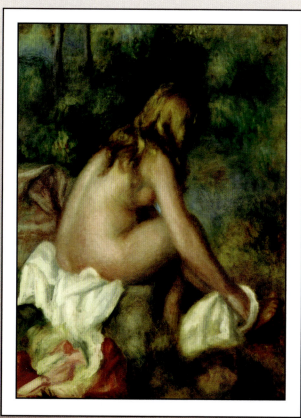
Pierre-Auguste Renoir: Bather seated nude

Está claro para qualquer um que vive nos Estados Unidos que a perda de gordura é um tópico de imenso interesse. Basta ligar a televisão para ver *reality shows* sobre perda de peso ou comerciais sobre aparelhos de tonificação corporal. Os jornais estão cheios de propagandas de novas dietas da moda, como a dieta da gonadotrofina coriônica humana (HCG). Livros de dieta estão frequentemente na lista dos *best-sellers*, e as farmácias vendem milhões de dólares em medicamentos e suplementos auxiliares de dieta com ou sem prescrição médica. Por que temos tanto interesse? Dados atuais mostram que um terço da população adulta dos Estados Unidos é obesa, e outro terço está acima do peso, com uma tendência de crescimento. A indústria da redução de peso nos Estados Unidos é um negócio de $30 bilhões de dólares, incluindo a indústria farmacêutica, academias, suplementos dietéticos, livros e intervenções cirúrgicas e não cirúrgicas.

As intervenções cirúrgicas para o contorno corporal são sempre procedimentos populares entre os cirurgiões plásticos. De fato, dados da American Society for Aesthetic Plastic Surgery (ASAPS), em 2015, mostraram que a lipoaspiração foi o procedimento cirúrgico mais comumente realizado nos Estados Unidos (após o aumento das mamas), com mais de 396.000 casos operados por especialistas. A lipoaspiração é o procedimento cirúrgico estético número um entre os homens. Esse número pode ser muito maior quando procedimentos de lipoaspiração a *laser* realizados pelo emergente mercado de operadores não especialistas são levados em conta. Outros procedimentos cirúrgicos de contorno corporal, como a abdominoplastia e *lift* corporal inferior, são também populares. Entretanto, o número de procedimentos cirúrgicos se empalidece em comparação aos procedimentos estéticos não cirúrgicos realizados, com 85% dos quase 13 milhões de procedimentos sendo não cirúrgicos e 15% cirúrgicos. As previsões da ASAPS para 2016 incluíram um aumento no número dos procedimentos de remoção de gordura cirúrgicos e não cirúrgicos.

Por que os procedimentos não cirúrgicos são tão populares? É óbvio que os pacientes preferem procedimentos menos invasivos por várias razões, incluindo menos dor, não precisar de anestesia e, o que é mais importante, uma recuperação mais rápida com menos tempo de afastamento das suas atividades. De fato, quantos cirurgiões têm tempo em sua vida para um procedimento cirúrgico em si mesmos, especialmente se for para remoção de uma pequena quantidade de gordura? A resposta é geralmente, "muito poucos". Quando essas questões são invertidas:
- Quantos de nós têm uma pequena quantidade de gordura que gostaríamos de retirar de nossos corpos?
- Quantos de nós gostaríamos de nos submeter a um procedimento seguro, efetivo, não invasivo, com mínima ou nenhuma dor e sem tempo de recuperação para remover gordura das áreas que nos incomodam?

A resposta é uma afirmativa quase esmagadora. De fato – vários autores deste capítulo foram submetidos a esse procedimento! "Se isso é bom para o ganso..." – como eles dizem.

Existe um interesse claramente estabelecido na remoção não cirúrgica de gordura pelo público em geral. A primeira questão para um médico considerar é a viabilidade deste procedimento em sua prática, e a segunda questão é decidir qual aparelho comprar. Os fatores determinantes incluem o preço do aparelho, os consumíveis, espaço no consultório, quem vai aplicar o procedimento, os aspectos legais associados ao operador e quais aparelhos estão disponíveis e são aprovados no seu país. Este capítulo vai revisar os aparelhos disponíveis nos Estados Unidos e aqueles que estão aguardando a aprovação da FDA.

Criolipólise

O CoolSculpting da ZELTIQ foi aprovado em setembro de 2010 pela FDA para a redução não invasiva de gordura e no Canadá, União Europeia e outros mercados internacionais para redução não invasiva da camada de gordura. De acordo com a aprovação da FDA, o aparelho foi aprovado para redução seletiva dos "pneuzinhos" ou lipodistrofia dos flancos.

Este aparelho foi desenvolvido no Wellman Center for Photomedicine do Hospital Geral de Massachusetts, em Boston, um afiliado de ensino da Harvard Medical School, pelo Dr. Dieter Manstein e Dr. R. Rox Anderson. A tecnologia é fundamentada em extensa pesquisa científica que demonstra que as células de gordura são mais suscetíveis ao frio extremo do que os outros tecidos circundantes. Esse processo é conhecido como *criolipólise* (lipólise fria). Sua teoria e pesquisa original vieram de relatos da literatura sobre a "paniculite do picolé", em que crianças que comiam picolés por longos períodos perdiam a gordura da face, e observações de pacientes expostos ao frio que tiveram redução da camada de gordura sem lesão de pele. Essas observações levaram a estudos em animais que confirmaram que, quando as células de gordura são expostas a um resfriamento específico e controlado, ocorre a apoptose (morte celular natural), um processo de remoção natural das células de gordura que gradualmente reduz a espessura da camada de gordura. Especificamente, o resfriamento da gordura causa uma cristalização das células de gordura e uma eventual morte dessas células sem lesionar as estruturas adjacentes. A gordura é, então, gradualmente removida ao longo de 2 a 4 meses por um processo mediado por macrófagos.

Após estudos extensivos em modelos animais, foram feitos ensaios em humanos. Relatos iniciais desses ensaios mostram resultados muito promissores, com 84% dos pacientes mostrando melhoras perceptíveis, com redução de gordura, medida por ultrassom, em média de 22,4% após 1 tratamento. Os níveis de lipídios no sangue não tiveram alteração durante o período pós-procedimento. Desde o estudo multicêntrico inicial, tem havido numerosos relatos científicos atestando a eficácia desse aparelho, com médias de 20 a 30% de remoção de gordura por tratamento.

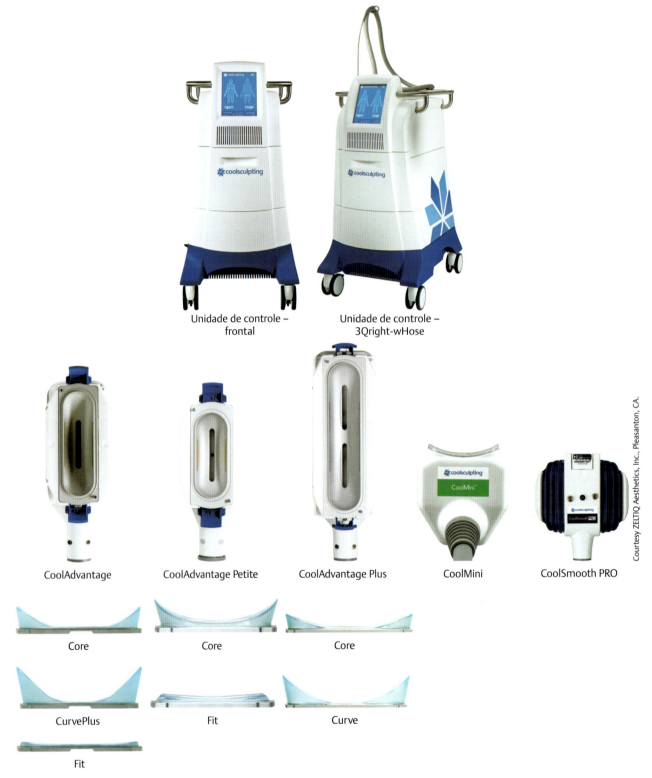

Fig. 17-1

Mostramos o Sistema CoolSculpting, com os aplicadores e contornos disponíveis. A unidade base do aparelho se parece com um típico *laser* com um painel de controle sensível ao toque. Estão atualmente disponíveis cinco aplicadores. A escolha apropriada do aplicador e do contorno depende da área a ser tratada.

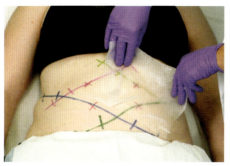 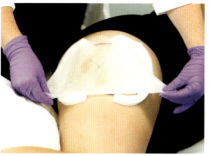 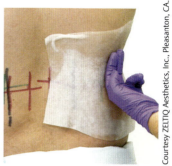

Fig. 17-2

Uma lâmina de gel descartável é colocada sobre a área marcada a ser tratada para proteção da pele e para aumentar a sucção. Uma cobertura descartável é colocada no aplicador a ser utilizado. O paciente é fotografado, e a área a ser tratada é marcada pelo médico.

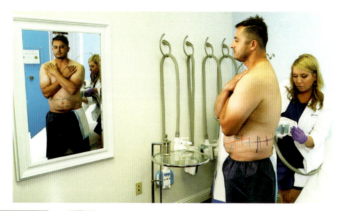

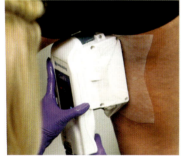 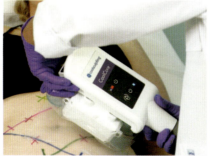 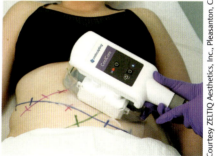

Fig. 17-3

O aplicador coberto é posicionado no paciente pelo técnico, e a sucção é ativada, o que coloca o tecido a ser tratado em contato com os painéis de resfriamento do aplicador. Assim que a sucção é confirmada, o resfriamento é ativado, o que faz a temperatura cair na área entre as placas até quase o congelamento. Os novos aplicadores e *software* que ficaram disponíveis, em 2016, reduziram o tempo de tratamento para 35 minutos.

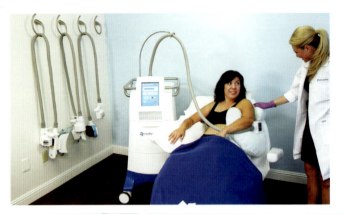

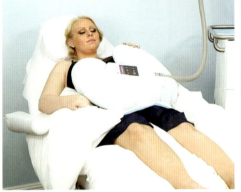 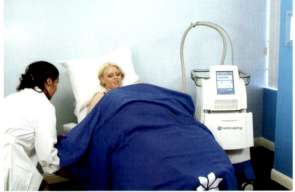

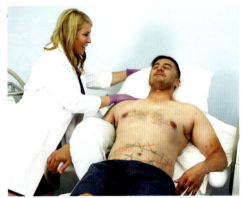 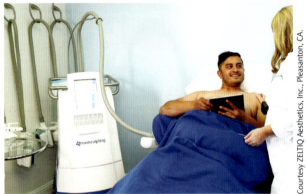

Fig. 17-4

Não é utilizado nenhum tipo de anestesia, e o desconforto do paciente é leve ou nenhum. Pode haver eritema transitório ou equimoses e/ou diminuição temporária da sensibilidade ao toque após o procedimento. O paciente pode reassumir as suas atividades normais imediatamente.

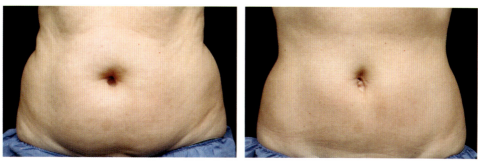
8 semanas após um tratamento com o CoolSculpting

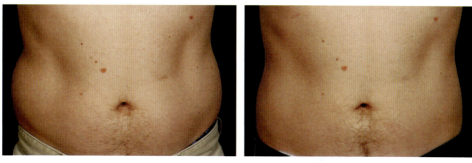
12 semanas após um tratamento com o CoolSculpting

Fig. 17-5

Após o tratamento com o CoolSculpting, a perda de gordura ocorre ao longo de um período de 2 a 4 meses. O tratamento pode ser repetido nas áreas de gordura 60 a 90 dias após o primeiro procedimento para uma eficácia ainda maior. O CoolSculpting para redução não invasiva de gordura está disponível em todo o mundo. Nos Estados Unidos, o procedimento de CoolSculpting para redução não invasiva de gordura é liberado para nove áreas de tratamento, incluindo os flancos (pneuzinhos), abdome, coxas e braços. Em Taiwan, ele é liberado para os flancos e para o abdome.

Nós temos usado este aparelho em nossa prática desde 2009. Os resultados têm sido quase uniformemente excelentes, com muito alto nível de satisfação dos pacientes.

Ultrassom Focado Não Invasivo

A maioria dos leigos entende o uso básico do ultrassom diagnóstico na medicina para fornecimento de imagens em que energia ultrassonográfica de baixa intensidade é utilizada para refletir as estruturas subjacentes e criar uma imagem. Essa tecnologia é usada rotineiramente nos consultórios médicos, hospitais e centros de imagem. O ultrassom terapêutico é uma tecnologia menos conhecida, mas o conceito de usar ondas sonoras de alta potência para quebrar ou lesionar estruturas subjacentes, como o uso da litotripsia para pedras no rim, é claro. A vantagem do ultrassom terapêutico é que ele pode ser focado abaixo da pele sem causar lesão a ela, o diferenciando de todos os outros aparelhos de energia usados na cirurgia plástica e na dermatologia.

Os dois aparelhos de ultrassom focado mais conhecidos para tratamento do contorno corporal são fabricados pela UltraShape e Liposonix. Existem poucos aparelhos sendo trazidos ao mercado por outras companhias que são basicamente cópias dos primeiros. Outras companhias estão desenvolvendo aparelhos de ultrassom focados, enquanto outras têm aparelhos não focados que estão em teste para remoção de gordura. Existem diferenças em todos esses aparelhos e somente o tempo e estudos clínicos posteriores determinarão quais aparelhos são mais seguros e mais eficientes.

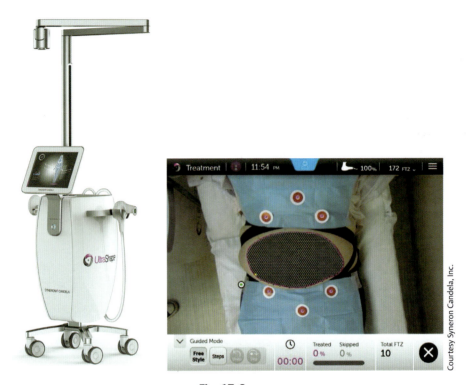

Fig. 17-6

O aparelho UltraShape recebeu o selo CE em 2005, aprovação canadense em 2007 e foi aprovado pela FDA em 2014. Além disso, o UltraShape recebeu recentemente a aprovação da FDA para redução de gordura dos flancos e das coxas, em 2016. Está atualmente disponível em 57 países. O *site* do fabricante diz que mais de 300.000 tratamentos já foram realizados em todo o mundo. O sistema do UltraShape Power tem 20% mais potência do que o aparelho anterior e tem tamanho semelhante a um aparelho de *laser* ou ao CoolSculpting da ZELTIQ. O sistema do UltraShape Power opera a 200 ± 30 kHz e usa uma onda pulsada de ultrassom para prover uma intensidade (660 W/cm^2) e pressão (4.0 MPa) máximas por "descarga" de energia. Os modos de tratamento incluem o Modo Guiado (mostrado na Fig. 17-6) e o *Fly Mode*.

Os sistemas UltraShape e UltraShape Power de ultrassom pulsado geram efeitos mecânicos ao alvo sem efeitos térmicos significativos, e eles destroem células de gordura seletivamente sem causar danos às estruturas circundantes. As células de gordura dentro do volume focal são rompidas imediatamente, e os triglicérides e detritos celulares são liberados no espaço intersticial e, então, são removidos pelos caminhos metabólicos e fisiológicos naturais do organismo. Acredita-se que o tecido adiposo rompido é absorvido pelo sistema linfático.

Para preparar um paciente para um procedimento de UltraShape, o operador primeiro avalia a espessura da gordura. O paciente é, então, fotografado, e as áreas a serem tratadas são marcadas. O paciente é colocado em posição supina na maca de procedimento. O sistema realiza uma calibragem para o correto posicionamento do transdutor de acordo com o contorno corporal do paciente. O transdutor do ultrassom é colocado na superfície da pele pelo operador. Não é utilizado nenhum anestésico tópico e nenhuma solução de infiltração, mas um gel é aplicado para ajudar na condutividade. Um dispositivo de rastreamento e orientação computadorizado rastreia em tempo real os pulsos do ultrassom direcionados para o tecido adiposo. A versão inicial do aparelho era focada 1,5 cm abaixo da superfície da pele para dentro da gordura, mas a versão mais recentemente introduzida possui um foco variável, com capacidade de penetração superficial e profunda. O operador move o transdutor ao longo da pele de acordo com um algoritmo de tratamento guiado por computador ou por um padrão determinado pelo operador. O mecanismo de rastreamento monitora a área tratada e garante um tratamento uniforme e completo com resultados suaves. Existe um mínimo ou nenhum desconforto para o paciente.

O protocolo de tratamento atual é para três sessões com espaço de 2 semanas entre elas. O aparelho UltraShape foi extensivamente avaliado, com mais de 20 estudos clínicos publicados e apresentados em todo o mundo. As reduções da circunferência variaram de 2 cm em um único tratamento a 6,3 cm em uma série de três sessões, e as taxas de satisfação dos pacientes variaram de 86 a 93%. A medição dos níveis séricos de lipídios em todos os estudos não mostrou aumento após o tratamento. Este aparelho é amplamente utilizado em todo o mundo e foi aprovado pela FDA, em 2015.

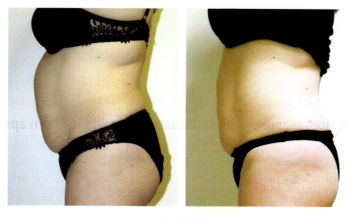

Fig. 17-7

Esta paciente é vista antes do tratamento e 4 semanas após, mostrando uma redução da circunferência de 4,7 cm no abdome superior e 5,4 cm no abdome inferior.

Liposonix

O aparelho Liposonix é outro aparelho de ultrassom focado de alta intensidade (HIFU) usado para redução de gordura. Ele está disponível e é aprovado para uso na Europa e no Canadá e foi aprovado pela FDA para redução não invasiva da circunferência da cintura, em janeiro de 2012. Esse aparelho possui um transdutor que é colocado na pele, mas também tem um *scanner*, semelhante a um *scanner* de *laser*, que dispara uma série de pulsos nos tecidos ao contrário do pulsador individual, como encontrado no aparelho UltraShape. A peça de mão do *scanner* é movida manualmente pelo operador usando um padrão quadriculado sobre a área de tratamento. A profundidade de lesão é selecionável entre 1,1 e 1,8 cm.

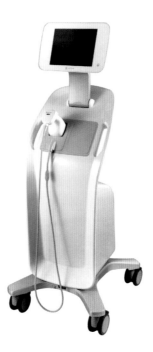

Fig. 17-8

O aparelho Liposonix tem sido extensamente estudado tanto em animais como em humanos. Ele opera em uma frequência na faixa de 2 MHz e acredita-se que a ruptura do tecido adiposo ocorra por um mecanismo térmico muito similar ao ultrassom focalizado de alta intensidade (HIFU) utilizado para o tratamento de câncer e em vez do mecanismo cavitativo do aparelho UltraShape de frequência mais baixa. Após a destruição da camada de tecido adiposo, ocorre a resposta natural de cicatrização do organismo, removendo o tecido termicamente lesionado pelo sistema linfático. Assim como o sistema UltraShape, não existe evidência de mudanças nos níveis séricos de lipídios. Novos estudos clínicos estão em andamento com esse aparelho.

Fig.17-8 © 2017 Solta Medical, Inc. Utilizado com permissão. VASER e VASERsmooth são marcas registradas da Solta Medical, Inc. ou de suas subsidiárias nos EUA e em outros países. Liposonix é uma marca registrada da Solta Medical, Inc. ou de suas subsidiárias nos EUA e em outros países.

Existem algumas grandes diferenças entre os aparelhos UltraShape e Liposonix. O aparelho UltraShape usa um efeito mecânico no tecido adiposo, enquanto o Liposonix usa um efeito térmico para romper a gordura. O UltraShape produz cavitação estável não térmica para romper as células de gordura de forma mecânica e seletiva sem lesionar as estruturas críticas circundantes, enquanto o Liposonix conta com o mecanismo de necrose térmica para destruir o tecido subcutâneo. Ele usa a aplicação de energia ultrassônica contínua de alta intensidade e com base no tempo para criar esse efeito térmico. O protocolo para o UltraShape é de três sessões com intervalos de 2 semanas; o protocolo para o Liposonix é o de uma sessão. Comparações iniciais neste momento sugerem que o Liposonix pode ser mais eficaz, mas mais doloroso. Estudos comparativos adicionais são necessários.

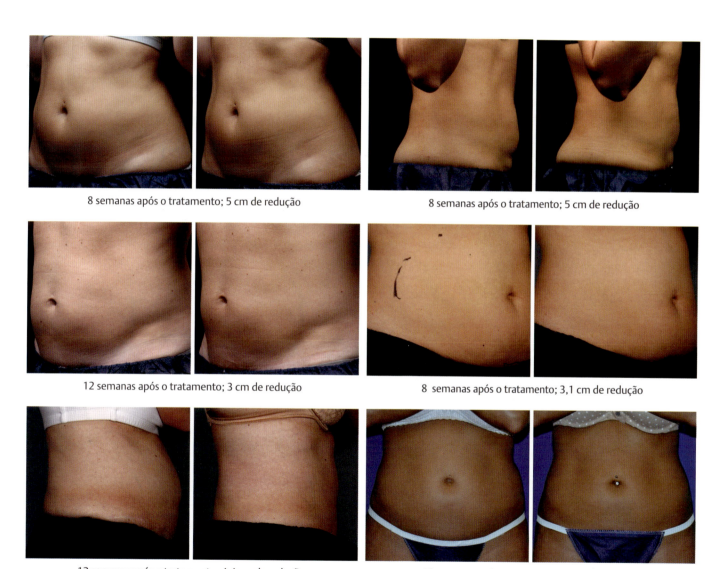

Fig. 17-9

Esses pacientes são vistos antes e depois do tratamento com o sistema Liposonix, com reduções de gordura significativas.

Um aparelho recentemente introduzido pela Sound Surgical Technologies é chamado de VASER Shape MC1. Esse aparelho possui uma cabeça de transdutor dupla que emite um feixe duplo sobreposto de energia ultrassônica a uma frequência de 1 MHz, modulada a 20 a 60 kHz e 3 watts/cm² em cada placa. Outro dispositivo, o Bella Contour da Real Aesthetics, associa ultrassom não focado, estimulação com eletrodo e vácuo. Esses dispositivos são aprovados pela FDA para alívio de dores musculares menores, dor, espasmo muscular, melhora temporária na circulação sanguínea local e redução temporária da aparência da celulite. Estudos estão em andamento para remoção de gordura. Neste momento é incerto o mecanismo da potencial ruptura das células de gordura desses dispositivos e se a perda de gordura é permanente.

Outros aparelhos que os fabricantes dizem poder causar redução de gordura incluem energia de radiofrequência, como o Alma Accent (Israel) e o Thermage (Solta Medical, Hayward, CA). Esses aparelhos são usados para o tratamento não cirúrgico da flacidez de pele e tratamento da celulite. Algumas publicações sugeriram que pode haver alguma remoção de gordura quando esses produtos são usados com energia suficientemente alta. Pesquisas adicionais estão em andamento. Esses dispositivos de radiofrequência têm sido usados na face e no corpo, mas não possuem uma aprovação direta da FDA para remoção de gordura.

Um outro aparelho que tem sido promovido para remoção de gordura não cirúrgica é o *laser* Zerona. Este dispositivo é uma terapia com luz de nível baixo (*laser* 650 nm) que tem aprovação da FDA para controle da dor após lipoaspiração e mais recentemente para redução de gordura. É necessário um complexo protocolo de tratamento. Os pacientes são tratados com um *laser* de cabeça múltipla de nível baixo, três vezes por semana, por 2 semanas (6 sessões no total). Eles também precisam tomar suplementos orais por 30 dias e associar o tratamento do *laser* a um regime imediato de exercícios.

As afirmações dos fabricantes do Zerona são de que as células de gordura têm um poro que é aberto com a exposição a essa luz de nível baixo. As células adiposas então expulsam seus conteúdos, que são absorvidos pelo corpo. Estudos iniciais de um predecessor desse aparelho não mostraram eficácia. Os relatos de perdas de medidas são somas da medida de múltiplas áreas. Embora resultados tenham mostrado sucesso na perda de medidas, ainda permanecem questões quanto à longevidade dos resultados. Estudos adicionais estão em andamento. Estudos controlados de acompanhamento em longo prazo são recomendados.

Terapia ultrassônica fracionada foi introduzida pela Ulthera Corporation. Esse dispositivo é único por ter capacidade de ultrassom diagnóstico que mede a espessura da pele e do tecido subcutâneo e então tem um componente terapêutico que causa áreas minúsculas de coagulação térmica. Atualmente, as zonas de lesão estão a 3 mm de profundidade ou a 4,5 mm de profundidade, dependendo da peça de transdutor utilizada. O aparelho Ulthera tem aprovação da FDA para elevação das sobrancelhas e rejuvenescimento do pescoço. O real mecanismo de tratamento da flacidez não é totalmente elucidado, mas pode ser pelo tensionamento do SMAS. Existem algumas evidências empíricas de que a gordura subcutânea pode também ser removida. Isto pode ser em parte a causa da melhora do submento.

Uma abordagem não realizada por aparelhos para o modelamento do submento foi recentemente aprovada pela FDA. Kythera Biopharmaceuticals, Inc. (agora parte da Allergan) introduziu o Kybella, um composto feito de ácido desoxicólico. O ácido desoxicólico causa ruptura do adipócito sem lesionar os tecidos circundantes. Não parece haver qualquer alteração na função hepática ou no perfil lipídico sérico. O tratamento requer múltiplas sessões de injeção na região do submento. Os estudos de pré-aprovação mostram taxas de complicação muito baixas e prova da eficácia por imagem de ressonância magnética.

Conclusão

A remoção não cirúrgica de gordura está na sua infância. Múltiplas tecnologias competidoras estão disponíveis, incluindo a criolipólise, terapia com ultrassom, radiofrequência, tratamentos com luz de nível baixo e lipólise injetável. A maioria dos aparelhos é usada fora da face, mas, conforme a tecnologia e os sistemas de imagem avançam, as aplicações na face aumentarão. É um momento muito excitante para ser um cirurgião plástico. Os dias de "apenas cortar" estão claramente no fim, já que o público adotou a toxina botulínica e os preenchimentos e agora também a remoção de gordura não cirúrgica.

LEITURAS SELECIONADAS

Ascher B. Safety and efficacy of UltraShape Contour I treatments to improve the appearance of body contours. Multiple treatments in shorter intervals. Aesthet Surg J 30:217, 2010.

Avram MM, Harry RS. Cryolipolysis for subcutaneous fat layer reduction. Lasers Surg Med 41:703, 2009.

Brown SA, Rohrich RJ, Kenkel J, et al. Effect of low-level laser therapy on abdominal adipocytes before lipoplasty procedures. Plast Reconstr Surg 113:1796, 2004.

Elm CM, Wallander ID, Endrizzi B, et al. Efficacy of a multiple diode laser system for body contouring. Lasers Surg Med 43:114, 2011.

Glicklich RE, White WM, Slayton MH, et al. Clinical pilot study of intense ultrasound therapy to deep dermal facial skin and subcutaneous tissues. Arch Facial Plast Surg 9:88, 2007.

Jewell ML, Baxter RA, Cox SE, et al. Randomized sham-controlled trial to evaluate the safety and effectiveness of a high-intensity focused ultrasound device for noninvasive body sculpting. Plast Reconstr Surg 128:235, 2011.

Jewell ML, Desilets C, Smoller BR. Evaluation of a novel high-intensity focused ultrasound device: Preclinical studies in a porcine model. Aesthet Surg J 31:429, 2011.

Kane MA. ATX-101—preliminary report. Presented at International Master Class on Aging Science (IMCAS), Montreal, Jan 2011.

Manstein D, Laubach H, Watanabe K, Anderson RR. A novel cryotherapy method of non-invasive, selective lipolysis. Lasers Surg Med 40(Suppl S20):104, 2008.

Manstein D, Laubach H, Watanabe K, et al. Selective cryolysis: a novel method of non-invasive fat removal. Lasers Surg Med 40:595, 2008.

Moreno-Moraga J, Valero-Altés T, Riquelme AM, et al. Body contouring by non-invasive transdermal focused ultrasound. Lasers Surg Med 39:315, 2007.

Teitelbaum S, Burns J, Otto J, et al. Noninvasive body contouring by focused ultrasound: safety and efficacy of the Contour I device in a multicenter controlled clinical study. Plast Reconstr Surg 120:779, 2007.

Capítulo 18

Aumento dos Glúteos com Implantes

José Horácio Aboudib ▪ Fernando Serra

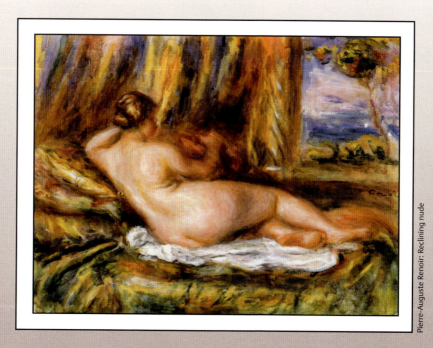

Pierre-Auguste Renoir: Reclining nude

O desenvolvimento da postura bipedal humana começou há milhões de anos, levando a alterações morfológicas no esqueleto e na musculatura. Entre as alterações anatômicas que acompanham esta mudança postural estava o desenvolvimento dos músculos glúteos; isto foi crucial para promover uma locomoção eficiente, que permitiu que nossos ancestrais se tornassem caçadores e catadores mais eficientes.

Os exemplos de arte antiga indicam que o interesse na figura humana, e especificamente no corpo feminino, focalizou-se inicialmente em mamas e vulva. Os gregos e romanos ressaltaram as nádegas carnudas, arredondadas, como um símbolo de fertilidade, juventude e beleza.

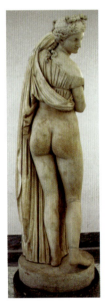

Fig. 18-1

Um exemplo desse fascínio pela forma das nádegas é demonstrado na estátua de Afrodite, a Vênus Calipigiana, aproximadamente 200 a.D. Ao longo dos milênios e das culturas, tem havido uma apreciação por uma região glútea curva, proporcional.

O contorno das nádegas é definido principalmente pelo músculo glúteo máximo, e o seu aumento é um dos procedimentos de crescimento mais rápido, sendo solicitado com mais frequência, hoje, em cirurgia plástica. Esta demanda aumentada se dá em resposta ao desejo crescente das mulheres de ter nádegas maiores, mais arredondadas e com contorno natural.

A cirurgia para o aumento dos glúteos com implantes teve início em 1969, quando Bartels *et al.* realizaram uma reconstrução dos glúteos usando implantes mamários.

Durante os anos 1970, González-Ulloa foi responsável pelo desenvolvimento de implantes específicos para a região glútea; porém, uma técnica subcutânea foi usada e comprovou-se inadequada como resultado da falta de suporte dos implantes, o que levou à ptose e contratura capsular. A técnica submuscular, publicada em 1984 por Robles *et al.*, forneceu um bom suporte para a prótese, com baixas taxas de contratura capsular. Entretanto, o posicionamento do implante era limitado à porção craniana das nádegas para evitar compressão do nervo ciático, causando resultados inestéticos e não naturais. O principal progresso técnico ocorreu com a publicação, em 1996, de uma técnica intramuscular por Vergara, porque o implante, quando posicionado dentro do músculo glúteo máximo, tem bom suporte, baixas taxas de contratura capsular e melhores resultados cosméticos.

O aumento dos glúteos pode ser realizado usando tecido autólogo (enxertos de gordura e retalhos), implantes de silicone, ou uma combinação de ambas as técnicas. Os implantes de glúteos fornecem remodelagem e aumento das nádegas, o que nem sempre é obtido por outros métodos. A previsibilidade dos resultados e a pequena variação do volume levaram a uma maior satisfação do paciente do que o alcançado com o enxerto de gordura somente.

A dissecção intramuscular é realizada na ausência de um plano anatômico verdadeiro. Isto é diferente das dissecções para aumento de mama, peitoral ou panturrilha, em que há um plano anatômico a ser dissecado. Foram necessárias extensa dissecção de cadáveres e simulações cirúrgicas para definir a base anatômica da técnica do aumento das nádegas.

Anatomia Cirúrgica

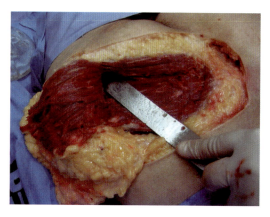

Fig. 18-2

O glúteo máximo é o músculo mais espesso do corpo humano, com uma espessura variável de 4 a 7 cm. Os pacientes que solicitam o aumento de suas nádegas geralmente têm uma espessura muscular mais próxima aos 4 cm, o que nos levou a definir um plano ideal de dissecção entre 2 e 2,5 cm de profundidade, no meio do glúteo máximo.

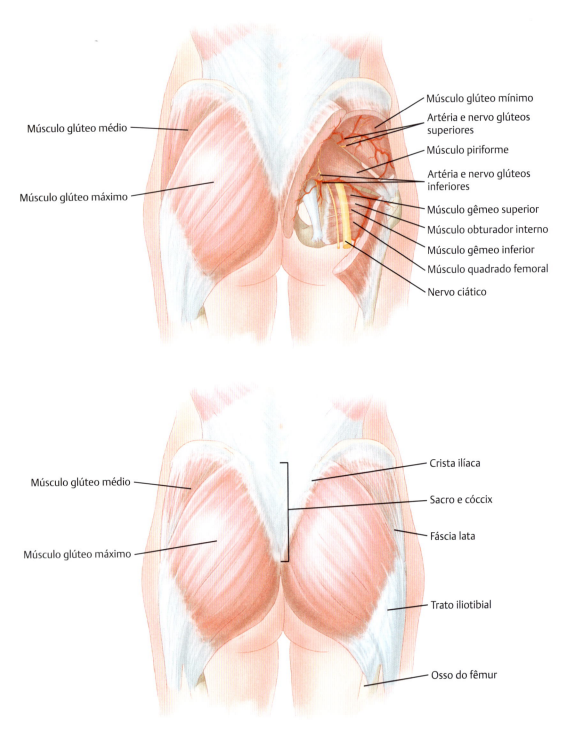

Fig. 18-3

Existem importantes estruturas anatômicas abaixo do músculo glúteo máximo, incluindo as artérias glúteas superior e inferior, que são responsáveis pela vascularização do músculo, o nervo glúteo inferior e o nervo ciático.

Os ramos nervosos e vasos grandes (com mais de 0,3 mm) são encontrados na porção mais profunda do glúteo máximo, tornando segura a dissecção a 2 cm de profundidade sem criar alterações fisiológicas. A dissecção intramuscular não faz quaisquer modificações nas estruturas anatômicas importantes, como nervos e vasos, uma vez que essas estruturas estejam no espaço submuscular. O músculo glúteo máximo origina-se na crista ilíaca, sacro, cóccix e ligamento sacrotuberal, e sua inserção é na fáscia lata e osso do fêmur. Suas fibras correm em direções oblíqua e inferior, oferecendo um amplo caminho para a dissecção e posicionamento do implante.

> **Zonas Anatômicas de Perigo**
>
> - A dissecção superficial e o deslocamento do implante ocorrem com mais frequência na área glútea superolateral. Isto é importante, porque o músculo é mais fino e tem uma margem livre no ponto entre a sua origem na crista ilíaca e a inserção na fáscia lata.
> - Uma chave para evitar complicações é proporcionar uma ampla base para a ilha dermo-gordurosa na linha média. Os vasos nesta área são provenientes da porção inferior, assim é vital preservar essa área para que tenha um bom suprimento sanguíneo e boa cicatrização de ferida.

Considerações Fisiológicas

A atrofia muscular não é clinicamente notável. A função muscular foi estudada por meio de um teste isocinético, e não há diferença na função muscular quando comparada a pessoas que não possuem implantes nas nádegas.

Indicações e Contraindicações

Os melhores candidatos à gluteoplastia de aumento com implantes são as mulheres jovens com falta de volume ou falta de projeção na região glútea. Os pacientes com ptose glútea verdadeira ou nádegas senis não são bons candidatos à cirurgia de aumento isoladamente; esses pacientes devem ser submetidos ao *lifting* dos glúteos.

IMPLANTES

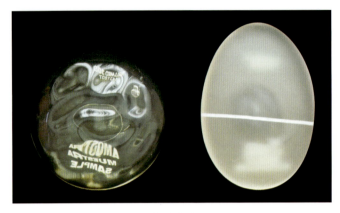

Fig. 18-4

Os implantes de glúteos são feitos de silicone gel ou elastômero. O gel é coesivo, e a cobertura é lisa. O formato do implante pode ser redondo ou oval. O oval pode ter perfil alto ou baixo.

Avaliação do Paciente

Os pacientes com hipotrofia muscular dos músculos glúteos geralmente já tentaram aumentar a massa muscular por meio de atividades físicas sem sucesso, antes de procurar um cirurgião plástico. A região glútea se torna mais flácida e menos volumosa com o envelhecimento, variação de peso e gravidezes. As conexões entre a derme e a fáscia glútea fibrosa tornam essa região mais propensa à lipodistrofia com o tempo, com piora do tecido flácido. Muitas vezes encontramos pacientes com nádegas flácidas e acúmulo de tecido no terço inferior das nádegas.

A cirurgia de aumento pode solucionar esses tipos de problemas. Pacientes com flacidez cutânea excessiva, como a flacidez pós-bariátrica, podem necessitar de um *lifting* glúteo em associação a implantes para melhorar essa área.

AVALIAÇÃO CLÍNICA DA DEFORMIDADE

Implantes ovais sempre devem ser usados na posição oblíqua, seguindo a direção das fibras musculares. Três meses após a cirurgia, todos os implantes ovais estarão em uma orientação oblíqua por causa da dinâmica do músculo.

Planejamento e Preparo Pré-Operatórios

Ao examinar a região glútea de um paciente, é importante considerar a relação entre a cintura e quadril, e não apenas as nádegas isoladamente. Alguns pacientes que são candidatos a um procedimento de implante glúteo têm um corpo longo e um glúteo que é mais vertical do que largo. Nesses indivíduos, o cirurgião deve usar um implante que imite o contorno dos glúteos, como o implante com uma base oval. Um implante redondo é indicado em pacientes com corpo curto, em que o comprimento e a largura glúteos são similares. A relação entre as medidas de cintura e quadril é um importante fator quando se considerar a atratividade do corpo feminino, e idealmente a relação deve estar entre 0,7:1 e 0,8:1. Os pacientes cujas relações estão acima de 0,9:1 serão beneficiados pela combinação de lipoaspiração dos flancos e o uso de implantes de perfil baixo. Como esses pacientes têm uma base glútea mais larga, a lipoaspiração adicional melhorará essa relação.

Técnica Cirúrgica

ANESTESIA
A cirurgia é realizada sob anestesia espinal ou geral.

MARCAÇÕES

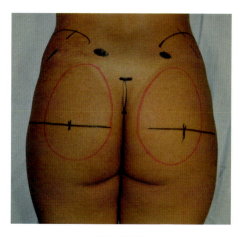

Fig. 18-5

A única finalidade das marcações nas nádegas é identificar os pontos fixos de origem e inserção do músculo glúteo máximo e determinar a direção de suas fibras. Os pontos de inserção são a espinha ilíaca, cristas ilíacas posterior e superior, sacro e fáscia lata. O músculo segue na direção do trocânter femoral, mas não se insere nele.

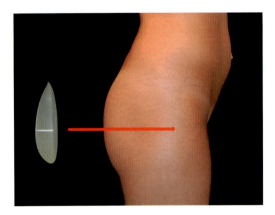

Fig. 18-6

Estes pontos são identificados com o paciente deitado em pronação. O paciente é, então, solicitado a se levantar. É possível identificar o limite superior da prega interglútea nessa posição, onde será realizada a incisão. O ponto de maior projeção do implante deverá ser posicionado no ponto da maior projeção desejada da região glútea.

POSICIONAMENTO DO PACIENTE

O paciente é colocado na posição prona na mesa cirúrgica, com uma almofada sob as espinhas ilíacas anterossuperiores.

TÉCNICA

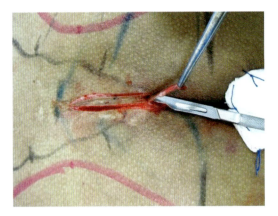

Fig. 18-7

A incisão cutânea forma uma área fusiforme de pele, medindo 6 cm de comprimento e 5 mm de largura. A pele é decorticada em toda a extensão da ilha de pele.

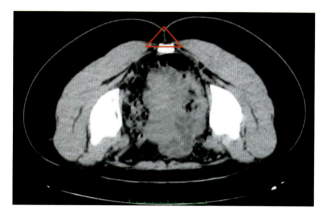

Fig. 18-8

A dissecção subcutânea é realizada em 45 graus na direção das fibras musculares da linha média, preservando uma ilha de tecido adiposo e derme que contém o ligamento sacrocutâneo. Esse tecido preservado é responsável pelo isolamento dos lados esquerdo e direito para manter a cicatriz dentro do sulco interglúteo no final da cirurgia.

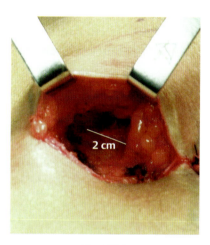

Fig. 18-9

A dissecção deve desenvolver a base da ilha de tecido com pelo menos 2 cm de largura. O descolamento subcutâneo acima da fáscia do glúteo máximo é mínimo, apenas para permitir a incisão da fáscia, geralmente 5 cm de comprimento e 2 cm de largura. Essa incisão é realizada na mesma direção das fibras musculares, oblíqua e inferiormente.

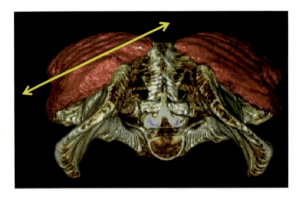

Fig. 18-10

A incisão da fáscia permite o acesso às fibras do músculo glúteo máximo. Usando tesoura, mas sem cortar as fibras, o cirurgião disseca o músculo a uma profundidade de 2 a 2,5 cm dentro do músculo, de modo que a dissecção intramuscular possa ser realizada. Depois que essa profundidade foi determinada, a dissecção no plano intramuscular é realizada com dissectores rombos com largura entre 2 e 3 cm. A dissecção começa usando-se o menor dissector em direção à crista ilíaca, porque nessa direção não há estruturas importantes abaixo do músculo glúteo máximo. Depois de determinada a profundidade da loja, a dissecção continua na direção das fibras musculares, mantendo a mesma profundidade previamente definida. O dissector deve seguir em direção à fáscia lata e ao fêmur.

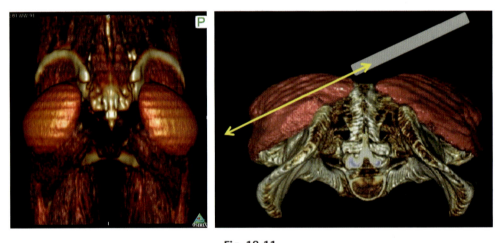

Fig. 18-11

Então é usado o dissector mais largo para dissecar as fibras remanescentes. O descolamento intramuscular produz sangramento difuso proveniente da lesão aos pequenos ramos da artéria glútea. No final da dissecção, é posicionada uma compressa úmida em uma solução de epinefrina a 1:200.000, e a dissecção é realizada do outro lado. Depois que a dissecção estiver completa em ambos os lados, o implante é inserido. Para os implantes com uma base oval, a inserção começa por uma de suas extremidades, e posteriormente o implante é virado para cima para a posição final para que seja orientado na mesma direção das fibras musculares.

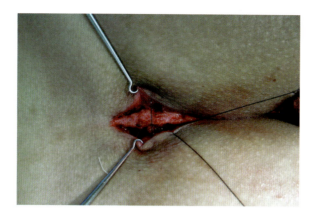

Fig. 18-12

O fechamento começa com o músculo, usando uma sutura de *mononylon* 2-0. Nós usamos pontos de adesão com *mononylon* 3-0 para fechar toda a área de descolamento subcutâneo. A sutura subdérmica aborda ambos os lados da ferida, e a ilha dérmica de tecido em formato de diamante e permite a reconstrução da prega interglútea. A pele é fechada com suturas de *mononylon* 5-0.

PROCEDIMENTOS COMPLEMENTARES

O enxerto de gordura na camada subcutânea é muito útil para corrigir irregularidades, lipodistrofia ou retrações resultantes de injeções anteriores. Preparamos a gordura com decantação. O procedimento de coleta é realizado com cânulas de 3 mm e 4 mm, sendo usadas cânulas de 3 mm ou menores para o enxerto de gordura. Uma vez que temos os implantes intramusculares, o enxerto de gordura é realizado somente na camada subcutânea, porque há risco de dano ao implante, caso seja usada uma camada intramuscular.

Cuidados Pós-Operatórios

O paciente permanece no hospital por 24 horas. No primeiro dia após a cirurgia, permite-se que o paciente permaneça em posições supina, sentada e prona. A existência de bursa articular entre o músculo glúteo máximo e a tuberosidade isquiática assegura que todo o músculo suba durante o ato de sentar. Assim, ao sentar-se, o paciente não fica em cima do músculo, mas sim sobre o osso.

Se uma lipoaspiração for realizada, coloca-se uma malha de compressão na paciente para ajudar a manter o contorno. Ela volta ao consultório a cada 7 dias para avaliar se serão necessárias revisões, e as suturas são removidas após 15 dias, momento em que ela recebe permissão para dirigir um carro. A paciente pode retomar a atividade sexual após 15 dias. Outras atividades físicas devem ser evitadas por 40 dias, porém os exercícios que envolvem o glúteo não devem ser realizados até 90 dias após a cirurgia.

Resultados e Desfechos

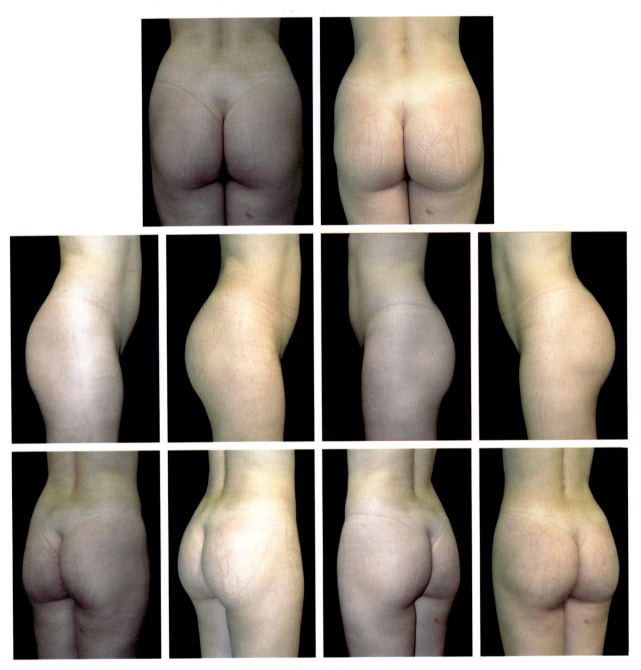

Fig. 18-13

Esta mulher de 35 anos queixava-se de falta de volume nas nádegas e de acúmulo de gordura nos flancos. Ela apresentava boa relação cintura-quadril, e a borda do músculo glúteo máximo pode ser vista na região lateral do terço inferior de suas nádegas. Implantes com base oval de perfil baixo (350 mL) foram usados para aumentar o volume do glúteo, mantendo seu contorno natural. A paciente estava satisfeita com o seu resultado com 12 meses de pós-operatório.

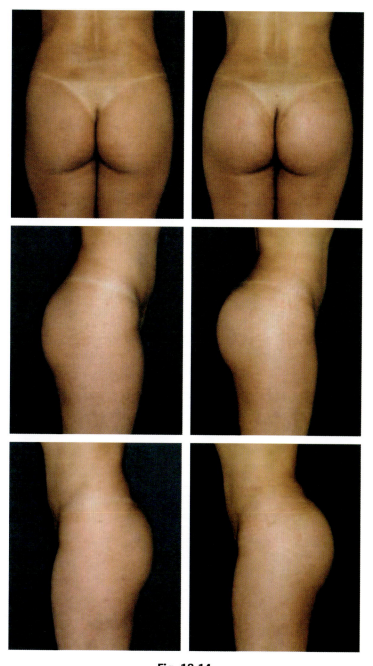

Fig. 18-14

Esta mulher de 29 anos apresentou-se com a preocupação sobre a falta de projeção das nádegas e o contorno quadrado do quadril. Usamos implantes de 350 mL de perfil baixo para fazer com que o quadril parecesse mais largo e fosse alcançada uma melhor relação cintura-quadril. Para criar um aspecto mais projetado para as nádegas, foi realizada lipoaspiração intensiva dos flancos. A paciente estava satisfeita com seus resultados com 6 meses de pós-operatório.

Problemas e Complicações

A taxa de complicações na gluteoplastia está diminuindo progressivamente com a evolução da técnica intramuscular. As complicações mais comuns são seroma e deiscência, que geralmente ocorrem juntos. No sistema fascial superficial há conexões fibrosas, ligando a fáscia à derme, diminuindo a elasticidade da pele, o que dificulta o acúmulo de seroma. Se um seroma estiver presente, ele colocará pressão sobre a ferida, causando deiscência menor. Ambas as complicações podem ser evitadas com meticulosa síntese da ferida, com o fechamento de todo o espaço morto da dissecção subcutânea com pontos de adesão.

As infecções serão raras, se for usada a profilaxia com antibióticos. Isolamos o ânus suturando uma compressa à pele. A flora bacteriana da pele no local da incisão é a mesma do resto do corpo, assim a cefalosporina de primeira geração é apropriada. Se ocorrer infecção, o tratamento deve ser guiado por cultura e antibiograma com teste de sensibilidade de acordo com o protocolo do hospital.

Lesões ao nervo ciático durante a dissecção intramuscular com um dissector rombo são praticamente impossíveis; porém, pode ocorrer dor ciática nos primeiros dias após a cirurgia. Essa dor é causada por estimulação do nervo por uma secreção sero-hemática que pode estar em contato com o nervo ciático. A dor ciática é tratada com vitamina B. O paciente pode ter alívio da dor reclinando-se em posição supina, para que todo o líquido seja posicionado na superfície, e não em contato com o nervo. Embora muito rara, a lesão ao nervo ciático é temida pelos cirurgiões plásticos. Para evitá-la, alguns cirurgiões plásticos podem realizar uma dissecção muito superficial, causando uma hérnia transmuscular do implante.

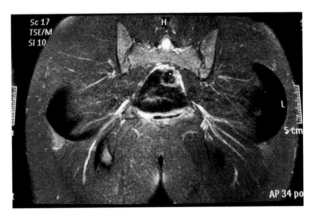

Fig. 18-15

Quando ocorre o deslocamento do implante, o músculo sofre ruptura, e uma parte do implante ficará entre o músculo, enquanto outra parte ficará sobre a camada subcutânea. Para corrigir isto, o cirurgião deve avaliar a espessura do ventre do músculo profundo à prótese. Se a espessura deste músculo for maior que 2,5 cm, uma nova dissecção intramuscular profunda pode ser realizada, e o implante é trocado. Se o ventre do músculo tiver menos de 2,5 cm de espessura, recomendamos a remoção da prótese e a reoperação 4 a 6 meses depois. Assimetrias geralmente são causadas por uma hérnia do implante e devem sempre ser avaliadas por tomografia computadorizada (CT) ou imagem por ressonância magnética (MRI).

Decisões Críticas e Nuances Cirúrgicas

- Os implantes devem acompanhar o contorno das nádegas. Nádegas ovais devem receber implantes ovais.
- Glúteos com medidas similares de comprimento e largura devem receber implantes de base redonda.
- O enxerto de gordura é usado onde houver depressões subcutâneas ou para melhorar a coxa lateral.
- A lipoaspiração nos flancos é realizada em quase todos os pacientes, porque a relação cintura-quadril é um dos conceitos mais importantes de estética nessa área.

LEITURAS SELECIONADAS

Aboudib JH, Serra F, de Castro CC. Gluteal augmentation: technique, indications, and implant selection. Plast Reconstr Surg 130:933, 2012.

Azevedo DM, Gonçalves P Jr, Pereira J, et al. [Augmentation gluteoplasty: experience at Dr. Ewaldo Bolivar de Souza's plastic surgery service] Revista Brasileira de Cirurgia Plástica 27:87, 2012.

Bartels RJ, O'Malley JE, Douglas WM, et al. An unusual use of the Cronin breast prosthesis. Case report. Plast Reconstr Surg 44:500, 1969.

González-Ulloa M. Gluteoplasty: a ten-year report. Aesthetic Plast Surg 15:85, 1991.

Hwang K, Nam YS, Han SH, et al. The intramuscular course of the inferior gluteal nerve in the gluteus maximus muscle and augmentation gluteoplasty. Ann Plast Surg 63:361, 2009.

Lee EI, Roberts TL, Bruner TW. Ethnic considerations in buttock aesthetics. Semin Plast Surg 23:232, 2009.

Lockwood TE. Superficial fascial system (SFS) of the trunk and extremities: a new concept. Plast Reconstr Surg 87:1009, 1991.

Morimoto N, Zollikofer CP, Ponce de León MS. Shared human-chimpanzee pattern of perinatal femoral shaft morphology and its implications for the evolution of hominin locomotor adaptations. PLoS One 7:e41980, 2012.

Robles JM, Tagliapietra JC, Grandi MA. [Augmentation gluteoplasty: submuscular implant] Cir Plast Iberolatinoam 10:365, 1984.

Serra F, Aboudib JH, Cedrola JP, et al. Gluteoplasty: anatomic basis and technique. Aesthet Surg J 30:579, 2010.

Serra F, Aboudib JH, Marques RG. Reducing wound complications in gluteal augmentation surgery. Plast Reconstr Surg 130:706e, 2012.

Singh D. Universal allure of the hourglass figure: an evolutionary theory of female physical attractiveness. Clin Plast Surg 33:359, 2006.

Vergara R, Marcos M. Intramuscular gluteal implants. Aesthetic Plast Surg 20:259, 1996.

CAPÍTULO 19

Implantes de Panturrilha

Raul Gonzalez

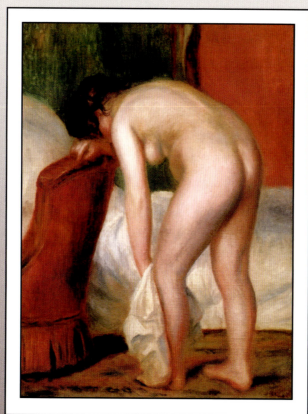

Pierre-Auguste Renoir: Nude woman drying herself

A indicação para os implantes de panturrilha pode ser estética ou reconstrutiva. A principal indicação estética é corrigir uma hipoplasia existente, e o desejo de pernas bem torneadas com músculos sutilmente definidos está se tornando cada vez mais comum. *Shorts* ou outro traje que expõe os membros inferiores é parte do moderno traje casual para homens e mulheres, especialmente em clima quente. Assim, muitas vezes, é solicitada a cirurgia de remodelagem da perna. A lipoaspiração para reduzir o volume da perna e tornozelo e a colocação de implantes para aumentar o diâmetro da perna também se tornaram mais comuns.

Muitas vezes, a forte fáscia da panturrilha impede o aumento da massa muscular, até entre os praticantes de musculação. Isto leva à falta de um contorno harmonioso que pode ser corrigido com um implante. A atrofia muscular da panturrilha resultante de doença congênita ou adquirida não é incomum; embora a pólio tenha sido quase erradicada, ainda é uma das causas primárias da atrofia muscular da panturrilha.

Implantes de Panturrilha: Indicações e Colocação

Os implantes de panturrilha são destinados a aumentar o volume da panturrilha pela imitação do formato do músculo gastrocnêmio. Na maioria dos pacientes, o aumento do ventre medial do músculo é suficiente para remodelar a perna, e é usado somente um implante colocado medialmente. Para pacientes que se submetem à reconstrução, porém, há indicações ao uso de implantes sobre o ventre lateral do músculo para obter o formato apropriado. A face posterior da panturrilha não é uma boa área para a colocação de implante, porque a veia safena parva atravessa essa área, e o dispositivo pode comprometer o fluxo sanguíneo. A variedade de tipos possíveis de hipoplasia e sintomas requer que seja feito um exame completo do paciente antes da seleção de um tratamento específico ou implante. O tamanho, tipo e local do implante devem ser revistos com o paciente durante a primeira visita ao consultório. É importante compreender claramente a queixa do paciente antes de tomar quaisquer decisões.

Vários implantes de silicone de panturrilha estão no mercado e podem ser divididos em dois tipos: implantes preenchidos com gel e implantes de elastômero. Ambos são excelentes escolhas para a maioria dos pacientes, e cada tipo possui qualidades distintas, vantagens e desvantagens. Os dispositivos com textura devem ser evitados pois é provável que produzam seroma.

Implantes preenchidos com gel não são comercializados atualmente nos Estados Unidos, mas são usados comumente no resto do mundo. A maciez é uma das características mais importantes que os cirurgiões devem considerar, quando uma marca de implante é selecionada.

As duas características mais importantes dos implantes de panturrilha são o formato e o tamanho. Os implantes muito grandes são uma escolha precária, pois eles podem alcançar a linha medial posterior da perna, que é a localização da veia safena. O tamanho do implante apropriado para a maioria dos pacientes é de 4 a 5 cm de largura na área medial e de 14 a 19 cm de comprimento; o volume desse tamanho de implante é de 140 mL. No aspecto lateral, o tamanho usado deverá ser menor do que medial.

Anatomia Cirúrgica

Com os implantes de panturrilha, o conhecimento da anatomia de superfície é particularmente importante, porque o objetivo do procedimento é reproduzir o formato dos músculos e as características da superfície anatômica natural. Os aspectos medial e posterior da panturrilha têm projeções de músculos e tendão que permitem a fácil identificação da maioria dos músculos. A formação em "pata de ganso" é composta pela inserção articular dos tendões dos músculos grácil, semitendíneo e semimembranáceo, encontrada na área medial posterior do joelho, e o bíceps femoral na superfície lateral limitam a área poplítea. O músculo gastrocnêmio e tendão são palpáveis e visíveis, assim como a prega poplítea, que é formada pela perna flexionada sobre a coxa na área poplítea.

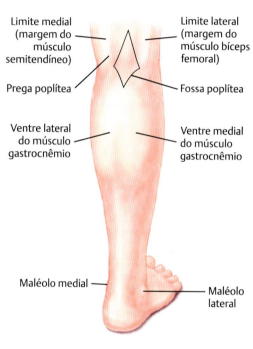

Fig. 19-1

MÚSCULO GASTROCNÊMIO

O músculo gastrocnêmio ou músculo da panturrilha é formado por duas grandes porções: o ventre medial (maior e mais longo) e o ventre lateral. É o maior músculo da perna e funciona como um poderoso músculo postural e locomotor que flexiona o pé e o joelho. Os ventres medial e lateral originam-se próximo aos côndilos medial e lateral do fêmur, respectivamente, e inserem-se como lâminas membranáceas que se fundem com o tendão solear para formar o tendão do calcâneo ou de Aquiles.

FÁSCIA DA PERNA

A fáscia da perna é bastante espessa, especialmente nas áreas anterior e caudal. É composta por fibras oblíquas e verticais que se entrecruzam transversalmente para formar uma malha muito forte que passa na frente da tíbia na face medial e se insere fortemente sobre a tíbia para criar uma estrutura única com o periósteo. A fáscia da perna e seus compartimentos tornam os músculos compactos e potencializam sua ação enquanto criam simultaneamente um recipiente estável que ajuda a regular a pressão interna, auxiliando assim o sistema de retorno venoso pelas válvulas das veias profundas. A fáscia da perna conecta-se à fáscia da coxa no alto e à fáscia do pé na parte inferior sem interrupção.

A contração da massa muscular da perna compactada dentro da fáscia ajuda a impulsionar o sangue contido dentro das veias profundas. Como este tubo fibroso age como um recipiente inelástico, qualquer aumento em seu conteúdo pode exercer pressão externa sobre os vasos na área, reduzindo assim o lúmen e comprometendo o fluxo sanguíneo; isto é conhecido como *síndrome do compartimento*.

COMPARTIMENTOS TUBULARES FIBROSOS DA PERNA

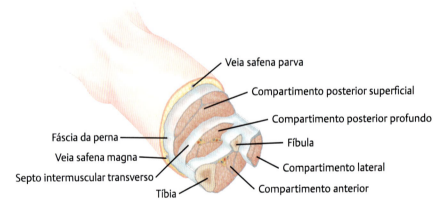

Fig. 19-2

A estrutura tubular formada pela fáscia da perna é dividida internamente por septos que criam três compartimentos fibrosos tubulares: os compartimentos anterior, lateral e posterior. Cada compartimento contém um grupo de músculos com ações similares e inervação regular. Esses compartimentos são formados por dois septos que se originam na fáscia e em seguida inserem-se verticalmente nas margens anterolateral e posterolateral da fíbula (os septos musculares anterior e posterior, respectivamente) e pela membrana interóssea que se insere na tíbia e fíbula.

COMPARTIMENTO POSTERIOR DA PERNA

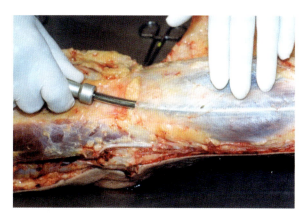

Fig. 19-3

O compartimento posterior é o maior compartimento da perna e contém oito músculos. Existem na verdade dois compartimentos o compartimento superficial e o compartimento profundo – que contêm quatro músculos cada um. O septo transverso entre os músculos, também chamado de septo sural profundo, divide o compartimento posterior. Todos os músculos tanto na parte profunda, como na superficial do compartimento posterior, são inervados pelos ramos do nervo tibial. Os músculos gastrocnêmio (o ventre medial e a lateral) e sóleo encontram-se na parte superficial do compartimento posterior e formam o tríceps sural; o pequeno músculo plantar é encontrado mais profunda e medialmente. O implante de panturrilha será colocado na parte superficial do compartimento posterior.

VEIA SAFENA MAGNA

A veia safena magna corre sob o tecido subcutâneo e situa-se fora da fáscia das áreas da perna e poplítea. É importante não ir além da margem do semitendíneo quando é feita uma incisão medial para evitar a veia safena magna, que geralmente se encontra mais à frente da porção média do que na margem. Embora a incisão recomendada não afete essa veia, é importante conhecer a localização das veias.

Na foto anterior de um cadáver dissecado, a veia safena magna é visível a 2 cm de distância da margem do tendão do semitendíneo. A incisão usada para se ter acesso ao compartimento subfascial foi iniciada na margem medial do semitendíneo. A mesma técnica é realizada durante a cirurgia real para evitar danos à veia safena magna.

VEIA SAFENA PARVA

Geralmente a veia safena parva corre subcutaneamente ao meio da perna, onde ela segue mais profundamente e perfura a fáscia para se unir à veia poplítea. O nível de penetração é variável. Em alguns pacientes, a veia safena parva une-se à veia poplítea acima da linha da prega posterior do joelho. Se for este o caso, a parte medial da incisão, se alongada, pode entrar em contato com a veia no tecido subcutâneo da fossa poplítea. Se a veia safena parva penetrar na veia poplítea sob a prega, ela poderá ser encontrada forçando-se a dissecção próximo à parte posterior da panturrilha entre os dois ventres do músculo gastrocnêmio. Caso se deva realizar uma dissecção lateral para introduzir um implante lateral, a dissecção na porção posterior pode ser evitada, se for realizada uma incisão lateral.

NERVOS FIBULAR COMUM E SURAL CUTÂNEO LATERAL

Os nervos fibular comum e sural cutâneo lateral são especialmente propensos à lesão, quando se realiza uma incisão lateral. Somente dissecção com o dedo deverá ser usada embaixo da fáscia; não se deve usar tesoura no espaço intrafascial, e uma quantidade mínima de tração deverá ser empregada na margem medial do músculo bíceps na coxa para evitar danos ao nervo fibular comum. Após adentrar a fáscia, esse nervo é facilmente palpável e pode ser sentido com um dedo pressionando lateralmente próximo ao bíceps. O nervo assemelha-se a um fino tendão próximo à margem do músculo.

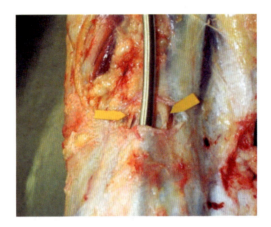

Fig. 19-4

O nervo sural cutâneo lateral, muito fino, é encontrado próximo à linha medial e mais lateral do que medial. Antes da introdução de um instrumento de dissecção e de um implante por uma incisão lateral, é necessário empurrar cuidadosamente esse nervo para fora do trajeto.

É possível criar uma incisão lateral que passe entre o nervo fibular comum próximo ao tendão do bíceps (*marcador amarelo à direita*) e o nervo sural cutâneo lateral no meio da fossa poplítea (*marcador amarelo à esquerda*).

Técnica Cirúrgica

ANESTESIA

A cirurgia é realizada com o paciente submetido a um bloqueio epidural ou sob anestesia geral.

MARCAÇÕES

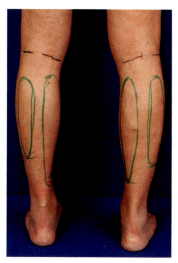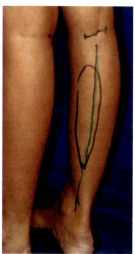

Fig. 19-5

Com o paciente em pé, o cirurgião marca a incisão de acesso e as áreas a serem descoladas em que o implante será colocado. A incisão é marcada a partir do tendão do semitendíneo, seguindo-se medialmente ao longo da prega poplítea por cerca de 4 a 5 cm até alcançar o meio da área poplítea. A marcação da incisão pode ser criada como uma linha contínua ou quebrada, dependendo das características das linhas naturais da prega.

Partindo do meio dessa marca sobre a prega poplítea, uma linha é desenhada até um ponto entre o maléolo medial e o tendão do calcâneo (de Aquiles); essa linha é usada para indicar o meio do implante. A área do implante é demarcada sobre essa linha; essa área deve ser um pouco maior do que o implante, como é mostrado nas figuras. Lojas muito grandes permitem a movimentação dos implantes, e o resultado é um implante visível.

Não é recomendável fazer incisões mediais para a introdução simultânea de implantes lateral e medial, porque a veia safena parva pode ser encontrada com essa abordagem. Portanto, recomendam-se incisões lateral e medial separadas. Deve-se ter o cuidado de evitar unir essas incisões na área mais medial da região poplítea.

Quando são necessários implantes laterais, a marcação é feita em uma linha lateral separada que é limitada pela margem do bíceps. A marcação então continua medialmente ao longo da prega poplítea. A linha a partir do meio da incisão poplítea até um ponto entre o maléolo lateral e o tendão do calcâneo (de Aquiles) também é uma boa localização para a loja lateral. O diâmetro das pernas deve ser medido para controle pós-operatório.

POSICIONAMENTO DO PACIENTE
A cirurgia é realizada com o paciente na posição de decúbito ventral.

TÉCNICA
A incisão e uma área de aproximadamente 4 cm caudalmente adjacentes são infiltradas com uma solução de epinefrina 1:200.000 para obter vasoconstrição. Os procedimentos de implante de panturrilha são rápidos e fáceis de realizar, mas os passos do procedimento devem ser seguidos cuidadosamente, porque podem ocorrer falhas.

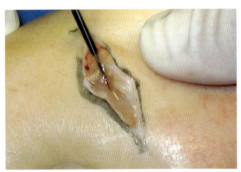
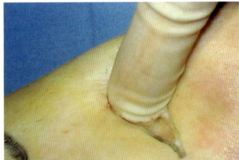

Fig. 19-6

Esperamos que ocorra o efeito hemostático da infiltração, então a incisão é feita cortando diretamente pela pele e no interior de uma pequena quantidade do tecido subcutâneo. O tecido subcutâneo deverá então ser dissecado com o dedo indicador; o dedo é introduzido caudalmente para dissecar a um ângulo de 45 graus com a pele até ser alcançada a fáscia superficial. Essa dissecção digital romba é um dos pontos-chave desse procedimento; até mesmo um corte muito cuidadoso com tesoura ou bisturi pode resultar em um corte inadvertido da fáscia. A identificação da fáscia torna o procedimento uma dissecção muito anatômica e ajuda a confirmar que os passos do procedimento estão sendo seguidos.

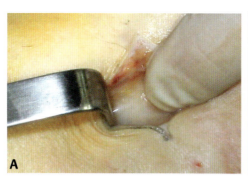 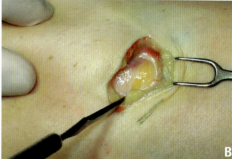

Fig. 19-7, A e B

A fáscia superficial é exposta e limpa com a ponta do dedo; esta manobra proporciona uma boa visão do campo cirúrgico. Se o efeito hemostático da infiltração for suficiente, raramente será necessária qualquer coagulação na fáscia exposta, porque a dissecção digital romba ajuda a evitar o sangramento. Depois que a margem de pele é retraída caudalmente, a fáscia superficial é cortada com a lâmina do bisturi ou tesoura. Essa incisão é feita ligeiramente caudal à incisão na pele, criando deste modo um degrau entre as incisões.

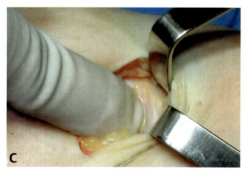 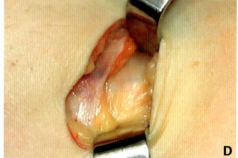

Fig. 19-7, C e D

A dissecção com a ponta do dedo a um ângulo de 45 graus continua até que a fáscia profunda seja encontrada. Essa fáscia é mais fina do que a fáscia superficial nessa área, e algumas vezes a realização de uma cuidadosa dissecção digital pode romper a fáscia e dificultar sua identificação. O erro mais frequente, ao se realizar um procedimento de implante de panturrilha, é colocar o implante abaixo da fáscia superficial e não abaixo da fáscia profunda da perna. As diferenças entre esses dois tipos de fáscia são sutis, e é fácil cometer um erro. Esta é a principal razão de se realizar uma dissecção completa das duas fáscias; uma segunda razão é evitar danos às estruturas descritas anteriormente, quando uma abordagem lateral é usada. A fáscia profunda deve ser limpa para expor um bom segmento do campo cirúrgico. Se a panturrilha for adentrada por meio de uma incisão lateral, o nervo fibular comum e o nervo sural cutâneo lateral devem ser vistos por um tecido relativamente transparente.

A fáscia profunda deve ser cortada caudal à incisão na fáscia superficial, o que acrescenta outro degrau; a razão para este degrau é facilitar o fechamento da incisão.

Se a aproximação das bordas da fáscia correspondente for difícil de fechar no final da cirurgia (o que acontece frequentemente), a sutura pode incluir a fáscia superficial caudal e a fáscia profunda caudal.

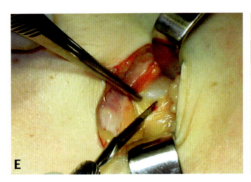
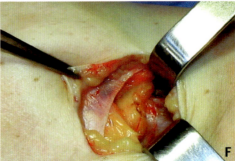

Fig. 19-7, E e F

Quando a fáscia é cortada, usa-se a dissecção digital para limpar o espaço. O ventre medial do músculo gastrocnêmio pode ser visto agora, embora ele seja coberto por uma camada aponeurótica. Não se deve confundir a cobertura aponeurótica com a fáscia profunda. Para evitar a dissecção intramuscular, essa cobertura não deve ser cortada. Esta é uma área difícil de descolar e muito propensa ao sangramento.

A aponeurose do gastrocnêmio assemelha-se à pele ventral de um peixe. Eu chamo esta característica da aponeurose de *barriga de peixe*, e alcançá-la é o passo final da criação da incisão de acesso. Quando a fáscia é aberta, o tendão do músculo semitendíneo pode ser sentido com a ponta do dedo. Ao prosseguir em sua direção medialmente com o dedo, sua profundidade total pode ser sentida, o que confirma que o cirurgião está na área intrafascial. O dedo desliza facilmente nesse espaço entre a superfície muita lisa da cobertura aponeurótica, a aponeurose barriga de peixe e da própria fáscia, o que torna fácil descolar os primeiros centímetros.

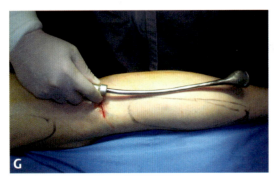
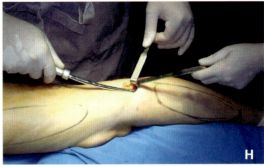

Fig. 19-7, G e H

Após a realização da dissecção inicial com o dedo, o instrumento de dissecção é introduzido para criar a loja para o implante. Prosseguimos com um pequeno dissector com uma dimensão de ponta menor que a do implante — um dissector rombo de 30 cm de comprimento com uma leve curvatura que proporciona um melhor controle do instrumento.

A dissecção intrafascial é realizada facilmente dentro do compartimento posterior da fáscia tubular da perna. O instrumento de dissecção encontra pouca resistência, exceto a partir dos pequenos vasos perfurantes no ventre medial do músculo gastrocnêmio. A fáscia é muito lisa, e o instrumento desliza facilmente. A dissecção prossegue caudalmente na direção da área entre o maléolo medial e o tendão do calcâneo (de Aquiles). Nunca deverá progredir anteriormente para evitar a colocação do implante em uma posição muito medial.

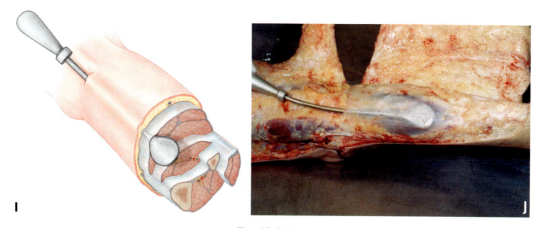

Fig. 19-7, I e J

Durante a dissecção, pode ser necessário o uso de dissectores maiores para facilitar o procedimento, mas eles nunca devem ser maiores do que o próprio implante. A dissecção não deve ser muito ampla; deve ter o tamanho suficiente para acomodar o implante. Conforme discutido anteriormente, lojas grandes podem levar a um implante solto. Isto não é atraente, e o implante pode ser sentido pelo paciente, que se queixará de que o implante se move além de ser visível e palpável. Se o cirurgião não tiver certeza do tamanho adequado do implante, um implante menor deverá ser usado inicialmente antes de decidir se será necessário um implante maior. É importante lembrar-se de não dissecar demais.

Pouco antes de sua colocação, o implante de panturrilha é embebido completamente em uma solução antibiótica. Quando um implante está completamente umedecido, sua introdução é uma manobra simples, porque o implante desliza pela incisão de acesso. Pode ser mais difícil colocar os dispositivos de elastômero por causa de sua rigidez e, assim, a incisão deverá ser alargada. Quando uma incisão é alargada, deve-se usar o bisturi apenas para a pele. Qualquer limpeza do tecido adiposo pré-fascial deve ser romba e realizada com o dedo para evitar quaisquer surpresas que podem ocorrer ao se incisar com bisturi ou tesoura.

Quando são utilizados implantes assimétricos com uma ponta maior que a outra, a ponta maior sempre fica para cima para preencher melhor a área.

Fechando a Incisão

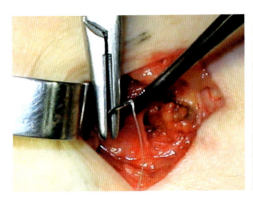 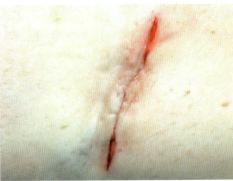

Fig. 19-8

Ao fechar a incisão, é melhor unir a fáscia superficial com a fáscia profunda. É difícil unir as duas margens da mesma fáscia e, mesmo que seja possível, pode ser muito doloroso para o paciente durante os primeiros dias pós-cirurgia. O tecido subcutâneo é cuidadosamente aproximado com várias suturas para evitar qualquer espaço morto.

Drenagem

Tipicamente um dreno não é necessário para a área medial ou lateral. A dissecção sobre o ventre medial do músculo gastrocnêmio geralmente não danifica qualquer das veias perfurantes. A maioria das perfurantes na área é proveniente da veia safena acessória (veia arqueada) e é encontrada no terço inferior da perna próximo à margem posterior da tíbia; estas são chamadas de *veias perfurantes de Cockett*. A *veia perfurante de Sherman* está ligeiramente cranial à mesma veia. A *veia de May* se estende da veia safena magna entre os ventres medial e lateral. O calibre dessas veias perfurante é variável. Se esses vasos forem danificados e o sangramento persistir, a aspiração e drenagem são imperativas.

CUIDADOS PÓS-OPERATÓRIOS

O paciente geralmente tem alta no dia seguinte à cirurgia. Encoraja-se o paciente à marcha normal alternada com o andar na ponta dos pés. Antibióticos, relaxantes musculares fortes e analgésicos são indicados. Embora a trombose venosa não seja uma complicação frequente do aumento da panturrilha, administra-se a terapia profilática para prevenir essa condição rotineiramente. O volume crescente dentro do compartimento tubular do implante não bloqueia o fluxo sanguíneo. Se o paciente começar a andar logo após a cirurgia, o risco de trombose venosa superficial ou profunda é o mesmo de qualquer outra cirurgia. Porém, como este fenômeno pode ser atribuído ao implante, a terapia anticoagulante é recomendada.

Resultados e Desfechos

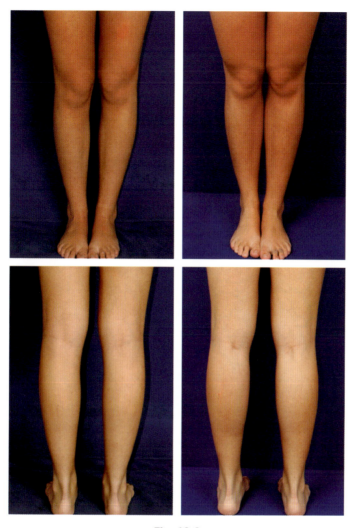

Fig. 19-9

Esta mulher de 23 anos apresentou a queixa estética mais comum que pode ser tratada com implantes: as faces mediais de suas pernas estavam muito distantes uma da outra. O plano cirúrgico para essa paciente envolveu a colocação de um implante simétrico de 95 mL na face medial da perna, seguindo-se a técnica descrita neste capítulo. O implante tinha uma superfície lisa, e suas dimensões eram de 19,4 por 4,9 por 1,7 cm. A cirurgia foi realizada com a paciente sob anestesia epidural e sedação.

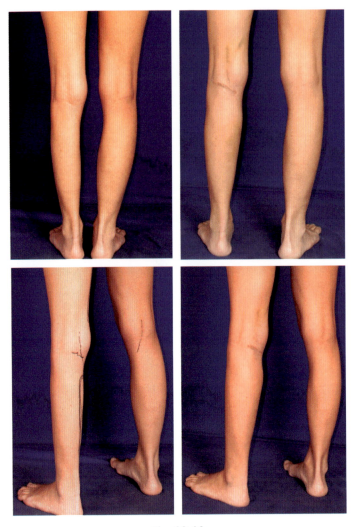

Fig. 19-10

Esta paciente apresentava moderada atrofia unilateral da perna esquerda, principalmente na face medial. Um implante assimétrico, liso, de 140 mL, preenchido com gel (19,7 por 5,4 por 2,5 cm) foi usado para melhorar o volume da área medial e da face posterior. Ela é vista 6 meses após a cirurgia.

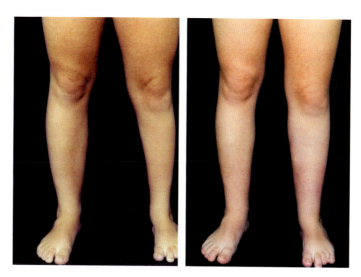

Fig. 19-11

Esta paciente de 34 anos, 78 kg, tinha grave atrofia unilateral da perna, que era principalmente visível na face medial. A paciente foi tratada com um implante assimétrico de 180 mL (23,1 por 5,8 por 2,6 cm).

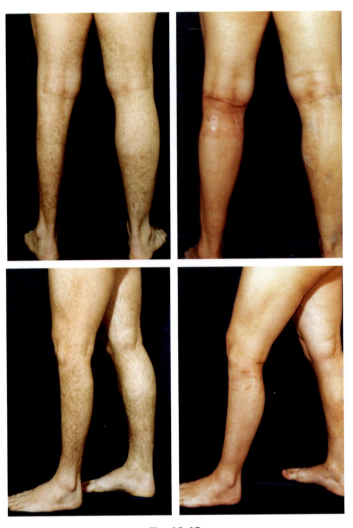

Fig. 19-12

A gravidade desse caso exigiu a colocação de dois implantes dentro da perna do paciente. Duas incisões forneceram acesso a duas lojas separadas. A face medial foi tratada com um implante de 180 mL (23,1 por 5,8 por 2,6 cm). Um implante simétrico, de 95 mL (19,4 por 4,9 por 1,7 cm) foi então colocado para abordar a face lateral em uma cirurgia de um estágio. Embora a foto pós-operatória tenha sido obtida apenas 2 semanas após o procedimento, a melhora do diâmetro da perna é evidente. Se um volume complementar for necessário posteriormente, o atual implante lateral poderá ser substituído por um implante maior.

Problemas e Complicações

Complicações envolvendo os implantes de panturrilha são relativamente raras, quando a técnica é realizada corretamente. Duas importantes questões devem ser consideradas para evitar complicações. A primeira refere-se à loja: é importante usar o plano apropriado e nunca fazer uma loja muito grande. Além de ser um implante que se movimenta visivelmente, é provável que uma loja grande produza um seroma por causa da fricção criada pelo implante que se move contra as paredes da loja. A segunda questão envolve preocupações gerais que surgem em qualquer tipo de implante: drenar a área quando ela sangrar, usando uma técnica asséptica estrita, embeber o implante em solução antibiótica antes da colocação do implante, trocar de luvas e usar antibióticos durante e depois do procedimento.

Caso se desenvolva uma infecção, é válido tentar salvar o implante; cultura e antibiograma devem indicar a antibioticoterapia apropriada. Se a cirurgia precisar ser refeita, o implante deverá ser removido primeiro. Após uma limpeza exaustiva da loja, um novo implante poderá então ser inserido para substituir o implante original. A drenagem é útil nessa situação.

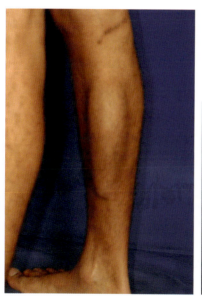
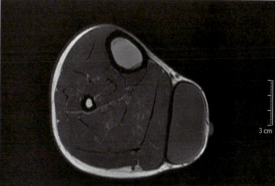

Fig. 19-13

Um dos erros mais frequentes que ocorrem nos procedimentos de implante de panturrilha é confundir a fáscia superficial com a fáscia profunda e dissecar sob a primeira e não sob a última. O resultado é um implante visível. A condição muito rara de contratura capsular é outra situação que leva a um implante visível. A tomografia da perna é útil para confirmar que o implante se encontra no plano errado, e pode ser usada para diferenciar entre contratura capsular e colocação do implante no plano superficial. Este diagnóstico é importante, porque o procedimento indicado para o tratamento da contratura capsular pode ser a capsulotomia das margens da loja.

A maior parte das outras complicações, como seroma crônico, mau posicionamento e visibilidade do implante, é tratada fazendo-se uma nova loja embaixo da existente. A loja existente é, então, aberta. Se o problema for um seroma crônico, deve-se colocar um dreno até que a loja esteja seca. Em alguns pacientes com uma cápsula muito dura, a solução pode ser a criação de uma nova loja.

> ### *Decisões Críticas e Nuances Cirúrgicas*
>
> - Alguns pacientes pedem implantes muito grandes com objetivos estéticos irrealistas. O cirurgião e o paciente devem estar cientes de que a supercorreção pode resultar em desarmonia com o diâmetro do resto da perna, levando a uma aparência feia e falsa e a possíveis consequências funcionais.
> - Ao selecionar o tipo de implante, o cirurgião deve considerar o fato de que implantes menos projetados são mais imperceptíveis que os implantes de perfil alto.
> - É muito raro que a drenagem seja necessária quando se realiza a dissecção em um plano correto. O sangramento durante o procedimento pode indicar que o plano não está correto e que um dreno terá de ser usado para evitar problemas de síndrome do compartimento.

LEITURAS SELECIONADAS

Glitzenstein J. Correction of amyotrophy of the limbs with silicone prosthesis inclusion. Rev Bras Cir 69:117, 1979.

Gonzalez R. Calf implants. In Gonzalez R, ed. Buttocks Reshaping. Posterior Contour Surgery: A Step-by-Step Approach Including Thigh and Calf Implant. Rio de Janeiro: Indexa, 2006.

Montellano L. Calf augmentation. Ann Plast Surg 27:429, 1991.

CAPÍTULO 20

Lipoescultura de Alta Definição do Abdome

Alfredo E. Hoyos ▪ *David E. Guarin*

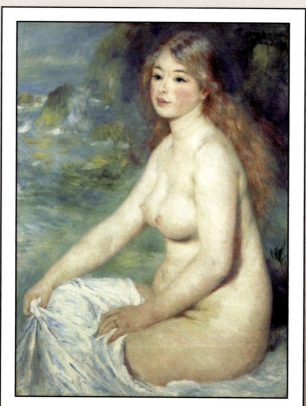

Pierre-Auguste Renoir: Blond bather

Duas das principais preocupações tanto de homens como de mulheres, que são discutidas durante consultas de cirurgia plástica, são o aumento da beleza e a interrupção – ou pelo menos diminuição – dos efeitos do processo de envelhecimento. Esses objetivos podem ser alcançados com a criação de um corpo muscular, tonificado e de aparência atlética. Um corpo em boa forma é sinônimo de saúde, juventude e beleza.

O auge do condicionamento físico é ter um abdome tonificado e definido; isto é evidenciado por um abdome "com seis gomos ou tanquinho", em homens, e por uma "barriga chapada ou com dois gomos", em mulheres. Todos os indivíduos atléticos desejam esta aparência, e muitos homens e mulheres atléticos têm a firme vontade de ir todos os dias à academia para alcançar isso. Mas são poucos os que realmente alcançam. Aqueles que de fato o conseguem têm uma genética adequada para armazenar gordura nos lugares certos, de tal forma que ela não esconda os músculos abdominais, além de exigir muito esforço na academia. Para outros, a desejada definição muscular é ilusória, independente de quanto se exercitem.

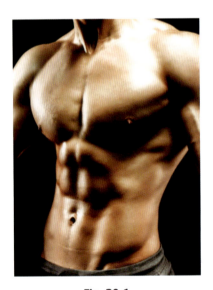

Fig. 20-1

O biótipo corporal ideal para homens permanece quase exatamente o mesmo ao longo do tempo. Esculturas e pinturas de diferentes épocas e culturas revelaram o corpo masculino ideal, e este ideal permaneceu quase idêntico ao da arte da Grécia e Roma antigas, até às obras dos mestres do Renascimento e aos movimentos artísticos contemporâneos. O ideal do homem atlético sempre demonstrou ser o de uma figura muscular e muito bem definida.

Para as mulheres, as coisas são diferentes. O biótipo ideal não é um conceito estático; ele tem-se alterado constantemente pelo tempo, e é influenciado pelas normas culturais, etnia, tendências da moda, idade e outros fatores. Isto é evidente a um simples olhar para o século passado:

- No final dos anos 1940 e 1950, com o retorno a um estilo de vida mais próspero após a Segunda Guerra Mundial, as curvas em ampulheta eram a forma ideal para as mulheres. Dava-se mais importância ao tamanho dos seios, e pouca atenção à cintura. Marilyn Monroe exemplifica o ícone da forma preferida durante esse período.
- Durante os anos 1960, tudo isso mudou. O movimento de liberação das mulheres se instalou, e as mulheres começaram a participar das atividades sociais e políticas na América. A minissaia era a tendência oficial, e a mulher com muitas curvas deixou de ser o ideal. A popularidade de uma modelo chamada de "Twiggy" (graveto) levou as mulheres ao desejo de ter corpos mais magros e pernas longas e a usar trajes chiques, reveladores.
- Os anos 1970 foram um período de reação contra os padrões estabelecidos nos domínios sociais e políticos, e as preferências estéticas também foram afetadas. As tendências "hippies" levaram ao relaxamento do estilo de vida, do vestuário e até mesmo das roupas de baixo; a aparência informal era a norma.
- Os anos 1980 viram o nascimento da supermodelo. Uma mulher sexy, com curvas e bonita podia ser rica, famosa e bem-sucedida somente pela sua aparência. Isto era considerado pelas mulheres em toda parte como o ideal e faziam o que podiam para alcançá-lo.
- A aparência exibida por celebridades e modelos durante os anos 1990 ficou conhecida como "brega chique," com a tendência aos contornos frágeis e delicados, até mesmo esquelético. A ideia prevalente era "quanto mais magra, melhor", e isto se tornou tão disseminado que a saúde das mulheres se tornou uma preocupação séria, pois ocorreu uma epidemia de anorexia.
- Paradoxalmente, na última década do século, homens e mulheres adultos começaram a ganhar peso a uma velocidade alarmante, levando à maior incidência de obesidade e suas morbidades associadas.
- O século XXI começou com as consequências das tendências dos anos 1990, o que levou a uma mudança na percepção pública do ideal e um movimento em direção a corpos de aparência mais saudável.

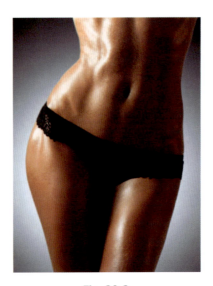

Fig. 20-2

O foco principal hoje, para a mulher, é o que ela deseja para o seu próprio corpo. Isto só pode ser abordado considerando-se as características distintivas de cada mulher, incluindo sua localização geográfica, idade, sua escolha das tendências da moda e sua etnia. Por exemplo, mulheres asiáticas tendem a preferir rostos redondos e a querer corpos muito magros, enquanto as mulheres ocidentais preferem um rosto quadrado, ósseo, definido, e uma forma esguia, porém mais robusta. Mulheres jovens tendem a buscar um tipo de corpo atlético, enquanto as mulheres que já deram à luz tendem a preferir uma aparência tonificada e com curvas sutis.

Para homens, tem havido uma crescente conscientização do corpo, com a mídia exibindo homens magros, elegantes, tonificados em qualquer idade, levando muitos a se sentirem inseguros em relação ao seu físico. Isto se comprovou como um benefício aos fabricantes e fornecedores de equipamentos de condicionamento físico e de programas de dieta, visto que os americanos se esforçam em superar os resultados de seus estilos de vida sedentários, porém a dieta e o exercício podem não alcançar a aparência estética desejada por alguns indivíduos.

As primeiras tentativas para remodelar o corpo humano envolveram a alteração das camadas de gordura para remover tecido e construir um contorno externo plano. Entretanto, a anatomia humana envolve uma complexa mistura de formas côncavas e convexas, e os resultados desses procedimentos deixaram muito a desejar. Modelar o contorno extraindo gordura seletivamente de alguns lugares e enxertando-a em outros alcança os melhores resultados possíveis e a aparência desejada de um corpo atlético. Esta abordagem permite ao cirurgião analisar as necessidades de cada paciente e a oferecer uma opção personalizada para cada biótipo corporal.

A lipoaspiração tem-se dedicado tradicionalmente a aplanar uma área removendo dela a gordura indesejável. Entretanto, os resultados desejados são muito mais complexos e não podem ser simplesmente "planos." A lipoescultura de alta definição envolve a remoção da gordura entre os músculos e produz o resultado desejado. Após um procedimento de lipoaspiração de alta definição, muitos pacientes mudam para um estilo de vida saudável e usam o exercício e uma dieta saudável para preservar seus resultados. Este ciclo de *feedbacks* positivos melhora os resultados e os desfechos em longo prazo.

Anatomia Cirúrgica

Em grande parte, o contorno abdominal é o resultado da aparência do músculo reto do abdome. Este é um músculo com bandas pareadas em orientação vertical que corre ao longo da parte central da parede abdominal anterior. O músculo reto do abdome surge da sínfise, da crista e da linha pectínea do púbis, e então segue para cima para se inserir no processo xifoide e nas cartilagens costais da quinta, sexta e sétima costelas. A porção inferior do músculo é coberta apenas em sua superfície anterior pela bainha do músculo reto; acima da margem costal, o músculo situa-se diretamente sobre as cartilagens costais.

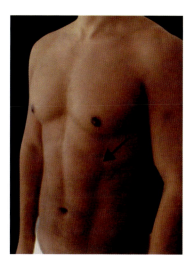

Fig. 20-3

A anatomia de superfície pode ser facilmente palpada em pacientes magros. As intersecções musculares dividem o abdome em segmentos e criam ventres musculares individuais que são comumente referidos como "os seis gomos." A margem lateral do músculo é visível como um sulco vertical na parede abdominal anterior entre a nona cartilagem costal e o tubérculo púbico *(seta)*. Esta linha, que é conhecida como a linha semilunar, corre tipicamente ao longo de uma linha desenhada a partir do ponto médio da clavícula até o meio da coxa.

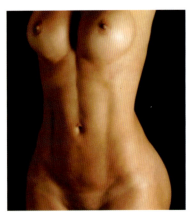 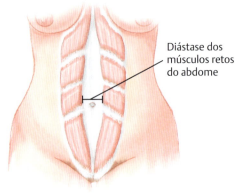

Fig. 20-4

A linha média, que também é chamada de linha alba, é um local de ruptura anatômica frequente. A diástase ou separação dos músculos retos abdominais alarga a linha alba. Isto pode ocorrer como uma deformidade congênita, após uma gravidez, ou em resposta à obesidade intra-abdominal, e pode resultar em um abdome anormalmente convexo.

O arco torácico forma um ângulo de cerca de 90 graus em homens e de 60 graus em mulheres. Em homens, um arco mais arredondado é criado pela margem costal lateralmente e a intersecção tendínea mais alta do músculo reto do abdome medialmente.

O umbigo situa-se dentro de um defeito na linha alba oposta à quarta vértebra lombar. Em homens atléticos, uma nítida margem geralmente está presente na margem superior do umbigo, enquanto a margem inferior não é tão bem definida. Em mulheres, um coxim adiposo periumbilical aprofunda o umbigo e atenua suas margens.

Zonas Anatômicas de Perigo

- A localização adequada da linha semilunar é de extrema importância. Quando há incerteza sobre a localização dessa referência anatômica, é melhor criar uma incisão mais lateral que o planejado. Sempre é possível ao cirurgião voltar e refazer essa linha. Porém, se a incisão for muito medial, a correção será mais difícil.
- O melhor contorno possível aparece quando a real anatomia é acompanhada, independente de quão estranha possa parecer. A falha em detectar e contornar os espaços entre os músculos afeta o resultado do paciente. Quando o paciente começa a se exercitar e a seguir uma dieta saudável, ele observará linhas duplas e identificará um resultado precário.
- A lipoaspiração nunca deverá ser realizada a partir da incisão inferior para acima das margens costais; essas áreas devem ser abordadas a partir de acessos inframamários, em mulheres, e por acessos abaixo do mamilo, em homens. Trabalhar com a cânula de aspiração contra a margem costal pode levar à penetração da parede abdominal.

Indicações e Contraindicações

Pacientes com doença cardiovascular significativa, distúrbios hematológicos ou metabólicos, ou doença tromboembólica não são bons candidatos à lipoaspiração de alta definição. Pacientes que conseguiram uma massiva perda de peso e em que a flacidez severa e estrias estiverem presentes também não são candidatos ideais. Hérnias, flacidez miofascial, defeitos da parede abdominal e cicatrizes deprimidas também podem ser fatores de risco para esse procedimento.

Avaliação do Paciente

É essencial entender e discutir as expectativas do paciente em relação ao procedimento e falar sobre a importância da atividade física e da dieta saudável para melhorar e manter o resultado pós-operatório. O cirurgião deve ressaltar que esse não é um procedimento de perda de peso.

Durante o exame físico, o cirurgião deve avaliar a força do músculo, a espessura da camada de gordura e a correlação da gordura extra-abdominal com a gordura intra-abdominal. Flacidez miofascial, hérnias, cicatrizes deprimidas e diástases do músculo reto também devem ser avaliadas.

Planejamento e Preparo Pré-operatórios

O biótipo corporal do indivíduo é o principal fator a considerar ao escolher o tipo de procedimento de lipoaspiração de alta definição abdominal a ser utilizado, mas o resultado desejado é sempre um corpo de tipo atlético. Em um paciente com sobrepeso, o principal foco da cirurgia é remover o máximo de gordura possível. Se o paciente já for magro ou atlético, a quantidade de gordura removida será mínima, e a finalidade será remodelar em vez de remover volume do paciente. Em pacientes mais magros, a gordura pode ser transferida para os músculos para aumentar sua definição.

Técnica Cirúrgica

ANESTESIA

A anestesia geral é preferida para esses procedimentos. A perda potencial da temperatura corporal é evitada com o uso de soluções intravenosas e de infiltração aquecidas, assim como de cobertores térmicos. A profilaxia para o tromboembolismo deve incluir o uso de heparina de baixo peso molecular, corticosteroides intravenosos e dispositivos de compressão nas pernas.

MARCAÇÕES

A marcação abdominal correta é uma parte essencial da técnica. As marcações são criadas em três camadas, e todas as marcações devem ser feitas com o paciente na posição em pé. O uso de marcadores de diferentes cores é recomendável.

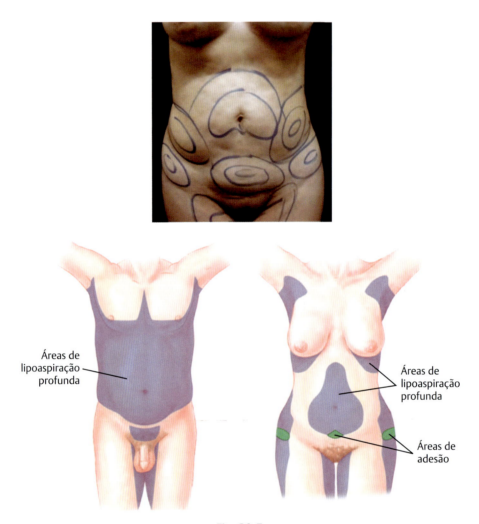

Fig. 20-5

As marcações para lipoaspiração da camada profunda são feitas em áreas onde a gordura em excesso é geralmente localizada e foi identificada durante o exame físico. Na área abdominal, a maior parte da gordura é encontrada na área infraumbilical. As áreas de lipoaspiração profunda e as áreas de adesão variam entre homens e mulheres.

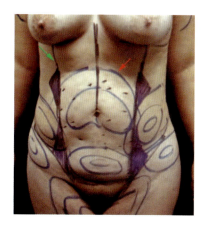

Fig. 20-6

Depois de concluídas as marcações para a lipoaspiração da camada profunda (*marcas circulares*), o cirurgião pode iniciar a marcação de enquadramento pedindo ao paciente para respirar fundo para tornar visível a margem costal (*seta vermelha*) e então marcando a margem. A linha alba pode ser identificada na área supraumbilical, mas nenhuma marcação deverá ser criada na linha média abaixo do umbigo. As margens laterais dos músculos retos do abdome são identificadas (*seta verde*), e, se possível, suas inscrições transversas também são identificadas. Em pacientes magros ou atléticos, isto não deve ser difícil.

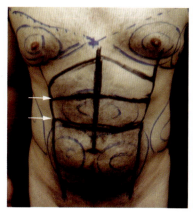 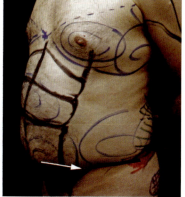

Fig. 20-7

Com o paciente em posição em pé, ele é solicitado a contrair os músculos abdominais para que as inserções transversais possam ser localizadas. Em homens obesos, encontrar os músculos retos do abdome pode ser um desafio; as bordas dos músculos transverso e oblíquo bilateralmente são indicadores (*à esquerda, setas*). Uma manobra efetiva para descobrir o formato dos músculos oblíquos (*à direita, seta*) é pedir ao paciente para empurrar a barriga para fora o máximo possível.

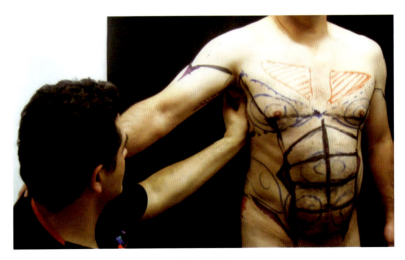

Fig. 20-8

Pede-se ao paciente para pôr sua mão no ombro do cirurgião e empurrar para baixo. O músculo grande dorsal será mais visível como resultado da contração. Este também é um bom momento para marcar os ventres anteriores dos músculos serráteis.

No Paciente Obeso

Marcações individualizadas e diferentes posições são necessárias para marcar um paciente obeso com precisão. Para esses pacientes, há dois cenários principais:
1. Conteúdo de gordura intra-abdominal: É bastante fácil fazer as marcações, porque a maior parte da gordura não está situada sobre as camadas subcutâneas abdominais. Entretanto, obter uma melhora do contorno abdominal nesse tipo de paciente é mais desafiador, porque uma estratégia redutora de gordura deve ser acrescentada à abordagem geral.
2. Conteúdo de gordura extra-abdominal: Pacientes com esse tipo de gordura podem ser os mais difíceis de se marcar, porque a gordura pode atenuar os pontos de referência anatômica do reto do abdome. Há posições adicionais que podem ser usadas ao marcar o músculo reto do abdome nesses pacientes:
   - Coloque o paciente em posição supina, peça-lhe para fazer um abdominal superior com elevação do tronco, e então marque as bordas laterais do reto do abdome, enquanto os músculos estão contraídos durante o movimento do abdominal. Até as duas divisões superiores devem ser palpáveis.
   - Peça ao paciente para fazer um abdominal inferior, levantando as pernas. As inserções inferiores do músculo reto do abdome devem ser palpáveis ou até visíveis.

A principal área de extração de gordura em pacientes obesos irá variar de acordo com a presença de gordura intra-abdominal ou extra-abdominal. Em pacientes com gordura extra-abdominal, o foco da ressecção é o abdome inferior. A retração se torna mais provável pela ressecção de grande parte da gordura superficial.

Em pacientes com gordura intra-abdominal, a ressecção da gordura extra-abdominal é realizada. Entretanto, a gordura extra-abdominal é obtida antes da ressecção da área central para diminuir a curvatura do abdome anterior. Como a gordura intra-abdominal não pode ser alcançada com a lipoaspiração, uma dieta estrita baixa em carboidratos deve ser seguida após a cirurgia para reduzir a quantidade de gordura nessa área.

Os Espaços Negativos

Os espaços negativos são as áreas que provocam incidência de sombras na anatomia superficial. As áreas de lipoaspiração superficial e profunda já terão sido marcadas, então a conexão dessas duas camadas permite a criação de uma camada intermediária de marcações.

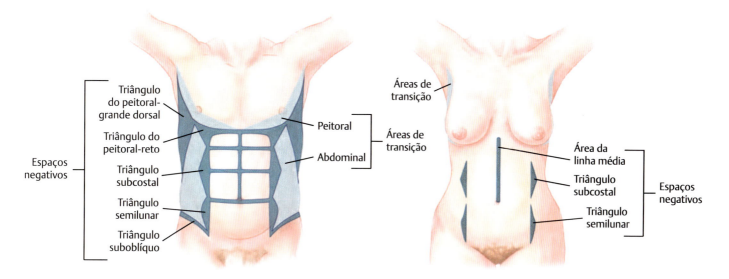

Fig. 20-9

Existem áreas específicas de espaço negativo e que devem ser abordadas:
- A área abaixo dos músculos oblíquo e transverso (em formato de folha) e a área abaixo da caixa torácica (triangular).
- A área que acompanha as marcações supraumbilicais da linha média (oval).
- As áreas entre as inscrições transversais do músculo reto (pequenos triângulos) que acompanham a margem lateral das endentações.
- As áreas entre a margem superolateral do músculo reto do abdome e a margem inferior do músculo peitoral (triangular).
- A área entre a margem lateral do músculo peitoral e o músculo grande dorsal lateral (triangular).

POSICIONAMENTO DO PACIENTE
O paciente deve ser colocado na posição supina.

TÉCNICA
Incisões

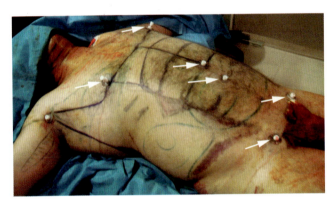

Fig. 20-10

Abaixo da linha dos pelos pubianos, são feitas duas incisões paralelas com a projeção das linhas semilunares verticais lateralmente ao músculo reto do abdome para dar acesso à maior parte da área abdominal, incluindo a área do flanco, a linha da cintura e a área dos músculos retos do abdome. Uma incisão umbilical dá acesso à área abdominal inferior, à linha média vertical acima do umbigo e às áreas central e supraumbilical. Em homens, uma incisão logo abaixo do mamilo dá um bom acesso à área peitoral, ao abdome superior, à área superior do flanco e à axila.

Em mulheres, uma incisão é feita no sulco inframamário, acompanhando a margem lateral do músculo reto do abdome sobre a marca do sulco. Essa incisão dá acesso ao abdome superior e aos flancos. Se os seios não forem grandes o suficiente para criar um sulco inframamário, essa incisão deverá ser evitada, se possível, porque a cicatriz pode ser muito visível. Uma incisão areolar pode ser uma boa alternativa.

Alguns pacientes podem necessitar de incisões adicionais, se houver uma quantidade excessiva de tecido adiposo. Essas incisões podem ser criadas na prega axilar anterior ou ao longo da linha média do púbis. Incisões sobre a área abdominal devem ser evitadas por causa da grande visibilidade das cicatrizes. Se tais incisões forem realmente necessárias para a inscrição horizontal das bainhas do músculo reto, elas podem ser feitas sobre as marcas horizontais do músculo abdominal ou assimetricamente ao longo do abdome. As inscrições horizontais correspondem ao tendão que liga os ventres dos músculos retos do abdome.

Infiltração

A solução de infiltração consiste em 1.000 mL de solução de Ringer com lactato com epinefrina a 1:100.000 e 20 mL de lidocaína a 1%. A primeira metade do volume da solução deverá ser infiltrada na camada superficial na proporção de 2:1; a segunda metade é infiltrada dentro da camada profunda da mesma maneira.

Emulsificação

A emulsificação começa na camada superficial. Nós usamos o VASERLipo System (Solta Medical, Hayward, CA) para a lipoescultura de alta definição. O movimento da sonda do VASER deve ser regular, e a sonda deve ser usada no modo pulsado para prevenir a geração de calor. Será necessário um tempo adicional de VASER para o tratamento das áreas de enquadramento, que são a representação das sombras naturais da anatomia superficial. A camada profunda é abordada em seguida, e suas áreas mais profundas são tratadas primeiro para assegurar a total emulsificação. A sonda é friccionada contra a camada muscular para assegurar que foi extraída toda a gordura dessa camada. A sonda é movida progressivamente para cima e para alcançar novamente a camada superficial.

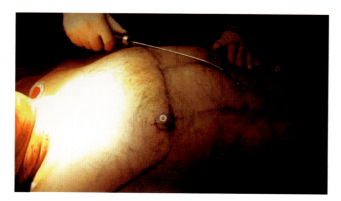

Fig. 20-11

O processo de cicatrização da pele pode diferir em razão de fatores como idade, etnia, a presença de pelos corporais e os meios de fechamento da incisão. Nosso método preferido de fechamento é usar suturas contínuas subdérmicas em todas as áreas. Os pontos de acesso ideais não devem deixar cicatrizes no abdome ou nas costas. As cicatrizes devem ficar ocultas sob a roupa de baixo ou nas pregas naturais da pele. O objetivo é não haver nenhuma evidência da cirurgia ao se ver o corpo do paciente. A cicatriz é a assinatura do cirurgião, então deve ser a mais discreta possível. Cânulas especiais e outros aparelhos devem ser usados ao trabalhar em áreas específicas; esta é a melhor solução para evitar o posicionamento inadequado da cicatriz. Incisões ocultas e o uso de equipamentos cirúrgicos especiais proporcionam um bom acesso e conforto ao cirurgião.

Extração

A extração deve iniciar na área abdominal profunda e o foco é a área infraumbilical. O objetivo é esvaziar o abdome anterior e deixar um retalho que tem 1 cm de espessura. A extração deve continuar dentro da área profunda dos flancos até se obter um retalho com espessura de 0,5 cm.

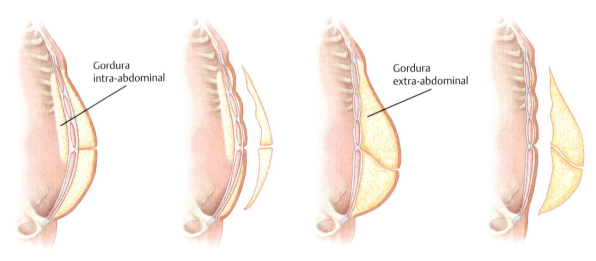

Fig. 20-12

Para a camada profunda do abdome anterior supraumbilical, o cirurgião deve ter uma ideia estabelecida de quanto da gordura do paciente é intra-abdominal e quanto é extra-abdominal. A maior parte da espessura nessa área é de gordura superficial, assim a extração deverá ser feita com o uso de cânulas pequenas. Deverá ser iniciada com uma cânula de 3,7 mm na camada profunda, e evitando a ressecção excessiva. O cirurgião deverá terminar com a criação de um retalho de 0,7 a 1,0 cm de espessura.

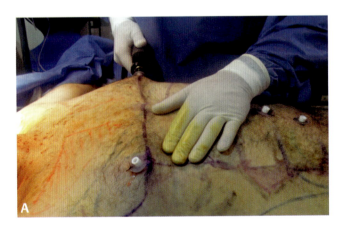

Fig. 20-13, A

Para a lipoescultura perto da linha peitoral, usa-se a incisão axilar anterior para o acesso. A primeira extração deverá ser feita com uma cânula de 3,0 mm para a "pré-tunelização" para evitar deformidades de contorno, e a área deverá ser tratada novamente com uma cânula de 3,7 mm. A mesma incisão deve ser usada para marcar a linha do músculo grande dorsal. A área triangular – o espaço entre os músculos peitoral maior e o grande dorsal – pode então ser esvaziada novamente no nível superficial. Nesse ponto, o cirurgião poderá voltar às incisões abaixo dos mamilos e abordar a linha peitoral inferior de ambos os lados.

Músculo Reto do Abdome

A região do reto do abdome constitui o local mais desafiador e mais gratificante para se trabalhar. Em um paciente do sexo masculino, o tratamento começa com as inscrições horizontais, que correspondem ao tendão que liga os ventres dos músculos retos do abdome. Porém, isto deve ser evitado quando se trabalha com paciente do sexo feminino. Existem três maneiras principais para criar inscrições horizontais:

1. Trabalhar diretamente no, ou em paralelo ao, ponto de incisão. Isto significa que haverá uma incisão para cada seção dos "seis gomos" (ou pelo menos três).
2. Trabalhar diretamente com o uso de cânulas curvas. Com as ferramentas corretas, essa técnica é bastante eficiente e diminui o número de incisões necessárias.
3. Trabalhar indiretamente. As inscrições podem ser feitas perpendiculares ao ponto de incisão. Com o uso de uma cânula pequena (3,0 mm), este tratamento indireto pode ser usado para criar as linhas de inscrição ou como um adjuvante dos outros dois estilos de tratamento nessa lista.

Esse procedimento sempre começa com uma cânula pequena (3,0 mm); esta pode ser reta ou curva. A incisão umbilical geralmente é abordada primeiro. A extração começa em um nível muito superficial e move-se em direção às camadas mais profundas, até que se forme um sulco sobre as inscrições horizontais. Os sulcos superiores são criados na sequência. Geralmente, isto pode ser feito por incisões nos mamilos, ou pode-se fazer uma incisão sobre a linha da segunda inscrição horizontal inferior.

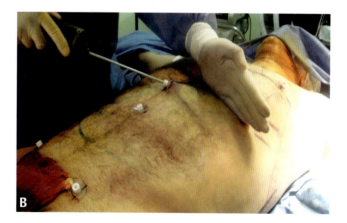

Fig. 20-13, B

Se for necessária uma incisão secundária sobre a terceira inscrição horizontal, será melhor criar a segunda sobre um ponto lateral em vez de na linha média. As cicatrizes simétricas revelam uma cirurgia estética mais rapidamente do que as assimétricas. O cirurgião deve sempre certificar-se de abordar a mesma inscrição a partir de vários pontos de acesso. A técnica ideal envolve cruzar o tratamento das inscrições a partir de três direções diferentes.

Linha Média

A linha média é sempre deixada para o final. É importante não exagerar na linha média quando se está criando as inscrições horizontais. O trabalho sobre as inscrições deve ser finalizado antes de se abordar a linha média. Novamente, deve-se usar primeiramente uma cânula de 3,0 mm e depois trocar por uma cânula de 3,7 mm para aprofundar a linha média.

Lipoaspiração da Camada Intermediária

O segredo para um resultado maravilhoso com a lipoplastia de alta definição está nessa etapa da cirurgia. A arte de esculpir a gordura em um formato que pareça e seja percebido como natural deve levar em conta as maneiras em que a luz e a sombra afetarão os formatos. Seguindo-se duas regras simples, os resultados do cirurgião serão melhores do que o esperado:

1. Transformar linhas em curvas.
2. Criar sombras ao longo das curvas naturais da anatomia.

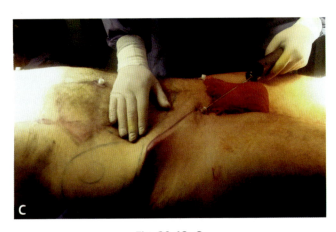

Fig. 20-13, C

A extração começa com o espaço negativo inferior, logo abaixo da linha do músculo oblíquo transverso. Cada espaço negativo é criado com a total extração bem próximo à linha, deixando-a mais suave, à medida que se prossegue mais distalmente à linha.

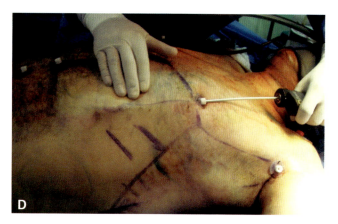

Fig. 20-13, D

As linhas semilunares laterais são acompanhadas, partindo-se das incisões superiores até encontrar a semilunar inferior. É importante lembrar que os músculos abdominais formam curvas em vez de linhas retas. Em seguida, os espaços negativos são abordados no espaço subcostal. Essa área sempre muda de onde ela se encontrava quando o paciente estava em pé e quando ele se posiciona em decúbito, deste modo as marcas que foram feitas quando o paciente estava em pé devem ser usadas como linhas-guia. O trabalho prossegue para o espaço abaixo do músculo peitoral, sempre com uma abordagem a partir de diferentes pontos de acesso. A incisão do mamilo contralateral e a incisão axilar devem ser usadas ao tratar essa área. Para completar essa etapa da cirurgia, o cirurgião realiza a extração no triângulo que é criado entre o músculo peitoral e a margem anterior do músculo grande dorsal.

Sempre é possível voltar a qualquer dos espaços negativos pelas inserções transversas do reto do abdome com uma cânula de 3,0 mm para aprofundar a escultura e, assim, aumentar a definição. Contudo, isto deve ser feito criteriosamente para prevenir seromas e trauma, que podem comprometer o suprimento sanguíneo para a pele.

Cuidados Pós-Operatórios

O paciente é colocado em uma malha de leve compressão, meias de compressão para prevenir trombose venosa profunda, e uma espuma suave laminada com algodão durante 4 semanas, exceto ao tomar banho. É altamente recomendável iniciar uma drenagem linfática pós-operatória o mais cedo possível após a cirurgia.

Resultados e Desfechos

Com um tratamento adequado, os pacientes são capazes de alcançar a desejada forma atlética, independentemente de como eram seus biótipos corporais antes da cirurgia. O resultado em longo prazo é altamente dependente do estilo de vida do paciente e do compromisso de manter os resultados. A atividade física regular e uma dieta adequada devem ser incentivadas, e novamente deve-se ressaltar que este não é um procedimento de perda de peso.

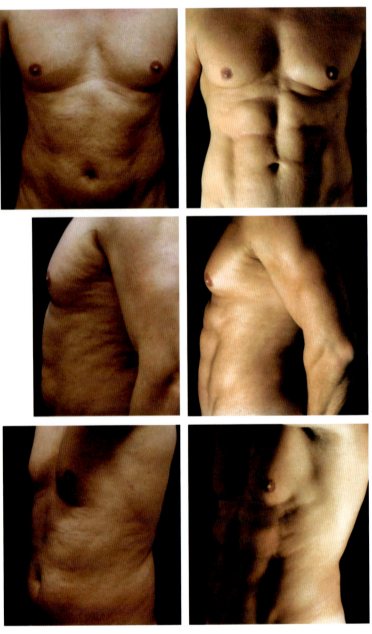

Fig. 20-14

Este homem de 42 anos é mostrado antes e depois da lipoescultura abdominal. Note a alta definição muscular do reto do abdome.

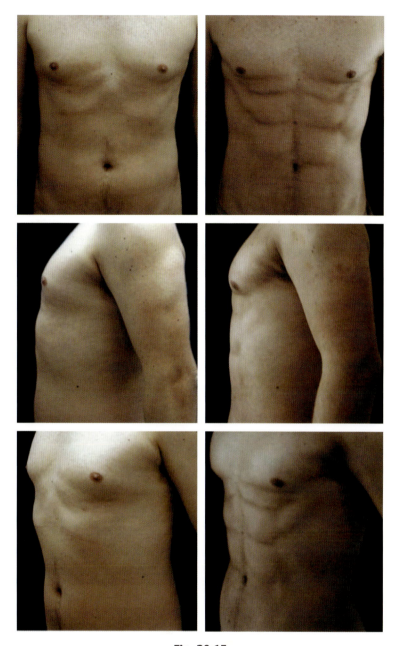

Fig. 20-15

Este homem magro, de 26 anos, é mostrado antes e depois da lipoescultura abdominal.

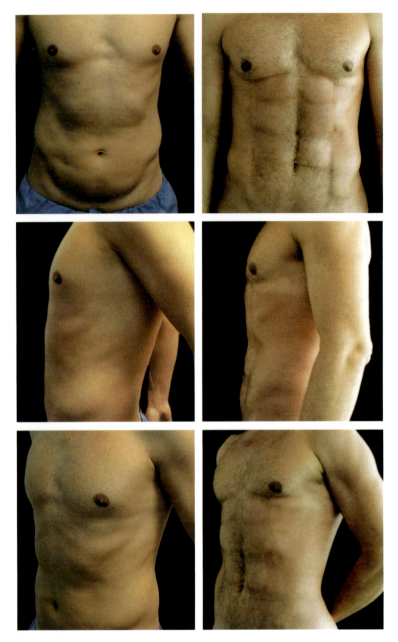

Fig. 20-16

Este homem magro, de 32 anos, é mostrado antes e depois da lipoescultura abdominal.

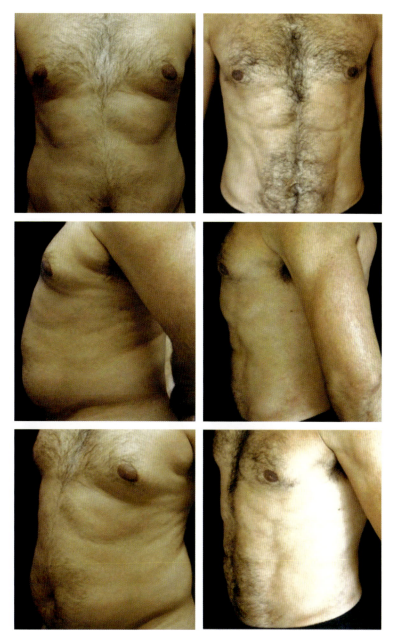

Fig. 20-17

Este homem de 42 anos estava com sobrepeso; ele é mostrado antes e 6 meses após a lipoescultura.

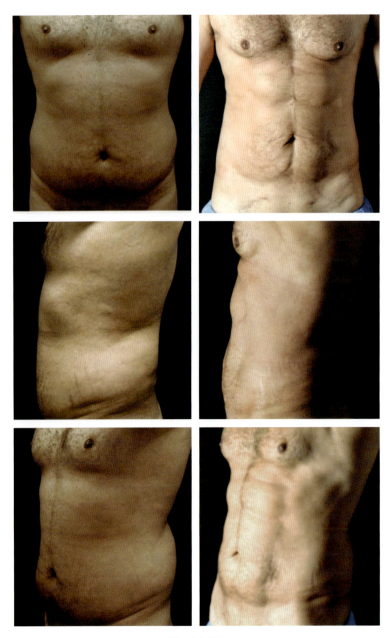

Fig. 20-18

Este homem de 38 anos submeteu-se à cirurgia bariátrica e perdeu 30 quilos. Ele é mostrado antes e 7 meses após a lipoescultura abdominal.

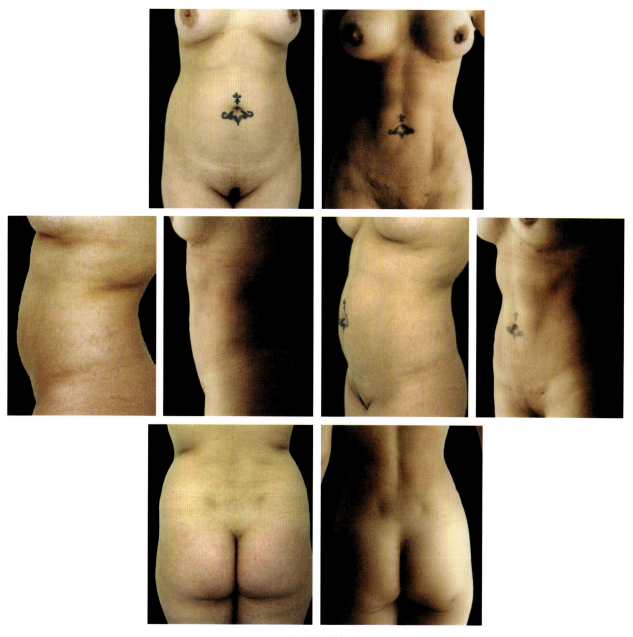

Fig. 20-19

Esta mulher de 24 anos estava com sobrepeso. Ela é mostrada antes e depois da lipoescultura abdominal.

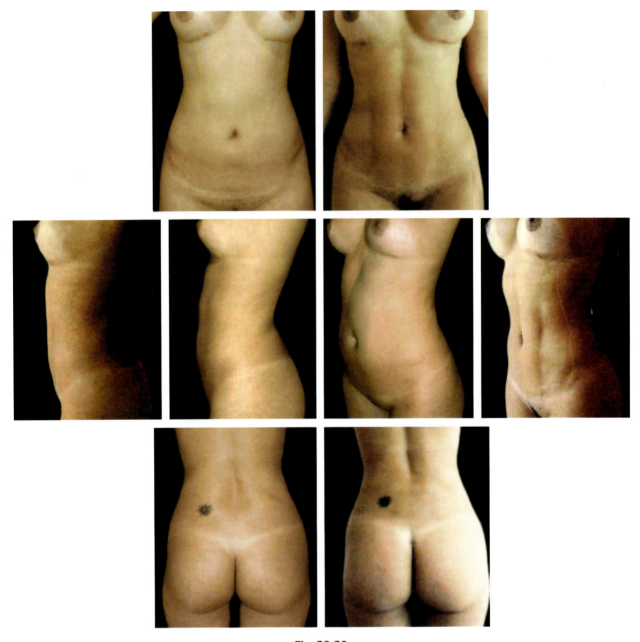

Fig. 20-20

Esta mulher magra, de 29 anos, é mostrada antes e depois da lipoescultura abdominal.

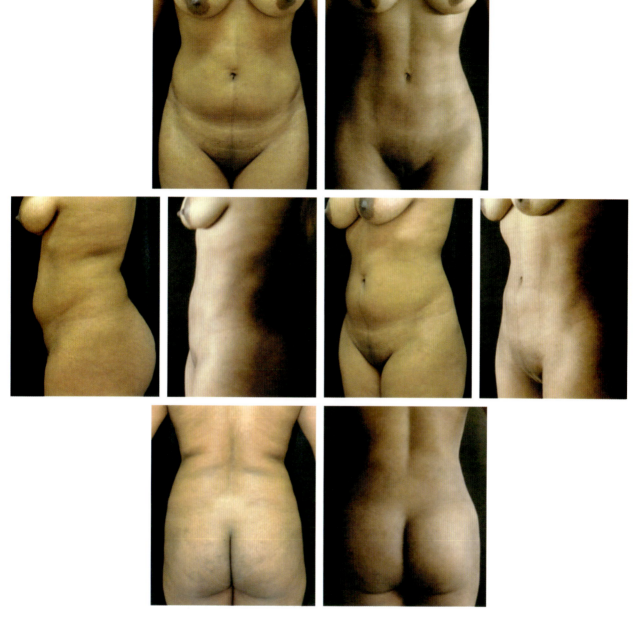

Fig. 20-21

Esta mulher de 27 anos estava com sobrepeso. Ela é mostrada antes e depois da lipoescultura abdominal.

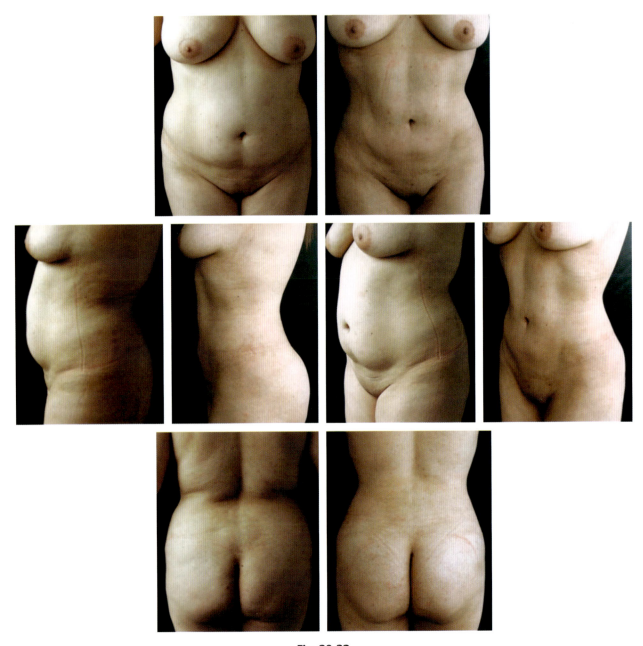

Fig. 20-22

Esta mulher de 37 anos estava com sobrepeso é mostrada antes e depois da lipoescultura abdominal.

Problemas e Complicações

Os seromas são as complicações relatadas com mais frequência. No entanto, sua frequência é drasticamente reduzida com adequados cuidados pós-cirúrgicos e o uso de drenos na área inguinal em pacientes masculinos e na área sacral de pacientes do sexo feminino. Quase todos os seromas respondem à drenagem percutânea, sem necessidade de tratamento cirúrgico.

Raramente ocorrem infecções nos acessos cirúrgicos, e geralmente respondem bem aos antibióticos orais e cuidados locais com a ferida.

Irregularidades de contorno e a incidência de queimaduras causadas pelo instrumento VASER são diretamente atribuíveis à curva de aprendizagem associada a esse procedimento. Muitas irregularidades requerem um segundo procedimento para correção. Queimaduras podem ser evitadas com o uso de adequada infiltração no local do acesso, porque a água na infiltração age como um trocador de calor por meio da absorção do calor criado pela sonda do ultrassom, evitando assim lesão térmica tecidual. As queimaduras também podem ser evitadas pela proteção da pele ao colocar os acessos, compressas cirúrgicas e tempo adequado de VASER. O endurecimento da pele pode ser evitado com o uso adequado da sonda VASER no modo pulsado de baixa energia (60%).

Decisões Críticas e Nuances Cirúrgicas

- Ao criar as marcações, a anatomia real do paciente sempre deve ser seguida. Marcações incorretas levam à dupla definição dos músculos e consequentemente a maus resultados.
- A área abdominal supraumbilical não deve ser ressecada exageradamente, porque isso produzirá irregularidades de contorno. A aspiração nessa área deve ser feita com cânulas menores (3,0 ou 3,7 mm) para reduzir a possibilidade de deformidade.
- Ao contornar o abdome superior, o acesso deverá ser obtido por meio de incisões superiores (a incisão inframamária em paciente do sexo feminino, a incisão abaixo do mamilo em paciente do sexo masculino). O abdome superior nunca deve ser abordado a partir das incisões inferiores; trabalhar contra a margem costal pode levar à penetração da parede abdominal.
- O uso de drenos é recomendado na região púbica em homens e na região sacral em mulheres para evitar a formação de seromas. A massagem de drenagem linfática deve ser direcionada para esses locais.
- O paciente deve ser colocado em uma malha de compressão e espuma para reduzir edema, dor e equimoses. Esses tratamentos devem ser usados por pelo menos 4 semanas para abreviar a fase de recuperação. Além disso, os resultados cirúrgicos serão visíveis mais cedo após essas medidas.
- A drenagem linfática deve iniciar o mais breve possível após a cirurgia (24 a 48 horas de pós-operatório). Ao menos 10 sessões diárias são recomendadas para melhorar a recuperação.

LEITURAS SELECIONADAS

Berry MG, Davies D. Liposuction: a review of principles and techniques. J Plast Reconstr Aesthet Surg 64:985, 2011.

Franco FF, Basso RCF, Tincani AJ, et al. Complications of classical liposuction performed for cosmetic purposes. Rev Bras Cir Plást 27:135, 2012.

Hoyos AE, Millard JA. VASER-assisted high-definition liposculpture. Aesthet Surg J 27:594, 2007.

Jalian HR, Avram MM. Body contouring: the skinny on noninvasive fat removal. Semin Cutan Med Surg 31:121, 2012.

Svedman KJ, Coldiron B, Coleman WP III, et al. ASDS guidelines of care for tumescent liposuction. Dermatol Surg 32:709, 2006.

Wallach SG. Abdominal contour surgery for the massive weight loss patient: the fleur-de-lis approach. Aesthet Surg J 25:454, 2005.

CAPÍTULO 21

Lipoescultura do Tórax e Braços

Alfredo E. Hoyos ▪ *David E. Guarin*

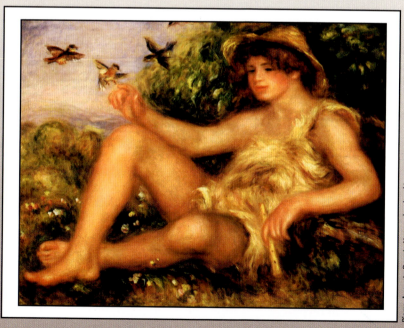

A silhueta de uma pessoa saudável, em boa forma, tem certas características distintivas. Para homens, parte de sua atratividade baseia-se no desejado corpo em formato de V. Considerado um sinal de poder e saúde, o corpo em formato de V tem uma base filogenética: acredita-se que um homem musculoso, bem construído, simbolize proteção, força e bons genes, sendo tudo isto importante para a preservação da espécie. Uma área-chave para a produção do formato em V é a parte superior do tronco. Contudo, uma parte superior do tronco mais larga em homens tem de ter definição muscular para que seja diferenciada de uma aparência "gorducha".

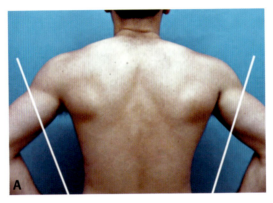

Fig. 21-1, A

Em homens, a cirurgia cosmética deve ter como foco a reestruturação da parte superior do tronco por meio da lipoaspiração seletiva e enxerto de gordura para transformar o tipo de corpo em uma aparência mais atlética. O corpo em formato de V é somente uma característica desejável pelos homens.

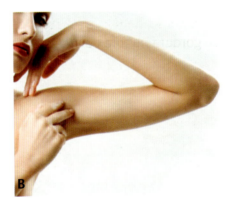

Fig. 21-1, B

Em mulheres, as características são mais femininas e delicadas, então a redução da parte superior do tronco resulta em uma aparência mais jovem e mais magra.

Músculo Alfa

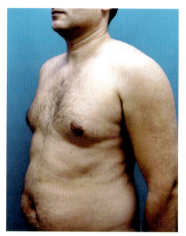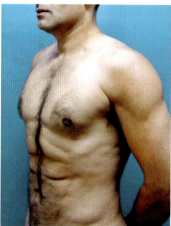

Fig. 21-2

A parte superior do tronco é dividida de acordo com os músculos que têm uma influência-chave no formato da área. Com este conceito, certos músculos são considerados músculos "alfa". Embora um músculo alfa possa ser o maior na região, algumas vezes o que justifica essa designação é o impacto que um músculo específico tem sobre a silhueta.

Na vista anterior, o principal músculo é o peitoral maior, que obviamente é importante por causa de seu tamanho e massa. Os outros músculos envolvidos no contorno da parte superior do tronco são os músculos do braço. O músculo alfa dessa área é o deltoide. Isto pode parecer contrário ao bom senso, porque os outros dois músculos da parte superior do braço – o bíceps e o tríceps – são mais fortes. Porém, embora o deltoide não seja o maior músculo do braço, é aquele que dá a impressão de poder e saúde e que contribui para o formato em V do tronco.

Neste capítulo demonstraremos como melhorar a parte superior do tronco com o uso de lipoaspiração e enxerto de gordura no tórax e braços.

LIPOESCULTURA DO TÓRAX

O desenvolvimento do músculo peitoral está diretamente relacionado com o formato do tórax e com os padrões estéticos. Condições como a disposição anormal da gordura, ginecomastia, trauma e anormalidades congênitas distorcem a anatomia normal e, portanto, são fatores motivadores comuns para a procura da cirurgia de remodelação. Além disso, a correção de músculos peitorais mal desenvolvidos está sendo cada vez mais solicitada por homens. Este mau desenvolvimento frequentemente é o resultado do estilo de vida moderno em que as atividades diárias não exigem muita força peitoral, há alta ingestão calórica e falta de exercício físico.

As intervenções que podem ser realizadas no tórax masculino têm sido divididas em três grupos:
1. Implantes peitorais para aumento.
2. Remoção de gordura no caso de um tórax adiposo ou glandular.
3. Correção da deformidade pelo uso de retalhos, transposição de gordura, ou ambos.

Os implantes há muito são o tratamento de referência para as deficiências peitorais. Contudo, os implantes são caros, e há uma série de complicações associadas que podem causar resultados não naturais e uma aparência feminizada. Muitas técnicas alternativas têm sido descritas, mas nenhuma delas consegue o padrão desejável. O enxerto de gordura com lipoaspiração superficial algumas vezes produz melhores resultados que os obtidos com os métodos tradicionais, então é uma boa alternativa para a reconstrução do tórax masculino.

Anatomia Cirúrgica

A aparência ideal do tórax é definida pela exposição da anatomia superficial, que reflete a disposição e o desenvolvimento dos músculos peitorais, bem como o formato e a definição dos tecidos circundantes.

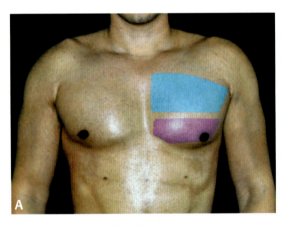

Fig. 21-3, A

Para alcançar os objetivos desta técnica, a área peitoral é dividida em zonas específicas. O músculo peitoral é dividido em polos superior (*azul*) e inferior (*roxo*). O polo superior tem um volume maior que o polo inferior por causa de sua massa muscular maior.

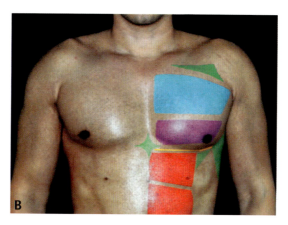

Fig. 21-3, B

Cinco "espaços negativos" (*verde* e *laranja*) circundam o músculo peitoral em pacientes masculinos. Essas áreas devem ser côncavas para melhorar a aparência convexa da área peitoral.

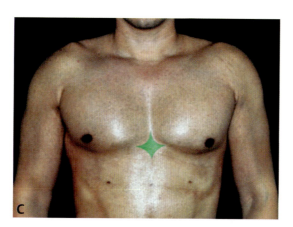

Fig. 21-3, C

O primeiro espaço negativo é um romboide entre as margens inferiores do peitoral maior, o processo xifoide e a origem do músculo reto do abdome na linha média. Isto é conhecido como o *romboide interpeitoral*.

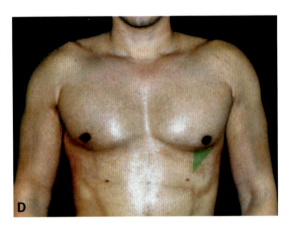

Fig. 21-3, D

A segunda área é um triângulo definido pela linha peitoral e a margem lateral do músculo reto do abdome conhecida como o *triângulo subpeitoral*. Essa área une a definição do peitoral à definição do abdome. Ela deve ser tratada agressivamente com lipoaspiração subdérmica e intermediária.

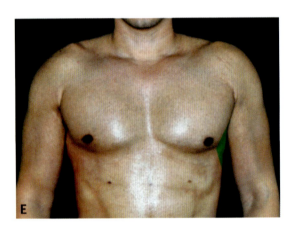

Fig. 21-3, E

A terceira área é a área triangular entre a margem lateral do músculo peitoral e a margem lateral do músculo grande dorsal (latíssimo do dorso), que é chamada de *triângulo peitoral-latíssimo*. Embora esse triângulo esteja além da área peitoral, seu contorno é importante para expandir a concavidade até esse limite.

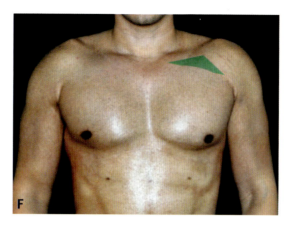

Fig. 21-3, F

A quarta área, chamada de *triângulo subclavicular*, é definida como a área triangular entre a linha subclavicular onde ela encontra o músculo deltoide e a margem superior do peitoral maior.

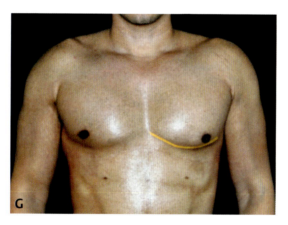

Fig. 21-3, G

A quinta área é uma linha horizontal que se curva ao longo da margem inferior do músculo peitoral, geralmente 1 cm abaixo do nível do mamilo. Conhecida como *linha peitoral*, ela se inclina para cima, quando o músculo se contrai para criar outra linha que segue o movimento muscular.

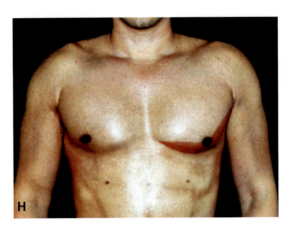

Fig. 21-3, H

A zona entre essas duas linhas é chamada de *zona de transição dinâmica*. Essa área é tratada como um espaço negativo que se suaviza, à medida que segue em direção ao polo superior.

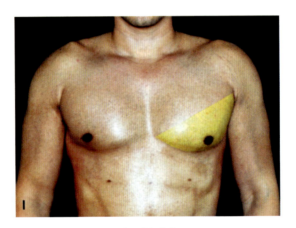

Fig. 21-3, I

Nos pacientes masculinos, há uma área triangular final (*amarelo*) definida pela margem lateral inferior do músculo peitoral e por uma linha que conecta o ponto da margem interna da linha peitoral com a inserção lateral do músculo peitoral. No caso de pacientes obesos e naqueles com ginecomastia, a lipossucção profunda tem de ser realizada nessa área, e isto se estende às vezes até os limites da gordura além do músculo peitoral maior.

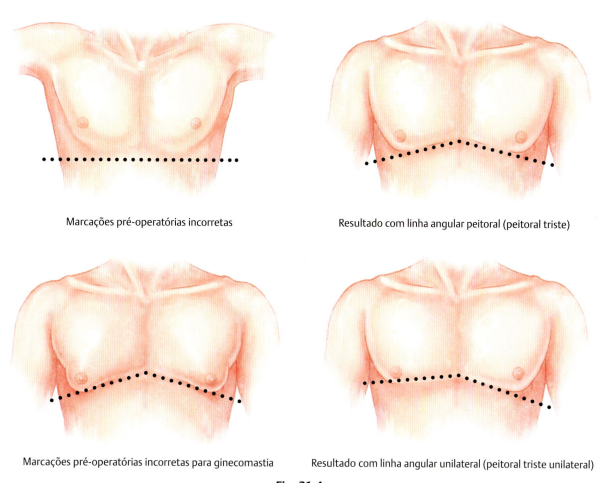

Marcações pré-operatórias incorretas

Resultado com linha angular peitoral (peitoral triste)

Marcações pré-operatórias incorretas para ginecomastia

Resultado com linha angular unilateral (peitoral triste unilateral)

Fig. 21-4

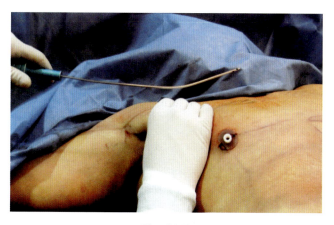

Fig. 21-5

Ao longo do procedimento, uma manobra de pinçamento do peitoral deve ser usada para localizar a posição da ponta da cânula de enxerto para evitar punção torácica.

> **Zonas Anatômicas de Perigo**
>
> - A marcação das margens do músculo peitoral pode ser um desafio, porque as diferentes deficiências de contorno podem ser facilmente alcançadas. Se os braços estiverem abduzidos (para cima), as regiões anatômicas serão marcadas incorretamente. Assim, o paciente deve ser marcado com os braços em completa adução. Outra região crítica é o tecido atrás do mamilo (disco mamário). Uma margem crítica para ressecção deve ser marcada para evitar a aparência de ginecomastia ("peitoral triste") que resulta da falta de continuidade da linha do peitoral maior.
> - No triângulo peitoral inferior anteriormente descrito (zona de transição dinâmica), a lipoaspiração profunda pode ser realizada livremente. Entretanto, a gordura não deve ser extraída do polo peitoral superior, que está fora da área dessa marcação. Em vez disto, essa área geralmente requer enxerto de gordura.
> - A marcação inadequada dos músculos peitorais com os braços em abdução ou a falta de acurácia das marcações sob o mamilo em pacientes com ginecomastia pode produzir um formato impreciso da linha peitoral ("peitoral triste").
> - Uma cânula com 30 graus de curvatura sempre deve ser usada para o enxerto de gordura. A curvatura deve sempre estar virada para cima para acompanhar a forma do músculo e para evitar a cavidade torácica. É de importância crítica que o cirurgião líder realize esta etapa.

Indicações e Contraindicações

A lipoescultura com enxerto de gordura é indicada para os pacientes com músculos peitorais subdesenvolvidos, disposição anormal de gordura e ginecomastia. Pode também ser usada para pacientes atléticos que desejam melhorar o contorno e a aparência de seus músculos peitorais. Esta também é uma boa alternativa para pacientes com contraindicações ao uso de implantes peitorais, como os halterofilistas, que frequentemente exercitam os músculos peitorais, e pacientes com risco de desenvolvimento de contratura capsular com a colocação de implantes.

A lipoescultura com enxerto de gordura não deve ser realizada em pacientes com condições médicas importantes, como distúrbios envolvendo colágeno, cicatrização ou de tecido conectivo; distúrbios de coagulação; lúpus eritematoso; diabetes; doença cardíaca; doença pulmonar; problemas vasculares; distúrbios endócrinos não controlados; pressão sanguínea alta e transtornos psiquiátricos, como depressão importante. Também não deve ser realizada em pacientes que estão recebendo terapia anticoagulante.

Esses procedimentos são relativamente contraindicados para pacientes com perda de peso massiva e pacientes obesos com acentuada flacidez da pele. Esses procedimentos não pretendem ser técnicas para perda de peso. Os pacientes devem ser informados de que não podem fumar, usar drogas recreacionais e ingerir álcool em excesso por, pelo menos, 6 meses antes do procedimento.

Avaliação do Paciente e Planejamento Pré-Operatório

O procedimento é realizado de acordo com o biótipo corporal dos pacientes. Para essa finalidade, os pacientes são divididos em quatro grupos: magros, atléticos, gordos e ginecomastos.

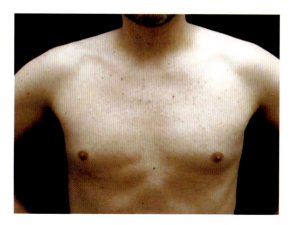

Fig. 21-6

Em pacientes magros, a definição é criada por lipoaspiração superficial. O enxerto de gordura é então realizado nas camadas musculares e submusculares.

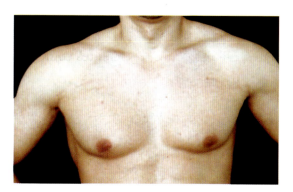

Fig. 21-7

Em pacientes atléticos, a obtenção da definição requer a realização de lipoaspirações superficial e profunda. Em pacientes selecionados, o enxerto de gordura também pode ser usado, e alguns pacientes necessitarão de enxerto supramuscular. O enxerto supramuscular pode ser realizado em indivíduos atléticos, em que a lipoaspiração não precisa ser tão extensa e profunda. Isto diminui o potencial para migração da gordura após tunelização na camada supramuscular.

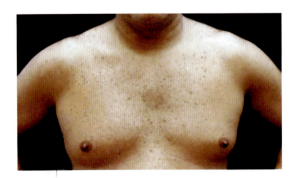

Fig. 21-8

Para pacientes gordos ou pseudoginecomastos, a lipoaspiração é realizada para remover todo o tecido adiposo profundo na área peitoral e ao seu redor. A remoção da gordura superficial tem importante papel na obtenção da retração da pele nessa área. O enxerto de gordura também é realizado no polo superior para repor o volume extraído no polo inferior, proporcionando assim uma aparência de levantamento (*lift*).

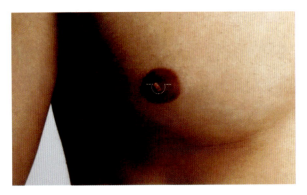

Fig. 21-9

Tratar pacientes com ginecomastia verdadeira requer ressecção aberta por uma incisão em ômega. A definição é, então, criada de acordo com o tipo corporal dos pacientes. A ressecção é feita por uma incisão tipo ômega na aréola. O tecido glandular é facilmente acessado e diferenciado da gordura e é ressecado usando ressecção com tesoura romba. Deve-se ter cuidado com a hemostasia. A ferida é suturada com um polipropileno intradérmico.

Técnica Cirúrgica

ANESTESIA

A lipoescultura é realizada com o paciente sob anestesia geral ou com o uso de anestesia local com sedação profunda, porque a lipoescultura é considerada de baixo risco, mas um procedimento complexo. Infiltramos os tecidos completamente usando solução tumescente com 1.000 mL de solução salina normal, 50 mL de lidocaína a 1%, e 1 mL de epinefrina 1:1.000 para alcançar vasoconstrição local e anestesia após 15 minutos.

MARCAÇÕES

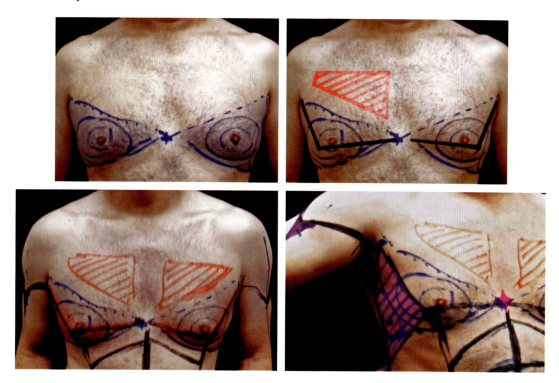

Fig. 21-10

As marcações são feitas com o paciente em pé. Os depósitos de gordura a serem removidos com lipoescultura profunda (*roxo*) são marcados primeiro. As áreas triangulares descritas anteriormente (*vermelho*) também são marcadas; estas incluem a área entre a margem lateral inferior do músculo peitoral e a linha entre a margem interna do músculo e a inserção lateral do músculo. Depressões ou áreas que precisam de mais projeção sobre o peitoral (*laranja*) também são marcadas, especialmente aquelas do polo superior; estas serão tratadas com enxerto de gordura.

A anatomia de superfície do músculo peitoral também é marcada para lipoescultura superficial, primeiro durante o repouso e então durante a contração. Desse modo, a zona de transição dinâmica é definida. Lembre-se que a contração deve ser induzida com os braços dos pacientes para baixo para assegurar a acurácia. Os espaços negativos anteriormente descritos neste capítulo são marcados nessa ordem: o triângulo peitoral-latíssimo, o triângulo peitoral inferior, a linha peitoral, o romboide interpeitoral e o triângulo subclavicular.

POSICIONAMENTO DO PACIENTE

O paciente deve ser colocado na posição supina. Os braços precisam estar livres para permitir sua movimentação durante o procedimento.

TÉCNICA

Incisões

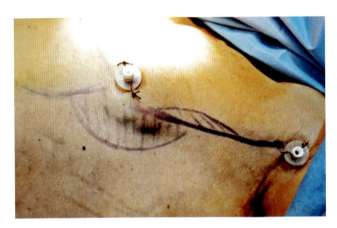

Fig. 21-11

As incisões são feitas com o paciente em posição prona, com abdução do braço de 90 graus. Duas incisões de 5 mm são criadas: uma na prega axilar anterior e uma abaixo do mamilo. Portais são, então, colocados dentro das incisões e suturados em posição.

Infiltração

A área é então infiltrada com solução tumescente que inclui 1.000 mL de solução salina normal, 50 mL de lidocaína a 1% e 1 mL de epinefrina 1:1.000. A relação entre o volume de fluido de infiltração e o volume de gordura removido é de aproximadamente 2:1.

Emulsificação

A emulsificação com ultrassom de terceira geração é usada no modo contínuo para a fragmentação da gordura profunda com uma sonda de duplo anel de 2,9 mm ou 3,7 mm. Em nossa prática, um sistema VASER é usado. Para uso superficial, é usado o VASER em modo pulsado com uma sonda de 2,9 mm.

Extração

Extração Profunda

A aspiração de gordura deve ser feita para abordar a área subpeitoral, área peitoral triangular, área triangular lateral ao músculo e coxim adiposo axilar sobre a margem lateral superior do músculo peitoral e embaixo da clavícula e do deltoide.

Enquadramento Superficial

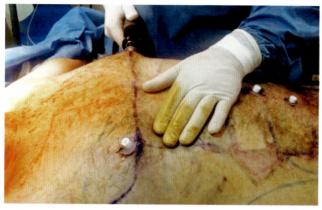
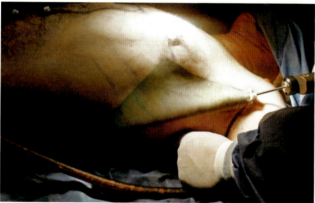

Fig. 21-12

A aspiração da camada superficial é usada para esculpir a linha horizontal inferior do músculo peitoral. É muito importante assegurar que o braço esteja aduzido e em contato com o corpo enquanto essa linha é esculpida. Se o braço estiver abduzido nesse momento, a escultura pode levar a uma linha angulada em vez de uma linha reta, resultando em um indesejável "peitoral triste".

A lipossucção subdérmica é realizada subsequentemente sobre o "espaço negativo" do triângulo peitoral-latíssimo e o triângulo peitoral inferior. Isto também serve para definir o músculo reto. A junção entre as zonas superficiais e profunda é misturada para produzir uma margem definida dos músculos peitorais lateral e inferior. O triângulo subclavicular também é tratado.

Enxerto de Gordura

O tecido adiposo é coletado com uma cânula romba de 3 mm de outras áreas do corpo para dentro de um frasco estéril vazio, e 1 g de cefazolina é adicionado ao frasco. A decantação é usada para separar as células adiposas da solução salina e dos componentes serossanguinolentos.

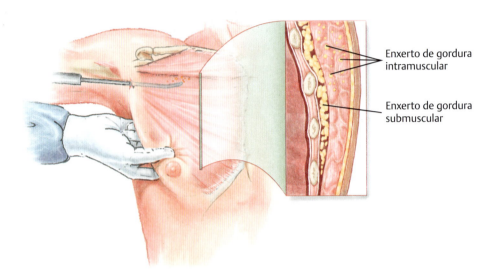

Fig. 21-13

O músculo peitoral é localizado e pinçado, e uma cânula romba de 3 mm com uma curva de 30 graus é inserida dentro da camada intramuscular pela incisão da prega axilar anterior. A curvatura da cânula acompanha o formato muscular, o que permite uma enxertia segura evitando o risco de penetração torácica.

A maior parte do volume da gordura intramuscular e submuscular é enxertada dentro do polo superior para aumentar a aparência muscular. Cirurgiões não devem enxertar gordura no polo inferior, porque isto produzirá uma aparência "glandular". A média de injeção total de gordura é de aproximadamente 150 mL em cada lado, com uma variação entre 70 e 300 mL.

Cuidados Pós-Operatórios

Os cuidados pós-operatórios devem ser iniciados precocemente com massagem de drenagem linfática direcionada para os linfonodos axilares. Uma malha de compressão leve é recomendada sobre a área peitoral, e pode ser necessário um reforço de pressão sobre o triângulo peitoral-latíssimo. A pressão é reforçada por meio de uma malha de compressão mais forte, determinando-se o tempo com base no acompanhamento clínico. A ultrassonografia externa sobre a área enxertada deve ser evitada. Exercícios de alongamento são recomendados para prevenir a retração sobre a área peitoral lateral.

Resultados e Desfechos

A lipoescultura com enxerto de gordura resulta em uma forma atlética para a maioria dos pacientes, muitos dos quais referem taxas de satisfação acima de suas expectativas originais. A forma desejada pode ser conseguida para todos os biótipos corporais. A definição e o volume são aumentados em um paciente magro, o contorno muscular é melhorado em um paciente atlético, e em um paciente gordo ocorre uma mudança para o formato muscular.

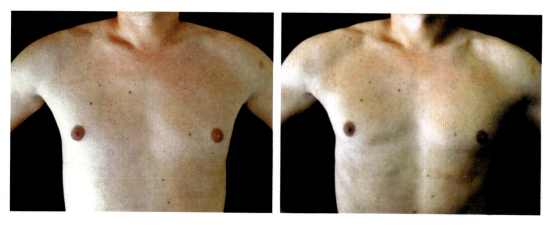

Fig. 21-14

Este homem magro, de 32 anos, é mostrado antes e 1 ano depois da cirurgia.

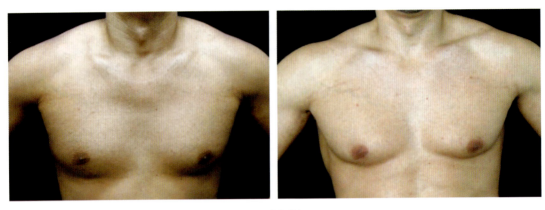

Fig. 21-15

Este homem atlético, de 45 anos, é mostrado antes e 1 ano depois da cirurgia.

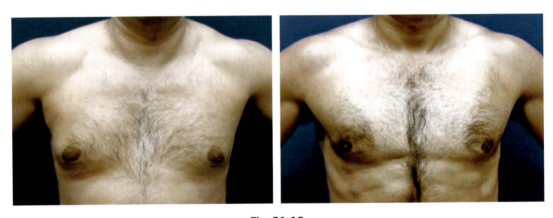

Fig. 21-16

Este homem com sobrepeso, de 42 anos, é mostrado antes e 6 meses depois da cirurgia.

Problemas e Complicações

Poucas complicações são relatadas com este procedimento; entre aquelas que ocorrem estão a infecção, o hematoma e a flacidez residual da pele. Complicações graves raramente ocorrem. O tratamento da infecção requer o uso sistêmico de antibióticos e drenagem guiada de abscesso, se necessário. Os hematomas são drenados por incisões no mamilo. A baixa definição muscular e peitorais com linha angular (*peitoral triste*) raramente são vistos, mas podem ser necessários procedimentos de retoque.

Lipoescultura do Braço

A complexidade da estrutura da gordura superficial, a assimetria bilateral normal do braço e a espessura da pele tornam a tarefa de fazer um contorno do braço uma das áreas mais desafiadoras da lipoescultura com a qual o cirurgião irá se deparar. O formato do braço é definido principalmente pela massa e disposição musculares. Os músculos deltoide, tríceps e bíceps são primariamente responsáveis pela forma do braço e servem de orientação para a estrutura subjacente. No entanto, a aparência geral do braço é muito diferente para cada sexo.

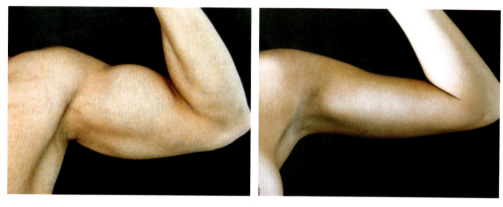

Fig. 21-17

Em homens (*à esquerda*), a musculatura pronunciada é considerada atlética e saudável, enquanto em mulheres (*à direita*), curvas delicadas e músculos menores e tonificados são o ideal. Ao se modelar a gordura em uma abordagem de multicamadas tridimensionais, fazendo o enxerto em múltiplos planos, podem ser criadas zonas convexas e côncavas por meio de extração em algumas áreas e enxerto de gordura em outras para aprimorar a arquitetura anatômica.

Anatomia Cirúrgica

O conhecimento da distribuição local de gordura e os detalhes anatômicos do contorno do braço são essenciais. No caso de lipoescultura, o braço é dividido em quatro regiões: anterior, externa, posterior e interna.

Zonas Anatômicas de Perigo

- A região posterior do braço deve ser tratada com delicadeza e cuidado.
- O terço médio é muito propenso a deformidades, quando a lipoaspiração profunda é liberalmente realizada.
- A ressecção de gordura deve ser focada sobre as zonas distal e proximal.
- Deve-se ter cuidado para evitar a ressecção excessiva, que pode resultar no que é chamada de deformidade do telefone.
- Nas regiões anterior, externa e interna, os depósitos de gordura são principalmente do tipo areolar; eles são finos e é menos provável que sejam grandes.
- A principal preocupação é com a parte posterior do braço, onde há uma distinta camada lamelar que se torna mais espessa em pessoas com mais adiposidade.
- A camada lamelar concentra-se principalmente nas regiões externa posterior e externa anterior dos terços superior e médio do braço.
- A lipoaspiração nessa área pode ser extensa, o que torna a área mais propensa ao excesso e flacidez de pele.

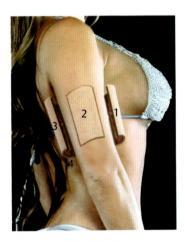

Fig. 21-18

Um braço esteticamente agradável e bem desenhado tem curvas definidoras. Os formatos dos músculos deltoide e bíceps definem a porção anterior do braço. No entanto, a porção posterior do braço é mais difícil de definir como resultado de sua distribuição de gordura.

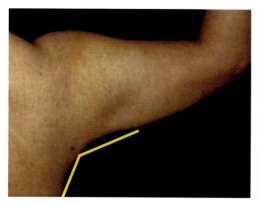 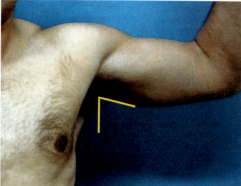

Fig. 21-19

Quando o braço se encontra em uma posição de 90 graus, uma face posterior do braço atlética possui curvas nas áreas proximal e distal. Em um braço ideal, a massa muscular do tríceps cria uma área convexa na porção média (*seta*). O tendão do tríceps achata a parte posterior distal do braço, e a inserção proximal do tríceps cria uma curvatura côncava dentro da axila, que é mais aguda em homens por causa de sua maior massa muscular.

Com o ombro em abdução de 90 graus, a margem inferior do braço define um ângulo com uma vertical que é paralela à linha média; isto é chamado de ângulo da juventude (marcação em V invertido). Quanto mais agudo é este ângulo, mais pronunciada é a massa do músculo tríceps. Em indivíduos obesos e idosos, o ângulo tende a ser obtuso por causa da presença de gordura e pele em excesso.

Indicações e Contraindicações

Os pacientes com depósitos de gordura grandes ou assimétricos no braço, os pacientes com precário desenvolvimento muscular e os pacientes atléticos que desejam melhorar o contorno do braço são candidatos à escultura do braço. Pacientes com importantes condições médicas, pacientes obesos mórbidos, pacientes com perda de peso massiva e indivíduos com flacidez de moderada à grave da pele não são considerados candidatos à lipoescultura do braço.

Avaliação do Paciente e Planejamento Pré-Operatório

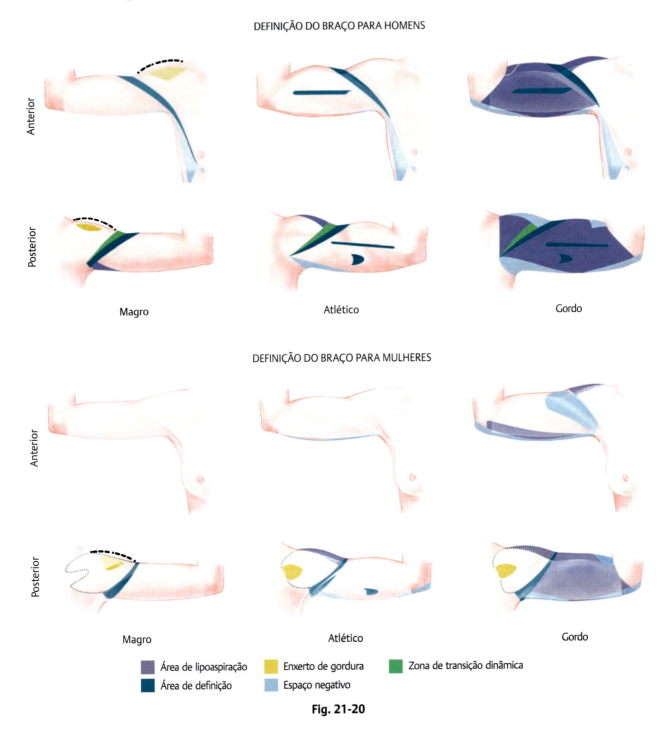

Fig. 21-20

O objetivo da avaliação do paciente é classificar o seu tipo corporal de tal forma que sua cirurgia possa ser planejada em conformidade. A intervenção é planejada de acordo com o padrão de disposição de gordura do paciente e seu sexo. Os formatos de corpo do paciente dividem-se em três tipos: magro, atlético e gordo.

Cada tipo requer diferentes marcações e procedimentos. Em um paciente magro, a extração de gordura é limitada, mas o enxerto de gordura tem um importante papel. Em um paciente atlético, a extração de gordura é direcionada ao aumento dos pontos de referência musculares. Em um paciente gordo, a extração profunda e superficial de gordura tem importante papel.

Técnica Cirúrgica

ANESTESIA

Este procedimento é realizado com o paciente sob anestesia geral ou com o uso de anestesia local com sedação profunda, porque este é considerado um procedimento complexo, mas de baixo risco. Infiltramos os tecidos completamente usando solução tumescente com 1.000 mL de solução salina, 50 mL de lidocaína a 1% e 1 mL de epinefrina 1:1.000 para alcançar vasoconstrição local e anestesia após 15 minutos.

MARCAÇÕES

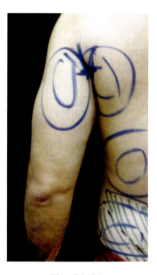

Fig. 21-21

As marcações devem ser feitas com o paciente em pé e os braços aduzidos, para que a gordura seja mais bem visualizada. A seta mostra a área onde a maior parte da gordura está localizada. As diferenças óbvias no formato, de acordo com o sexo, requerem diferentes marcações que precisam ser abordadas separadamente.

Homens

Em homens, a gordura em excesso visível está primariamente localizada na área posterior. O biótipo corporal dos pacientes define as áreas a serem marcadas para extração profunda ou mais superficial para criar a curvatura do tríceps. Em alguns pacientes, a porção anterior interna do braço também contém gordura excessiva.

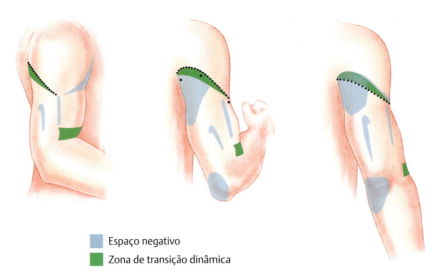

Fig. 21-22

Os contornos dos deltoides, bíceps e tríceps devem ser marcados. O paciente deve colocar o braço em abdução de 90 graus com 90 graus de flexão do cotovelo e rotação interna do ombro, de modo que o sulco posterior do músculo deltoide (a marca de contração) possa ser marcado. Nesse ponto, com o ombro em rotação externa, o sulco anterior também pode ser marcado.

Com o braço do paciente em completa adução, deve ser solicitado que ele faça uma contração voluntária do músculo tríceps. Uma segunda marca deve então ser aplicada no sulco posterior do deltoide. Entre a primeira marca de contração do deltoide e essa marca, é estabelecida a zona dinâmica.

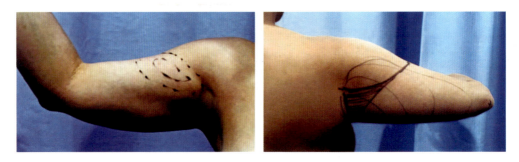

Fig. 21-23

Durante a contração ativa do tríceps, outra marca é criada para o músculo na zona interfascicular. O sulco bicipital é marcado tanto interna quanto externamente.

Os bíceps são marcados em contração com 90 graus de flexão do cotovelo. Uma área semilunar, que é considerada outra zona dinâmica, é delineada a partir do tendão do músculo distal até a dobra do cotovelo.

Mulheres

Com o braço da paciente aduzido, o excesso de gordura é marcado. Em algumas mulheres, os depósitos de gordura são localizados na porção interna do braço; estes são marcados com o braço abduzido. O sulco posterior do deltoide é marcado, e uma área triangular oca é marcada entre a prega axilar posterior e a inserção posterior proximal do músculo deltoide. O tríceps não é marcado, porque o braço feminino ideal não possui significativa massa muscular nessa área.

POSICIONAMENTO DO PACIENTE

O paciente é colocado em posição prona durante a maior parte do procedimento. O braço é preparado em 90 graus de abdução com 90 graus de flexão do cotovelo e completa rotação externa. O paciente deve ser colocado em posição supina para a escultura anterior, com o cotovelo ainda em 90 graus de flexão. Em mulheres, a escultura pode ser realizada com frequência com a paciente permanecendo em posição prona.

TÉCNICA

Incisões

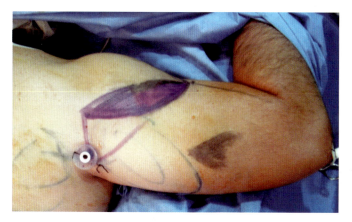

Fig. 21-24

Três incisões de 5 mm são feitas: uma na prega axilar posterior, uma na prega axilar anterior e uma no cotovelo na ponta do olécrano.

Infiltração

Com o uso de uma solução tumescente que consiste em 1.000 mL de solução salina normal mais 1 mL de epinefrina 1:1.000 e 100 mL de lidocaína a 1%, a infiltração começa nas camadas profundas de gordura e posteriormente se move para incluir as camadas superficiais. A relação entre infiltração e aspiração deve ser 2:1.

Emulsificação

A emulsificação começa na camada superficial. O tempo médio para a emulsificação é de aproximadamente 2 minutos para cada 100 mL de solução tumescente infiltrada. Porém, o objetivo clínico é a perda de resistência tecidual à sonda. Para alcançar esse objetivo, o cirurgião deve tomar um cuidado extra para evitar danos térmicos com o uso de proteção adequada, incluindo portais, compressas cirúrgicas e uma quantidade suficiente de solução tumescente.

Extração

A maior parte da extração é realizada nas camadas profundas da parte posterior do braço e as camadas superficiais dos pontos de referência muscular anterior e posterior. A lipoaspiração profunda é realizada usando uma cânula de 3 mm sobre as áreas marcadas, principalmente na parte posterior do braço. O objetivo da lipoaspiração superficial é o contorno dos ângulos nas áreas posteriores proximal e distal do braço. Isto é realizado para obter a retração da pele e alcançar ângulos contornados na parte posterior proximal do braço (o "ângulo da juventude") e do braço distal.

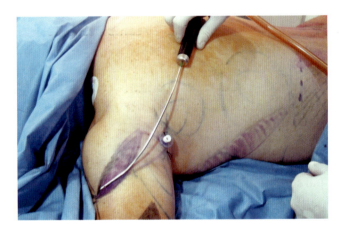

Fig. 21-25

Cânulas pequenas de 3 mm são usadas para extração. Para contornar o sulco do deltoide e o tríceps, uma cânula de 3 mm com uma curvatura de 45 graus deve ser usada. Após completar o procedimento, as incisões são suturadas nos portais proximais. A ferida no cotovelo é deixada aberta para drenagem e coberta com uma compressa de gaze estéril.

Enxerto de Gordura

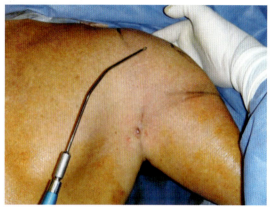 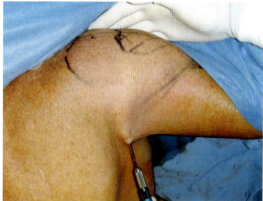

Fig. 21-26

Com o uso de enxerto de gordura, uma melhor definição da curvatura lateral do braço pode ser alcançada. A gordura coletada é decantada, o infranadante é extraído, e finalmente é adicionada solução de clindamicina. O enxerto é realizado com uma cânula curva de 3 mm. Entre 50 e 100 mL de gordura são injetados por via intramuscular dentro do fascículo médio do deltoide para aumentar o volume. Isto é feito melhor pela incisão axilar posterior.

Cuidados Pós-Operatórios

Medidas específicas são iniciadas de 24 a 48 horas após o procedimento para preservar os novos contornos do braço. Uma malha de compressão deve ser usada no braço e estender-se além do cotovelo por 6 a 8 semanas. É altamente recomendável que se incluam tratamentos pós-operatórios ativos de massagem de drenagem linfática, ultrassonografia externa sobre as áreas que não foram submetidas a enxerto de gordura e compressas infravermelha e térmica locais. A massagem ajuda a evacuar os fluidos extras pela incisão do cotovelo, que é deixada aberta para essa finalidade.

A total mobilidade do braço é encorajada após 24 horas. A fisioterapia é incentivada para todos os pacientes para promover a cicatrização e melhorar a amplitude do movimento, que pode estar restrita por causa do endurecimento transitório da pele. A gravidade e duração do endurecimento da pele são proporcionais à liberação subdérmica realizada para obter a retração cutânea. Exercícios de alongamento devem ser realizados a partir de 1 semana até 6 meses de pós-operatório.

Resultados e Desfechos

A experiência demonstrou altas taxas de satisfação entre os pacientes após a lipoescultura do braço. Na maioria dos pacientes, as expectativas pós-operatórias foram excedidas. Os resultados em longo prazo dependem principalmente do comportamento do paciente, incluindo a manutenção de um peso estável por meio de uma adequada dieta, ingestão calórica e nível de atividade física. Todos os pacientes devem ser encorajados a seguir práticas saudáveis de estilo de vida para preservar seus resultados.

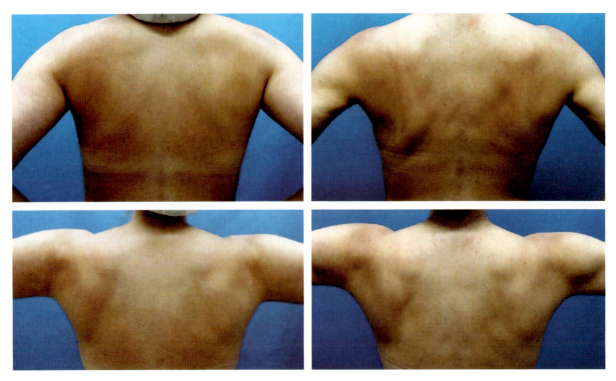

Fig. 21-27

Esta mulher de 29 anos é mostrada em vistas posteriores no pré e no pós-operatório. Note as melhoras do contorno resultantes da definição do músculo deltoide.

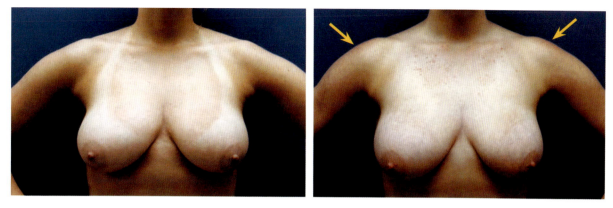

Fig. 21-28

Vistas anteriores da mesma mulher mostram a curvatura mais delgada dos braços, assim como a chanfradura dos músculos deltoides (*setas*). Em mulheres, essa chanfradura deve ser mais suave do que seria em homens.

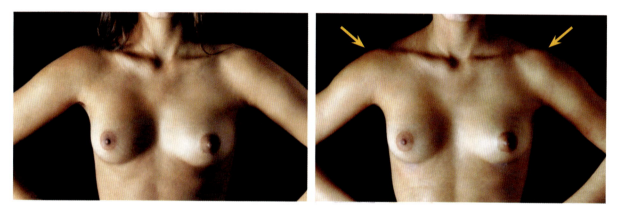

Fig. 21-29

Esta mulher magra, de 26 anos, é mostrada antes e 1 ano após lipoescultura do braço. Novamente, note a chanfradura dos músculos deltoides (*setas*).

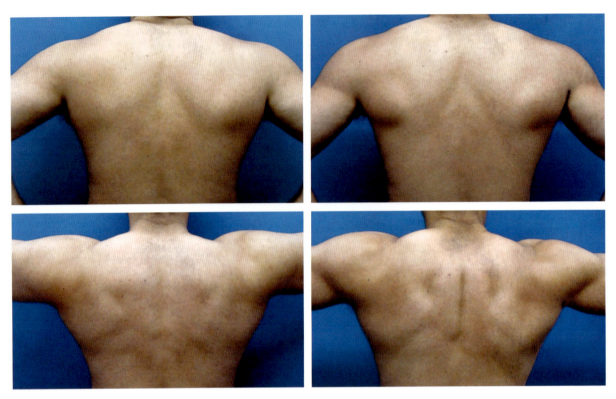

Fig. 21-30

Vistas posteriores deste homem de 42 anos são mostradas antes e 6 meses após a cirurgia, em que foram enxertados 60 mL de gordura sobre cada deltoide. O paciente tem agora uma aparência mais atlética e muscular.

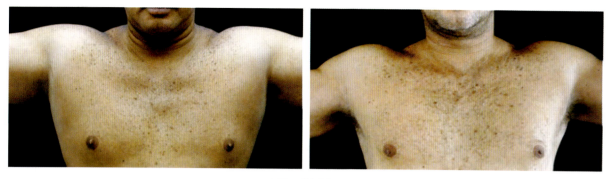

Fig. 21-31

Vistas anteriores deste homem de 45 anos são mostradas antes e 1 ano após a cirurgia.

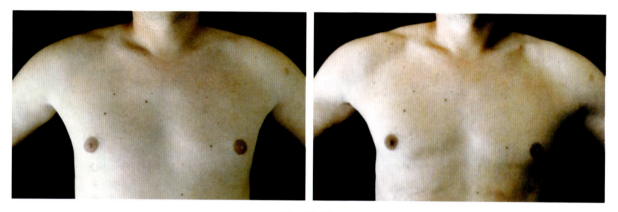

Fig. 21-32

Vistas anteriores deste homem magro, de 32 anos, são mostradas antes e 1 ano após a cirurgia.

Problemas e Complicações

Baixas taxas de complicação são encontradas com a lipoescultura do braço, e nenhuma das complicações é sistêmica. Elas incluem infecções e abscessos de tecido mole, hematomas, seromas, assimetrias e endurecimento da pele. As infecções teciduais são tratadas com antibióticos sistêmicos, e os abscessos são drenados, quando necessário.

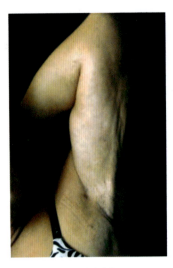

Fig. 21-33

Os hematomas podem ser drenados facilmente pela incisão distal do cotovelo, mas para a drenagem de seroma pode ser necessário fazer uma punção para esvaziamento.

O endurecimento da pele é o resultado indesejável encontrado com mais frequência. Aparece durante o período pós-operatório inicial e parece ser causado pela retração resultante da lipoaspiração superficial ou liberação superficial da pele para corrigir irregularidades imediatas. Todos os casos em nossa prática se resolveram dentro dos primeiros 6 meses após a cirurgia com massagem de drenagem linfática e exercícios de alongamento.

Decisões Críticas e Nuances Cirúrgicas

- Para mulheres, a maioria desses procedimentos pode ser realizada com a paciente na posição prona, mesmo quando é utilizado apenas anestesia local.
- Para homens, o sulco deltoide anterior deve ser marcado e definido por lipoaspiração, então em sua maioria os homens precisam de incisão axilar anterior. O procedimento deve ser realizado com o paciente tanto em posição prona como em supina.
- Em mulheres, a extração de gordura deve iniciar na parte posterior do braço, especialmente nas áreas proximal e distal. A gordura na região posterior média do braço deve ser extraída com cuidado para evitar ressecção excessiva, que levará a deformidades.
- O enxerto de gordura deve ser sempre realizado com o uso de uma cânula curva para alcançar o ventre muscular do deltoide e espalhar a gordura ao longo do músculo.
- A incisão distal no cotovelo deve ser deixada aberta para drenagem; a massagem deve ser direcionada para esse local a fim de reduzir edema e hematomas.
- Após a cirurgia, uma leve compressão sobre o braço é recomendada. A compressão não deve ser aplicada muito alta para evitar edema no antebraço e na mão.

LEITURAS SUGERIDAS

Appelt EA, Janis JE, Rohrich RJ. An algorithmic approach to upper arm contouring. Plast Reconstr Surg 118:237, 2006.

Avelar J. Regional distribution and behavior of the subcutaneous tissue concerning selection and indication for liposuction. Aesthetic Plast Surg 13:155, 1989.

Chamosa M, Murillo J, Vázquez T. Lipectomy of arms and lipograft of shoulders balance the upper body contour. Aesthetic Plast Surg 29:567, 2005.

Coleman SR, Saboeiro AP. Fat grafting to the breast revisited: safety and efficacy. Plast Reconstr Surg 119:775; discussion 786, 2007.

Duncan DI. Improving outcomes in upper arm liposuction: adding radiofrequency-assisted liposuction to induce skin contraction. Aesthet Surg J 32:84, 2012.

Gasperoni C, Salgarello M. MALL liposuction: the natural evolution of subdermal superficial liposuction. Aesthetic Plast Surg 18:253, 1994.

Gilliland MD, Lyos AT. CAST liposuction of the arm improves aesthetic results. Aesthetic Plast Surg 21:225, 1997.

Glanz S, González-Ulloa M. Aesthetic surgery of the arm. Part I. Aesthetic Plast Surg 5:1, 1981.

Hammond DC, Arnold JF, Simon AM, et al. Combined use of ultrasonic liposuction with the pull-through technique for the treatment of gynecomastia. Plast Reconstr Surg 112:891; discussion 896, 2003.

Horn G. A new concept in male chest reshaping: anatomical pectoral implants and liposculpture. Aesthetic Plast Surg 26:23, 2002.

Hoyos A, Perez M. Arm dynamic definition by liposculpture and fat grafting. Aesthet Surg J 32:974, 2012.

Hoyos A, Perez M. Dynamic-definition male pectoral reshaping and enhancement in slim, athletic, obese, and gynecomastic patients through selective fat removal and grafting. Aesthetic Plast Surg 36:1066, 2012.

Hoyos AE, Millard JA. VASER-assisted high-definition liposculpture. Aesthet Surg J 27:594, 2007.

Şenyuva C, Güner H. Liposuction of the upper extremities. In Rubin JP, Jewell ML, Richter D, et al, eds. Body Contouring and Liposuction. St Louis: Elsevier, 2012.

CAPÍTULO 22

Contorno da Genitália Externa Feminina

Gary J. Alter

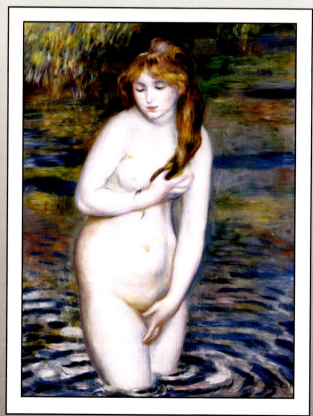

Pierre-Auguste Renoir: Young woman bathing

A consciência da aparência genital em ambos os sexos tem resultado em aumento da demanda de procedimentos estéticos. A conscientização aumentou com o uso disseminado da remoção de pelos genitais juntamente com a abundância de material sexualmente explícito impresso e na mídia. A estética é uma predileção pessoal, mas os ideais da estética genital geral evoluíram. Uma pessoa pode evitar a intimidade sexual se julgar sua genitália deformada ou feia.

Em geral, a maioria das pessoas considera ideais estéticos femininos como (1) lábios menores (lábios internos) simétricos que não se projetem além dos lábios maiores (lábios externos) em pé, (2) um capuz clitoridiano relativamente curto com poucos sulcos e que não se projeta excessivamente, (3) lábios maiores cheios, mas não protuberantes, sem excesso de pele, e (4) um coxim adiposo no monte púbico que não se projeta, quando a paciente usa roupas. Felizmente, foram desenvolvidos procedimentos bem-sucedidos que são capazes de alcançar os objetivos da maioria dos pacientes. A maioria das mulheres com lábios menores, lábios maiores e/ou capuz clitoridiano excessivamente grandes também se queixam de algum desconforto com roupas, exercícios ou relações sexuais.

Anatomia Cirúrgica

Zonas Anatômicas de Perigo

- Orifício uretral.
- Feixe neurovascular dorsal do clitóris.
- Corpo cavernoso do clitóris.
- Glande do clitóris.
- Crus do clitóris.

Contorno da Genitália Externa Feminina

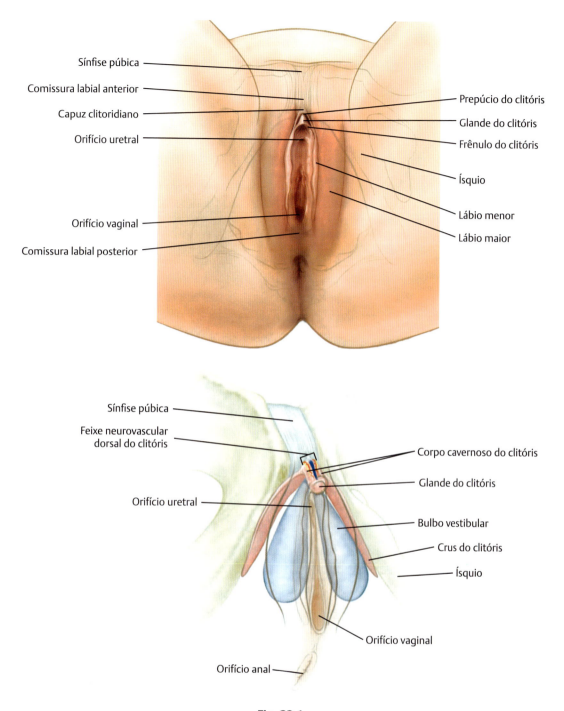

Fig. 22-1

O conhecimento da anatomia clitoridiana é essencial para prevenir uma lesão ou alteração negativa na sensação sexual. A anatomia do clitóris é similar à do pênis, porque são homólogos. A glande (cabeça) do clitóris é visível sob o prepúcio sobrejacente do capuz clitoridiano. A haste do clitóris é composta de dois corpos que são fixados à sínfise púbica pelo ligamento suspensório do clitóris. Os corpos divergem e se inserem bilateralmente no ísquio.

Os nervos sensitivos para a glande do clitóris são os nervos dorsais pareados, que derivam dos nervos pudendos. Os nervos dorsais correm dentro da fáscia de Bucks do clitóris em posições de aproximadamente 2 e 10 horas. As artérias dorsais são mediais, e a veia dorsal profunda se encontra na linha média dorsal.

Cristas de pele (frênula) ventrais pareadas estendem-se a partir da glande do clitóris. Cada lábio menor é formado pela convergência do frênulo da glande do clitóris com o capuz clitoridiano lateral. Um lábio pode se afilar gradualmente e estar minimamente presente posteriormente ou se estende e encontra o lábio oposto no introito posterior.

O corpo do clitóris é facilmente palpado. A excisão de gordura púbica pode ser segura, se a ressecção for realizada superior à sínfise púbica. A excisão de gordura dos lábios maiores não lesionará o clitóris, se a ressecção for superficial ao ísquio e lateral à sínfise púbica.

Redução dos Lábios Menores

O aumento dos lábios menores geralmente é congênito, mas se torna mais evidente na adolescência. Gravidez, pílulas anticoncepcionais, envelhecimento, distúrbios hormonais e hormônios exógenos também podem aumentar o tamanho dos lábios. Os lábios menores ideais são finos, de cor clara, retos, não redundantes e simétricos.

Tradicionalmente, e com mais frequência, a redução dos lábios menores é realizada por aparamento das margens labiais com o uso de tesoura, bisturi, clampe ou mais recentemente, a *laser*. A longa linha de sutura da margem labial geralmente resulta em uma margem labial recortada, larga, irregular, mesmo que sejam realizadas suturas interrompidas, contínuas ou subcuticulares. A ressecção excessiva com remoção labial parcial ou completa pode ocorrer. Como a principal margem labial é uma linha de sutura, há maior incidência de desconforto crônico. Além da dificuldade de se obterem margens labiais uniformes, simétricas, é muito trabalhoso alcançar uma transição natural das margens labiais para o capuz e frênulos clitoridianos. A liberação dos frênulos também pode fazer com que o capuz clitoridiano se mova anteriormente, tornando-o mais protuberante, com uma aparência maior. As vantagens de técnica de aparamento são a cor resultante mais clara da margem labial e o tempo menor de cirurgia, e esse ainda é o procedimento de redução de lábios mais comum. Porém, como a técnica de aparamento pode levar a muitas queixas da paciente, foi desenvolvido o procedimento em cunha central estendida, que inclui a redução parcial do capuz clitoridiano.

Indicações e Contraindicações

Uma mulher é candidata à redução dos lábios menores se ela considerar seus lábios menores muito grandes ou protuberantes. Como os lábios menores variam drasticamente entre as mulheres, as reduções podem ser de pequenas a grandes. Pode também haver assimetria menor ou dramática dos lábios ou capuz clitoridiano que geralmente pode ser corrigida durante a cirurgia. Deve-se ter cuidado ao operar mulheres com síndromes de dor vulvar, porque esta pode ser exacerbada com cirurgia.

Avaliação da Paciente

A paciente deve ser avaliada na posição de litotomia, e a mulher visualiza sua vulva com um espelho de mão. Os lábios são examinados quanto à quantidade de protrusão, largura, cor, simetria e comprimentos anterior e posterior. O capuz clitoridiano deve ser avaliado para espessura, protrusão, pregas redundantes de pele, a localização de pele hiperceratótica, tamanho da glande e exposição da glande. O introito posterior deve ser examinado para um lábio posterior alto ou um introito aberto, o que geralmente está associado a uma episiotomia. A flacidez vaginal e um períneo pequeno são avaliados. Podem estar presentes uma rafe perineal pigmentada ou um tecido perineal hiperceratótico que a paciente pode desejar que sejam excisados.

Planejamento e Preparo Pré-Operatórios

A excisão em cunha central geralmente inclui a porção mais protuberante e com pigmentação mais escura do lábio. O tamanho da cunha é ajustado para obter simetria. Mostra-se à paciente a projeção da aparência pós-operatória segurando juntas as porções anterior e posterior da excisão em V em cada mão, enquanto a paciente está deitada, observando com o espelho. Ocasionalmente, há discrepância entre a cor dos lábios anterior e posterior na anastomose, mas isto raramente é um problema se for mostrado à paciente no pré-operatório, e geralmente é menos notável com o tempo. A área do capuz clitoridiano que será excisada também é mostrada. Se for necessário revisar um lábio posterior alto ou tenha de ser realizada uma perineoplastia, isto deve ser explicado à paciente. Um lábio muito grande e largo pode necessitar de duas excisões em cunha em cada lado ou uma excisão em cunha com uma excisão posterior elíptica, lateral e, possivelmente, também medial.

Deve ser dito à paciente e lhe mostrado o plano exato bem como o resultado projetado para prevenir quaisquer concepções errôneas ou falsas expectativas. Deve ser obtido da paciente o consentimento informado, sendo-lhe também oferecidos materiais e mídia educacionais.

Técnica Cirúrgica

ANESTESIA

A rotina de labioplastia pode ser realizada com a paciente sob anestesia geral, sedação ou anestesia local. Como o procedimento é realizado com a paciente em posição de litotomia e leva em média de 1,5 a 2 horas, a paciente pode ficar agitada sob anestesia local.

MARCAÇÕES

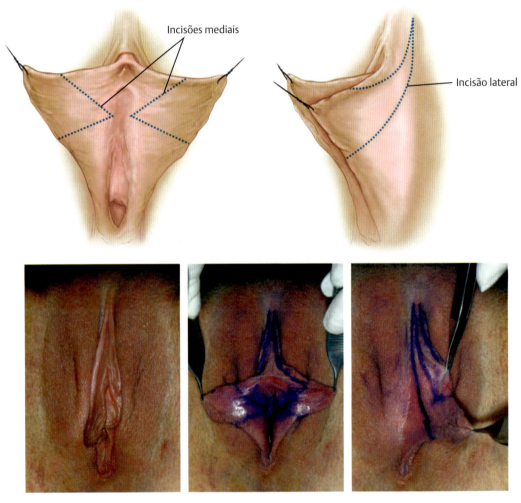

Fig. 22-2

As marcações são feitas para excisar a área mais protuberante de cada lábio com uma excisão em cunha ou em V. A marcação superior geralmente é feita na junção do frênulo com o capuz clitoridiano para formar o lábio ou exatamente posterior a essa convergência.

Pinças são usadas para determinar o tamanho da cunha a ser excisada que criará uma linha reta sem causar tensão excessiva na linha de sutura. As marcações laterais podem ser estendidas em um desenho anterior de bastão de hóquei para excisar capuz clitoridiano redundante lateral ou pregas, assim as excisões medial e lateral dos lábios são assimétricas. A porção medial da cunha se estende internamente até parar bem antes do anel himenal. São feitas marcações no lábio oposto para obter simetria.

POSICIONAMENTO DA PACIENTE

O procedimento é realizado com a paciente na posição de litotomia com apoios para os braços.

TÉCNICA

A paciente é preparada, e os campos cirúrgicos colocados, e a área cirúrgica é infiltrada com lidocaína com epinefrina e bupivacaína (Marcaine). Uma lupa é muito útil para obter um excelente fechamento.

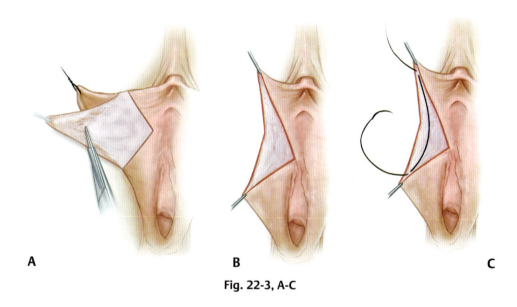

Fig. 22-3, A-C

A mucosa do lábio medial é removida, deixando o máximo possível de tecido subcutâneo. A pele lateral é, então, removida sem remoção de nenhum tecido no subcutâneo. O tecido subcutâneo é reaproximado usando Monocryl 5-0 em uma agulha TF não traumática.

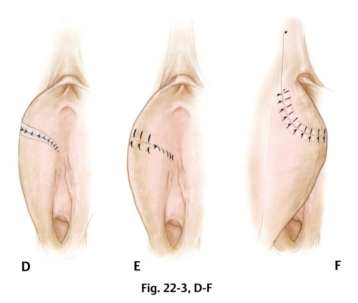

Fig. 22-3, D-F

O fechamento em duas camadas de bom tecido subcutâneo ajuda a evitar deiscência da ferida ou perfurações. O excesso de tecido subcutâneo medial ou lateral é excisado durante o fechamento para prevenir orelhas de cão ou lábios excessivamente grossos.

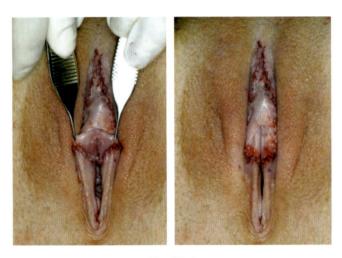

Fig. 22-4

O fechamento externo começa na ponta principal distal com suturas de colchoeiro verticais de Monocryl 5-0 em uma agulha TF. As suturas de colchoeiro verticais são usadas em grande parte dos fechamentos lateral e medial. Suturas contínuas de Monocryl 5-0 são usadas profundamente em direção medial e muitas vezes lateralmente. O excesso de pele e mucosa é aparado durante o fechamento. A excisão do capuz clitoridiano lateral é fechada com uma sutura contínua de Monocryl 5-0 no tecido subcutâneo e o fechamento subcuticular com uma sutura contínua de Monocryl 5-0. Depois de completar um lado, o outro é checado novamente quanto à simetria antes de ser repetido o fechamento. A simetria deve ser excelente à conclusão da cirurgia.

Se uma segunda cunha ou elipses posteriores forem necessárias em um ou ambos os lados, estas são realizadas após a conclusão das cunhas bilaterais anteriores.

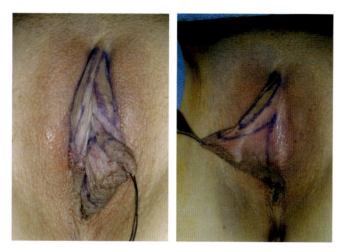

Fig. 22-5

A extensão lateral dos lábios em V em formato de bastão de hóquei diminuirá as pregas do capuz clitoridiano lateral ou o excesso de pele. No entanto, pregas mediais ou pele hipertrófica são comuns, então devem ser feitas modificações. A excisão lateral pode ser ajustada para mais medial em alguns casos. Em outros casos, a excisão lateral em V dos lábios para no lábio lateral, e uma elipse vertical pode ser excisada a partir de um ou ambos os lados do capuz clitoridiano médio-lateral. A assimetria da pele do capuz clitoridiano é ajustada. Se o paciente não desejar a excisão do capuz clitoridiano ou caso não esteja presente um excesso de pele no capuz, a excisão labial lateral termina no lábio lateral ou no capuz lateral para evitar orelhas de cão.

Se a paciente tiver um capuz clitoridiano redundante longo ou pregas transversas neste, pode-se excisar uma pequena elipse transversa do capuz. A incisão é fechada com suturas de colchoeiro verticais com Monocryl 6-0. Essa excisão transversa raramente é realizada, porque a ressecção da pele em geral pode causar a exposição excessiva da glande, levando à hipersensibilidade ou aparência desagradável dessa. Uma redução mais agressiva do capuz clitoridiano com reposicionamento do clitóris (clitoropexia) está além do âmbito deste capítulo. A redução de uma grande haste e/ou glande clitoridiana também pode ser realizada, mas também está além do âmbito deste capítulo.

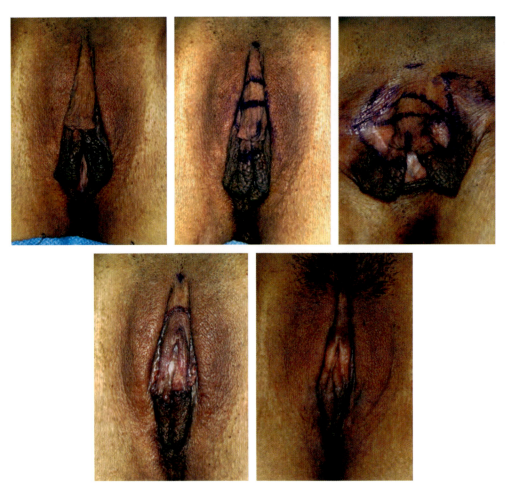

Fig. 22-6

Esta mulher de 31 anos tinha um capuz clitoridiano longo e lábios menores aumentados. Ela se submeteu à excisão transversa de capuz e labioplastia.

PROCEDIMENTOS COMPLEMENTARES

Se for necessário liberar ou revisar o lábio posterior, isto também é feito após a realização das labioplastias. O introito deve estar flácido o suficiente para permitir a largura de dois dedos sem tensão significativa. Se a paciente tiver um lábio posterior alto de um introito excessivamente estreitado, então o introito posterior deve ser revisado para prevenir a dificuldade nas relações sexuais. Uma incisão na linha média posterior é feita para liberar o lábio, e a mucosa vaginal é suturada na pele perineal. As orelhas de cão posteriores que são formadas são revisadas medial e lateralmente para prevenir uma deformidade estética. Se a incisão na linha média não for adequada, pode ser necessário elevar a mucosa vaginal posterior até o hímen com liberação das inserções, sendo a mucosa suturada no períneo.

Se o estreitamento vaginal for realizado ao mesmo tempo que a labioplastia, o fechamento vaginal deverá ser realizado primeiro com o fechamento terminando temporariamente no hímen, especialmente se a paciente tiver lábios muito grandes e largos. Um grande V estendendo-se internamente pode causar grave contração do introito que pode elevar e estreitar o introito, então é melhor ajustar o introito distal ao hímen e o períneo após a conclusão da labioplastia.

Cuidados Pós-Operatórios

Durante 2 dias após a cirurgia, aplica-se pomada antibiótica, são administrados antibióticos profiláticos, e uma compressa de gelo é aplicada. A paciente pode tomar banho de chuveiro no dia seguinte à cirurgia. O exercício deve ser evitado por 3 semanas, mas a paciente não deve andar de bicicleta e nem cavalgar por 8 semanas. As relações sexuais podem ser retomadas em 6 semanas. Geralmente 80% do edema se resolve em 6 semanas, desaparecendo o endurecimento e edema em 4 meses. As suturas começam a desaparecer em cerca de 2 semanas e geralmente se dissolvem em 6 semanas. A paciente pode-se queixar de prurido e desconforto por reação da sutura após algumas semanas, o que pode ser tratado com Vagisil e creme fraco de cortisona.

Resultados e Desfechos

Um estudo recente de 407 pacientes revelou uma taxa de complicações significativas muito baixa de 4%, com uma taxa média de satisfação da paciente de 9,2 de 10 (10 mais satisfeita). A autoestima melhorou em 93%, a vida sexual em 71%, e o desconforto em 95% das mulheres.

Problemas e Complicações

Deve-se tomar cuidado para não estreitar excessivamente o introito ou fazer uma elevação extrema de um lábio posterior. O introito deve ser capaz de acomodar a largura de dois dedos. Um lábio muito grande e largo pode fazer com que a cunha estreite excessivamente o introito, então uma cunha menor com uma crescente posterior deve ser criada. Se o lábio posterior for muito assimétrico ou grande, um segundo V ou uma elipse lateral podem ser necessários para obter simetria ou redução adequada.

Se for realizada uma técnica meticulosa usando as técnicas descritas, complicações são muito raras. Uma ligeira separação da margem labial ocorre em cerca de 2% das pacientes, porém a maioria dessas separações se torna invisível dentro de 4 a 6 meses. Uma importante deiscência ou perfuração ocorre em menos de 1%. Revisões cirúrgicas serão realizadas se houver uma deformidade persistente na margem labial decorrente de uma deiscência menor, estiramento dos lábios ou cicatrizes labiais, assimetria dos lábios ou capuz clitoridiano, ou perfurações. As revisões são postergadas por 5 a 6 meses para permitir que ocorra toda a cicatrização e que o endurecimento dos tecidos se resolva. A rara paciente com desconforto persistente após vários meses geralmente terá resolução após um curso de várias semanas de um potente creme de cortisona, como clobetasol a 0,05%.

> ### Decisões Críticas e Nuances Cirúrgicas
>
> - Fechamento livre de tensão.
> - Bom fechamento subcutâneo, quase sempre com duas camadas, é mandatório para prevenir deiscência e perfurações. O fechamento completo é em quatro camadas.
> - O fechamento é realizado usando Monocryl 5-0 com uma agulha TF não traumática. O Monocryl diminui a dor e deiscência pós-operatórias, porque ele é relativamente não reativo.
> - A margem labial mais proeminente é fechada com suturas de colchoeiro verticais para diminuir separações da ferida.
> - O introito deve admitir a largura de dois dedos.
> - A exposição da glande do clitóris deve permanecer a mesma do pré-operatório quando for realizada a redução do capuz clitoridiano, a não ser que seja solicitado de outra maneira pela paciente.

REDUÇÃO DOS LÁBIOS MAIORES

Os lábios maiores jovens são cheios sem excesso de pele. Lábios maiores excessivamente cheios por causa da gordura podem ser congênitos ou causados por perda ou ganho de peso. O excesso de pele nos lábios maiores ocorre após perda de peso, gravidez e envelhecimento, resultando em lábios maiores enrugados, visualmente desagradáveis e que pendem inferiormente quando a mulher fica em pé.

Indicações e Contraindicações

A redução dos lábios maiores depende de se tratar de excesso de pele, de gordura, ou ambas. A ausência de pelos genitais requer a conscientização do posicionamento da incisão. Anteriormente, as incisões eram posicionadas na porção média do lábio, porém uma cicatriz menos notável é feita mais medialmente no sulco labial lateral. Se houver perda de gordura sem excesso de pele, então o enxerto de gordura melhorará o volume.

Avaliação da Paciente

O objetivo estético são lábios maiores jovens e cheios, porém lábios maiores excessivos, protuberantes, pendentes, causam um abaulamento desagradável nas roupas e uma visível prega central a partir do introito. A proeminência pode decorrer de lábios maiores excessivamente adiposos e cheios ou de pele muito estirada, ou da combinação de ambos. A área do monte púbico deve ser avaliada quanto a excesso de gordura púbica e ptose (ver a seção de Elevação [*Lift*] do Monte Púbico). A cirurgia dos lábios menores e a dos lábios maiores pode ser realizada no mesmo procedimento, sendo feita a revisão dos lábios menores primeiro.

Planejamento e Preparo Pré-Operatórios

A paciente explicará suas preocupações. Na manhã da cirurgia, é melhor que ela se depile, porque a marcação é feita antes de entrar na sala cirúrgica. A simetria é avaliada enquanto ela está em pé e sentada e ela se visualiza com um espelho de mão. A deformidade pode ser um excesso de pele solta ou apenas excesso de gordura, ou ambos. O excesso de pele ou gordura pode ocorrer ao longo de todo o lábio ou ser localizado mais posterior ou anteriormente.

Deve-se informar às pacientes de que a redução dos lábios maiores pode resultar em uma maior visualização do capuz clitoridiano e dos lábios menores quando elas estão em pé. Assim, as pacientes podem solicitar o tratamento daquelas áreas em conjunto com a redução dos lábios maiores. As pacientes também devem ser informadas de que pode haver um contraste entre as cores da pele em cada lado da linha de sutura. Se forem informadas de antemão, raramente haverá uma objeção.

Técnica Cirúrgica

ANESTESIA

O procedimento é realizado com a paciente sob anestesia geral ou local. Entretanto, grandes reduções com remoção de gordura devem sempre ser feitas sob anestesia geral.

MARCAÇÕES

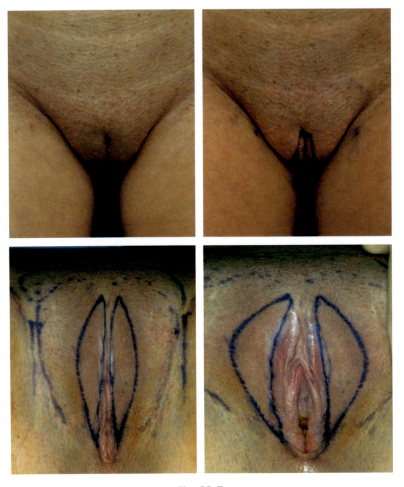

Fig. 22-7

Os pontos de referência anatômicos são marcados, incluindo as pregas da porção medial da coxa e a distinção de cor de cada lábio lateral.

O excesso de pele é excisado como uma crescente a partir do lábio medial, das comissuras labiais anteriores a posteriores. A linha de incisão medial geralmente é feita na linha medial dos pelos ou imediatamente medial a ela na porção lateral do sulco labial.

A quantidade de pele excisada depende da deformidade. Geralmente é mandatório manter pelo menos dois centímetros de lábios maiores pigmentados laterais à linha de incisão. Essa quantidade remanescente geralmente assegura pele adequada para evitar a abertura da vagina enquanto a paciente abduz totalmente suas pernas, então é melhor permanecer conservador. Isto pode ser testado empurrando a pele a ser excisada com um *swab* de algodão com as pernas abduzidas. Se a assimetria estiver presente, as marcações serão ajustadas em conformidade. Em alguns casos, a forma da crescente irá variar, dependendo de haver mais excesso de pele anterior ou posteriormente. As incisões não devem se encontrar na linha média anterior ou posteriormente de tal forma que elas são anguladas lateralmente de maneira fusiforme, se necessário.

Depois de completadas as marcações, deve-se dar um espelho à mulher para que ela veja a pele e a gordura a serem excisadas nas posições em pé e de litotomia. Um *swab* de algodão é colocado sobre a pele e a gordura a serem excisadas de modo que as linhas de incisão medial e lateral se encontrem, dando assim à paciente uma ideia da aparência pós-operatória. A lipoaspiração púbica com frequência é realizada no mesmo tempo cirúrgico pelas incisões labiais superiores.

POSICIONAMENTO DA PACIENTE

A cirurgia é realizada com a paciente na posição de litotomia com apoio dos braços.

TÉCNICA

A excisão de gordura é realizada somente se houver claramente um excesso, como em uma mulher obesa ou com gordura congênita. A remoção de gordura deve ser marcada e estimada antes da cirurgia. A ressecção excessiva de gordura deve ser evitada, porque isto pode causar uma deformidade e a aparência envelhecida.

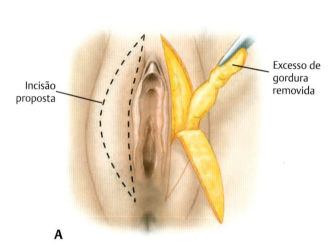
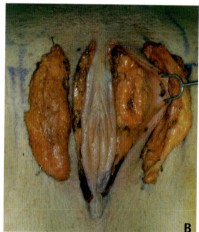

Fig. 22-8, A e B

A pele e a gordura são infiltradas com lidocaína com epinefrina e bupivacaína. As crescentes de pele são excisadas, e a simetria é checada. Se a gordura tiver de ser excisada, a fáscia superficial de Colles é incisada nessas áreas. A gordura pode ser removida em toda a extensão labial ou de segmentos do lábio, dependendo da deformidade. A gordura é excisada com eletrocautério, deixando significativa gordura residual, porque a ressecção excessiva pode causar uma deformidade oca. Uma hemostasia meticulosa é essencial. A simetria deverá ser confirmada. Um dreno de sucção fechada é colocado, somente se for removido um grande volume de gordura.

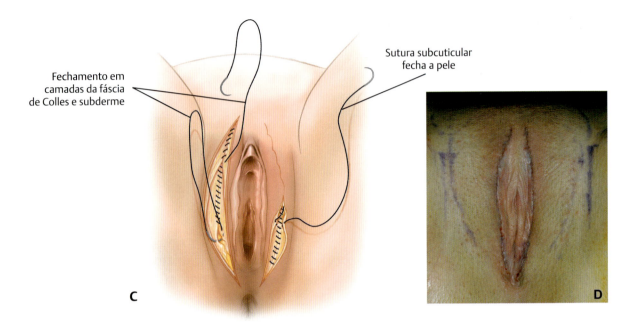

Fig. 22-8, C e D

Se a fáscia de Colles for aberta, ela será fechada com suturas contínuas com Monocryl 4-0. O tecido subdérmico é fechado com uma sutura de Monocryl 5-0, que deve prender a fáscia superficial de Colles para eliminar espaço morto. A pele é fechada com uma sutura subcuticular de Monocryl 5-0.

PROCEDIMENTOS COMPLEMENTARES

A excisão dos lábios maiores pode ser realizada em conjunto com um *lift* de púbis. Se grandes depósitos de gordura forem removidos, drenos de sucção fechada podem ser colocados superiormente ou em uma posição dependente nos lábios maiores.

Cuidados Pós-Operatórios

As incisões são cobertas com Steri-Strips, que podem ser removidas em um dia. O cuidado é similar àquele para o procedimento de redução dos lábios menores.

Resultados e Desfechos

As pacientes relatam estar satisfeitas desde que sejam bem-educadas sobre a provável aparência pós-operatória.

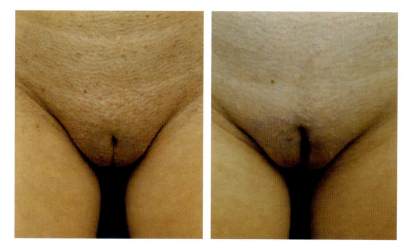

Fig. 22-9

Esta mulher de 21 anos tinha aumento congênito de gordura e da pele de seus lábios maiores. Um ano após a cirurgia, a paciente estava satisfeita com o resultado.

Problemas e Complicações

As complicações após a redução dos lábios maiores são raras. Pode ocorrer um hematoma se a hemostasia não for meticulosa, e é mais provável que ocorra se uma grande quantidade de gordura for removida. O edema geralmente é leve, mas pode ser considerável se for realizada uma significativa remoção de gordura ou se a redução for realizada em associação a um grande *lift* do púbis. O desconforto é leve. As complicações mais comuns são: assimetria de gordura ou pele, que pode ser revisada em aproximadamente 6 meses. As cicatrizes são mínimas se for usado um fechamento subcuticular. A discrepância de cor entre os dois lados da linha de incisão pode tornar a cicatriz mais visível, portanto é importante escolher a linha de incisão medial no sulco labial lateral.

A ressecção da pele excessiva pode causar um espaçamento no introito, possivelmente resultando em desconforto com roupas, secura vaginal e uma deformidade estética. Deve-se tomar extremo cuidado com uma ressecção conservadora, se a paciente for submetida a um *lift* da coxa medial ao mesmo tempo ou no futuro. Neste caso, os pontos de adesão de Colles podem não segurar, resultando em migração posterior da pele com abertura do introito.

> ### *Decisões Críticas e Nuances Operatórias*
>
> - A linha de sutura medial deve estar no sulco labial lateral na, ou exatamente medial à, linha do pelo para minimizar a visibilidade.
> - As marcações são verificadas com a paciente em pé e deitada, e a aparência labial é avaliada empurrando as marcações em forma de crescente com *swabs* de algodão.
> - Deve-se deixar pele labial pigmentada adequada para evitar a formação de um espaço no introito. Deve-se tomar cuidado caso tenha de se ter realizado o *lift* da coxa medial.
> - O fechamento subcuticular minimiza a cicatriz.

Procedimentos Combinados

As reduções dos lábios menores, lábios maiores e capuz clitoridiano são comumente combinadas. Se a mulher teve um parto vaginal, uma perineoplastia com ou sem estreitamento vaginal também é realizada com frequência.

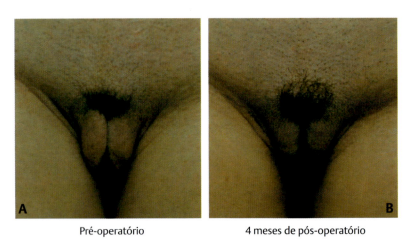

Pré-operatório   4 meses de pós-operatório

Fig. 22-10, A e B

Esta mulher de 46 anos é vista antes e 4 meses após redução combinada dos lábios menores, dos lábios maiores e do capuz clitoridiano juntamente com perineoplastia.

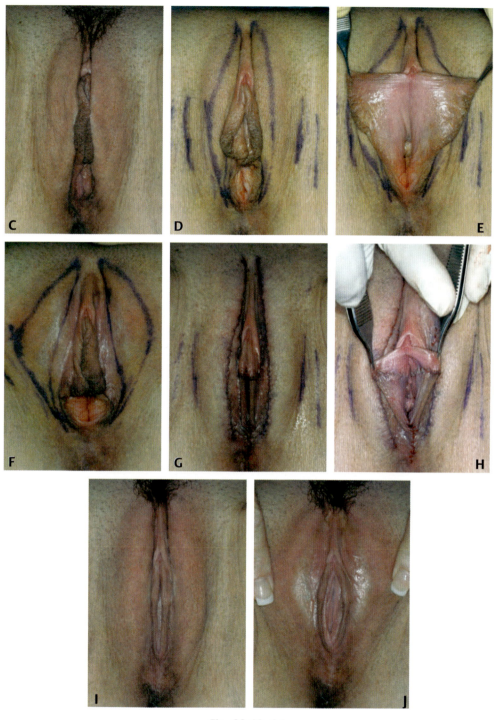

Fig. 22-10, C-J

Note a aparência natural e o fato de que as cicatrizes ficam escondidas.

Elevação/Lift do Monte Púbico

O aumento da obesidade e dos procedimentos de perda de peso massiva levou a deformidades do monte púbico, com excesso de depósito de gordura, excesso de pele com ptose em escudo e lábios maiores grandes e protuberantes. O tratamento cirúrgico é necessário para eliminar essas deformidades.

Indicações e Contraindicações

A lipodistrofia do monte púbico é vista geralmente como uma deformidade congênita ou está associada à obesidade adquirida que não foi tratada com perda de peso somente. A paciente se queixa de um aumento de volume não natural que a deixa desconfortável com roupas apertadas. Se nenhum excesso de pele estiver presente, então a lipoaspiração tradicional, geralmente incluindo os lábios maiores superiores, realizada por pequenas incisões na virilha, eliminará a deformidade.

Planejamento e Preparo Pré-Operatórios

A elevação (*lift*) do monte púbico com um coxim adiposo púbico aumentado geralmente é realizada por meio da elevação de pele horizontal tradicional com ressecção de gordura, frequentemente associado a uma abdominoplastia. Porém, a elevação isoladamente em geral é inadequada, porque o monte púbico descerá novamente. Uma segunda elevação poderá causar redução excessiva da área. Uma incisão vertical da pele púbica pode causar uma cicatriz desagradável em T no monte púbico. Um *lift* horizontal do púbis com remoção de gordura e pontos de adesão na fáscia do músculo reto mantém o monte púbico em posição e lhe dá uma aparência natural. Mostra-se à paciente a provável aparência pós-operatória na frente de um espelho com ela em pé.

Técnica Cirúrgica

ANESTESIA

O procedimento é realizado com a paciente sob anestesia geral.

MARCAÇÕES

A paciente é avaliada enquanto está em pé à frente do espelho, assim como na posição de litotomia. O cirurgião estima a quantidade de pele e gordura a ser excisada para elevar a comissura labial anterior à sínfise púbica. A quantidade de pele púbica a ser removida deve ser conservadora, porque a pele se retrairá modestamente depois que a remoção de gordura for realizada.

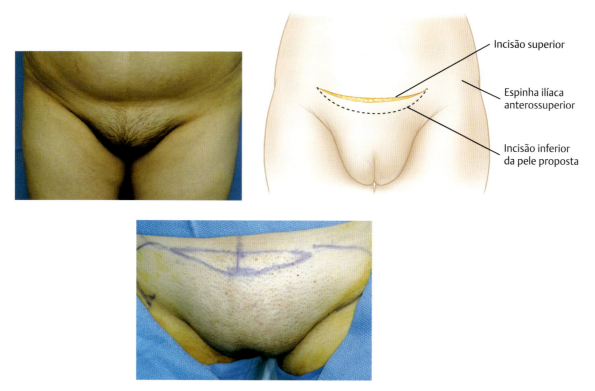

Fig. 22-11

Se a paciente tiver excesso massivo de pele púbica horizontal, alguns cirurgiões usarão a excisão em cunha invertida na linha média superior da pele e tecido subcutâneo. A cunha tem uma base superior com o vértice apontando na direção da comissura labial anterior. Entretanto, essa excisão de linha média e a linha de cicatriz podem ser esteticamente desagradáveis e podem dificultar a aplicação de pontos de adesão púbica. Em vez disto, se um excesso desagradável de pele púbica horizontal persistir após o *lift*, então cunhas invertidas laterais superiores bilateralmente ou excisões elípticas de pele púbica podem ser removidas com o cuidado de não excisar o tecido linfático. No entanto, essas excisões laterais raramente são necessárias. Geralmente a incisão transversa em crescente feita logo abaixo de uma linha do panículo ou na linha da cicatriz de uma abdominoplastia é adequada. A incisão transversa estende-se apenas por um comprimento suficiente para excisar o excesso de pele e levantar o púbis. A incisão em crescente inferior deve ser posicionada de forma a preservar pelo menos 7 ou 8 cm de pele púbica cranial à comissura labial anterior para manter uma quantidade normal de pele púbica.

A elevação da pele púbica também levanta os lábios maiores e reduz sua protuberância. Se os lábios maiores tiverem de ser reduzidos, a quantidade de pele labial e de gordura a ser excisada é determinada. Alguma gordura labial pode ser excisada ou então se faz sua lipoaspiração pela incisão púbica, porém uma excisão mais acurada e extensa é realizada por incisões nos lábios maiores.

POSICIONAMENTO DA PACIENTE

O procedimento é realizado com a paciente na posição de litotomia.

TÉCNICA

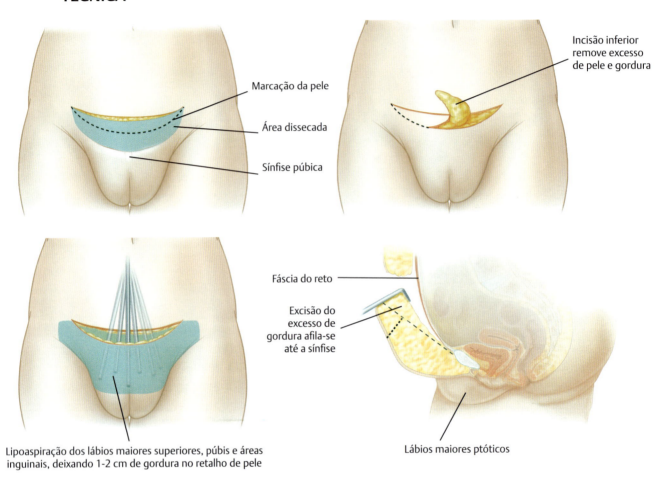

Fig. 22-12

A cirurgia é realizada de modo similar a um procedimento para pênis embutido, porque é derivada do *lift* do púbis masculino. Através de incisão transversa, a pele púbica e a gordura são liberadas até a sínfise púbica entre os anéis externos. A gordura é reduzida por meio de lipoaspiração após infiltração tumescente e por excisão conservadora, se necessário. A lipoaspiração é usada para remover gordura dos montes púbico e inguinal, podendo também ser usada para diminuir gordura dos lábios maiores superiores, se a redução aberta dos lábios maiores não for realizada ao mesmo tempo. Aproximadamente 1,5 a 2,5 cm de gordura é mantida no retalho púbico e uma quantidade ligeiramente mais generosa de gordura púbica logo acima da comissura labial anterior para manter a convexidade natural do monte, porque um retalho púbico totalmente plano na mulher não é ideal.

Contorno da Genitália Externa Feminina

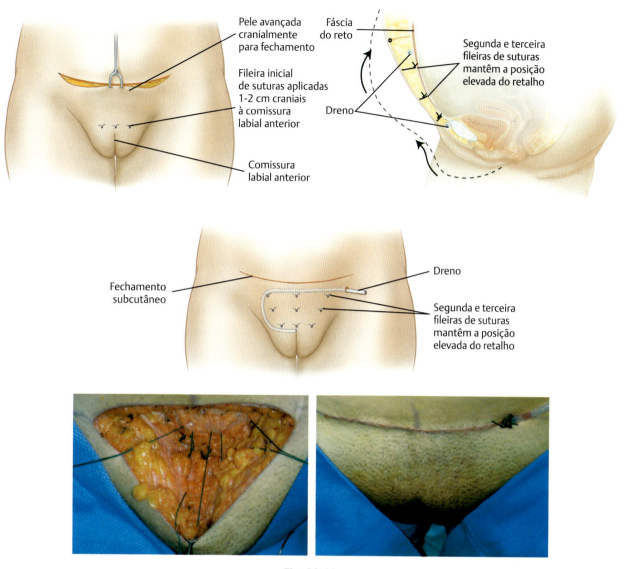

Fig. 22-13

Fileiras de três pontos de adesão de Prolene Nº 1 em uma agulha CTX são aplicadas começando a vários centímetros cranialmente à comissura labial anterior unindo o tecido subcutâneo superficial à fáscia do reto. A comissura labial anterior deve ser apenas levemente elevada até o nível da sínfise púbica, pois o excesso de elevação é deformante. Geralmente três fileiras de suturas são adequadas para levantar o púbis. Um dreno plano de sucção fechada de 10 mm é colocado a partir da comissura púbica anterior, ao longo do lado direito, sob a incisão, e exteriorizado por uma incisão por contra-abertura púbica lateral. A ferida é fechada como de rotina. A quantidade de gordura em cada lado da incisão deve ser equivalente, assim a lipoaspiração do retalho abdominal inferior pode ser necessária. Se o fechamento resultar em uma dobra pendente da pele abdominal, uma excisão parcial da pele do panículo abdominal deve ser efetuada nesse momento.

A dissecção do monte púbico não lesionará o clitóris se a dissecção permanecer cranial à sínfise púbica, e o clitóris poderá ser facilmente palpado na posição de litotomia.

PROCEDIMENTOS COMPLEMENTARES

Um *lift* natural do púbis pode ser alcançado por meio de excisão horizontal da pele, elevação da pele e gordura púbica até a sínfise púbica e por lipoaspiração e excisão da gordura púbica. A cirurgia poderá ser realizada em conjunto com uma abdominoplastia. Às vezes, pode ser necessária uma paniculectomia abdominal parcial para prevenir uma dobra exagerada de pele.

Cuidados Pós-Operatórios

O dreno é removido, quando a drenagem para, e o protocolo de rotina de cuidados com a ferida é seguido.

Resultados e Desfechos

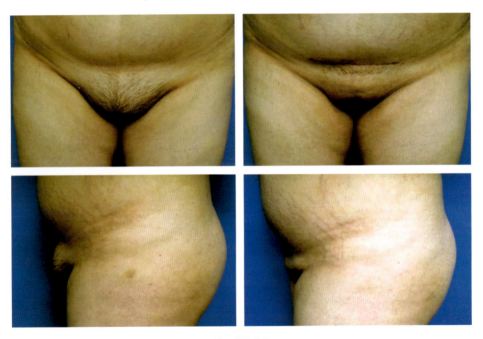

Fig. 22-14

Esta mulher de 19 anos estava muito incomodada com a protrusão de seu monte púbico. Ela é vista antes e 2 meses após elevação (*lift*) do monte púbico.

> ### Decisões Críticas e Nuances Cirúrgicas
>
> - A comissura labial anterior não deve ser excessivamente elevada.
> - Cerca de 7 a 8 cm de pele púbica devem ser deixados cranialmente à comissura labial anterior.
> - A retirada de gordura do retalho púbico é realizada primariamente com lipoaspiração estendida às áreas inguinais e lábios maiores superiores, com 1,5 a 2,5 cm de tecido fibroadiposo deixado no retalho para prevenir uma concavidade.
> - Na maioria dos casos, três fileiras horizontais de suturas com três pontos de adesão cada, entre o retalho púbico e a fáscia do reto mantêm o retalho em posição.

Conclusão

A cirurgia de contorno genital geralmente é algo que muda a vida de pacientes femininas. A mulher com desconforto ou diminuição da autoestima decorrentes de vergonha da genitália terá mais autoconfiança em um relacionamento e será mais aberta sexualmente, e sua qualidade de vida melhorará imensamente.

LEITURAS SELECIONADAS

Alter GJ. Aesthetic labia minora and clitoral hood reduction using extended central wedge resection. Plast Reconstr Surg 122:1780, 2008.

Alter GJ. Pubic contouring after massive weight loss in men and women: correction of hidden penis, mons ptosis, and labia majora enlargement. Plast Reconst Surg 130:936, 2012.

CAPÍTULO 23

Contorno da Genitália Masculina

Gary J. Alter

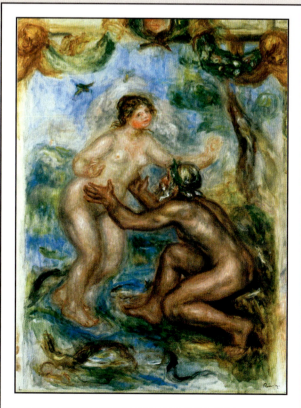

Pierre-Auguste Renoir: The Saône embraced by the Rhone

A conscientização dos homens de sua aparência genital aumentou como resultado da disseminada disponibilidade de material de sexo explícito impresso e na mídia. Essa conscientização levou a uma maior demanda de procedimentos estéticos da genitália. Homens com diferenças anatômicas genitais podem temer que isto seja descoberto por outras pessoas e desenvolver sentimentos de inadequação e insegurança, que podem levar à depressão. O indivíduo pode evitar a intimidade sexual se julgar que sua genitália é deformada ou inestética. A estética é uma preferência pessoal, mas os ideais gerais de uma estética genital evoluíram.

Em geral, os homens desejam uma área púbica plana, um pênis saliente no estado flácido quando estão em pé ou sentados, e uma bolsa escrotal que, de preferência, não se encontre abaixo da extremidade do pênis flácido. O paciente idealmente terá uma ereção reta sem uma curvatura significativa e ausência de uma membrana penoescrotal. A maioria dos homens deseja o máximo possível de extensão e circunferência, porém esses procedimentos de aumento são controversos e investigacionais; portanto, não estão incluídos neste capítulo. Os procedimentos aqui apresentados melhoram com sucesso a aparência e função do pênis, mas não o aumentam.

ANATOMIA CIRÚRGICA

Zonas Anatômicas de Perigo

- Feixes neurovasculares localizados dorsalmente a partir das posições de 3 a 9 horas.
- A uretra.

A anatomia do pênis é similar à do clitóris; eles são homólogos. A glande (cabeça) do pênis é visível sob o prepúcio sobrejacente. A haste do pênis é composta por dois corpos cavernosos eréteis e pelo corpo esponjoso (contendo a uretra), que estão inseridos na sínfise púbica pelo ligamento suspensório do pênis. Os corpos cavernosos divergem e se inserem bilateralmente no ísquio. O corpo esponjoso contendo a uretra corre até a uretra membranosa. Os nervos sensitivos e o suprimento sanguíneo são os mesmos daqueles do clitóris.

Pênis Embutido

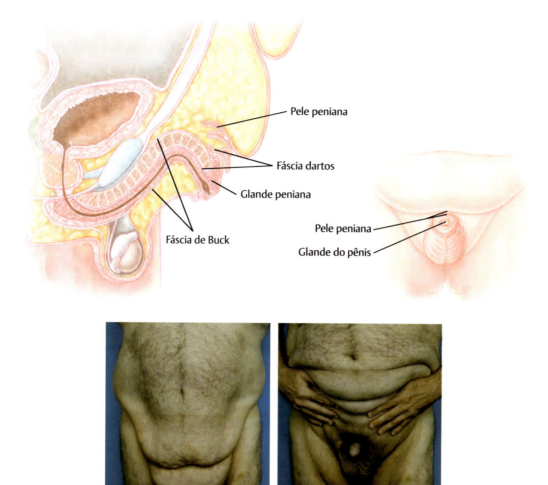

Fig. 23-1

Um pênis que está parcial ou completamente oculto seja em pé, sentado ou curvado, é referido como *pênis embutido, escondido ou oculto*. O pênis embutido congênito é relativamente incomum, mas pode ocorrer tanto em um paciente com sobrepeso como naquele relativamente magro. O encobrimento do pênis é muito comum em homens ao envelhecimento, em caso de circuncisão muito agressiva, ou no ganho excessivo de peso com ou sem perda de peso. A etiologia subjacente ao pênis embutido são as inserções inadequadas da túnica albugínea e fáscia de Buck na fáscia (túnica) dartos e pele. As estruturas penianas permanecem inseridas nos ossos púbicos, mas a pele e a fáscia dartos se projetam para fora, telescopando o pênis.

O paciente pode apresentar depósito de gordura em sua área púbica com subsequente descida da gordura e pele púbicas. A gordura ou pele podem-se projetar sobre o pênis, mas geralmente este fica embutido dentro da gordura ou bolsa escrotal por causa das inserções inadequadas da pele peniana na túnica. Mesmo que o paciente perca peso, o pênis oculto geralmente persiste.

O pênis embutido pode ocorrer em homens circuncisados ou não circuncisados. No entanto, a principal causa de pênis embutido em um homem circuncisado é a remoção excessiva da pele da haste em sua circuncisão inicial. Uma inadequada pele peniana impede a completa extensão peniana. Além disso, a remoção de pele da haste em vez do prepúcio elimina as inserções de pele normais na fáscia de Buck, o que faz com que o pênis sanfone para dentro.

Indicações e Contraindicações

O embutimento crônico da pele peniana pode resultar em um paciente que não consegue ficar em pé durante a micção. A pele peniana se torna cronicamente úmida de urina e suor, o que geralmente induz à inflamação crônica e ao desenvolvimento de líquen escleroso. A inflamação pode causar fimose da pele distal ou média da haste peniana, com aprisionamento completo da glande do pênis. A inflamação crônica pode causar destruição da pele peniana e desenvolvimento de carcinoma de pênis. Alguns médicos, erroneamente, acreditam que uma circuncisão para eliminar a fimose possa curar o pênis embutido, mas na realidade a circuncisão geralmente agrava a situação. A circuncisão também pode remover pele necessária que poderia ser usada para reconstruir a haste peniana depois que a fimose é liberada, e o embutimento do pênis corrigido.

Avaliação do Paciente

Múltiplos fatores precisam ser avaliados em pacientes que apresentam pênis embutido:
1. Se ptose púbica estiver presente, deve-se estimar a quantidade necessária de elevação e excisão de pele para elevar a junção penopúbica até o nível da sínfise púbica.
2. O volume de gorduras púbica e inguinal deve ser determinado.
3. O examinador determina se há pele peniana saudável suficiente com a ereção, quando o nível penopúbico é elevado até a sínfise púbica.
4. A existência de inflamação da pele da glande e peniana, fimose, ou pele peniana contraída é avaliada.
5. A presença de uma membrana penoescrotal é notada.
6. O examinador avalia se inserções firmes estão presentes a partir da fáscia de Buck ventral até a fáscia (túnica) dartos na membrana penoescrotal.
7. Qualquer hidrocele significativa é documentada.

8. O cirurgião determina se abdominoplastia ou excisão de um grande panículo abdominal são necessárias. A maioria dos pacientes com massiva perda de peso terá pele peniana suficiente para a cobertura da haste, a não ser que haja grave inflamação de longa duração ou tenha sido realizada uma agressiva e excessiva circuncisão anteriormente.

Planejamento e Preparo Pré-Operatórios

Os objetivos cirúrgicos são: elevar a pele púbica, remover o excesso de gorduras púbica e inguinal sem deixar uma concavidade inestética, e fixar firmemente as peles peniana dorsal e ventral aos corpos cavernosos com pontos de adesão. Pode-se realizar uma abdominoplastia ao mesmo tempo, mas é opcional e geralmente desnecessária. Pode ser necessário realizar uma paniculectomia durante o mesmo procedimento para prevenir uma excessiva e inestética dobra de pele e gordura.

Mostra-se ao paciente a provável aparência pós-operatória à frente de um espelho, enquanto ele está em pé. Isto o ajudará a desenvolver expectativas realistas do que pode e do que não pode ser conseguido por meio da intervenção cirúrgica. O consentimento informado é obtido.

É útil usar uma abordagem de equipe, que consiste em um urologista e um cirurgião plástico. O urologista pode dar assistência em relação à anatomia genital, ajudar a criar uma ereção farmacológica e corrigir uma hidrocele significativa. Contudo, quase todos os urologistas têm um precário entendimento da fisiopatologia ou do tratamento cirúrgico de um pênis embutido. O cirurgião plástico deverá ser o cirurgião primário, especialmente quando lida com a região púbica e com a cobertura de pele peniana.

Se o paciente se submeter anteriormente à abdominoplastia ou *lift* (elevação) do púbis e possuir pele peniana adequada, ele ainda poderá ter pênis embutido sem ptose da pele púbica ou excesso de gordura púbica. Neste caso, o pênis embutido é causado por falta de inserções da fáscia de Buck e túnica albugínea na pele e na fáscia dartos. A correção envolve a adesão do tecido subdérmico da junção penopúbica na túnica albugínea por uma pequena incisão transversa logo acima da junção penopúbica, juntamente com adesão penoescrotal. Se a adesão (técnica de *tacking*) penoescrotal não for realizada, haverá significativa taxa de recorrência. Geralmente também é realizada lipoaspiração púbica.

Um paciente com irritação crônica da pele, fimose (cicatriz contraída), ou relativa contração deverá ser tratado com um curso de várias semanas de um creme esteroide forte como propionato de clobetasol a 0,05%. O creme pode afrouxar a cicatriz ou melhorar a qualidade da pele o suficiente, em alguns casos, para salvar pele peniana adequada, para que seja possível evitar os enxertos de pele ou os retalhos escrotais. Se fimose estiver presente ou a pele não possa ser puxada para trás o suficiente para expor a glande ou a haste, uma avaliação da adequação da pele é determinada durante a cirurgia. Geralmente, a inflamação da pele do pênis melhora no pós-operatório depois de corrigida a umidade crônica com a cirurgia para pênis embutido.

Uma grande hidrocele deve ser corrigida durante a cirurgia para eliminar a tensão das suturas de adesão (*tacking*) penoescrotais. A membrana penoescrotal deve ser eliminada para dar ao paciente uma extensão peniana mais funcional.

Técnica Cirúrgica

ANESTESIA

A área púbica é infiltrada com lidocaína com epinefrina.

MARCAÇÕES

O paciente deve ser avaliado nas posições em pé à frente de um espelho, sentado para ver se ainda ocorre embutimento e deitado. Enquanto o paciente está em pé, o cirurgião empurra para dentro a pele na junção penopúbica até a fáscia do reto e empurra para dentro a pele ventral na junção penoescrotal. Esta manobra simula o resultado pós-operatório, ajuda a determinar a quantidade de pele púbica que necessita de elevação, além de ajudar a julgar a adequação da pele peniana. Uma incisão transversa em forma de crescente é marcada logo abaixo da linha do panículo. Pelo menos 7 cm de pele púbica são deixados para produzir a aparência normal. A pele púbica tenderá a se retrair depois de removida a gordura; portanto, deve-se tomar cuidado para não superestimar a quantidade de pele a ser removida. O comprimento da incisão é determinado pela quantidade de remoção de pele necessária para elevar a região púbica sem causar orelhas de cão laterais. Se não estiver planejada uma abdominoplastia, pode ser necessária a realização de paniculectomia parcial para prevenir a formação de uma dobra aguda da pele abdominal excessiva. A determinação da quantidade de pele do panículo a ser removida geralmente é feita durante o procedimento. Em raras ocasiões, em um paciente com perda de peso massiva, podem ser necessárias excisões em cunha bilaterais, laterais, elípticas ou invertidas, de pele púbica inferior para eliminar o excesso de pele púbica horizontal.

POSICIONAMENTO DO PACIENTE

Os braços são posicionados a 90 graus em apoios para os braços com acolchoamento.

TÉCNICA
Dermolipectomia Suprapúbica com Lipoaspiração e Suturas de Adesão

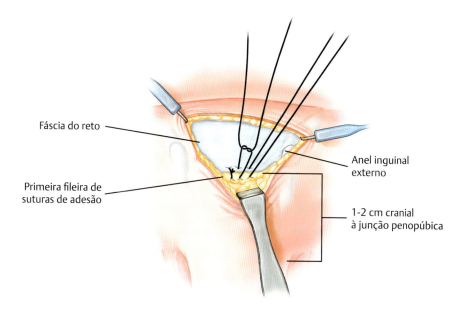

Fig. 23-2

A incisão superior em crescente é realizada até a fáscia do reto, e a gordura subcutânea é elevada até a sínfise púbica. A dissecção geralmente não é realizada lateral aos anéis inguinais externos. A porção inferior de uma incisão em crescente é feita, e a gordura é excisada de maneira conservadora. As áreas púbicas, inguinais e escrotal superior são infiltradas com uma solução tumescente composta por uma mistura de 1 litro de solução salina com 50 mL de lidocaína a 1% e uma ampola de epinefrina. A lipoaspiração é realizada com cuidado, deixando cerca de 1,5 a 2,5 cm de gordura no retalho para evitar uma concavidade inestética. Geralmente é necessário excisar um pouco de gordura na junção penopúbica e de tecido lipomatoso dos funículos espermáticos. A lipoaspiração tem vantagens sobre a excisão cirúrgica por prevenir uma concavidade púbica, preservando o tecido fibroadiposo para a aplicação das suturas de adesão, e diminuindo a dissecção cirúrgica traumática. Os linfonodos inguinais não devem ser excisados.

Se o paciente tiver fimose, uma fenda ventral é feita para liberar o anel o suficiente para soltar a glande. Pode ser necessária uma incisão que se estenda até dentro de 1 cm da coroa ventral para se obter uma liberação. Pode ser necessário fazer uma ou mais incisões laterais para liberação nos casos graves. A preservação da pele é uma prioridade. Para avaliar a adequação da pele, uma ereção farmacológica é induzida com injeção intracavernosa de 10 μg de prostaglandina E1.

Pelo menos três fileiras de suturas púbicas de adesão, com Prolene Nº 1 em uma agulha CTX, são então aplicadas unindo o tecido subcutâneo do retalho púbico à fáscia do reto. A primeira fileira de três suturas é aplicada iniciando aproximadamente a 1 ou 2 cm cranialmente à junção penopúbica e entre os anéis inguinais externos. O pênis deve estar ereto para assegurar que as suturas de adesão não restrinjam a ereção. Se houver pele peniana limítrofe, a primeira série de suturas deve ser aplicada mais cranialmente para evitar tensão na ereção e encurtamento peniano. As suturas devem causar leve depressão na superfície, que tende a se resolver em alguns meses. Três fileiras transversas de três suturas na direção da linha de incisão geralmente são adequadas, porém mais suturas podem ser necessárias.

Qualquer excesso de pele púbica pode ser excisado após a aplicação das suturas de adesão. Se houver pele abdominal se projetando e se não será realizada abdominoplastia, procede-se à lipoaspiração da pele abdominal ou paniculectomia parcial para prevenir uma dobra cutânea inestética. Um dreno de sucção fechada de 10 mm é colocado a partir da junção penopúbica, ao longo do lado direito das suturas de adesão, sob a incisão, e saindo por uma incisão por contra-abertura na virilha esquerda. O tecido subcutâneo e a pele são fechados.

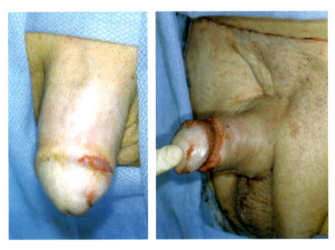

Fig. 23-3

Este homem de 49 anos tinha inflamação crônica da glande e pele peniana distal com um pênis embutido. As aderências na glande foram liberadas, e as suturas púbicas de adesão foram aplicadas com uma ereção. O paciente tinha uma relativa deficiência de pele peniana, então as suturas de adesão foram colocadas mais cranialmente. Note as depressões da pele púbica. A área cruenta cicatrizará secundariamente, mas o paciente deve mantê-la aberta o máximo possível durante a cicatrização.

Suturas Penoescrotais de Adesão

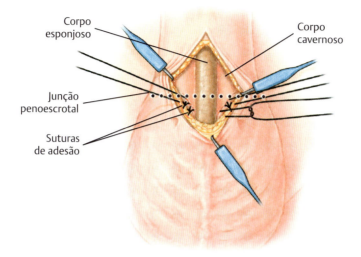

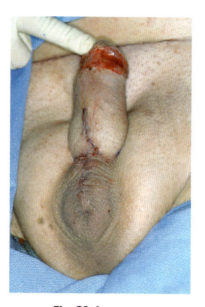

Fig. 23-4

O pênis terá tendência a embutir-se na bolsa escrotal, a não ser que suturas penoescrotais de adesão sejam aplicadas apesar das suturas púbicas de adesão. Se não estiver presente uma membrana penoescrotal significativa, uma incisão em zetaplastia ou zetaplastia dupla é efetuada na linha média na junção penoescrotal. Se uma grande membrana penoescrotal estiver presente, a membrana é removida como uma excisão elíptica ao longo da linha média, enquanto o paciente apresenta uma ereção farmacológica.

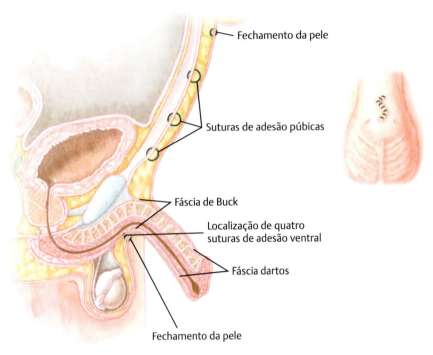

Fig. 23-5

A dissecção é feita pela fáscia dartos até os corpos na junção penoescrotal. Duas suturas de adesão de PDS 2-0 ou Ethibond em uma agulha SH são aplicadas bilateralmente de forma transversal pela túnica albugínea exatamente laterais à uretra e exatamente proximais à junção penoescrotal. Uma em cada lado, as duas suturas são então aplicadas pela fáscia dartos subdérmica da parte superior da bolsa escrotal. O pênis deve estar ereto para prevenir excessiva contração da pele. Quando as suturas são amarradas, deve ocorrer uma depressão na superfície da bolsa escrotal. A dartos da bolsa escrotal e a pele são fechadas. Uma zetaplastia de 1 a 2 cm na junção penoescrotal ajuda a prevenir a retração da cicatriz e a recorrência de uma membrana.

Na conclusão do procedimento, a pele púbica é elevada, a gordura púbica é removida, e suturas de adesão são aplicadas no púbis e junção penoescrotal.

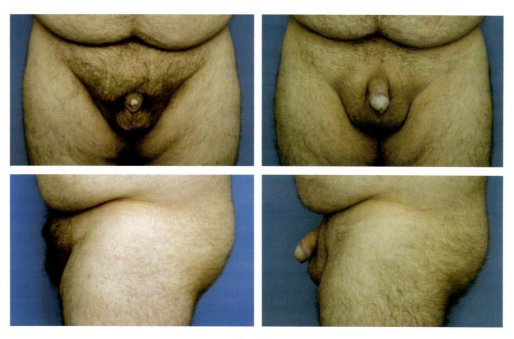

Fig. 23-6

Este é o mesmo paciente de 49 anos, visto vários meses após a aplicação de suturas de adesão púbicas e penoescrotais com excelente estabilização da pele peniana dorsal e ventral aos corpos cavernosos. As depressões nas regiões púbica e penoescrotal se resolveram. A inflamação crônica da glande do pênis melhorou com a resolução do pênis embutido e cicatrização secundária da deficiência de pele subcoronal. O paciente está apto agora a ter relações sexuais sem dor e pode ser visto flácido sem constrangimento.

Cobertura de Pele Peniana

Se houver fimose ou contratura de uma cicatriz distal, com pele adequada na haste peniana, pode ser realizada uma circuncisão, deixando esperançosamente um colar de 1 a 1,5 cm da pele mucosa subcoronal. Se o paciente tiver inflamação crônica da pele, em que a pele está endurecida e fimótica, realiza-se uma ressecção conservadora. Se houver pele peniana remanescente adequada, a haste é coberta com um ou vários retalhos de transposição peniana.

Se o paciente tiver deficiência leve ou modesta de pele peniana, um ou vários retalhos de rotação-transposição escrotal ventral podem ser usados. O paciente deve ter excesso de pele escrotal.

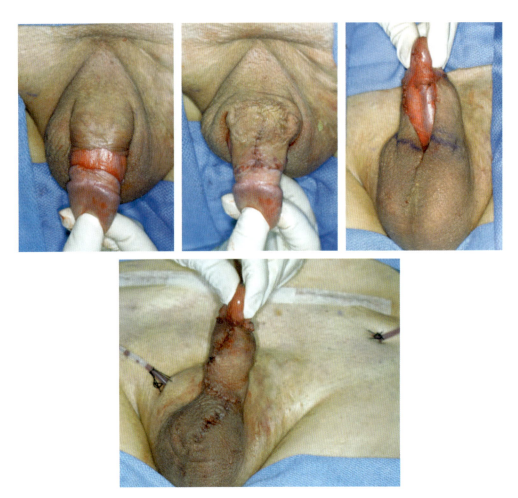

Fig. 23-7

Administrou-se ao paciente uma ereção farmacológica. A pele peniana dorsal é suturada a si mesma de cada lado da linha média até o sulco subcoronal para cobrir a haste dorsal. Esta orelha de cão proximal na linha de incisão dorsal distal é revisada. A rafe medial é incisada ao longo da pele peniana ventral em direção à bolsa escrotal tanto quanto necessário para permitir a transposição ventral da pele escrotal. Se uma hidrocele significativa estiver presente, ela será corrigida. A pele peniana é, então, suturada à área subcoronal bilateralmente de cada lado da linha de incisão dorsal, o que causa uma curva ventral ao pênis. A deficiência ventral de pele peniana geralmente se estende da glande ventral à bolsa escrotal. A pele escrotal é, então, transposta para cobrir o pênis ventral fazendo-se incisões laterais bilateralmente na bolsa escrotal, que permitem a rotação e o avanço da pele da bolsa escrotal sobre a haste peniana e retificação do pênis. Uma zetaplastia penoescrotal e suturas de adesão penoescrotal são aplicadas para melhor definir a junção penoescrotal. Um dreno de sucção fechada é colocado. Uma desvantagem do uso de pele da bolsa escrotal é que um tecido contendo pelos é transferido sobre a pele peniana transposta; os pelos podem ser removidos posteriormente por eletrólise. Retoques secundários das peles peniana e escrotal são com frequência feitos posteriormente para dar um melhor resultado estético e funcional.

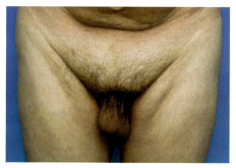
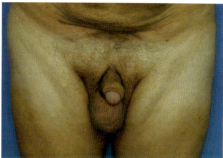

Fig. 23-8

O mesmo paciente é visto antes e 2 meses após dermolipectomia púbica com suturas de adesão e após cobertura da pele peniana com retalhos de rotação-transposição do pênis e bolsa escrotal.

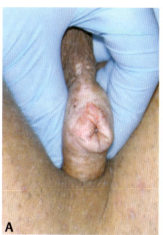
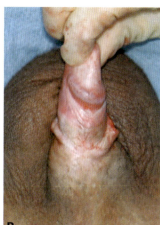
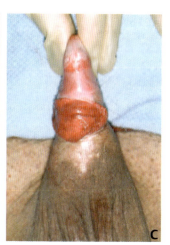

Fig. 23-9, A-C

Se o paciente tiver deficiência da maior parte ou de toda a pele peniana, o pênis deve ser coberto com um enxerto grosso de pele de espessura parcial. No entanto, este tratamento é o último recurso. A pequena quantidade de pele peniana residual é removida.

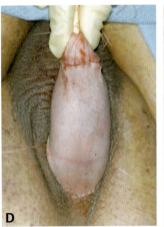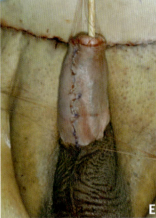

Fig. 23-9, D e E

São aplicadas suturas de adesão entre as peles penopúbica e penoescrotal e a fáscia de Buck no pênis proximal, tomando cuidado para não lesionar as estruturas neurovasculares dorsais.

Um enxerto com uma espessura de aproximadamente 0,5 mm é colocado com uma sutura ou suturas ventrais em um pênis modestamente tumescente em estiramento total. Um curativo tipo almofada é aplicado, e o paciente é mantido em repouso no leito por 6 dias com um cateter de Foley de demora até a remoção do curativo. Um enxerto de pele tem as desvantagens de cor e textura de pele não naturais, uma possível cicatrização hipertrófica e inestética, possível sobrevivência incompleta do enxerto com fibrose ou curvatura, possível linfedema peniano crônico e possível perda de comprimento e circunferência peniana como resultado de contração secundária do enxerto.

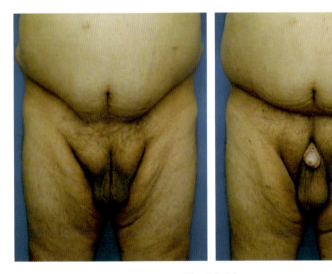

Fig. 23-10

O mesmo paciente de perda massiva de peso é visto antes e vários meses após a revisão de sua paniculectomia anterior, um *lift* do púbis com suturas de adesão (*tacking*) púbica, e um enxerto de pele de espessura parcial no pênis.

Suturas de Adesão (*Tacking*) Penopúbicas

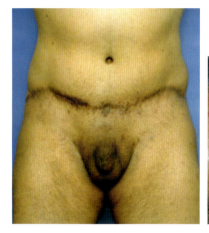
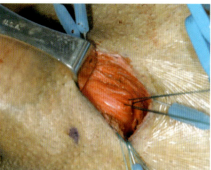
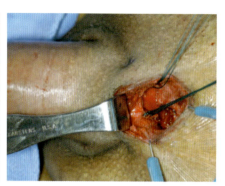

Fig. 23-11

Quando não está presente significativa ptose da pele ou gordura púbica como no paciente anterior, o pênis escondido pode ser corrigido por meio de suturas de adesão (*tacking*) do tecido subdérmico penopúbico na túnica albugínea dorsal-lateral em vez de se realizar uma dermolipectomia suprapúbica. Uma ereção é induzida com prostaglandina. Marcações em pontilhado na pele na junção penopúbica são feitas nas posições de 10 e 2 horas. Uma incisão transversa de 3 a 4 cm é feita 1 ou 2 cm cranialmente à junção penopúbica. A dissecção prossegue pelo tecido subcutâneo até os corpos cavernosos. As estruturas neurovasculares são vistas dentro da fáscia de Buck. O cirurgião estima onde a junção penopúbica poderá ser unida aos corpos cavernosos sem tensão na pele peniana. Nesse ponto, somente dissecção romba é realizada pela fáscia de Buck paralela e geralmente lateral às estruturas neurovasculares. Os nervos geralmente correm em posições aproximadas de 2 e 10 horas, então eles devem ser empurrados cuidadosamente para o lado para permitir a aplicação de sutura. Duas suturas paralelas de Ethibond 2-0 em uma agulha SH são aplicadas na túnica albugínea em cada lado. As duas suturas em cada lado são aplicadas ao tecido subdérmico na junção penopúbica nas posições de 10 e 2 horas. Deve haver formação de depressões na pele da junção penopúbica, quando as suturas forem amarradas. A lesão aos nervos dorsais deve ser prevenida durante a dissecção, aplicação de sutura e a amarração das suturas. Tome cuidado para que as suturas não causem encurtamento peniano com restrição da ereção, ou rotação peniana.

A lipoaspiração púbica e inguinal geralmente é realizada ao mesmo tempo pelas incisões púbica e inguinal. Coloca-se um dreno de sucção fechada Nº 10 que é exteriorizado por uma incisão da lipoaspiração. Fecha-se a ferida. A junção penopúbica se torna bem definida. Geralmente também são necessárias suturas de adesão penoescrotais ventrais.

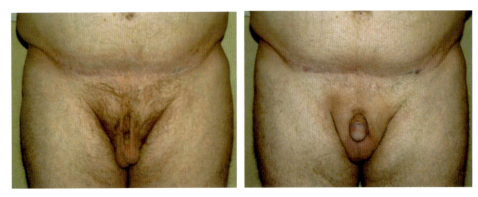

Fig. 23-12

Este homem de 51 anos apresentava manutenção de pênis embutido após perda de peso de 40 kg e uma abdominoplastia. Ele é mostrado antes e 6 meses após suturas de adesão (*tacking*) penopúbicas, lipoaspiração púbica e suturas de adesão (*tacking*) penoescrotal. Ele continua a ter alguma inflamação na glande do pênis.

Cuidados Pós-Operatórios

A ereção farmacológica é revertida no final de todos os procedimentos para pênis embutido com fenilefrina intracavernosa para diminuir a possibilidade de priapismo. O paciente não deve receber alta com ereção e deve ser aconselhado sobre a possibilidade de priapismo.

Os cuidados pós-operatórios de rotina são realizados. O paciente com dermolipectomia suprapúbica e suturas de adesão (*tacking*) penoescrotal pode retomar as relações sexuais em cerca de 6 semanas. As complicações mais comuns são problemas locais da ferida especialmente se o paciente apresentar obesidade mórbida. As suturas púbicas de adesão ocasionalmente podem perder o efeito com o tempo. Se isto ocorrer, devem ser aplicadas suturas de adesão penopúbicas. Ocasionalmente, é necessário refazer as suturas de adesão penoescrotais.

> **Decisões Críticas e Nuances Cirúrgicas**
>
> - Suturas de adesão são aplicadas enquanto o pênis está ereto para prevenir o encurtamento peniano ou contração na ereção.
> - A pele púbica não deve ser excessivamente ressecada; 7 a 8 cm dela devem ser deixados cranialmente à junção penopúbica.
> - A avaliação da adequação da pele peniana é essencial na determinação do plano cirúrgico.
> - A retirada de gordura do retalho púbico é realizada primariamente por lipoaspiração, que se estende até as áreas inguinal e penopúbica lateral, com cuidado para evitar que cause uma significativa concavidade púbica.
> - Alguma formação de depressões com as suturas de adesão púbicas e penoescrotais é essencial para assegurar a boa estabilização do tecido.

MEMBRANA PENOESCROTAL

Indicações e Contraindicações

Uma definição normal nítida do pênis com a bolsa escrotal pode ser obscurecida pela extensão da pele escrotal sobre a haste ventral do pênis. Essa membrana causa um ângulo obtuso na junção penoescrotal, que provoca falta de comprimento ventral funcional peniano, dificuldade em usar um preservativo ou desconforto durante as relações sexuais. Geralmente é causada pela excessiva ressecção da pele peniana ventral por causa de uma circuncisão, mas pode ser congênita.

Planejamento e Preparo Pré-Operatórios

Pede-se ao paciente para ficar em pé e estirar o pênis paralelo ao chão para determinar a quantidade de membrana no estado flácido. Então é induzida uma ereção com prostaglandina E1, e a membrana é reavaliada para determinar a quantidade de pele que pode ser excisada com segurança sem causar uma restrição na base do pênis. Uma pequena zetaplastia com ramos de 1,5 cm deverá ser confeccionada dentro da contratura na junção penoescrotal.

Técnica Cirúrgica

ANESTESIA

O procedimento pode ser realizado com o paciente sob anestesia geral ou local. A anestesia geral é preferida.

MARCAÇÕES

As marcações são feitas, enquanto o pênis está ereto. A marcação é uma excisão elíptica, geralmente centrada na rafe mediana. As marcações são revisadas com o paciente para que ele compreenda a quantidade limitada de pele que pode ser excisada.

POSICIONAMENTO DO PACIENTE

O paciente é colocado em posição supina a não ser que a redução escrotal seja acrescentada ao procedimento de membrana penoescrotal, caso em que o paciente é posicionado na posição de litotomia.

TÉCNICA

Uma membrana muito pequena pode ser corrigida com uma zetaplastia única ou dupla, com o ramo vertical centrado na rafe mediana.

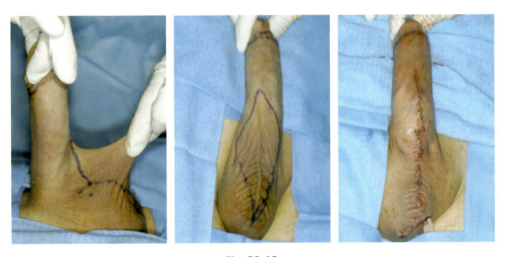

Fig. 23-13

Se o paciente tiver uma membrana mais grave, esta deve ser excisada. Uma ereção farmacológica é induzida com injeção intracavernosa de prostaglandina E1. A membrana é removida como uma elipse ao longo da rafe mediana, com cuidado para não ressecar excessivamente a pele peniana, conforme determinado pela contração durante a ereção. Um dreno de sucção fechado ou Penrose é usado, caso seja removida uma grande membrana. Um fechamento longitudinal é realizado com zetaplastia com ramos de 1,5 cm colocados na junção penoescrotal, que previne uma membrana recorrente decorrente da retração cicatricial. O tecido subcutâneo é fechado com Monocryl 4-0. Um fechamento subcuticular com Monocryl 4-0 é usado pela maior parte da incisão, exceto possivelmente na zetaplastia. Uma agulha SH é geralmente usada para todo o fechamento, porque uma agulha cortante pode causar sangramento com um hematoma.

Decisões Críticas e Nuances Cirúrgicas

- A incisão da pele é marcada após a indução da ereção.
- Uma zetaplastia é realizada na junção penoescrotal.
- A ereção é revertida no final do procedimento com injeção intracavernosa de fenilefrina.

Conclusão

A estética e função do pênis embutido (oculto) podem melhorar significativamente com técnicas relativamente novas, mas muito pouco conhecidas. A autoconfiança do paciente melhora muito, levando a mais atividades social e sexual, eliminação do desconforto e prevenção ou cura da inflamação crônica. Além disso, a excisão da membrana penoescrotal melhora os comprimentos visual e funcional do pênis. Esses procedimentos aumentam muito a autoestima e a qualidade de vida dos pacientes.

LEITURAS SELECIONADAS

Alter GJ. Pubic contouring after massive weight loss in men and women: correction of hidden penis, mons ptosis, and labia majora enlargement. Plast Reconst Surg 130:936, 2012.

Pestana IA, Greenfield JM, Walsh M, et al. Management of the "buried" penis in adulthood: an overview. Plast Reconstr Surg 124:1186, 2009.

CRÉDITOS

Capítulo 4

Figs. 4.9, 4.15 De Nahai F. The Art of Aesthetic Surgery: Principles & Techniques, ed 2. New York: Thieme Publishers, 2010.

Capítulo 8

Figs. 8.1, 8.2, 8.6, 8.8, 8.14 De Bozola AR. Abdominoplasty: same classification and a new treatment concept 20 years later. Aesthetic Plast Surg 34:181, 2010.

Capítulo 11

Figs. 11.1, 11.2, 11.6, 11.7, 11.14 De Rohrich RJ, Smith PD, Marcantonio DR *et al*. The zones of adherence: role in minimizing and preventing contour deformities in liposuction. Plast Reconstr Surg 107:1562, 2001.

Tabela 11.1 De Tabbal GN, Ahmad J, Lista F *et al*. Advances in liposuction: five key principles with emphasis on patient safety and outcomes. Plast Reconstr Surg Glob Open l:e75, 2013.

Tabela 11.2 De Rohrich RJ, Beran SJ, Kenkel JM. Ultrasound-Assisted Liposuction. St Louis: Quality Medical Publishing, 1998.

Capítulo 14

Figs. 14.1, 14.8, 14.17 © 2017 Sofia Medical, Inc. Usadas com permissão. VASER e VASERsmooth são marcas registradas de Sofia Medical, Inc. ou suas subsidiárias nos EUA e em outros países. Liposonix é uma marca registrada de Sofia Medical, Inc. ou suas subsidiárias nos EUA e em outros países.

Capítulo 15

Fig. 15.15 Cortesia de Ulthera, Inc., uma subsidiária de Merz, Inc.

Capítulo 17

Figs. 17.1 a 17.5 Cortesia de ZELTIQ Aesthetics, Inc., Pleasanton, CA.

Fig. 17.6 Cortesia de Syneron Candela, Inc.

Fig. 17.8 © 2017 Sofia Medical, Inc. Usada com permissão. VASER e VASERsmooth são marcas registradas de Sofia Medical, Inc. ou suas subsidiárias nos EUA e em outros países. Liposonix é uma marca registrada de Sofia Medical, Inc. ou suas subsidiárias nos EUA e em outros países.

Capítulo 18

Fig. 18.1 Cortesia de Sailko (Próprio trabalho) [CC BY-SA 3.0 (http://creativecommons.Org/licenses/by-sa/3.0)], via Wikimedia Commons.

ÍNDICE REMISSIVO

A

Abdominoplastia
  abdominoplastia estendida, 167
  anatomia, 139
  anestesia, 38
  avaliação do paciente, 144
  cicatrizes
    após, 178
    existentes, 143
  complicações, 176
  considerações fisiológicas, 139
  contraindicações para 140
  cuidados pós-operatórios, 166
  diástase, 161
  distribuição da gordura, 141, 144
  excisão do tecido subscarpal, 163
  flacidez cutânea, 142, 145
  indicações para, 140
  índice de massa corporal, 142
  lesão tecidual existente, 144
  lipoaspiração circunferencial com avaliação da parede abdominal, 145
  lipoenxertia vibratória de expansão, 151, 168, 172
  marcações, 148
  monte pubiano, 157
  pequena cicatriz vertical, 172
  planejamento pré-operatório, 146- 147
  posicionamento do paciente, 152
  procedimentos
    combinados, 165
    complementares, 40
  repetição, 179
  resultados, 167
  retalho avançado medialmente, 160
  SAFELipo, 153, 170, 172
  silhueta, 150
  suturas de tensão progressiva, 164, 176
  técnica, 148
  transposição umbilical, 174
  transtorno dismórfico corporal e, 16, 36
  tromboembolismo venoso, 176
Abdominoplastia com alta tensão lateral, 87
  abscessos na sutura do sistema fascial superficial, 221
  aderências, 194
  análise vetorial, 189
  anatomia, 191
  anestesia, 198
  avaliação do paciente, 193
  cicatrizes, 195, 219
  complicações, 219
  comprimento da incisão, 190
  contraindicações para, 192
  cuidados pós-operatórios, 208
  embolia pulmonar após 222
  estrias e, 194
  exame físico, 193
  excesso de pele, 194
    abaixo da incisão, 188
    acima da incisão, 187
  fáscia de Scarpa, 191
  formato da cintura, 197
  fotografia, 197
  gordura subcutânea residual, 190, 221
  hérnia, 197
  marcações, 198
  necrose cutânea, 222
  "orelhas de cachorro", 221
  parede abdominal, 196
  perda de peso maciça, 209, 215
  posicionamento
    de incisão, 190
    do paciente, 203
  púbis desproporcional, 220
  resultados, 208
  seleção do paciente, 193
  seroma, 221
  suprimento sanguíneo dos vasos perfurantes, 191
  técnica, 197
  tensão de incisão, 190
  trombose venosa profunda após 222
  vantagens de, 186
  zonas
    anatômicas de perigo, 192
    de adesão, 192
Abdominoplastia com *SAFELipo* circunferencial
  avaliação
    da deformidade, 18
    do paciente, 18
  cicatrizes
    após, 52
    como contraindicação, 16
  classificação, 228
  complicações, 52
  consentimento informado, 37
  contraindicações para 16
  cuidados pós-operatórios, 41
  diástase de reto, recidiva após, 262-263
  drenagem linfática manual após, 41
  evolução de, 186
  excesso de gordura, 19
  flor-de-lis, 257
  fotografia, 37
  gastroplastia e, 256
  gravidez futura e, 36
  hematoma, 56
  hérnia após, 263
  indicações, 16
  infecção após, 58
  linfáticos, 7
  marcações, 38

necrose do retalho após, 55
pacientes com perda de peso maciça, 17
parcial, 87
perda de sensibilidade após, 53
planejamento e preparo pré-operatório, 36
posicionamento do paciente, 38
pseudobursa após, 261, 264
recidiva da deformidade
   músculo-aponeurótica, 58
resultados, 42
reversa, 254
seroma, 54
técnica cirúrgica, 38
trombose venosa profunda após, 59
zona
   I, 140
   II, 140
   III, 140
   IV, 140
Abdominoplastia com transposição umbilical, 174
Abdominoplastia em flor-de-lis, 257
Abdominoplastia parcial, 87
Abdominoplastia reversa, 254
Abdominoplastia reversa tensionada
   anatomia, 67
   anestesia, 72
   arcada epigástrica profunda, 67
   avaliação do paciente, 69
   complicações, 82
   contraindicações para, 68
   cuidados pós-operatórios, 78
   indicações para, 68
   lipoaspiração, 76, 81
   mamoplastia de aumento, 77, 80
   marcações, 72
   miniabdominoplastia, 76, 81
   planejamento pré-operatório, 70
   posicionamento do paciente, 72
   procedimentos adicionais, 76
   redundância cutânea após 82
   resultados, 79
   sulco inframamário unilateral duplo após, 82
   técnica, 72
   versus, 66
      abdominoplastia tradicional, 66
      constrição umbilical, 54
      umbilicoplastia, 26
Abscesso na sutura do sistema fascial
   superficial, 221
Ácido desoxicólico, 457
Aderências
   abdominoplastia de alta tensão, 194
   SAFELipo, 158
Agregado lateral da coxa, 343
Alma Accent, 456
Amputação da parede abdominal, 258
Análise vetorial, 189
Anatomia
   abdominoplastia
      completa, 139
      de alta tensão, 191
      reversa tensionada, 67

aumento de glúteos com implantes, 461
contorno da genitália
   externa feminina, 556
   masculina, 582
extremidades
   inferiores, 363
   superiores, 364
implantes de panturrilha, 477
injeção de gordura, 431
lipoabdominoplastia associada
   à mamoplastia, 110
lipoaspiração, 343
   circunferencial
lipoescultura
   de alta definição do abdome, 497
   de braço, 539
   do tórax, 524
miniabdominoplastia, 226
parede abdominal, 2
Anatomia mioaponeurótica
   pacientes com perda de peso maciça, 18
   parede abdominal, 7
Anestesia
   abdominoplastia, 38
      de alta tensão, 198
      reversa tensionada, 72
   aumento de glúteos com implantes, 465
   braquioplastia, 280
   correção da membrana penoescrotal, 597
   elevação/*lift* do monte púbico, 574
   implantes de panturrilha, 481
   injeção de gordura, 434
   lipoabdominoplastia associada
      à mamoplastia, 113
   lipoaspiração, 305, 325, 348, 372
      repetição, 412
   lipoescultura
      de alta definição do abdome, 499
      de braço, 543
      do tórax, 532
   miniabdominoplastia, 233
   redução dos lábios
      maiores, 567
      menores, 560
   toxicidade da lidocaína com 320, 331- 332
Anestesia peridural, 113
Aparelho Cellfina, 419
Aponeurose do gastrocnêmio, 484
Arcada epigástrica profunda, 67
Arco torácico, 498
Artéria(s)
   epigástrica
      inferior
         anatomia, 5, 9
         abdominoplastia reversa tensionada, 67
      superficial, 5
      superior, 9
         profunda, 5
   glútea
      inferior, 462
      superior, 344, 462
   ilíaca circunflexa superficial, 5
   intercostais, 5

Aumento dos glúteos, 342
  enxerto de gordura, 437, 469
  história de, 460
  implantes
    anatomia, 461
    anestesia, 465
    avaliação
      clínica da deformidade, 464
      do paciente, 464
    complicações, 472
    considerações fisiológicas, 463
    contraindicações para, 463
    cuidados pós-operatórios, 469
    deslocamento do implante, 472
    história de, 461
    indicações para, 463
    marcações, 465
    planejamento pré-operatório, 465
    posicionamento do paciente, 466
    procedimentos complementares, 469
    resultados, 470
    seroma, 472
    técnica, 465
    zonas anatômicas de perigo, 463
Avaliação clínica da áreas doadoras, 433
Avaliação do paciente
  abdominoplastia, 18
    de alta tensão, 193
    reversa tensionada, 69
  aumento de glúteos com implantes, 464
  braquioplastia, 279
  correção do pênis embutido, 584
  injeção de gordura, 433
  lipoabdominoplastia, 90
  lipoaspiração, 302
    circunferencial com abdominoplastia total, 144
    repetição, 411
  lipoescultura
    de alta definição do abdome, 499
    de braço, 542
    do tórax, 531
  mamoplastia, 112
  redução dos lábios
    maiores, 567
    menores, 559

B
Bainha do reto anterior, 8
  deformidade tipo C, 32
  planejamento, 465
Bainha do reto posterior, 9
"Banana roll", 343, 363
Bella Contour, 456
Bíceps femoral, 477
Biótipo corporal ideal, 494
Braquioplastia
  anatomia, 278
  anestesia, 280
  avaliação
    da deformidade 280
    do paciente 279
  cicatrizes
    anormalmente posicionadas, 295
    após, 294
    alargadas, 294
  cirúrgia plástica do cotovelo, 284
  complicações, 293
  considerações fisiológicas 279
  contraindicações para, 279
  cuidados pós-operatórios, 286
  edema, 293
  equimose, 294
  extrusão de pontos, 294
  hematoma, 294
  indicações para 279
  irregularidades no contorno, 295
  lipoaspiração, 315
  marcações, 281
  posicionamento do paciente, 282
  problemas cutâneos, 277
  procedimentos complementares, 284
  queloides, 294
  remoção cutânea limitada, 286
  resultados, 287
  seroma, 294
  técnica, 280
  zonas anatômicas de perigo, 278

C
Células da fração vascular estromal, 430
Células-tronco, 430
  derivadas do tecido adiposo, 430
Celulite, 419
Centrifugação, 431
Cicatrizes
  abdominoplastia, 16
    com alta-tensão, 195
    completa, 178
    total, 143
  após abdominoplastia, 52
    com alta tensão, 219
    reversa tensionada, 82
  após braquioplastia, 294
  após lipoabdominoplastia, 134
Cintura, 3
Cirurgia plástica do cotovelo, em braquioplastia, 284
Classificação da deformidade da parede abdominal
  deformidade músculo-aponeurótica, 28
  estética, 20
  excesso de pele e tecido subcutâneo, 20
  miniabdominoplastia e, 231
  tipo
    0, 21, 42
    1, 21, 27
    A, 28, 48, 49, 50
    B, 30, 43, 44, 45, 51
    C, 32, 46, 47
    D, 52
    I, 20
    II alto, 20, 23, 43, 45, 46
    II vertical, 20, 22, 44
    III, 20, 25, 48, 49, 50, 52

Clitóris, 557
Cobertura de pele peniana, 591
Cóccix, 462
Colágeno 11
Coleta em injeção de gordura, 436
Complexo areolomamilar, 127
Complicações
   abdominoplastia, 52
      com alta tensão, 219
      reversa tensionada, 82
   aumento de glúteos com implantes, 472
   braquioplastia, 293
   implantes de panturrilha, 491
   injeção de gordura, 443
   lipoabdominoplastia, 104
   lipoaspiração, 319, 327, 392
      circunferencial com abdominoplastia completa, 176
      repetição, 427
   lipoescultura
      de alta definição do abdome, 519
      de braço, 551
      do tórax, 538
   mamoplastia, 134
   miniabdominoplastia, 234
   redução dos lábios maiores, 571
Consentimento informado
   abdominoplastia, 37
   injeção de gordura, 434
Constrição umbilical, 54
Contratura capsular, 491
CoolSculpting, 447
Corpo em formato de V, 522
Corticosteroides, 234
Coxas, lipoaspiração, 348, 352
Criolipólise, 447
Crista Ilíaca, 462
Curva dose-resposta, 398, 408

D

Definição de cintura, 37
Deformidade
   em *banana roll*, 363
   músculo-aponeurótica
      classificação, 28
      recorrência de, após abdominoplastia, 58
Diástase do reto abdominal
   abdominoplastia completa, 161
   deformidade
      do tipo A, 28
      do tipo D, 35
   lipoabdominoplastia associada à mamoplastia, 111
   lipoaspiração circunferencial recidiva, 262
Dispositivo Ulthera, 456
Dobra
   infragluteal, 343
   poplítea, 477
Doença pulmonar obstrutiva crônica (DPOC), 111
Drenagem linfática manual, 41

E

Edema após braquioplastia, 293
Efeito de corda de violino, 33
Elevação/*lift* do monte púbico
   abdominoplastia, 40
   como contorno de genitália feminina, 574
Embolia gordurosa, 332, 392
Embolia pulmonar
   após abdominoplastia de alta tensão, 222
   após lipoaspiração, 329
Endomísio, 12
Epidermólise suprapúbica, 134
Epimísio, 12
Equimose após braquioplastia, 294
Espaços negativos
   lipoescultura de alta definição do abdome, 503
   lipoescultura do tórax, 525, 535
Espinha Ilíaca, 3
Espuma, compressão, 420
Espuma de Reston, 420
Esteroides, 234
Estrias
   abdominoplastia de alta tensão, 194
   lipoabdominoplastia, 112
Excisão do tecido subscarpal, 163
Exposição solar, após abdominoplastia, 41
Extremidades inferiores
   lipoaspiração em
      anatomia, 363
      avaliação do paciente, 368
      hiperpigmentação, 393
      indicações para, 366
      marcações, 371
      planejamento pré-operatório, 369
      resultados, 378, 380
      zonas anatômicas de perigo, 365

F

Fasceíte necrosante, 332
Fáscia de Scarpa
   abdominoplastia, 19
      com alta tensão, 191
   anatomia, 4
   lipoabdominoplastia, 93, 99, 100, 102
   mamoplastia, 112, 119, 121
Fáscia lata, 462
Flacidez cutânea
   abdominoplastia
      com alta tensão, 193
      reversa tensionada, 66, 68, 70, 79
   lipoaspiração circunferencial com abdominoplastia completa, 142, 145
Flutuação umbilical, 27
Formação "em pata de ganso", 477
Formato da cintura, 197
Fórmula
   de Fodor, 372
   de Garcia, 372
   de Hamburg, 372
   de Hunstad, 372
   de Klein, 372
Fossa poplítea, 477

Fotografia
    abdominoplastia, 37
    abdominoplastia de alta tensão, 197

G

Gastroplastia, 256
Genitália externa feminina, contorno de
    anatomia, 556
        clitoridiana, 557
    elevação/*lift* do monte púbico, 574
    procedimentos combinados, 572
    redução dos lábios
        maiores, 566
        menores, 558
    zonas anatômicas de perigo, 556
Genitália masculina, contornos
    anatomia, 582
    membrana penoescrotal, 597
    pênis embutido, 583
    zonas anatômicas de perigo, 582
Ginecomastia, 316, 351
Gordura
    areolar, 4
    intra-abdominal, 343
    lamelar, 4
    na anatomia da parede abdominal, 4
    sacral, 333
Gravura abdominal, 406

H

Hematoma
    após abdominoplastia, 56
    após braquioplastia, 294
    após lipoescultura de braço, 551
Hemorragia, 333
Hérnia umbilical, 27, 40
Hérnias, 11
    abdominoplastia de alta tensão, 197
    após abdominoplastia, 263
    lipoabdominoplastia, 90
    umbilicais
        abdominoplastia, 40
        umbilicoplastia, 27
Hiperpigmentação, 393

I

Imagens VECTRA 3D, 434
Implantes
    aumento dos glúteos com
        anatomia, 461
        anestesia, 465
        avaliação
            clínica da deformidade, 464
            do paciente, 464
        complicações, 472
        considerações fisiológicas, 463
        contraindicações para, 463
        cuidados pós-operatórios, 469
        deslocamento, 472
        história de, 461
        indicações para, 463
        marcações, 465
        planejamento pré-operatório, 465
        posicionamento do paciente, 466
        procedimentos complementares, 469
        resultados, 470
        seroma, 472
        técnica, 465
        zonas anatômicas de perigo, 463
    lipoescultura de braço
        avaliação do paciente, 542
        complicações, 551
        contraindicações para, 541
        cuidados pós-operatórios, 547
        emulsificação, 546
        endurecimento da pele após, 552
        enxerto de gordura, 547
        hematoma, 551
        indicações para, 541
        infiltração, 546
        lipoaspiração, 546
        planejamento pré-operatório, 542
        resultados, 548
        seroma, 551
        técnica, 543
        zonas anatômicas de perigo, 540
    lipoescultura do tórax, 535
        anatomia, 524
        anestesia, 532
        avaliação do paciente, 531
        complicações, 538
        contraindicações para, 530
        cuidados pós-operatórios, 537
        emulsificação, 534
        enxerto de gordura, 536
        espaços negativos, 525, 535
        indicações para, 530
        infiltração, 534
        linha peitoral, 527
        lipoaspiração, 532, 535
        marcações, 529, 533
        planejamento pré-operatório, 531
        posicionamento do paciente, 534
        resultados, 537
        romboide interpeitoral, 525
        técnica, 532
        triângulo
            peitoral-latíssimo, 526, 535
            subclavicular, 527, 535
            subpeitoral, 526
        zona
            de transição dinâmica, 528
            de risco anatômico, 530
    panturrilha
        anatomia, 477
        anestesia, 481
        compartimento(s)
            posterior da perna, 479
            tubulares fibrosos de perna, 478
        complicações, 491
        contratura capsular, 491
        cuidados pós-operatórios, 486
        drenagem, 486
        fáscia de perna, 478, 482

indicações, 476
marcações, 481
nervo
 fibular comum, 480
  sural cutâneo lateral, 480
posicionamento do paciente, 482
resultados, 487
seroma com, 491
técnica, 481
veia safena
 magna, 479
 parva, 480
Índice de massa corporal (IMC), 142
Inervação, na parede abdominal, 6
Infecção, após abdominoplastia, 58
 contorno de genitália externa feminina
  anatomia clitoridiana, 557
  elevação/*lift* do monte púbico, 574
  procedimentos combinados, 572
  redução dos lábios
   maiores, 566
   menores, 558
  zonas anatômicas de perigo, 556
Injeção de gordura
 anatomia, 431
 anestesia, 434
 após lipoaspiração, 319
 avaliação
  clínica da áreas doadoras, 433
  do paciente, 433
 Body-Jet LipoCollector, 431
 centrifugação, 431
 coleta, 436
 complicações, 443
 consentimento informado, 434
 considerações fisiológicas, 432
 contraindicações para, 432
 cuidados pós-operatórios com, 438
 glúteos, 437, 469
 história de, 430
 imagens VECTRA 3D, 434
 indicações para, 432
 lipoaspiração, 436
 lipoescultura
  de braço, 547
  do tórax, 536
 locais não complacentes, 437
 mamas, 431, 437
 marcações, 435
 métodos de processamento, 430
 posicionamento do paciente, 435
 procedimentos complementares com, 438
 quadris, 437
 resultados, 438
 rolamento com gaze, 431
 sistema REVOLVE de enxerto de gordura, 431
 solução de infiltração, 434
 técnica, 434
 zonas anatômicas de perigo, 432

K

Kybella, 457

L

Laser Zerona, 456
Linfedema, 256, 258
Linfonodos
 inguinais, 7
 subaxilares, 7
Linha
 alba, 2, 498
 arqueada, 8
 média supraumbilical, 2-3
 peitoral, 527
Lipoabdominoplastia, 20
 avaliação do paciente, 90
 complicações, 104
 cor do aspirado, 310
 cuidados pós-operatórios, 98
 de repetição, 105
 fáscia de Scarpa, 93, 99, 100, 102
 fechamento, 97
 hérnia, 90
 história de, 87
 infiltração, 92
 lipoaspiração, 92
 mamoplastia
  anatomia, 110
  anestesia, 113
  avaliação do paciente, 112
  complicações, 134
  considerações fisiológicas, 111
  contraindicações para, 111
  cuidados pós-operatórios em 130
  epidermólise suprapúbica, 134
  indicações para, 111
  lipoaspiração, 115
  mamoplastia, 124
   de aumento, 124
   redutora, 132
  marcações, 112, 114
  mastopexia, 125
  miniabdominoplastia e, 123
  planejamento pré-operatório para 112
  posicionamento do paciente, 115
  procedimentos complementares, 122
  resultados, 131
  retalho pediculado superior, 125
  seromas após, 134
  técnica, 115
  técnica de Pitanguy-Ariê, 125
  zonas anatômicas de perigo, 111
 marcações, 91
 onfaloplastia, 96
 princípios de, 88
 repetição, 105
 resultados, 98
 técnica, 91
 zonas anatômicas de perigo, 91
Lipoaspiração
 abdominoplastia reversa tensionada, 76, 81
 anatomia, 343
 anestesia, 305, 325, 348, 372
 assistida, 116
  a vácuo, 304
   lipoabdominoplastia, 116
   versus por ultrassom, 362

ÍNDICE REMISSIVO

a ultrassom, 304
   braquioplastia, 315
   dispositivos, 362
   gravura abdominal, 406
   irregularidades da pele, 404
   lipoaspiração circunferencial, 156
   perda de sangue, 333
   versus por sucção, 362
   resultados, 314
   sequência para, 309
por *laser*
   cicatrização, 405
   irregularidades da pele, 404
   riscos com, 327
circunferencial, 155, 318
ginecomastia, 316
miniabdominoplastia, 230
SAFELipo, 155
sequência para, 309
avaliação
   clínica da deformidade, 347
   do paciente, 346
braquioplastia, 315
camadas de tecido adiposo, 299
   intermediária, 300
   superficial, 300
cânulas, 303
circunferencial, com avaliação da parede
   abdominal total da abdominoplastia, 145
   abdominoplastia
      com transposição umbilical, 174
      estendida, 167
   anatomia, 139
   avaliação do paciente, 144
   cicatrizes
      após, 178
      existentes, 143
   complicações com, 176
   considerações fisiológicas, 139
   contraindicações para 140
   cuidados pós-operatórios, 166
   diástase, 161
   distribuição da gordura, 141, 144
   excisão do tecido subscarpal, 163
   flacidez cutânea, 142, 145
   indicações para, 140
   índice de massa corporal, 142
   lesão tecidual existente, 144
   lipoenxertia vibratória de expansão, 151, 168, 172
   marcações, 148
   monte pubiano, 157
   pequena cicatriz vertical, 172
   planejamento pré-operatório, 146
   posicionamento do paciente, 152
   procedimentos combinados, 165
   repetição, 179
   resultados, 167
   retalho avançado medialmente, 160
   SAFELipo, 153, 170, 172
   silhueta, 150
   suturas de tensão progressiva, 164, 176

   técnica, 148
   tromboembolismo venoso, 176
   zona
      I, 140
      II, 140
      III, 140
      IV, 140
colocação de drenos, 313
complicações, 319, 327, 392
considerações fisiológicas, 345
contraindicações para, 302, 346
correção do pênis embutido, 587
criolipólise, 447
cuidados
   pós-operatórios, 313, 351, 377
   pré-operatórios, 325
curva dose-resposta, 398, 408
deformidade de contorno após, 400
embolia gordurosa, 332
exame físico, 302
extremidades inferiores
   anatomia, 363
   avaliação do paciente, 368
   hiperpigmentação, 393
   indicações para, 366
   marcações, 371
   planejamento pré-operatório, 369
   resultados, 378, 380
   zonas anatômicas de perigo, 365
extremidades superiores
   anatomia, 364
   avaliação do paciente, 368
   incisões de acesso, 365
   indicações para, 367
   marcações, 371
   planejamento pré-operatório, 369
   resultados, 380, 388
   técnica, 374
   zonas anatômicas de perigo, 365
fasceíte necrotizante, 332
fechamento, 313
ginecomastia, 316
gordura sacral e 333
hemorragia, 333
incisão de acesso, 308
indicações para, 301, 324, 345
injeção de gordura, 436
   após 319
limites de, 338
lipoabdominoplastia, 92
   mamoplastia, 115
lipoescultura
   de alta definição do abdome, 501, 505, 508
   de braço, 546
   do tórax, 532, 535
mamoplastia redutora, 333
marcações, 307, 348, 371
método seco, 326
miniabdominoplastia, 234, 248
modalidades, 303
mortalidade, 328, 338
movimentos suaves, 311

609

perfuração da parede abdominal, 329
planejamento pré-operatório, 303, 347
pontos finais clínicos
   primários de, 310
   secundários de, 310
posição da cânula, 312
posicionamento do paciente, 308, 330, 348, 373
prevenção das irregularidades de contorno, 310
procedimentos complementares com, 313, 351
procedimentos de repetição, 419
   anestesia, 412
   aparelho Cellfina, 419
   avaliação
      clínica da deformidade, 411
      do paciente, 411
   complicações, 427
   contraindicações para, 410
   cuidados pós-operatórios, 419
   curva dose-resposta, 398, 408
   definido, 401
   dificuldades com, 406
   espuma de compressão, 420
   indicações para, 401, 410
   lipoaspiração repetição, 401, 408, 409
   planejamento pré-operatório, 411
   posicionamento do paciente, 412
   resistência da cânula, 406, 407
   resultados, 420
   SAFELipo, 409, 413
   técnica, 412
   tempo de, 411
profundidade da inserção da cânula, 311
resultados, 314, 334, 352
riscos associados, 327
secundário
   cuidados pós-operatórios, 419
   dificuldades com, 406
   resistência da cânula, 406, 407
   SAFELipo, 409
segurança, 319
seleção de pacientes para, 325
silhueta e, 298
solução de infiltração, 306, 320, 326, 372
tecido adiposo, 298
técnica, 305
   superúmida, 326
   tumescente, 326
   úmida, 326
tornozelo, 333
toxicidade da lidocaína, 320, 331
traumas terminais, 406
tromboembolismo pulmonar in, 329
tronco e coxas, 348, 352
ultrassom focado não invasivo, 451
zonas de aderência, 300
Lipoaspiração assistida a ultrassom, 304
   braquioplastia, 315
   circunferencial, 156
   dispositivos, 362
   gravura abdominal, 406
   irregularidade da pele, 404
   perda de sangue, 333
   resultados, 314

sequência para, 309
VASER, 362, 367
versus por sucção, 362
Lipoaspiração assistida a vácuo, 116
   circunferencial, 155, 318
   ginecomastia, 316
   miniabdominoplastia, 230
   SAFELipo, 155, 414
   sequência para, 309
Lipoaspiração assistida por *laser*
   cicatrização após, 405
   irregularidade da pele, 404
   riscos associados, 327
Lipoaspiração de repetição
   anestesia, 412
   aparelho Cellfina, 419
   avaliação
      da deformidade, 411
      do paciente, 411
   complicações, 427
   contraindicações para, 410
   cuidados pós-operatórios, 419
   curva dose-resposta, 398, 408
   definições, 401
   dificuldades com, 406
   espuma de compressão, 420
   indicações para, 401, 410
   lipoaspiração de repetição, 401, 408, 409
   planejamento pré-operatório, 411
   posicionamento do paciente, 412
   procedimentos complementares, 419
   resistência da cânula, 406, 407
   resultados, 420
   SAFELipo, 409, 413
   técnica, 412
   tempo de, 411
Lipoaspiração localizada, 362, 363, 401, 408, 409
LipoCollector, Body-Jet, 431
Lipoenxertia vibratória de expansão
   lipoaspiração circunferencial e abdominoplastia total, 151, 168, 172
   lipoaspiração de repetição, 421, 422, 424, 425
Lipoescultura
   de alta definição do abdome
      anatomia, 497
      anestesia, 499
      áreas anatômicas de perigo, 498
      avaliação do paciente, 499
      complicações, 519
      contraindicações para, 499
      cuidados pós-operatórios, 509
      emulsificação, 505
      espaços negativos, 503
      incisões, 504
      indicações para, 499
      infiltração, 505
      linha média, 508
      lipoaspiração, 501, 505, 508
      marcações, 500
      músculo reto do abdome, 507
      paciente obeso, 502
      planejamento pré-operatório, 499
      posicionamento do paciente, 504

resultados, 510
técnica, 499
de braço
  anatomia, 539
  anestesia, 543
  avaliação do paciente, 542
  complicações, 551
  contraindicações para, 541
  cuidados pós-operatórios, 547
  emulsificação, 546
  endurecimento da pele após, 552
  enxerto de gordura, 547
  hematomas, 551
  indicações para, 541
  infiltração, 546
  lipoaspiração, 546
  marcações, 543
  planejamento pré-operatório, 542
  posicionamento do paciente, 545
  resultados, 548
  seroma, 551
  técnica, 543
  zonas anatômicas de perigo, 540
do tórax
  anatomia, 524
  anestesia, 532
  avaliação do paciente, 531
  complicações, 538
  contraindicações para, 530
  cuidados pós-operatórios, 537
  emulsificação, 534
  enxerto de gordura, 536
  espaços negativos, 525, 535
  indicações para, 530
  infiltração, 534
  intervenções, 524
  linha peitoral, 527
  lipoaspiração, 532, 535
  marcações, 529, 533
  planejamento pré-operatório, 531
  posicionamento do paciente, 534
  resultados, 537
  romboide interpeitoral, 525
  técnica, 532
  triângulo
    peitoral-latíssimo, 526, 535
    subclavicular, 527, 535
    subpeitoral, 526
  zona
    de transição dinâmica, 528
    de risco anatômico, 530
Liposonix, 454

M

Maléolo
  lateral, 477
  medial, 477
Mamoplastia
  aumento
    abdominoplastia reversa tensionada, 77, 80
    lipoabdominoplastia, 124
    lipoabdominoplastia associada à
      anatomia, 110
      anestesia, 113
      avaliação do paciente, 112
      complicações, 134
      considerações fisiológicas, 111
      contraindicações para, 111
      cuidados pós-operatórios, 130
      epidermólise suprapúbica, 134
      indicações para, 111
      lipoaspiração, 115
      marcações, 112, 114
      mastopexia, 125
      miniabdominoplastia e, 123
      planejamento pré-operatório para 112
      posicionamento do paciente, 115
      procedimentos complementares com, 122
      resultados, 131
      retalho pediculado superior, 125
      seromas após, 134
      técnica, 115
        de Pitanguy-Ariê, 125
      zonas anatômicas de perigo, 111
  redução
    lipoabdominoplastia, 127, 132
    lipoaspiração, 333
    retalho de rotação dermoglandular, 132
Margem costal, 3
Mastopexia, 125
Matriz extracelular, 11
Membrana penoescrotal, 597
Método Illouz, 87
Miniabdominoplastia
  abdominoplastia reversa tensionada *versus* 66, 76, 81
  anatomia, 226
  anestesia, 233
  como termo, 230
  cuidados pós-operatórios, 234
  grupo
    I, 235
    II, 238
    III, 241
    V, 246
    IV, 244
  história de, 87
  lipoabdominoplastia associada à mamoplastia, 123
  lipoaspiração, 234, 248
  otimização de, 247
  posicionamento do paciente, 233
  resultados, 236, 239, 242, 245, 246
  técnica, 233
  zonas de anatômicas de perigo, 232
Mortalidade em pacientes com lipoaspiração, 328
Músculo
  alfa, 523
  deltoide, 523
  gastrocnêmio, 476, 477, 484
  gêmeo, 462
    inferior, 462

glúteo
- máximo, 460, 461, 462
- médio, 462
- mínimo, 462

oblíquo externo
- anatomia, 2
- anatomia mioaponeurótica, 7

oblíquo interno
- anatomia 9, 10

obturador interno, 462
peitoral maior, 523, 524
piriforme, 462
quadrado femoral, 462
reto abdominal
- anatomia, 2, 3
- anatomia mioaponeurótica, 7
- lipoescultura de alta definição do abdome, 507

transverso, 9

N

Necrose do retalho
- abdominoplastia completa, 177
- após abdominoplastia, 55
  - com alta tensão, 222

Neoumbilicoplastia, 40
Nervo(s)
- ciático, 343, 462, 472
- cutâneos
  - anteriores, 6
  - anterolaterais, 6
- fibular comum, 480
- glúteo
  - inferior, 462
  - superior, 462
- ilio-hipogástrico, 6
- ilioinguinal, 6
- intercostais, 6
- sural cutâneo lateral, 480

O

"Orelha de cachorro"
- abdominoplastia com alta tensão, 221
- após abdominoplastia, 52
- após lipoabdominoplastia, 134
- lipoaspiração circunferencial com abdominoplastia completa, 177

P

Pacientes
- hispânicos, relação quadril/coxas, 151
- negros, relação quadril/coxas, 151

Panturrilha, implantes de
- anatomia, 477
- anestesia, 481
- compartimento(s)
  - posterior da perna, 479
  - tubulares fibrosos de perna, 478
- complicações, 491
- contratura capsular, 491
- cuidados pós-operatórios, 486
- drenagem, 486
- fáscia de perna, 478, 482
- implantes, 476
- indicações, 476
- marcações, 481
- nervo
  - fibular comum 480
  - sural cutâneo lateral, 480
- posicionamento do paciente, 482
- resultados, 487
- seroma, 491
- técnica, 481
- veia safena
  - magna, 479
  - parva, 480

Parede abdominal
- abdominoplastia com alta tensão, 196
- alterações fisiológicas, 11
- amputação, 258
- anatomia
  - cirúrgica, 2
  - mioaponeurótica, 7
  - subcutânea, 4
- deformidades, matriz extracelular e 11
- inervação sensitiva, 6
- marcos, 2
- sistema linfático, 7
- suprimento sanguíneo, 5, 67, 86
- unidades anatômicas, 2

Pele, na parede abdominal, 4
Pênis embutido, 583
Perda de peso maciça
- abdominoplastia e, 17
  - com alta tensão, 209, 215
- camada músculo-aponeurótica, 18
- lipoescultura do tórax e, 530

Perda de sensibilidade após abdominoplastia, 53
Perfuração da parede abdominal, 329
Perimísio, 12
Peritoneostomia, 265
Peritonite, 265
Perna
- compartimento posterior de, 479
- compartimentos tubulares fibrosos de, 478
- fáscia, 478, 482

Plicatura em L, 31, 39
Posicionamento do paciente
- abdominoplastia, 38
  - completa, 152
  - com alta tensão, 203
  - reversa tensionada, 72
- aumento de glúteos com implantes, 466
- braquioplastia, 282
- correção
  - da membrana penoescrotal, 598
  - do pênis embutido, 586
- elevação/*lift* do monte púbico, 576
- implantes de panturrilha, 482
- injeção de gordura, 435
- lipoabdominoplastia associada à mamoplastia, 115
- lipoaspiração, 308, 330, 348, 373
  - repetição, 412
- lipoescultura
  - de alta definição do abdome, 504

    de braço, 545
    do tórax, 534
    miniabdominoplastia, 233
    redução dos lábios
        maiores, 569
        menores, 561
    tromboembolismo venoso e, 152
Pregas paramedianas, 2, 3
Proporção
    áurea, 227
    Phi, 227
Pseudobursa, 261, 264

R
Ramos lombares, 5
Redução dos lábios
    maiores, 566
    menores, 558, 572
Região glútea
    anatomia, 343
    lipoaspiração, 348, 352
    médio-lateral, 152
Relação
    cintura/quadril, 151
    quadril/coxa, 151
Retalho
    de pedículo superior, 125
    de rotação dermoglandular, 132
    medialmente avançado, 160
Romboide interpeitoral, 525

S
Sacro, 462
SAFELipo
    desenvolvimento de, 409
    equalização da gordura, 416
    lipoaspiração circunferencial com
        abdominoplastia completa, 153, 170, 172
    posicionamento do paciente, 412
    repetição, lipoaspiração, 409, 413
    resultados, 420
    separação de gordura, 414
    técnica, 413
    versus outras técnicas de lipoaspiração, 410
    zonas de aderência, 410
Sangramento, lipoaspiração, 344
Semitendíneo, 477
Seroma
    após abdominoplastia, 54
        com alta tensão, 221
    após braquioplastia, 294
    após implantes de panturrilha, 491
    após lipoabdominoplastia, 134
    após lipoescultura de braço, 551
    após o aumento das glúteos com
        implantes, 472
Síndrome
    da resposta inflamatória sistêmica, 233
    do compartimento, 478
Sistema
    linfático, na parede abdominal, 7
    REVOLVE de enxerto de gordura, 431

Solução de infiltração
    injeção de gordura, 434
    lipoaspiração, 306, 326, 372, 413
Suprimento sanguíneo
    parede abdominal, 5, 67, 86
    reto do abdome, 9, 86
Sutura(s)
    de adesão *(tacking)* penopúbicas, 595
    de camada única, 29
    de tração, 419
    penoescrotais de adesão, 589
    tensão progressiva, 164, 178

T
Técnica
    de Pitanguy, em mamoplastia redutora, 127
    de Pitanguy-Ariê, 125
Terapia por ultrassom fracionado, 456
Thermage, 456
Tornozelo, lipoaspiração, 333
Toxicidade da lidocaína, 320, 331
Transtorno dismórfico corporal, 16, 36
Trato iliotibial, 462
"Traumas terminais", 406
Triângulo
    peitoral-latíssimo, 526, 535
    subclavicular, 527, 535
    subpeitoral, 526
Trombose venosa profunda
    abdominoplastia com alta tensão, 222
    abdominoplastia completa, 176
    após abdominoplastia, 59
    lipoaspiração, 369
    lipoaspiração circunferencial
        posicionamento do paciente e, 152
Tronco e coxas, lipoaspiração, 348, 352
Tumor, 267

U
UltraShape, 452
Ultrassom
    focado não invasivo, 451
    fracionário, 456
Umbigo
    anatomia, 10
    pele acima e abaixo, 3
Umbilicoplastia, 26
Unidades anatômicas do abdome, 2

V
VASER, 362, 367, 519
VASER ShapeMC1, 455
Veia safena
    magna, 478, 479
    parva, 478, 480
Vibrolipoaspiração, 232

# Z
Zona(s)
    anatômicas de perigo, 11
        abdominoplastia
            completa, 140

de alta tensão, 192
 aumento de glúteos
  com implantes, 463
 braquioplastia, 278
 contorno da genitália
  externa feminina, 556
  masculina, 582
 extremidades
  inferiores, 365
  superiores, 365
 injeção de gordura, 432
 lipoabdominoplastia, 91
 lipoaspiração, 344
  circunferencial
 lipoescultura
  de alta definição do abdome, 498
  de braço, 540
  do tórax, 530
 mamoplastia, 111
 miniabdominoplastia, 232
 C, 152
 de adesão
  na cintura, 301
  abdominoplastia com alta tensão, 192
  lipoaspiração, 300
   dos membros inferiores, 364
  SAFELipo, 410
 de transição dinâmica, 528